临床全科
医学诊断与治疗

屈春晖 等◎主编

长江出版传媒 湖北科学技术出版社

图书在版编目（ＣＩＰ）数据

临床全科医学诊断与治疗 / 屈春晖等主编. — 武汉：
湖北科学技术出版社，2023.6
ISBN 978-7-5706-2608-3

Ⅰ. ①临… Ⅱ. ①屈… Ⅲ. ①临床医学–诊疗 Ⅳ.
①R4

中国国家版本馆CIP数据核字(2023)第095349号

责任编辑：许 可　　高 然		封面设计：喻 杨
出版发行：湖北科学技术出版社		电话：027-87679468
地　　址：武汉市雄楚大街268号		邮编：430070
（湖北出版文化城B座13–14层）		
网　　址：http：//www.hbstp.com.cn		
印　　刷：湖北星艺彩数字出版印刷技术有限公司		邮编：430070

787×1092　　　　1/16　　　　　　　　　　　　　19印张　　929千字
2023年6月第1版　　　　　　　　　　　　2023年6月第1次印刷
定价：88.00元

本书如有印装质量问题　可找本社市场部更换

《临床全科医学诊断与治疗》
编委会

主　编

屈春晖	临沂市人民医院
魏海霞	临朐县人民医院
梁秀云	东营市垦利区垦利街道办事处 社区卫生服务中心
李永胜	肥城市中医医院
刘常学	莒县碁山镇卫生院
石海英	昌乐县疾病预防控制中心

副主编

孙敬晖	胜利油田中心医院
申延安	日照市东港区秦楼街道社区卫生服务中心
白新超	阳信县水落坡镇卫生院
唐志清	黄岛区黄山卫生院
尹平平	日照市人民医院
向晋飞	汉阳区五里墩社区卫生服务中心
赵芙蓉	山东省济南市章丘区人民医院
高 艳	日照市中心医院
潘 飞	复旦大学附属闵行医院
刘 梅	复旦大学附属闵行医院
代永臻	烟台市蓬莱区紫荆山街道社区卫生服务中心
李兴华	章丘区人民医院
孟 臻	天津市中医药研究院附属医院
姜晓梅	山东省烟台市蓬莱区 新港街道社区卫生服务中心

前　言

  随着我国医疗卫生改革的不断深入和社区居民对医疗保健需求的不断增加,对医疗保健服务队伍业务水平和服务能力的的需求也在逐渐提高。建设一支高素质的基层医疗保健队伍,是推进我国卫生改革、满足民众基本卫生需求的重要措施之一,也是解决老百姓"看病难,看病贵"的重要举措。为进一步提高基层医生的业务素质,特组织一批临床经验丰富的医学专家编写了本书。

  本书从全科医学的角度,系统地介绍了常见病与多发病的诊断与治疗方面的内容。本书按照全科医学的基础、诊断、治疗、不同人群常见疾病及不同系统疾病的顺序编排,将专科诊疗和全科医学的理念有效地融合起来,从社区应用的角度介绍了全科医学的工作和方法,强调对疾病的快速识别。本书内容丰富,可操作性强,是社区卫生服务机构医护人员以及从事全科医学和社区卫生服务研究的专家、学者的重要参考书。

  由于编者水平有限及编写时间仓促,书中不足之处在所难免,敬请广大读者批评和指正。在此,特向关心和支持本书出版的专家和同仁致以诚挚的感谢!

编者

目　录

第一章　公共卫生 …………………………………………………………………（1）

第一节　公共卫生的概念 ………………………………………………………（1）

第二节　公共卫生的体系与职能 ………………………………………………（2）

第三节　职业卫生 ………………………………………………………………（6）

第四节　伤害与暴力的预防控制 ………………………………………………（17）

第五节　突发公共卫生事件应急处理 …………………………………………（27）

第二章　传染病的预防 ……………………………………………………………（41）

第一节　急性传染病的管理 ……………………………………………………（41）

第二节　环境因素对感染的影响 ………………………………………………（45）

第三节　旅行者传染病的防护 …………………………………………………（46）

第四节　医院内感染 ……………………………………………………………（51）

第五节　感染性疾病科(门诊)医院感染管理 …………………………………（54）

第六节　隔离技术 ………………………………………………………………（58）

第七节　清洁、消毒、灭菌 ……………………………………………………（69）

第三章　内科常见病诊断与治疗 …………………………………………………（80）

第一节　急性上呼吸道感染 ……………………………………………………（80）

第二节　细菌性肺炎 ……………………………………………………………（82）

第三节　胃食管反流病 …………………………………………………………（91）

第四节　慢性胃炎 ………………………………………………………………（99）

第五节　心律失常 ………………………………………………………………（107）

第六节　稳定型心绞痛 …………………………………………………………（114）

第四章　外科常见病诊断与治疗 …………………………………………………（124）

第一节　食管烧伤 ………………………………………………………………（124）

第二节　肋骨骨折 ………………………………………………………………（131）

第三节　创伤性血胸 ……………………………………………………………（134）

第四节　高血压性脑出血 ………………………………………………………（139）

第五节　颅内血肿 ………………………………………………………………（148）

第六节　膀胱结石 ………………………………………………………………（173）

第七节　输尿管结石 ……………………………………………………………（178）

第五章 　妇产科疾病诊断与治疗 ……………………………………………………（190）

　第一节　盆腔炎性疾病 ……………………………………………………………（190）

　第二节　生殖器结核 ………………………………………………………………（197）

　第三节　子宫脱垂 …………………………………………………………………（201）

　第四节　压力性尿失禁 ……………………………………………………………（204）

　第五节　前置胎盘 …………………………………………………………………（206）

　第六节　胎盘早剥 …………………………………………………………………（210）

　第七节　产道异常 …………………………………………………………………（214）

　第八节　胎位异常 …………………………………………………………………（221）

第六章 　儿科疾病诊断与治疗 ………………………………………………………（236）

　第一节　急性上呼吸道梗阻 ………………………………………………………（236）

　第二节　急性感染性喉炎 …………………………………………………………（239）

　第三节　消化性溃疡 ………………………………………………………………（240）

　第四节　上消化道出血 ……………………………………………………………（243）

　第五节　小儿胃炎 …………………………………………………………………（253）

　第六节　感染性心内膜炎 …………………………………………………………（256）

　第七节　原发性心肌病 ……………………………………………………………（260）

　第八节　病毒性心肌炎 ……………………………………………………………（262）

　第九节　小儿惊厥 …………………………………………………………………（265）

　第十节　小儿癫痫 …………………………………………………………………（269）

第七章 　五官科疾病诊断与治疗 ……………………………………………………（273）

　第一节　听神经瘤 …………………………………………………………………（273）

　第二节　过敏性鼻炎 ………………………………………………………………（278）

　第三节　萎缩性鼻炎 ………………………………………………………………（283）

　第四节　闭合性喉外伤 ……………………………………………………………（287）

　第五节　气管内插管喉损伤 ………………………………………………………（290）

　第六节　喉烫伤及烧灼伤 …………………………………………………………（293）

参考文献 ………………………………………………………………………………（295）

第一章　公共卫生

第一节　公共卫生的概念

一、公共卫生的定义

公共卫生的概念,各个国家和组织之间没有一个统一的、严格的定义。简单来讲,公共卫生实际上就是大众健康。它是相对临床而言的,临床是针对个体的,公共卫生是关注人群的健康。

1920年,美国耶鲁大学的Winslow教授首次提出了早期经典的公共卫生概念。公共卫生是通过有组织的社区行动,改善环境卫生,控制传染病流行,教育个体养成良好的卫生习惯,组织医护人员对疾病进行早期诊断和预防性治疗,发展社会体系以保证社区中的每个人享有维持健康的足够的生活水准,最终实现预防疾病、延长寿命、促进机体健康、提高生产力的目标。随着社会和公共卫生实践的发展、人们认识的更新,公共卫生的概念也在不断地发展之中。

1988年,艾奇逊将公共卫生定义为:"通过有组织的社会努力预防疾病、延长生命、促进健康的科学和艺术。"这一概念高度概括了现代公共卫生的要素。

1995年,英国的Johnlast给出了详细的定义,即"公共卫生是为了保护、促进、恢复人们的健康。是通过集体的或社会的行动,维持和促进公众健康的科学、技能和信仰的集合体。公共卫生项目、服务和机构强调整个人群的疾病预防和健康需求"。尽管公共卫生活动会随着技术和社会价值等的改变而变化,但是其目标始终保持不变,即减少人群的疾病发生、早死、疾病导致的不适和伤残。因此,公共卫生是一项制度、一门学科、一种实践。随着社会经济的发展,医学模式的转变,公共卫生的概念和内涵有了进一步发展。公共卫生通常涉及面都很广泛,包括生物学、环境医学、社会文化、行为习惯、政治法律和涉及健康的许多其他方面。现代公共卫生最简单的定义为"3P",即promotion(健康促进)、prevention(疾病预防)、protection(健康保护)。

在我国,公共卫生的内涵究竟是什么?公共卫生包括哪些领域?对此至今尚无统一认识和明确定义。2003年7月,中国原副总理兼卫健委部长吴仪在全国卫生工作会议上对公共卫生做了一个明确的定义:公共卫生就是组织社会共同努力,改善环境卫生条件,预防控制传染病和其他疾病流行,培养良好卫生习惯和文明的生活方式,提供医疗服务,达到预防疾病,促进人民身体健康的目的。因此,公共卫生建设需要政府、社会、团体和民众的广泛参与,共同努力。其中,政府主要通过制定相关法律、法规和政策,促进公共卫生事业发展;对社会、民众和医疗卫生机构执行公共卫生法律法规实施监督检查,维护公共卫生秩序;组织社会各界和广大民众共同应对突发公共卫生事件和传染病流行;教育民众养成良好卫生习惯和健康文明的生活方式;培养高素质的公共卫生管理和技术人才,为促进人民健康服务。

从这一定义可以看出,公共卫生就是"社会共同的卫生"。公共即共同,如公理公约。卫生是个人、集体的生活卫生和生产卫生的总称,一般指为增进人体健康,预防疾病,改善和创造合乎生理要求的生产环境、生活条件所采取的个人和生活的措施,包括以除害灭病、讲卫生为中心的爱国卫生运动。

一般情况来讲,公共卫生是通过疾病的预防和控制,达到提高人民健康水平的目的。如对传染病、寄生虫病、地方病,还有一些慢性非传染性疾病的预防控制;借助重点人群或者高危人群,如职业人群,妇女、儿童、青少年、老年人等人群进行的健康防护;通过健康教育、健康政策干预等措施,促进人群健康的社会实践。具体讲,公共卫生就是通过疾病预防控制,重点人群健康防护、健康促进来解决人群中间的疾病和健康问题,达到提高人民健康水平的目的。公共卫生就是以生物-心理-社会-医学模式为指导,面向社会与群体,综合运用法律、行政、预防医学技术、宣传教育等手段,调动社会共同参与,消除和控制威胁人类生存环境质量和生命质量的危害因素,改善卫生状况,提高全民健康水平的社会卫生活动。由此可见,公共卫生具有社会性、系统性、政策法制性、多学科性和随机性等特征。公共卫生的实质是公共政策。

二、公共卫生特征

2004 年,Beaglehole 教授将现代公共卫生的特征进行了总结,认为,公共卫生是以持久的全人群健康改善为目标的集体行动。这个定义尽管简短,但是充分反映了现代公共卫生的特点:①需要集体的、合作的、有组织的行动;②可持续性,即需要可持久的政策;③目标是全人群的健康改善,减少健康的不平等。

现代公共卫生的特征包括 5 个核心内容:①政府对整个卫生系统起领导作用,这一点对实现全人群的健康工程至关重要,卫生部门只会继续按生物医学模式关注与卫生保健有关的近期问题;②公共卫生工作需要所有部门协作行动,忽视这一点只会恶化健康的不平等现象,而政府领导是协作行动、促进全人群健康的核心保障;③用多学科的方法理解和研究所有的健康决定因素,用合适的方法回答相应的问题,为决策提供科学依据;④理解卫生政策发展和实施过程中的政治本质,整合公共卫生科学与政府领导和全民参与;⑤与服务的人群建立伙伴关系,使有效的卫生政策能够得到长期的社区和政治支持。

第二节　公共卫生的体系与职能

公共卫生体系一直是一个模糊的概念。普遍倾向,疾病预防控制机构、卫生监督机构、传染病院(区),构成了公共卫生体系。

一、发达国家公共卫生体系

美国、英国、澳大利亚等国家和 WHO 组织陆续制定了公共卫生的基本职能或公共卫生体系所需提供的基本服务。

美国提出的 3 项基本职能,即评估→政策发展→保证,并进一步具体化为 10 项基本服务。基本服务的概念与其他国家/组织提出的基本职能概念相似。在此框架下,美国疾病预防控制中心(CDC)与其他伙伴组织联合开展了国家公共卫生绩效标准项目研究,设计了 3 套评价公共卫生体系绩效的调查问卷,分别用于州公共卫生体系、地方公共卫生体系和地方公共卫生行政管理部门的绩效评估。调查问卷规定了每一项基本服务的内涵,并制定有具体的指标和调查内容。澳大利亚提出了公共卫生9项基本职能,阐述了每条职能的原有的和新的实践内容。

美国提出的公共卫生体系定义:在辖区范围内提供基本公共卫生服务的所有公、私和志愿机构、组织或团体。政府公共卫生机构是公共卫生体系的重要组成部分,在建设和保障公共卫生体系运行的过程中发挥着关键的作用。但是,单靠政府公共卫生机构无法完成所有的公共卫生基本职能,公共卫生体系中还应包括医院、社区卫生服务中心等医疗服务提供者,负责提供个体的预防和治疗等卫生服务;公安、消防等公共安全部门,负责预防和处理威胁大众健康的公共安全事件;环境保护、劳动保护、食品质量监督等机构,保障健康的生存环境;文化、教育、体育等机构为社区创造促进健康的精神环境;交通运输部门,方便卫生服务的提供和获取;商务机构提供个体和组织在社区中生存和发展的经济资源;民政部门、慈善组织等,向弱势人群提供生存救助和保障以及发展的机会。

公共卫生基本职能是影响健康的决定因素、预防和控制疾病、预防伤害、保护和促进人群健康、实现健康公平性的一组活动。公共卫生基本职能需要卫生部门,还有政府的其他部门以及非政府组织、私营机构等来参与或实施。公共卫生基本职能属于公共产品,政府有责任保证这些公共产品的提供,但不一定承担全部职能的履行和投资责任。

公共卫生基本职能的范畴大大超出了卫生部门的管辖范围,在职能的履行过程中卫生部门发挥主导作用。卫生部门负责收集和分析本部门及其他部门、民间社团、私人机构等的信息,向政府提供与人群健康相关的、涉及国家利益的综合信息;卫生部门是政府就卫生问题的决策顾问,负责评价公共卫生基本职能的履行情况;同时,向其他部门负责的公共卫生相关活动提供必要的信息和技术支持,或展开合作;负责健康保护的执法监督活动。

二、我国公共卫生体系的基本职能

通过分析上述国家和组织制定的公共卫生基本职能框架,结合我国的现状,我们总结出10项现代公共卫生体系应该履行的基本职能,其中涉及三大类的卫生服务提供:①人群为基础的公共卫生服务,如虫媒控制、人群为基础的健康教育活动等;②个体预防服务,如免疫接种、婚前保健和孕产期保健;③具有公共卫生学意义的疾病的个体治疗服务,如治疗肺结核和性传播疾病等,可减少传染源,属于疾病预防控制策略之一;再比如治疗儿童腹泻、急性呼吸道感染、急性营养不良症等。在此基础上,我国现代公共卫生体系的基本职能应包括以下10个方面。

(一)监测人群健康相关状况

(1)连续地收集、整理与分析、利用、报告与反馈、交流和发布与人群健康相关的信息。

(2)建立并定期更新人群健康档案,编撰卫生年鉴。其中与人群健康相关的信息包括以下几方面:①人口、社会、经济学等信息;②人群健康水平,如营养膳食水平、生长发育水平等;③疾病或健康问题,如传染病和寄生虫病、地方病、母亲和围生期疾病、营养缺乏疾病、非传染性疾病、伤害、心理疾患以及突发公共卫生事件等;④疾病或健康相关因素,如生物的、环境的、职业的、放射的、食物的、行为的、心理的、社会的、健康相关产品的;⑤公共卫生服务的提供,如免疫接种、农村改水改厕、健康教育、妇幼保健等,以及人群对公共卫生服务的需要和利用情况;

⑥公共卫生资源,如经费、人力、机构、设施等;⑦公共卫生相关的科研和培训信息。

(二)疾病或健康危害事件的预防和控制

(1)对正在发生的疾病流行或人群健康危害事件,如传染病流行,新发疾病的出现,慢性病流行,伤害事件的发生,环境污染,自然灾害的发生,化学、辐射和生物危险物暴露,突发公共卫生事件等,开展流行病学调查,采取预防和控制措施,对有公共卫生学意义的疾病开展病例发现、诊断和治疗。

(2)对可能发生的突发公共卫生事件做好应急准备,包括应急预案和常规储备。

(3)对有明确病因或危险因素或具备特异预防手段的疾病实施健康保护措施,如免疫接种、饮水加氟、食盐加碘、职业防护、婚前保健和孕、产期保健等。

上述(1)和(2)内容包括,我国疾病预防控制机构常规开展的疾病监测、疾病预防与控制、健康保护、应急处置等工作。

(三)发展健康的公共政策和规划

(1)发展和适时更新健康的公共政策、法律、行政法规、部门规章、卫生标准等,指导公共卫生实践,支持个体和社区的健康行动,实现健康和公共卫生服务的公平性。

(2)发展和适时更新卫生规划,制定适宜的健康目标和可测量的指标,跟踪目标实现进程,实现连续的健康改善。

(3)多部门协调,保证公共政策的统一性。

(4)全面发展公共卫生领导力。

(四)执行公共政策、法律、行政法规、部门规章和卫生标准

(1)全面执行公共政策、法律、行政法规、部门规章、卫生标准等。

(2)依法开展卫生行政许可、资质认定和卫生监督。

(3)规范和督察监督执法行为。

(4)通过教育和适当的机制,促进依从。

(五)开展健康教育和健康促进活动

(1)开发和制作适宜的健康传播材料。

(2)设计和实施健康教育活动,发展个体改善健康所需的知识、技能和行为。

(3)设计和实施场所健康促进活动,如在学校、职业场所、居住社区、医院、公共场所等,支持个体的健康行动。

(六)动员社会参与,多部门合作

(1)通过社区组织和社区建设,提高社区解决健康问题的能力。

(2)开发伙伴关系和建立健康联盟,共享资源、责任、风险和收益,创造健康和安全的支持性环境,促进人群健康。

(3)组织合作伙伴承担部分公共卫生基本职能,并对其进行监督和管理。

(三)~(六)项融合了国际上健康促进的理念,即加强个体的知识和技能,同时改变自然的、社会的、经济的环境,以减少环境对人群健康及其改善健康的行动的不良影响,促使人们维护和改善自身的健康。(四)项的职能与1986年《渥太华宪章》中提出的健康促进行动的5项策略相吻合,即"制定健康的公共政策、创造支持性的环境、加强社区行动、发展个人技能、重新调整卫生服务的方向和措施"。

(七)保证卫生服务的可及性和可用性

(1)保证个体和人群卫生服务的可及性和可用性。

(2)帮助弱势人群获取所需的卫生服务。

(3)通过多部门合作,实现卫生服务公平性。

(八)保证卫生服务的质量和安全性

(1)制定适当的公共卫生服务的质量标准,确定有效和可靠的测量工具。

(2)监督卫生服务的质量和安全性。

(3)持续地改善卫生服务质量,提高安全性。

第(七)项和第(八)项是对卫生服务的保证,即保证卫生服务的公平和安全性。

(九)公共卫生体系基础结构建设

(1)发展公共卫生人力资源队伍,包括开展多种形式的、有效的教育培训,实现终身学习;建立和完善执业资格、岗位准入、内部考核和分流机制;通过有效的维持和管理,保证人力资源队伍的稳定、高素质和高效率。

(2)发展公共卫生信息系统,包括建设公共卫生信息平台;管理公共卫生信息系统;多部门合作,整合信息系统。

(3)建设公共卫生实验室,发展实验室检测能力。

(4)加强和完善组织机构体系,健全公共卫生体系管理和运行机制。

本项是对公共卫生体系基础结构的建设。公共卫生体系的基础结构是庞大的公共卫生体系的神经中枢,包括人力资源储备和素质、信息系统、组织结构等。公共卫生体系的基础结构稳固,整个公共卫生体系才能统一、高效地行使其基本职能。

(十)研究、发展和实施革新性的公共卫生措施

(1)全面地开展基础性和应用性科学研究,研究公共卫生问题的原因和对策,发展革新性的公共卫生措施,支持公共卫生决策和实践。

(2)传播和转化研究结果,应用于公共卫生实践。

(3)与国内外其他研究机构和高等教育机构保持密切联系,开展合作。这项职能为公共卫生实践和公共卫生体系的可持续发展提供科学支撑。

上述 10 项职能的履行又可具体分解为规划、实施、技术支持、评价和质量改善、资源保障(包括人力、物力、技术、信息和资金等)等五个关键环节。不同的环节需要不同的部门或机构来承担。

三、卫生体系内部职能

疾病预防控制体系建设研究课题组对我国疾病预防控制机构应承担的公共职能进行了界定,共 7 项职能、25 个类别、78 个内容和 255 个项目。2005 年卫计委发布施行了《关于疾病预防控制体系建设的若干规定》和《关于卫生监督体系建设的若干规定》,分别明确了疾病预防控制机构和卫生监督机构的职能。这些工作对我国疾病预防控制体系和卫生监督体系的建设具有重要的意义。

公共卫生体系是包括疾病预防控制体系、卫生监督体系、突发公共卫生事件医疗救治体系

等在内的一个更大的范畴。首先应该将公共卫生体系作为一个整体来看待,明确其职能,避免体系中的各个成分如疾病预防控制体系、卫生监督体系等各自为政。这样将有助于实现公共卫生体系的全面建设,保证部门间的协调与合作,提高公共卫生体系总体的运作效率。

另外,公共卫生基本职能的履行必须有法律的保障。公共卫生体系的构成、职权职责及其主体都应该是法定的,做到权责统一,并应落实法律问责制。至今为止,我国已颁布了 10 部与公共卫生有关的法律,如母婴保健法、食品卫生法、职业病防治法、传染病防治法等,以及若干的行政法规和部门规章。虽然这些对我国公共卫生事业的发展起到了重要的保障作用,但是其中没有一部是公共卫生体系的母法,因而无法形成严密的、统一规划设计的、协调一致的法规体系。解决公共卫生问题所需采取的行动远远超出了卫生部门的职权和能力范围,需要政府其他部门以及非政府组织、私营机构等共同参与。因此,制定公共卫生体系的母法,明确公共卫生体系的构成及其所需履行的基本职能,协调体系中各成分体系或机构间相互关系,是当务之急。

第三节 职业卫生

一、职业性损害

职业性有害因素在一定条件下对劳动者的健康和劳动能力产生不同程度的损害,称为职业性损害(occupational injury)。劳动者接触职业性有害因素不一定发生职业性损害,只有当劳动者个体、职业性有害因素及有关的作用条件联系在一起,并达到引起职业性损害的条件时,才会造成职业性损害。职业性有害因素的致病模式如图 1-1 所示。

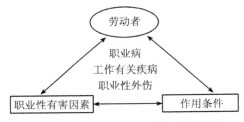

图 1-1　职业性有害因素的致病模式

作用条件包括:①接触机会:如在生产过程中,劳动者是否经常接触某些职业性有害因素;②接触方式:即劳动者以何种方式接触职业性有害因素,其可影响职业性有害因素进入人体的途径以及损伤部位;③接触时间:包括每天、每周、每年,甚至一生中累积接触职业性有害因素的总时间;④接触职业性有害因素的浓度(强度)。后两种因素是决定机体接受有害因素剂量(强度)的主要因素。

在同一工作场所从事同一种作业的劳动者中,由职业性有害因素所产生职业性损害的机会和程度可能有较大差别,这取决于劳动者本身的个体因素,包括遗传因素、年龄性别、健康状况、行为生活方式等。

职业性损害包括职业病(occupational disease)、工作有关疾病(work-related disease)和职

业性外伤(occupational trauma)三大类。

(一)职业病

广义上讲,职业病是指与工作有关并直接与职业性有害因素有因果关系的疾病,即当职业性有害因素作用于人体的强度和时间超过机体所能代偿的限度时,其所造成的功能性和(或)器质性病理改变,并出现相应的临床征象,影响劳动能力,这类疾病统称为职业病(occupational disease)。由于社会制度、经济条件和科学技术水平以及诊断、医疗技术水平等的不同,各国均规定了各自的职业病名单,并用法令的形式确定,即"法定职业病(reportable occupational disease)"。我国职业病诊断名词术语(GBZ/T157-2009)中所下的定义为:企业、事业单位和个体经济组织的劳动者在职业活动中,因接触粉尘、放射性物质和其他有毒、有害物质等职业病危害因素而引起的疾病。根据我国政府的规定,凡诊断为法定职业病的必须向主管部门报告,而且凡属法定职业病者,在治疗和休假期间及在确定为伤残或治疗无效而死亡时,应按劳动保险条例有关规定给予劳保待遇。

(二)工作有关疾病

不是由职业性有害因素引起的特定疾病,而是由职业性有害因素使得一些常见病的发病率升高,潜在疾病显现或现有疾病恶化。职业因素是该病发生和发展中的许多因素之一,但不是唯一直接的病因。例如接触二硫化碳可加剧动脉硬化的进展,接触噪声增加高血压的发病机会等。

(三)职业性外伤

属于工作中的意外事故,常在急诊范围内,较难预测。如高处坠落、机械外伤等。

二、职业性损害的预防和控制

(一)基本原则

职业性损害是人为所致,在整个防制工作过程应遵循"三级预防"原则和"安全第一,预防为主"安全生产原则。

1."三级预防"原则

(1)第一级预防:又称病因预防。即采取有效的措施,从根本上消除或最大可能地减少对职业性有害因素的接触和对职业人群健康的损害作用,也是职业性有害因素防制工作中最有效的措施。例如通过生产工艺改革和生产设备改进,合理利用防护设施和个人防护用品,使劳动者尽可能不接触或少接触职业性有害因素,或通过制订职业接触限值等,控制作业场所有害因素在职业安全卫生标准允许限度内。针对高危个体进行职业禁忌证检查。所谓职业禁忌证,是指劳动者从事特定或者接触特定职业病危害因素时,比一般职业人群更易于遭受职业病危害和罹患职业病或者可能导致原有自身疾病病情加重,或者在从事作业过程中诱发可能导致对他人生命健康构成危险的疾病的个人特殊生理或者病理状态。对有职业禁忌证者,不应参加相关的作业。

(2)第二级预防:又称临床前期预防。当第一级预防措施未能完全达到要求,职业性有害因素开始损及劳动者健康时,对作业人群实施职业健康监护,早期发现职业损害,及时合理处理,并进行有效治疗,防止损害的进一步发展。

(3)第三级预防:又称临床预防。当第一、第二级预防措施未能有效地防止和控制好职业性有害因素对劳动者健康的影响,有些劳动者已发展成职业病或工伤的患者,此时,应及时做出正确诊断和处理,包括脱离接触、实施合理有效治疗、预防并发症、促进患者尽快康复等。

从病因学上角度,职业性损害是完全可以预防的,故必须强调"预防为主",着重抓好第一级和第二级预防。

职业性损害可累及各器官、系统,涉及临床医学的各个分科,如内科、外科、神经科、皮肤科、眼科、耳鼻喉科等。所以,需要牢固掌握和充分运用临床多学科的综合知识和技能,处理职业性损害的早期诊断、治疗、康复,以及职业禁忌证、劳动能力鉴定等问题。

2."安全第一、预防为主"安全生产原则

"安全第一,预防为主"作为我国安全生产管理的方针,为政府和企业的生产安全管理,提供了宏观的策略导向。在这一方针指导下,各生产经营单位逐步形成了"企业负责,政府监察,行业管理,群众监督"的职业安全工作体制。这些制度的建立和配套措施的实施,是消除和控制职业性损害和安全生产事故发生最有效的方法。

(二)防制措施

根据以上原则,职业性损害的防制措施应包括法律措施、组织措施、技术措施和卫生保健措施等几个方面。

1.法律措施

2001年10月27日第九届全国人大常委会第二十四次会议正式通过了《中华人民共和国职业病防治法》,并从2002年5月1日起实施。自《职业病防治法》实施以来,我国又制定、发布了多个配套规章,修订职业卫生标准六百余项,针对重点职业病危害,还制定了大量职业卫生技术规范。国务院于2009年8月印发了《国家职业病防治规划(2009-2015年)》,在分析我国职业病防治现状及问题的基础上,提出我国职业病防治的指导思想、基本原则、规划目标、主要任务以及保障措施。我国职业病防治法律法规和标准体系已初步建立。

职业卫生监督是指国家授权工业卫生监督机构,对辖区内的企业、事业单位或部门贯彻执行国家有关工业劳动卫生的法令、法规、条例、办法和工业卫生标准情况所进行的监察、督促,并对违反法规及规章事件进行处理的一种执法行为,是工业卫生机构代表国家依法行使保护职工健康权利的一种管理方式。职业卫生监督是依法对职业卫生和职业病防治进行管理的重要手段之一,可分为经常性卫生监督、预防性卫生监督和事故性卫生监督。

(1)预防性卫生监督:属于预测和控制职业危害的前瞻性监督,指涉及所有生产设施的新建、改建、扩建、续建,以及技术改造和技术引进等工业企业建设项目的全过程进行卫生审查与评价,包括工业企业建设项目的可行性研究、初步设计、施工设计阶段的卫生审查,施工过程中一切卫生防护设施与主体工程同时设计、同时施工、同时投产使用,使之符合卫生学要求。对申请验收的建设项目,依据经卫生行政部门认证的业务单位所进行的调查、监测与卫生学评价结果进行竣工验收。根据劳动卫生工作规范以及卫计委有关文件的规定,预防性卫生监督实行分级管理。

(2)经常性卫生监督:经常性卫生监督是指对企业在日常和生产过程中贯彻国家和地方劳动卫生法规、卫生标准的情况进行监督检查。主要包括监督企事业单位贯彻执行国家和地方劳动卫生法规、标准,不断改善劳动条件、对企事业单位进行分级监督管理、根据作业场所有害因素测定与职业性体检结果,对企事业单位提出卫生监督意见等。

(3)事故性职业卫生监督:包括现场调查与取证、事故分析、立案上报,并提出监督处理意见及做出案件的结案报告。凡是有死亡或同时发生 3 名以上急性职业中毒或发生职业性炭疽的,应限期治理或停产整顿。对违反国家劳动卫生法规受到行政处分或罚款处理、追究刑事责任的及其他须立案的,均可作为事故性监督的立案条件,按照事故性职业卫生监督程序进行及时的监督。

2.组织措施

(1)领导重视:用人单位(企业)负责人树立"企业经济效益与职工安全卫生同步发展"的观念,严格按有关职业卫生法规、条例和标准组织生产,履行控制职业病危害的承诺和义务,保障职工的合法权益。

(2)加强人员培训和健康教育:更新观念和知识,给广大劳动者以"知情权",让他们了解有关职业性有害因素对健康的影响和防护办法,以增强自我保护意识,并积极参与职业性有害因素和职业病危害的控制。

(3)建立健全合理的职业卫生制度:在组织劳动生产过程中,用人单位应根据有关的法律法规和单位的实际情况,建立起合理的职业卫生和劳动制度。

3.技术措施

(1)改革工艺过程,消除或减少职业性有害因素的危害。如在职业中毒的预防时,采用无毒或低毒的物质代替有毒物质,限制化学原料中有毒杂质的含量。如喷漆作业采用无苯稀料,并采用静电喷漆新工艺;在酸洗作业限制酸中砷的含量;在机械模型铸造时,采用无声的液压代替噪声高的锻压等。

(2)生产过程尽可能机械化、自动化和密闭化,减少工人接触毒物、粉尘及各种有害物理因素的机会。加强生产设备的管理和检查维修,防止毒物和粉尘跑、冒、滴、漏及防止发生意外事故。对于噪声,可使用一些材料和装置将噪声源封闭等。

(3)加强工作场所的通风排毒除尘。厂房车间内的气流影响毒物、粉尘的排出,可采用局部抽出式机械通风系统及除尘装置排出毒物和粉尘,以降低工作场所空气中的毒物粉尘浓度。

(4)厂房建筑和生产过程的合理设置。有生产性毒物逸出的车间、工段或设备,应尽量与其他车间、工段隔开,合理地配置,以减少影响范围。

(5)其他技术措施。如矿山的掘进采用水风钻,石英粉厂的水磨、水筛,铸造厂的水爆清砂。在风道、排气管口等部位安排各种消声器,用多孔材料装饰车间内表面吸收反射声,以降低噪声强度等。

4.卫生保健措施

(1)开展职业卫生技术服务。

1)建设项目职业病危害预评价和职业病危害控制效果评价:是职业卫生监督的重要内容,是预防、控制和消除职业病危害,从源头控制或消除职业病危害,防制职业病,保护劳动者健康。建设项目职业病危害预评价的目的是识别、分析建设项目可能产生的职业病危害因素,评价危害程度,确定职业病危害类别,为建设项目职业病危害分类管理提供科学依据。建设项目职业病危害控制效果评价的目的是明确建设项目产生的职业病危害因素,分析其危害程度及对劳动者健康的影响,评价职业病危害防护措施及其效果,对未达到职业病危害防护要求的系统或单元提出职业病防制措施的建议,并针对不同建设项目的特征,提出职业病危害的关键控制点和防护的特殊要求,为卫生行政部门对建设项目职业病防护设施竣工验收提供科学依据,为建设单位职业病防治的日常管理提供依据。

2)工作场所职业病危害因素的检测与评价:目的在于及时发现和动态掌握工作场所中潜在的职业性有害因素的种类、存在形式、浓度(强度)、消长规律等,为改善劳动条件和实施有效的干预措施提供依据。

3)职业健康监护:是指以预防职业病为目的,根据劳动者的职业史,通过定期或不定期的健康检查和健康相关资料的收集,连续性地监测劳动者的健康状况,分析劳动者健康变化与所接触的职业病危害因素的关系,并及时地将健康检查资料和分析结果报告给用人单位和劳动者本人,以便采取干预措施,保护劳动者健康。职业健康监护主要内容包括医学监护、接触控制和信息管理。①医学监护。指对职业人群进行医学检查和医学实验以确定其处在职业危害中是否出现职业性疾患。职业健康检查包括上岗前、在岗期间(定期)、离岗时和应急健康检查,应由省级卫生行政部门批准从事职业卫生检查的医疗卫生机构承担。主要内容包括就业前健康检查、定期健康检查、离岗或转岗时体格检查和职业病健康筛查。就业前健康检查是指对准备从事某种作业人员进行的健康检查,目的在于了解受检者原来的健康状况和各项基础,可发现职业禁忌证,防止接触劳动环境中的有害因素而使原有疾病加重,或对某种有害因素敏感而容易发生职业病。职业禁忌证在我国《职业病范围和职业病患者处理办法》中做出明确的规定。定期健康检查是指按一定时间间隔对从事某种有害作业的职工进行健康状况检查。目的在于及时发现职业性有害因素对职业人群的健康损害和健康影响,对作业者进行动态健康观察,从而使作业者得到及时治疗或适当的保护措施,对作业场所中职业性有害因素能及时采取预防措施,防止新的病例继续出现,同时,也为生产环境的防护措施效果评价提供资料。关于定期检查的间隔时间,一般可根据毒物的特性、接触方式、接触程度以及劳动条件等情况而定。职业性有害因素所致职业病的特殊体检项目根据国家颁布的《职业病诊断标准及处理原则》中的有关规定执行。离岗或转岗时体格检查是指职工调离当前工作岗位时或改换为当前工作岗位前所进行的检查。目的是掌握职工在离岗或转岗时的健康状况,分清健康损害责任,同时为离岗从事新岗位的职工和接受新岗位的职工的业主提供健康与否的基础资料。要求根据作业者拟从事工种和工作岗位,分析其可能存在的职业性有害因素及其对人体健康的影响,确定特定的健康检查项目。应考虑到有些职业性有害因素的健康危害效应是远期的,健康损害可能出现较晚,因此,还需要对接触这些有害因素的作业者进行离岗后的医学观察。职业病健康筛查是指对接触职业性有害因素的职业人群进行的筛选性医学检查。目的在于早期发现某种职业性疾患的可疑患者或发现过去没有认识的可疑的健康危害,并进一步进行确诊和早期采取干预措施或治疗措施,评价暴露控制措施及其他初级预防措施效果。②接触控制。主要包括职业环境监测和接触评定。职业环境监测是对作业者作业环境进行有计划、系统的检测,分析作业环境中有害因素的性质、浓度(强度)及其时间、空间的分布及消长规律。职业环境监测是职业卫生的重要常规工作,按照《中华人民共和国职业病防治法》要求,企业应该根据工作规范,定时地监测作业环境中有毒有害因素。通过职业环境监测,既可以评价作业环境的卫生质量,判断是否符合职业卫生标准要求,也可以估计在此作业环境下劳动的作业者的接触水平,为研究接触-反应(效应)关系提供基础数据,进而确认安全的接触限值。接触评定与效应评定相对应,是通过对毒理学测试、环境监测、生物监测、健康监护和职业流行病学调查的研究资料进行综合分析,定性和定量的认定和评定职业性有害因素的潜在不良作用,并对其进行管理,为评价接触-反应(效应)关系及危险度分析提供依据。接触评定的内容主要包括接触人群特征分析,包括接触人群的数量、性别、年龄分布等,接触途径及方式评定,接触水平的估测。除采用作业环境监测和生物监测的资料来估算接触水平外,还应注意所研究人群通过食物、饮水及生活环境等其他方式的接触。③信息管理。信息管理是为了有效地开发和利用信息资源,以现代信息技术为手段,对信息资源进行计划、组织、领导和控制的社会活动。健康监护信息管理在于对职业健康监护的环境监测资料和有关个人健康资料,如劳动者的职业史、职业病危害接触史、职业健康检查结果和职业病诊疗等建立健康监护档案,并及时进行整理、分析、评价和反馈,实现职业健康监护工作信息化,利于职业病的防治。

其他职业卫生技术服务:如职业病防护设施与职业病防护用品效果评价、化学品毒性鉴定、放射卫生防护检测与评价等。取得职业卫生技术服务机构资质的单位,通过这些职业卫生技术服务,可为企业提供一系列职业病危害因素控制的资料和建议,也为有效地消除或控制职业病的危害提供依据。

(2)合理使用个体防护用品:个体防护用具主要有防毒防尘面具、防护服装及防护油膏等。防毒防尘面具包括各种口罩和面具,防护服装包括安全帽(或头盔)、工作服、手套、围裙、长筒靴、防护眼镜等。

(3)合理供应保健食品和饮料:如对接触职业性毒物的劳动者,应根据所接触毒物的毒作用特点,在保证平衡膳食的基础上,补充某些特殊需要的营养成分(如维生素、无机盐、蛋白质等)。

三、职业中毒的预防和控制

近年来,我国职业中毒危害有不断加重的趋势,呈现以下特点:急性中毒明显多发,恶性事件有增无减;硫化氢、一氧化碳等窒息性气体以及苯中毒问题比较突出;新的职业中毒不断出现;中小企业和个体作坊的职业中毒呈上升趋势;农民工成为职业中毒的主要受害者。我国职业中毒人数在职业病发生人数中占有相当大的比例,是职业病防治的重点。

(一)职业中毒的表现与诊断

职业中毒可累及全身多系统的变化,其临床表现较为复杂,与中毒类型、毒物的靶器官有明显关系。例如,有些毒物(如一氧化碳、硫化氢、氯气、光气等),因其毒性大、蓄积性作用不明显,在生产事故中常引起急性中毒;有些毒物(如重金属类毒物),在产生环境条件下,常表现为慢性中毒。同一种毒物,不同中毒类型对人体的损害有时可累及不同的靶器官,如急性苯中毒主要影响中枢神经系统,而慢性苯中毒主要引起造血系统的损害。

1.职业中毒的表现形式

(1)急性职业中毒:通常是指在一次或一个工作日内接触生产中有害因素而引起的职业中毒。可在接触毒物后立刻发病(如吸入高浓度硫化氢)或数小时后发病(如吸入光气、氮氧化物等)或1~2天后发病(如吸入高浓度溴甲烷、四乙基铅等)。

(2)慢性职业中毒:由于长期受到职业有害因素的影响所导致的职业中毒。常为低浓度、长期接触,往往在接触毒物几个月,甚至数年后才发病。

(3)亚急性中毒:介于急性中毒和慢性中毒之间,一般在接触毒物一个月内发病,如急性铅中毒。

2.职业中毒的主要临床表现

职业中毒按主要受损系统而具有不同的表现。

(1)神经系统:多种职业有害因素可选择性地作用于神经系统而导致损害,如金属、类金属及其化合物、窒息性气体、有机溶剂和农药等。临床表现为中毒性脑病、多发性神经炎和神经衰弱综合征。

(2)呼吸系统:引起呼吸系统损害的毒物主要是刺激性和窒息性气体,如氯气、光气、氮氧化物、二氧化硫、硫酸二甲酯等。一次大量吸入某些气体(如氨、氯、二氧化硫),可引起喉痉挛、声门水肿,甚至发生肺水肿,严重时可发生呼吸道机械性阻塞而窒息死亡;有些高浓度刺激性气体(如氯气),可使鼻黏膜内神经末梢受到刺激,引起反射性呼吸抑制;麻醉性毒物及有机磷农药可直接抑制呼吸中枢;有些毒物(如二异氰酸甲苯酯)可引发过敏性哮喘;一些毒物(如砷、铬等)还可引起肺部肿瘤及肺纤维化、肺气肿等。

(3)血液系统:许多毒物对血液系统具有毒性作用。例如,苯和三硝基甲苯、有机氯农药可损伤造血功能,引起白细胞、血小板减少,甚至再生障碍性贫血;苯的氨基、硝基化合物及亚硝酸盐可导致高铁血红蛋白;砷化氢、锑化氢、硒化氢、有机磷农药、苯胺、苯肼、硝基苯等可引起溶血性贫血。

(4)消化系统:消化系统的损伤包括口腔病变、胃肠病变和肝损伤。例如,汞中毒可引起口腔炎;汞盐、三氧化二砷急性中毒导致急性胃肠炎;四氯化碳、氯仿、砷化氢、三硝基甲苯中毒导致急性或慢性中毒性肝病。

(5)循环系统:有些毒物以心脏作为靶器官之一,引起循环系统的损害。例如,锑、铊、有机汞农药、四氯化碳和有机溶剂等可直接损害心肌;镍通过影响心肌氧化与能量代谢,引起心功能降低、房室传导阻滞;某些氟烷烃(如氟利昂)可使心肌应激性增强,诱发心律失常,促使室性心动过速或引起心室颤动;亚硝酸盐可导致血管扩张,血压下降;一氧化碳、二硫化碳与冠状动脉粥样硬化有关,使冠心病发病增加。

(6)泌尿系统:职业性泌尿系统损害主要表现为急性中毒性肾病、慢性中毒性肾病、中毒性泌尿道损害以及泌尿道肿瘤。例如,四氯化碳、砷化氢、铅、汞、镉等可引起泌尿道损害;β萘胺、联苯胺可引起泌尿系统肿瘤。

(7)生殖系统:毒物对生殖系统的损害包括毒物对接触者和对后代发育的影响。其中,毒物对接触者生殖系统的影响包括对生殖器官的损害和对内分泌系统的影响;对后代发育的影响是指胎儿结构异常,发育迟缓,功能缺陷甚至死亡等。例如,铅对男性可引起精子数量减少、畸形率增加和活动能力减弱;对女性则引起月经周期和经期异常、痛经和月经血量改变等。

(8)皮肤:毒物对皮肤的损害包括接触性皮炎(如有机溶剂)、光敏性皮炎(如沥青、煤焦油)、职业性痤疮(如矿物油类、卤代芳烃化合物)、皮肤黑变病(如煤焦油、石油)、职业性皮肤溃疡(如铬的化合物、铍盐)、职业性疣赘(如沥青、煤焦油)、职业性角化过度和皲裂(如脂肪溶剂、碱性物质)等。有的毒物还可以引起皮肤肿瘤,如砷、煤焦油等。

3.职业中毒的诊断

职业中毒属于国家法定职业病范畴,而法定职业病的诊断及诊断程序国家均有明确的规定。2002年5月1日开始实施的《中华人民共和国职业病防治法》《职业病目录》中规定的56种职业中毒以及以国家标准形式确定的职业病诊断标准,是正确诊断职业中毒的依据。正确的诊断,不仅仅是医学上的问题,而且直接关系到劳动者能否享受劳动保险待遇和正确执行劳动保护政策。

对于职业中毒的正确诊断,应考虑下列几种因素。

(1)患者的职业史:定性和定量地获取有关工种、接触职业有害因素的机会和接触程度、工作环境条件资料、工龄等接触史资料。必要时,对职业中毒者的有害因素接触史和现场危害进行现场调查和评价。

(2)体格检查:根据劳动者接触的职业有害因素所致疾病的特点和临床表现,有针对性地进行体格检查。

(3)实验室检查:对于临床表现不明显的职业中毒,应依靠实验室的检查结果进行正确诊断。实验室检查包括:测定生物材料中的有害物质,以检测体内有害物质的符合水平,如尿、发、指甲中的重金属含量;测定毒物代谢产物,如接触苯之后,可测定尿中酚、马尿酸或甲基马尿酸;测定机体受毒物作用后的生物学或细胞形态的改变,如接触苯之后,可检查血常规,必要时检查骨髓象等。根据上述资料,经过综合分析,得出诊断结论。对于慢性职业中毒,往往需要长期动态随访,才能做出最后判断。在职业中毒的诊断中,应排出职业因素以外的因素所导致的疾病,可通过职业流行病学的方法予以鉴定。没有证据否定职业中毒危害因素与患者临床表现之间的必然联系的,在排出其他致病因素后,应当诊断为职业病。承担职业病诊断的医疗卫生机构在进行职业病诊断时,应当组织三名以上取得职业病诊断资格的执业医师集体诊断。

(二)职业中毒的调查与处理

为了规范职业病危害事故的调查处理,及时有效地控制职业病危害事故,减轻职业病危害事故造成的损害,根据《中华人民共和国职业病防治法》,卫健委于2002年制定了《职业病危害事故调查处理办法》(自2002年5月1日起施行)。县级以上卫生行政部门负责本辖区内职业病危害事故的调查处理。重大和特大职业病危害事故由省级以上卫生行政部门会同有关部门和工会组织,按照规定的程序和职责进行调查处理。

职业病危害事故调查处理的主要内容包括:①依法采取临时控制和应急救援措施,及时组织抢救急性职业病患者;②按照规定进行事故报告;③组织事故调查;④依法对事故责任人进行查处;⑤结案存档。

1.准备工作

为确保职业中毒发生时能够及时开展现场调查处理工作,有效地控制和减少职业中毒造成的危害和影响,在平时做好充分的各项应急准备工作是十分必要的。

(1)组织、指挥和通信等工作的准备:①组织和人员:卫生监督机构和疾病预防控制部门应组建相应的急性职业中毒应急处理小组,小组应包括有关领导、卫生监督员、卫生专业技术人员、有关医务技术人员、检验技术人员等。②分工:急性职业中毒调查处理小组人员必须有明确的职责分工,互相配合,并指定有关科室和人员进行业务值班。③车辆:要保证急性职业中毒调查处理小组的交通车辆的配备或优先使用权。④通信:有条件的单位应配备必要的通信工具。

（2）调查表及文书的准备。包括:①"急性职业中毒患者现场劳动卫生学调查表";②"职业中毒报告卡";③"急性职业中毒个案调查表";④"现场采样记录表";⑤有关样品"送检单";⑥有关卫生监督执法文书等。

（3）现场调查采样仪器设备的准备。应装备急性职业中毒现场监测必需的采样仪器设备，并做好专人保管和准备工作,以便急用。

主要的现场监测必需的采样仪器设备包括:①现场快速监测检验仪器,如快速检气管、快速气体采样仪、采气袋、100 mL采气针筒等;②便携式、直读式的气体监测仪器,如一氧化碳测定仪、硫化氢气体测定仪、二氧化碳测定仪、氮氧化物测定仪等专用仪器,以利于在较短的时间内明确发生中毒的原因;③充电式的个体气体和粉尘测定仪;④直读式干湿温度计、风速仪和气压表;⑤各种采样脚架、吸收管、橡胶管、橡皮膏、砂轮、采样箱等必备物品。

（4）防护器材的准备:为保护现场调查人员的身体健康,防止发生意外中毒事故,便于开展现场第一线的调查处理工作,调查处理小组应配备一些必需的个人防护设备,如安全帽、防护手套、防护眼镜、防护鞋、防护衣、防护口罩、具有针对性的有效防毒面具、供气式防护面具等。

（5）急救治疗药品的准备:有条件开展现场急救处理工作的卫生监督执法机构和疾病预防控制部门,应配备一些现场急救和治疗需要的药品和器材。①氰化物解毒剂:亚硝酸异戊酯、3%亚硝酸钠、4-二甲氨基苯酚等;②高铁血红蛋白还原剂:亚甲蓝;③有机磷解毒剂:解磷定、氯磷定、阿托品等;④金属络合剂:EDTA、喷替酸钙钠、二巯基丙磺酸钠、二巯丁二钠、青霉胺等;⑤其他如便携式输氧设备、听诊器、注射器材等。

2.职业中毒的报告

发生职业中毒事故时,用人单位应当立即向所在地县级卫生行政部门和有关部门报告。县级卫生行政部门接到职业中毒事故报告后,应当实施紧急报告:①特大和重大事故,应当立即向同级人民政府、省级卫生行政部门和卫计委报告;②一般事故,应当于6小时内向同级人民政府和上级卫生行政部门报告。接收遭受职业中毒患者的首诊医疗卫生机构,应当及时向所在地县级卫生行政部门报告。

职业病中毒事故报告的内容应当包括中毒事故发生的地点、时间、发病情况、死亡人数、可能发生原因、已采取措施和发展趋势等。

地方各级卫生行政部门按照《卫生监督统计报告管理规定》,负责管辖范围内职业中毒事故的统计报告工作,并应当定期向有关部门和同级工会组织通报职业病中毒事故发生情况。职业病中毒事故发生的情况,由省级以上卫生行政部门统一对外公布。任何单位和个人不得以任何借口对职业病中毒事故瞒报、虚报、漏报和迟报。

3.现场调查

到达中毒现场后,应与事件处理现场负责人取得联系,并获得配合。如果中毒现场尚未得到控制,应根据获悉的资料和调查得到的资料,立即就中毒事件的现场控制措施、中毒患者人数统计、检伤以及急救处理、救援人员的个体防护、现场隔离带设置、人员疏散等提出建议,并在确保调查人员安全的情况下开展调查工作;如果中毒现场已经得到了控制,应先了解中毒事件的概况(时间、地点、中毒人数、救治情况等),再进行现场勘查。

急性职业中毒的现场调查工作主要开展以下几项内容的调查工作,并填写急性职业中毒患者现场调查的相关表格。

(1)一般情况调查:主要调查发生急性职业中毒的单位名称、性质及隶属情况、单位地址、联系电话、引起职业中毒的原因、接触人数、中毒人数、死亡人数、发生中毒的时间、地点(车间)、产品名称及生产多长时间、有无各类规章制度、中毒发生时的现场状态、中毒者的主要症状和体征等。

(2)职业史的调查:主要调查接触工人、中毒者和死亡者的职业史及可能接触的有毒有害物质情况等。

(3)工艺过程:了解简单的生产工艺过程,对生产过程中的有关化学物质要进行了解、记录,并调查其简单的化学反应式。

(4)中毒经过和原因的调查:急性职业中毒的经过,包括从发生中毒前的操作情况、操作人员情况、使用的仪器设备、原料、产品及机器运行情况以及中毒发生时的情况和发生后的情况等。同时,应向临床救治单位进一步了解相关资料(如中毒者状况、抢救经过、实验室检查结果等),并采集中毒者的生物样品留待检验。

(5)防护情况的调查:调查生产环境有无有效的防护设备和防护措施,了解工人个体的防护情况、工人卫生情况和安全生产教育情况等。

4.现场监测

为及时了解发生急性职业中毒的原因,为急性职业中毒的诊断提供依据,要进行现场监测工作,对可疑毒物进行浓度监测并采集样品留至实验室分析。现场空气或其他样品的毒物浓度即使已被稀释也应监测,必要时可在事后模拟现场进行检测作为参考。

(1)样品采集:在了解毒物种类和估测逸散数量及事件发生的具体过程和发生的情况后,再采集有代表性的样品,采样量应足够满足多次重复测定的需要。①环境样品:当毒物以气态和蒸气态形式存在时,使用吸收管、固体吸附剂管、采气瓶或采气袋进行采集,采集方法以集气法为主;当毒物以气溶胶形式存在时,使用滤料(如微孔滤膜、过滤乙烯滤膜等)、采样夹和冲击式吸收管采集;当存在形式不明时,可使用采气瓶或采气袋采集;当毒物呈固态或液态时,一般直接用适宜的工具采入有螺丝扣盖子的玻璃或无色的聚乙烯、聚四氟乙烯容器中,$4\ ℃$冷藏保存。②生物样品:主要为中毒患者或中毒死亡者的血液、尿液。一般情况下,血液样品采集量为 $10\ mL$,尿液样品采集量为 $50\sim100\ mL$。

(2)现场快速检测:急性职业中毒事件中常用的现场快速检测方法主要有以下四种:①检气管法:具有简便、快捷、直读等特点,可根据检气管变色柱的长度测定出被测气体的浓度。可快速检测一氧化碳、氨气、氯气、二氧化碳、二氧化硫、甲醛、砷化氢、苯、甲苯、二甲苯、甲醇、乙醇、乙烯等多种有毒气体。②比色试纸法:具有简便、快速、便于携带的特点,适用于各种状态的有害物质的测定。常用比色试纸检测的物质包括氨气、有机氯农药、一氧化碳、光气、氢氰酸、硫化氢、甲醛、乙醛、二氧化氮、次氯酸、过氧化氢等。③气体检测仪:具有操作简便、快速、直读、精确度高、可连续检测等特点。适于检测的气体包括一氧化碳、二氧化碳、氧气、氢气、臭氧、一氧化氮、二氧化氮、氯乙烯、肼、二氧化氯、甲烷、乙烷、氮气、氯气、二氧化硫、氟化氢、硫化氢、砷化氢、光气、磷化氢、氰化氢、甲苯等。④气相色谱/质谱分析仪和红外线谱仪:精确度高、检测范围广,适用于未知毒物和多种混合毒物存在的现场。可为车载式或其他能够现场使用的分析仪,用于各种挥发性有机物的检测。

5.职业中毒事故的处理

(1)用人单位应采取的处理措施:发生职业中毒事故时,用人单位应当根据情况立即采取以下紧急措施:①停止导致职业病中毒事故的作业,控制事故现场,防止事态扩大,把事故危害降到最低限度。②疏通应急撤离通道,撤离作业人员,组织救险。③保护事故现场,保留导致职业病中毒事故的材料、设备和工具等。④对遭受或者可能遭受急性职业中毒的劳动者,及时组织救治、进行健康检查和医学观察。⑤按照规定进行事故报告。⑥配合卫生行政部门进行调查,按照卫生行政部门的要求如实提供事故发生情况、有关材料和样品。⑦落实卫生行政部门要求采取的其他措施。

(2)卫生行政部门应采取的处理措施:卫生行政部门接到职业中毒事故报告后,根据情况可以采取以下措施:①责令暂停导致职业中毒事故的作业。②组织控制职业中毒事故现场。③封存造成职业中毒事故的材料、设备和工具等。④组织医疗卫生机构救治遭受或者可能遭受急性职业中毒的劳动者。

(3)职业中毒事故调查组及其职责:职业中毒事故发生后,卫生行政部门应当及时组织用人单位主管部门、公安、安全生产部门、工会等有关部门组成职业中毒事故调查组,进行事故调查。事故调查组成员应当符合下列条件:①具有事故调查所需要的专业知识和实践经验;②与所发生事故没有直接利害关系。

职业中毒事故调查组的职责:①进行现场勘验和调查取证,查明职业中毒事故发生的经过、原因、人员伤亡情况和危害程度;②分析事故责任;③提出对事故责任人的处罚意见;④提出防范事故再次发生所应采取的改进措施的意见;⑤形成职业病事故调查处理报告。

(4)卫生行政部门对职业中毒事故的处理:职业中毒事故调查组进行现场调查取证时,有权向用人单位、有关单位和有关人员了解有关情况,任何单位和个人不得拒绝、隐瞒或提供虚假证据或资料,不得阻碍、干涉事故调查组的现场调查和取证工作。卫生行政部门根据事故调查组提出的事故处理意见,决定和实施对发生事故的用人单位的行政处罚,并责令用人单位及其主管部门负责落实有关改进措施建议。职业中毒事故处理工作应当按照有关规定在90天内结案,特殊情况不得超过180天。事故处理结案后,应当公布处理结果。

(三)职业中毒的综合防治措施

预防职业中毒必须采取综合治理措施,从根本上消除、控制或尽可能减少毒物对劳动者的损害。应遵循"三级预防"原则,推行"清洁生产",重点做好"前期预防"。通过改进生产工艺和生产设备,合理利用防护设施及个人防护用品,以减少劳动者接触毒物的机会和程度。

1.根除毒物或降低毒物浓度

从生产工艺中消除有毒物质,可用无毒或低毒的物质代替有毒或高毒的物质,例如用无苯材料代替苯和二甲苯;降低毒物浓度,减少人体接触毒物水平;严格控制毒物逸散,避免直接接触。对于逸出的毒物,要防止其扩散,采取密闭生产和局部通风排毒,以减少接触毒物的机会;经通风排出的毒物,必须加以净化处理后方可排放,或直接回收利用。

2.合理安排工艺和生产工序布局

采用的生产工艺、建筑与生产工序的布局应符合职业卫生要求。对于有毒物逸散的作业,应在满足工艺设计要求的前提下,根据毒物的毒性、浓度和接触人数等对作业区实行区分隔离,以免产生叠加影响。有害物质的发生源应布置在主要作业场所的下风侧。

3.加强个体防护

加强个体防护是防治职业中毒的重要措施。劳动者在生产过程中应准确选用和使用个人防护用品。个人防护用品包括呼吸防护器、防护帽、防护眼镜、防护面罩、防护服、皮肤防护用品等。在有毒物质作业场所,应设置必要的卫生设施,如盥洗设备、淋浴室、更衣室和个人专用衣箱等。此外,还应教育劳动者养成良好的卫生习惯,制定工作场所的卫生防护制度,以减少职业中毒的发生。

4.健全职业卫生服务

健全的职业卫生服务在预防职业中毒中极为重要。应按照国家的规定,定期或不定期监测作业场所空气中毒物浓度,将其控制在国家标准浓度以下。对接触有毒物质的劳动者实施上岗前体格检查,排除职业禁忌证。对于已经上岗的劳动者进行定期健康监护检查,发现早期的健康损害,以便及时处理。因地制宜地开展各种体育锻炼,组织劳动者进行有益身心健康的业余活动,以增强劳动者的体质。

5.强化安全卫生管理

企业的各级领导必须强化法治观念,在工作中认真贯彻执行国家有关预防职业中毒的法规和政策。企业要重视职业中毒的防治工作,结合企业内部接触毒物的性质和使用状况,制定预防措施和安全操作规程。建立相应的安全、卫生和处理应急事故的组织领导机构。做好管理部门与作业者职业卫生知识的宣传教育,使有毒作业人员充分享有职业中毒危害的知情权,企业安全卫生管理者应尽"危害告知"义务,共同参与职业中毒危害的预防与控制。

第四节 伤害与暴力的预防控制

一、伤害的预防与控制

(一)道路交通伤害能否预见和预防

人们习惯上将交通事故看作是发生在某人身上的意外事件,并且是道路运输的一个不可避免的后果。术语"事故"给人一种似乎不可避免和无法预见的印象,因而是无法控制的事件。然而,事实并非如此,道路交通伤害是可以通过合理分析和采取措施加以控制的。道路交通伤害的研究结果显示,交通事故的发生并非随机的意外事件,相反,其分布是不均匀的,存在一些明显和潜在的危险因素。如案例中,司机在道路拐弯处提前减速,或者交管部门能严禁旧车翻新的车辆上路,那车祸的悲剧则完全或部分避免。另外,西方发达国家在 20 世纪 60 年代和 20 世纪 70 年代早期,就开始注意到车祸的后果,采取一些针对性的预防方法,如安全带、安全头盔的强制佩戴、血液酒精含量的限制等措施,结果道路交通伤害的伤亡则明显减少。这均说明道路交通伤害是可预见且可预防的。

(二)道路交通安全属于公共卫生范畴

事实上长期以来,道路交通安全并不受公共卫生部门管辖,而是交通部门的责任。如在 20 世纪 60 年代初期,许多发达国家设立了交通安全机构,通常设在政府运输部门内,公共卫生部门并未参与其中。然而,道路安全存在一个无法回避的事实——道路交通事故导致的伤害。全世界每年约有 120 万人死于道路交通伤害,受伤者多达 5000 万人,而且每年造成 5000 多亿美元的直接经济损失和无法估算的间接伤害。因此,道路交通安全不仅仅是一个交通问题,更是一个重要的公共卫生问题。

(三)公共卫生如何预防和控制道路交通伤害

彻底避免道路交通伤害的最好办法是别发生道路交通安全事故,显然这不是公共卫生的方法所能做到的。道路交通伤害的预防和控制需要多部门协作,各司其职。其中公共卫生则提供了独一无二的科学的、以预防为导向的方法。

公共卫生用于预防道路交通伤害的方法是在科学的基础上,综合了医学、生物力学、流行病学、社会学、行为科学、犯罪学、教育学、经济学、工程学和其他多学科的知识。其具体作用和工作程序主要包括以下几点。

1.道路交通伤害监测

通过伤害监测和调查,系统地收集有关道路交通伤害的数量、范围、特征及其后果等方面的资料。

2.道路交通伤害危险因素

研究道路交通伤害的成因与决定因素:包括道路交通伤害的原因和有关因素、增加或降低危险的因素、通过干预措施可以改变的因素等。

3.预防与控制

探讨预防和降低道路交通事故伤害严重程度的方法,设计、实施、监测和评估干预措施。

4.评价

帮助各个部门实施各种情况下具体应用前景的干预措施,特别是通过信息传递,改变人的行为,并对这些项目的成本效益进行评价。

5.政策

影响政策制订者和决策者,使之认识到把伤害预防列为一项重要工作的必要性,以及采取改善道路交通安全措施的重要性。

6.服务

把行之有效的科学信息变为能够保护行人、骑自行车者和机动车拥有者的政策和措施。

7.宣传

促进上述各领域,特别是在信息收集和研究领域的能力建设。

(四)伤害的概念与分类

1.伤害的概念

道路交通伤害是伤害的一种,伤害的种类繁多,但所有伤害都是以能量的异常转移为特征。目前被广泛接受的伤害定义为:由于运动、热量、化学、电或放射线的能量交换超过机体组织的耐受水平而造成的组织损伤和由于窒息引起的缺氧以及由此引起的心理损伤统称为伤害。

准确地讲伤害与事故稍有不同,事故通常是一种偶然的不可知的,无法预防和控制的意料之外的突发事件,事故可能导致伤害,也可能不导致伤害,如将车祸看作事故,车祸可以有人员伤亡,也可以没有人员伤亡。伤害可以是无意识的(如车祸、溺水、中毒等),也可以是有意识的(如自杀、暴力);伤害发生的原因和危险因素是可以弄清的,也是可以预防的。因此不宜用事故的概念来代替伤害。

2.伤害的分类

美国伤害预防控制中心根据伤害的意图,将伤害分为意外伤害和故意伤害两种,见图1-2。

(1)故意伤害:是指有意识、有目的地加害于自己或他人,常伴有暴力行为,如强奸、家庭暴力、殴打、他杀和自杀等。

(2)意外伤害:这类伤害是指无意识的、因意外事故导致的伤害。如车祸、跌落、火灾与烧伤、溺水、中毒、医疗事故等。

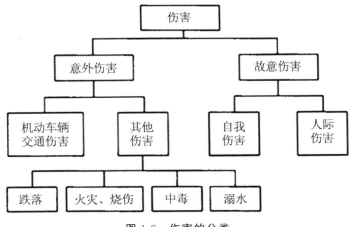

图 1-2　伤害的分类

(五)流行概况

全球每年有3亿人遭受各类伤害,700万人死亡,1500万人遗留功能障碍,800万人终身残疾。每年仅车祸就死亡120万人(每天3000多人),受伤5000万人。世界卫生组织报告,伤害与传染病、慢性非传染病已成为危害人类健康的三大疾病,估计到2020年人类前三位死亡原因将是心血管疾病、伤害和神经精神疾病。每年每3～4个人中就有一人发生伤害,其中3%～5%的人后遗躯体功能损害,1%～3%的人致残疾。1999年美国CDC监测资料显示,美国 1～44 岁人口的第一位死亡原因就是伤害。我国各类伤害每年发生约 2 亿人次,因伤害死亡人数约 70 万～75 万人,占死亡总人数的 9% 左右,是继恶性肿瘤、脑血管病、呼吸系统疾病和心脏病之后的第五位死亡原因。以 1～44 岁人群死因排序,伤害则上升为第一位。

伤害给全球造成巨大经济损失和社会负担,伤害造成的经济损失和社会负担远远超过任何一种传染病和慢性非传染性疾病。美国伤害的医疗支付占医疗支出 12%,1998 年伤害损失 2600 亿美元,等于肿瘤和心脏病两项损失之和,伤害的人群潜在寿命损失年数和社会负担均远高于癌症、心脏病、艾滋病和中风等。伤害导致的 PYLL 占总 PYLL 的 26% 以上。全球每年仅因车祸一项伤害造成经济损失 5180 亿美元,其中中低收入国家损失 650 亿美元,比他们所接受的经济援助资金还多。我国每年发生各类需要就医的伤害约为 6200 万人次,占全年居民患病需要就诊总人次数的 4.0%,每年因伤害引起的直接医疗费达 650 亿元,因伤害休工而产生的经济损失达 60 多亿元。伤害是我国人群中导致社会负担与家庭损失第一位的原因。伤害是我国居民因伤致贫、因伤返贫的主要原因,WHO 报告称中国跌倒死亡疾病负担在全世界最高,跌倒造成伤残调整生命年损失约为世界其他地区的 2 倍。我国三城市调查显示,每位受伤儿童一年平均最低的治疗费用为 250 元,广州市平均每例伤害死亡所造成的 YPLL 高达 25 年,潜在工作损失年数(WYPLL)和潜在价值损失年数(VYPLL)为 11 年。我国中小学生每年发生伤害人数约为 4250 万人,6 万人死亡,每天约有 40 多人因溺水、交通事故、食物中毒、建筑物倒塌等伤害死亡。其中门诊1360 万人、住院 34 万人、暂时性失能 105 万人、残疾 34.5 万人,缺课 2.38 亿天,相当于 80 万名学生休学1学年;每年中小学生伤害的医疗费用为 32.6 亿元。我国每年青少年伤害的社会代价估计为108.6 亿～453.3 亿元。

(六)伤害控制的病因模型

包括致病因子、宿主和环境三个部分(图 1-3)。伤害发生的致病因子即为能量,能量在一定的外环境条件下,通过某种媒介传递到暴露个体而导致个体伤害。暴露个体的条件和耐受性将影响伤害的发生,只有能量传递超过人体耐受性时才会发生伤害。通过锻炼和防护可增强机体对能量的耐受力,但疾病状态、疲劳、酗酒等会使耐受力下降。

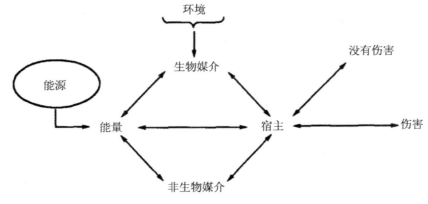

图 1-3　伤害控制的病因模型

(七)预防与控制

预防和控制伤害的目的就是防止伤害性事件的发生,减轻发生事件对人的伤害程度。如前所述,公共卫生问题的解决通常需要一系列部门的参与——分别针对深层次的经济、社会、法律和环境因素。但无论预防策略的参与部门有哪些,公共卫生特有的工作步骤与方法使其在协调、实施、监控和评估反应方面起领导作用。

1.公共卫生方法的基本步骤

(1)监测:就问题的规模、特点、范围和后果,在地方、国家和国际层面搜集数据。

(2)确认问题的原因:以及提高或降低个人遭遇问题的风险因素,并察看如何来修正这些因素。

(3)制定干预措施:基于第一步和第二步获得的信息,设计、实施、监控和评估旨在预防问题的干预措施。

(4)实施与评估:发布关于干预有效性的信息;在更大规模上实施有效的干预措施;评估更大规模干预工作的成本有效性。

2.预防策略与措施

(1)三级预防策略。

一级预防:是在伤害发生之前采取措施,使伤害不发生或少发生。主动的一级预防是通过信息传递和行为干预,帮助居民提高安全意识、伤害防治常识和自我保护能力。可分为:①全人群策略:一般是针对全人群开展伤害预防的健康教育。以提高全民对伤害危害及伤害预防重要性的认识。提高个人的伤害预防意识与知识。②高危人群策略:针对伤害的高危险人群有针对性地开展伤害预防教育与培训。如驾驶员的安全培训。对学生进行防火、防电、交通安全和防溺水的专题教育等。③健康促进策略:即通过某些健康促进项目来预防伤害的发生。如某企业的健康促进项目可能包括把伤害预防纳入企业政策、讨论建立一个安全的工作环境、加强岗位培训和职业教育、改善不合理的生产环境等被动的一级预防是从工程和产品的设计阶段便充分考虑到伤害与安全问题。

二级预防:是当灾难发生时,减少伤害的发生及其严重程度。如摩托车头盔、安全带、救生衣和防弹衣、自救互救、院前医护、院内抢救和治疗等。

三级预防:是伤害已经发生后,控制伤害的结果。使受伤者恢复正常功能、早日康复和使残疾人得到良好的照顾和医治。如心肺复苏、康复等。

(2)Haddon 伤害预防的十大策略:William Haddon 提出的伤害预防十大策略如下。

预防危险因素的形成:如禁止生产有毒、致癌杀虫剂。

减少危险因素的含量:如限制车速、限制武器使用。

预防已有因素的释放或减少其释放的可能性:如将儿童药物放入专用容器、制造不太滑的浴盆等。

改变危险因素的释放率及其空间分布:如机动车司机及前排乘客使用安全带及自动气囊等。

将危险因素从时间、空间上与被保护者分开:如行人走行人道、工人戴安全帽。

用屏障将危险因素与受保护者分开:如用绝缘物把电缆与行人隔开。

改变危险因素的基本性质:如将机动车内突出的尖锐器件改成钝角或软体、加固油箱。

增加人体对危险因素的抵抗力。

对已经造成的损伤提出针对性的控制与预防措施:如各种伤害的紧急救护预案和绿色通道。

使伤害患者保持稳定,树立起信心,配合治疗,促进康复。

(3)五"E"干预措施。

工程干预:即通过工程设计来改变能量的传递和人的环境,以减少伤害的发生,如在汽车前面设计气囊,房屋应有灭火设施和撤离通道等。

经济干预:即采用经济手段来影响人们的行为。如行人由于不守交通规则而致的伤害,其经济责任自负。

强制干预:对超速行车、酒后驾车、无消防设施的建筑等给予强制性处罚。

教育干预:即通过说服教育及普及安全知识来影响人们的行为。这是一种十分有效的干预措施。

紧急救护:第一时间的紧急救护。

(4)Haddon 模型。

Haddon 模型:Haddon 根据伤害发生的阶段和条件,以车祸预防为例,提出了著名的伤害预防模型,分析伤害发生原因,提出干预措施。①分析车祸发生前的危险因素。如,驾驶者饮酒、刹车失灵或环境能见度低等因素。②分析车祸发生时的危险因素。如,没有系好安全带、车上的硬物或锐边、环境易燃的建筑材料等。③分析车祸发生后影响伤亡的因素。如,车祸的后果取决于创伤严重程度、机动车损毁情况和急救医疗的反应。

干预措施:①发生前:要遴选司机(宿主),上路前车辆安全检查,尤其是车闸、轮胎、车灯(致病因子),公路的状况及维修(环境)。②发生时:提高司机的应变能力和乘车者的自我保护意识(宿主),车辆装备性能,尤其是轮胎(致病因子),路面状况与路边障碍物(环境)。③发生后:防止失血过多,妥善处理骨折(宿主),油箱质地的改善与防止漏油(致病因子),车祸急救,消防应急系统与措施等(环境)。

3.伤害预防与控制的公共卫生实践与循证医学

表 1-1 列出了部分非故意伤害的预防干预措施的有效性,更多的有关伤害预防控制的措施和行动需要进一步循证医学评估,便于向社会推广。

二、暴力:全球公共卫生问题

暴力,大到战争、小到人际以及个人内心冲突导致的暴力行为,如同人类历史一样古老而且不断重复,社会的发展、文明的进步并没能使之消失。所幸的是,历史上从来没像今天这样全世界开始如此关注暴力。自 2002 年世界卫生组织发布《世界暴力与卫生报告》,人们开始认识到,一直以来被作为犯罪以及侵犯人权的暴力行为同时也是一个公共卫生问题,一个严重阻碍经济、社会发展的发展问题。一场预防暴力的公共卫生运动已经在全世界多个国家掀起。

表 1-1　部分非故意伤害预防干预措施的有效性

非故意伤害	干预措施	有效性	公共卫生部门职责
道路交通伤害	将摩托车司机和汽车司机的法定驾龄从 16 岁提高到 18 岁	经过评估,显示出预防效果的证据	宣教、合作、评估
	毕业司机执照系统	经过评估,显示出预防效果的证据	宣教、合作、评估
	交通镇静措施	经过评估,显示出预防效果的证据	宣教、合作、评估
	日间摩托车照明灯	经过评估,显示出预防效果的证据	宣教、合作、评估
	制定和实施安全带法	经过评估,显示出预防效果的证据	宣教、合作、评估
	儿童乘客限制	经过评估,显示出预防效果的证据	宣教、合作、评估
	引入和实施摩托车头盔法	经过评估,显示出预防效果的证据	宣教、合作、评估
	减速措施	经过评估,显示出预防效果的证据	宣教、合作、评估
失火	住房电子化	经过评估,显示出一些预防效果的证据,但还需要更多测试。	宣教、合作、评估
	禁止制造和销售烟花爆竹	经过评估,显示出一些预防效果的证据,但还需要更多测试。	负责实施
	减少住房中易燃物质的储备	经过评估,显示出一些预防效果的证据,但还需要更多测试。	负责实施
	烟雾警报和探测器	经过评估,显示出一些预防效果的证据,但还需要更多测试。	宣教、合作、评估
	提高建筑物标准	经过评估,显示出一些预防效果的证据,但还需要更多测试。	宣教、合作、评估
	改善产品——如煤油炉、烹饪器皿和烛台	经过评估,显示出一些预防效果的证据,但还需要更多测试。	宣教、合作、评估
中毒	防止儿童使用的容器	经过评估,显示出预防效果的证据	负责实施
	中毒控制中心	经过评估,显示出预防效果的证据	负责实施
	与存储器皿和放置地点同时相关的,更好的储存方法		负责实施
	警告标志的使用	经过评估,显示出一些预防效果的证据,但还需要更多测试。	负责实施

(一)暴力的概念与分类

1.暴力的概念

世界卫生组织(WHO)关于暴力的定义是:蓄意地运用躯体的力量或权利,对自身、他人、群体或社会进行威胁或伤害,造成或极有可能造成损伤、死亡、精神伤害、发育障碍或权益的剥夺。

从该定义可以看出:①暴力是一种行为,既包括显而易见的暴力行为,也包括"运用权力"的效果如威胁、恐吓、漠视、剥夺等看不到的暴力行为;②暴力行为具有主观故意性;③故意实施暴力并等于故意造成伤害。

2.暴力的分类

早在 1996 年,世界卫生大会(WHA)49.2 项决议就宣布暴力是危害健康的重要原因,并建议 WHO 制定暴力的分类方法,以去区分不同的暴力类型。2002 年,WHO 在《世界暴力与卫生报告》中,根据施暴者的特点将暴力分为 3 种类型,即自我暴力、人际暴力和集团暴力。而每一种类型又可根据暴力的性质以及发生的人群不同,则分成更多细分类型。然而由于暴力表现形式的复杂性,至今并没有被广泛接受的、统一的分类方法。以下分别根据暴力对象、施暴者以及暴力性质的不同对暴力做了分类(图 1-4)。

(二)暴力的流行和危害

1.致死性暴力

全球约有 160 万人死于各种暴力行为,包括自杀、人际暴力和集团暴力。这一数字相当于一大半死于艾滋病的人数,几乎等于全球死于结核病的人数,是因交通事故死亡人数的 1.5 倍。其中,87 万人死于自杀,56 万人死于他杀,另外 17 万人死于战争、恐怖主义等集团暴力。这些死亡的 90% 来自中低收入国家,只有不到 10% 发生在发达国家。在年龄分布上,自杀和他杀是 15~44 岁人群的重要死因,60 岁以上人群自杀率最高。

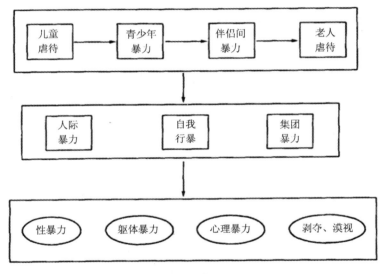

图 1-4　暴力的分类

2.非致死性暴力

就暴力对人类社会的危害来说,看得到的暴力引起的死亡数字只是暴力冰山一角,更多的非致死性伤害我们却无法获取准确的数字,但却真实存在。如自杀死亡者与自杀未遂者的比例估计为 1∶6。非致死性暴力之所以没有准确的数字,主要原因有:①很多国家没有建立非致死暴力监测系统;②各种原因导致的暴力受害者没有就诊或不愿报告。流行病学的专项调查资料结果显示,每年有数百万人遭受暴力并导致伤害、残疾或精神问题等。虽然来自述的结果可能被人为夸大或隐瞒,但无疑告诉我们不能忽略非致死性暴力的严重程度。

3.暴力的危害

暴力对人的危害曾长期局限于即时的躯体伤害。近年来越来越多的研究证据表明,暴力行为除了产生即时的躯体伤害外,还会导致一系列的有关健康的、经济的以及社会的不良后果,同时暴力对人的危害具有长期性。如儿童期虐待经历会影响受虐儿童一生的躯体、心理健康以及对健康资源的利用。

（1）危害健康：与致死性暴力（如自杀和他杀）不同，非致死性暴力对健康的危害包括躯体的（如骨折、脑部受伤等）、心理的（如认知损伤、抑郁焦虑、创伤障碍综合征等）以及行为损害（如烟草、酒精和药物滥用等）。非致死性暴力受害者还是一些传染性疾病（如 HIV 感染）、慢性病等的高发人群。

（2）损害社会功能：暴力行为破坏了当事人的社会结构，影响了家庭内外的正常交往关系。例如伴侣间暴力可能导致当事人孤立于社会和他人，从而影响其与社会的整合。

（3）产生经济负担：因为暴力而额外支付的医疗卫生保健和司法成本、旷工以及残疾失能等每年给全球造成数十亿美元的经济损失，成为社会的一个巨大经济负担。如美国 1992 年的一项研究表明由于枪伤造成的直接和间接损失高达 1260 亿美元，砍伤或刺伤造成 510 亿美元损失。

（三）暴力的根源

社会冲突理论认为，暴力是人们解决冲突的一种行为选择，因此避免这种选择在理论上没有障碍，但问题是人类社会在发展过程中，一定历史文化往往赋予一种行为以正当性。如在教育子女时，适当使用暴力在很多文化背景下被认为是正当的，虽然这种暴力行为给子女造成了危害。可见，冲突理论眼中对暴力的预防与控制难免有些悲观。

相反，公共卫生视野中对暴力的根源以及暴力的预防与控制则显得乐观很多。公共卫生关注的是暴力产生的环境因素特别是可变环境因素，并在此基础上设计干预措施。通过对暴力的流行病学资料分析，可以得出暴力的发生与很多因素有关联，这些因素包括生物学、人口统计学等个人因素，家庭、伙伴、伴侣等人际关系因素，学校、工作、居住等社区环境因素以及更大范围的社会文化方面的因素。但其中，并没有某个单一的因素可以完全解释为什么有些人会对他人（或自己）实施暴力，为什么暴力在有些国家比在其他国家更为常见。虽然可以对暴力行为的发生解释为多种因素相互作用的结果，但从公共卫生干预的角度，这一解释不足以提出有效的干预方案。美国学者 Urie Bronfenbrenner 提出的生态系统理论为我们从多个水平、不同侧面理解暴力的根源提供理论依据，同时该理论也是不同干预假设的理论基础。目前，建立在生态系统理论基础上的社会生态学模型已经在儿童虐待、青少年暴力、伴侣间暴力以及老人虐待等领域得到应用，见图11-5。该模型解释了暴力各因素之间的关系，认为暴力行为的发生是一组套叠的、相互影响的多水平多因素系统作用的结果。而且，生态系统理论认为，近体系统及其因素（如家庭）是暴力行为发生主要原因。

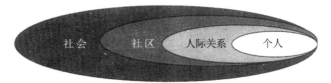

图 1-5　暴力根源的社会生态学模型

(四)暴力的预防和控制

1.传统暴力处理措施

传统上,暴力是作为一种犯罪行为而诉诸司法系统来加以解决。这种方法主要是针对暴力行为发生后而采取的,具体措施包括:惩罚、威慑、剥夺施暴者自由(如入狱)、在特定场所进行改造等。

这种处理方法的主要特点:①针对暴力行为的实施者,而对受害人没有进行处理;②着力于暴力行为发生后的处理,而不是暴力行为发生前的预防,忽略了暴力发生的原因;③关注发生暴力行为的个体,而不是针对群体,尤其是群体健康;④其对暴力行为控制的长期效果不明确。

2.公共卫生方法

与传统暴力处理措施不同,公共卫生预防和控制暴力的方法着眼于暴力行为(或事件)带来的群体健康问题,而不是个体;重点关注暴力受害者,而不仅仅是暴力的实施者(另外公共卫生将施暴者也视作暴力的受害者);公共卫生措施的提出依赖于复杂的病因系统(有近因,也有社会经济等远因),而不是简单的行为和动机;不仅对发生暴力的行为进行处理更注重暴力发生前的预防;公共卫生也注重多学科、多部门的协作,包括司法部门。公共卫生方法的基本步骤为:监测、危险因素评估、干预评价和推广应用四步。实践证明,用公共卫生方法预防和控制暴力显示了比传统措施更好的长期效果。

3.预防策略与措施

(1)三级预防策略。

一级预防:指在暴力发生之前采取措施。①全人群措施:针对全人群开展暴力预防的健康教育,不考虑个人因素。如为学校全体学生开设预防暴力的课程。②高危人群措施:针对暴力的高危险人群,如对低收入家庭、单亲家庭进行抚养方法培训。③指向性干预措施:针对已显示暴力行为的人群,如针对家庭施暴者的措施。

二级预防:处理暴力发生后的即刻效应的措施,如现场救护、急诊治疗等。

三级预防:帮助受害者在暴力发生后进行康复,回归社会,减轻暴力损伤所做的其他努力。

目前,大部分国家预防暴力的措施主要集中在二级和三级预防方面。显然,为暴力受害者提供及时和长期的帮助并惩治施暴者是非常必要的,但我们必须清楚,显现的暴力行为只是冰山一角,更多的暴力是潜在的。因此,世界各国应该在一级预防上给予更多的投入和相应的评价。

(2)多种水平的预防措施。①个体水平:可改变危险因素的修饰。②人际关系水平:家庭、生活方式的教育。③社区水平:学校、工作、邻居环境的改善。④社会水平:性别歧视、社会经济地位、态度等变化。

(3)多部门协作的综合措施:伤害预防控制需要多部门协作,并需要政策的支持。见图8-6。

(4)预防暴力的建议。①创建、实施和监测预防暴力的国家行动计划。②加强收集暴力方面数据的能力。③确定对暴力起因、后果、代价和预防的研究重点并支持研究工作。④促进初级预防反应。⑤加强针对暴力受害者的反应。⑥把暴力预防纳入社会和教育政策并从而促进性别和社会平等。⑦增进暴力预防方面的合作和信息交流。⑧促进和监测遵守国际条约、法律及保护人权的其他机制的情况。⑨探索针对全球毒品贸易和全球武器贸易的国际上商定的应用反应。

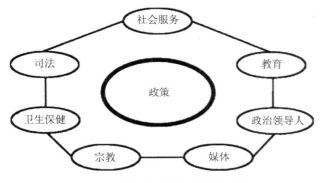

图 1-6　伤害预防的部门协作反应

第五节　突发公共卫生事件应急处理

近年来,发生了一系列重大突发公共卫生事件(emergency public health events),如印度鼠疫风暴、美国炭疽恐怖、英国口蹄疫事件、禽流感和甲型 H1N1 型流感疫情等,人们日益认识到突发公共卫生事件对当今社会经济发展的重大影响——突发公共卫生事件正在逐步成为世界各国共同关注的热点问题。

突发公共卫生事件的应对处置能力是指:突发公共卫生事件发生时,能够采取有效措施、及时控制和消除突发公共卫生事件危害的能力。突发公共卫生事件的应对处置能力是疾病预防控制能力的重要组成部分,我国应加强应急处置体系建设和人员的技术培训,做好物资储备,组建精良的应急处置队伍,随时应对突发的公共卫生事件,特别是要充分发挥疾病预防控制体系的作用。

一、突发公共卫生事件概述

(一)突发公共卫生事件的定义与主要危害

1.突发公共卫生事件的定义

我国《突发公共卫生事件应急条例》中规定,突发公共卫生事件是指突然发生,造成或者可能造成社会公众健康严重损害的重大传染病疫情、群体性不明原因疾病、重大食物和职业中毒以及其他严重影响公众健康的事件。

重大传染病疫情,指发生《中华人民共和国传染病防治法》规定的传染病或新的传染病暴发或流行严重的疫情,包括甲类传染病、乙类与丙类传染病暴发或多例死亡、罕见或已消灭的传染病、临床及病原学特点与原有疾病特征明显异常的疾病、新出现传染病的疑似病例等。

群体性不明原因的疾病,指在一定时间内,某个相对集中的区域内同时或者相继出现多个临床表现基本相似患者,但又暂时不能明确诊断的疾病。

重大食物和职业中毒事件,指危害严重的急性食物中毒和职业中毒事件等。

2.突发公共卫生事件的主要危害

突发公共卫生事件不仅给人民的健康和生命造成重大损失,对经济和社会发展也具有重要影响,主要表现在以下几个方面。

(1)损害人类健康:每次严重的突发公共卫生事件都造成众多的人群患病、伤残或死亡。

(2)造成心理伤害:突发公共卫生事件对于全社会所有人的心理都是一种强烈的刺激,必然会导致许多人产生焦虑、神经症和忧虑等精神神经症状。如1988年上海甲肝流行曾造成上海市和其他一些地区人群的恐慌。

(3)造成严重经济损失:一是治疗及相关成本高,如治疗一位传染性非典型性肺炎患者需要数万甚至数十万元;二是政府、社会和个人防疫的直接成本;三是疫情导致的经济活动量下降而造成的经济损失;四是疫情不稳定造成交易成本上升产生的损失。据专家估计,2003年我国传染性非典型性肺炎流行至少造成数千亿元人民币的损失。

(4)国家或地区形象受损及政治影响:突发公共卫生事件的频繁发生或处理不当,可能对国家和地区的形象产生很大的负面影响,也可使医疗卫生等有关单位和政府有关部门产生严重的公共信任危机。严重突发公共卫生事件处理不当可能影响地区或国家的稳定,因此有些发达国家将公共卫生安全和军事安全、信息安全一并列入国家安全体系。

(二)突发公共卫生事件的基本特征

1.突发性和意外性

突发公共卫生事件虽然存在着发生征兆和预警的可能,但往往很难对其做出准确的预警和及时识别。首先,由于突发公共卫生事件发生的时间、地点具有一定的不可预见性,如各种恐怖事件、自然灾害引起的重大疫情、重大食物中毒等,很难预测其发生的时间和地点;其次,突发公共卫生事件的形成常常需要一个过程,开始可能事件的危害程度和范围很小,对其蔓延范围、发展速度、趋势和结局很难预测。

2.群体性或公共性

突发公共卫生事件是一种公共事件,在公共卫生领域发生,危害的不是特定的个体,而是不特定的社会群体,具有公共卫生属性,往往同时波及多人甚至整个工作或生活的群体。如果所发生的突发公共卫生事件是传染病暴发或引起突发公共卫生事件的原因或媒介具有一定普遍性(如食品、疫苗或药物),还可能威胁其他地区。伴随着全球化进程的加快,突发公共卫生事件的发生具有一定的国际互动性。首先,一些重大传染病可以通过交通、旅游、运输等各种渠道在国家与国家之间远距离传播;其次,由于突发公共卫生事件影响对象主要是社会公众,政府应对突发公共卫生事件的能力、时效和策略反映了政府对公众的关心程度,也影响到政府的国际声誉。

3.严重性

由于突发公共卫生事件涉及范围大,影响严重,一方面对人们身心健康产生危害,甚至冲击医疗卫生体系本身、威胁医务人员自身健康、破坏医疗基础设施,可在很长时间内对公众心理产生负面影响;另一方面,由于某些突发公共卫生事件涉及社会不同利益群体,敏感性、连带性很强,处理不当可造成社会混乱,对社会稳定和经济发展产生重大影响。

4.复杂性

突发公共卫生事件种类繁多,原因复杂。我国因为地域辽阔,人口众多,自然因素和社会因素复杂,因而突发公共卫生事件发生的原因更是多种多样;其次引起传染病暴发的物质多种多样,全球已登记的引起中毒的化学物质种类超过 4000 万种,对其毒性认识较深刻的仅数千种;第三,有的事件可直接造成人体或财物损害,有的只是潜在的威胁,但可能持续较长时间。有的事件本身还可能是范围更大的突发公共卫生事件的一部分。同类事件的表现形式千差万别,处理也难用同样的模式来界定,很难预测其蔓延范围、发展速度、趋势和结局。

5.阶段性

突发公共卫生事件不论大小都具有周期性,根据其发生、发展的过程可分为 4 个时期:潜在期即突发公共卫生事件发生前的先兆阶段,若先兆现象处理得好,突发公共卫生事件往往可以避免;暴发期即由于未能对其发生时间和地点进行预测,在先兆期未能识别,导致事件迅速演变,出现暴发的时期;持续发展期即突发公共卫生事件得到控制,但没有得到彻底解决的时期;消除期即突发公共卫生事件经过实施控制措施而得到完全解决的时期。

6.决策的紧迫性和时效性

突发公共卫生事件事发突然、情况紧急、危害严重,如不能采取迅速的处置措施,事件的危害将进一步加剧,造成更大范围的影响。所以,要求在尽可能短的时间内做出决策,采取针对性的措施,将事件的危害控制在最低程度。许多原因不明或特别严重的突发公共卫生事件发生时,由于事发突然、准备不足,使应对和处理工作更为艰难和紧迫。因此,突发公共卫生事件发生后,全力以赴救治患者,迅速调查事件原因,及时采取针对性的处置措施,控制事件的进一步扩大,就成为十分紧迫的任务。调查处理突发公共卫生事件的人员,必须争分夺秒,迅速、全面地开展工作,以求在最短时间内控制事态的发展。

7.处理的综合性和系统性

许多突发公共卫生事件不仅是一个公共卫生问题,还是一个社会问题,需要各有关部门共同协作,甚至全社会都要动员起来参与这项工作。因此,突发公共卫生事件的处理涉及多系统、多部门,政策性很强,必须在政府的领导下综合协调,才能最终控制事态发展,将危害降低到最低程度。

(三)突发公共卫生事件的分类和分级

1.突发公共卫生事件的分类

突发公共卫生事件的分类方法有多种,根据发生原因通常可分为以下几种。

(1)生物病原体所致疾病:主要指病毒、细菌、真菌、寄生虫等病原体导致的传染病区域性暴发、流行;预防接种出现的群体性异常反应;群体性医院感染等。

人类历史上,传染病曾肆虐数千年,造成过世界性巨大灾难,尽管随着科技进步,人类发明了抗生素及疫苗等药物和生物制剂,使传染病有所控制,但是目前传染病的发病率仍占全世界每年总发病率的第一位,原因是多方面的,包括一些已被控制的传染病如结核、疟疾等死灰复燃,卷土重来;一系列新传染病相继出现,如艾滋病、埃博拉病等,对人类构成严重威胁;特别是第一、二次世界大战期间和战后某些帝国主义国家研制烈性生物制剂并用于军事战争,即开展生物战(或细菌战),给人类带来危害和恐慌。

20世纪70年代以来,相继发现了多种新的传染病,许多以暴发流行的形式出现。某些新传染病的危害已为世人所知,最典型的例子莫过于正在全球流行的艾滋病。1992年发现的新型霍乱,已使南亚数十万人发病,并呈世界性流行态势;在非洲出现的埃博拉出血热,其极高的死亡率使世人惊恐;莱姆病已在五大洲数十个国家和地区流行,严重感染者可致残。

目前,我国面临着工业化、城市化和人口老龄化,公共卫生随之出现许多新问题。有资料显示,全球发现的32种新现传染病中,有一半左右已在我国出现。我国乙肝病毒携带者占世界总数的1/3,结核患者占全世界总数的1/4,性病发病人数也正在大幅增长。

(2)食物中毒事件:指人摄入了含有生物性、化学性有毒有害物后或把有毒有害物质当作食物食入后出现的非传染性的急性或亚急性疾病,属于食源性疾病的范畴。

(3)有毒有害因素污染造成的群体中毒、死亡:指由于污染所致的中毒,如水体污染、大气污染、放射污染等,波及范围较广。据统计数据估计,全世界每分钟有28人死于环境污染,每年有1472万人因此丧命;同时,有毒有害物质污染常常会对后代造成极大的危害。

(4)自然灾害:主要指地震、洪涝、干旱等自然灾害造成的人员伤亡及疾病流行等,会在顷刻间造成大量生命财产的损失、生产停顿、物质短缺,灾民无家可归,眼见几代人为之奋斗创造的和谐生存条件毁于一旦,几十年辛勤劳动的成果付之东流,产生种种社会问题,并且还会带来严重的、包括社会心理因素在内的诸多公共卫生问题,从而引发多种疾病,特别是传染性疾病的暴发和流行。

由自然灾害引起的公共卫生问题是多方面的。如洪水淹没房屋倒塌所致外伤,破坏生态环境,影响生态平衡,造成疫源地扩散,环境条件恶化,尤其是饮用水严重污染引起肠道传染病暴发流行,食物匮乏导致营养缺乏症及食物中毒,夏、秋季节高温易发生中暑等。

(5)意外事故引起的死亡:煤矿瓦斯爆炸、飞机坠毁等重大生产安全事故让我们感到震惊,一些生活意外事故也在严重威胁着人们的安全。这类事件由于没有事先的准备和预兆,往往会造成巨大的经济损失和人员伤亡。有资料显示,在全球范围内,每年约有350万人死于意外伤害事故,约占人类死亡总数的6%,是除自然死亡以外人类生命与健康的第一杀手。

(6)不明原因引起的群体发病或死亡:指在短时间内,某个相对集中的区域内同时或者相继出现具有共同临床表现的多位患者,且病例不断增加,范围不断扩大,又暂时不能明确原因的疾病。这类事件由于系不明原因所致,通常危害较前几类要严重得多。一来该类事件的原因不明,公众缺乏相应的防护和治疗知识;同时,日常也没有针对该类事件的特定监测预警系统,使得该类事件常常造成严重的后果;此外,由于原因不明,在控制上也有很大的难度。

(7)职业中毒:指职业危害性因素造成的人数众多或者伤亡较重的中毒事件。

(8)"三恐"事件:主要指生物、化学和核辐射恐怖事件。

2.突发公共卫生事件的分级

在《国家突发公共卫生事件应急预案》中,根据突发公共卫生事件性质、危害程度、涉及范围,突发公共卫生事件划分为特别重大(Ⅰ级)、重大(Ⅱ级)、较大(Ⅲ级)和一般(Ⅳ级)四级。在《突发公共卫生事件分级内涵的释义(试行)》中,对不同等级的突发公共卫生事件分级情况给予了详细说明。

(1)分级原则:突发公共卫生事件种类多,其性质和影响的范围以及造成的社会危害也各不相同,因此,采取的控制措施和管理的主体也不尽相同。为了加强突发公共卫生事件的报告和处理,确定突发公共卫生事件的管理主体,体现分级管理、分工责任明确,对突发公共卫生事件进行分级是十分必要的。

危害第一原则:突发公共卫生事件的大小,主要以其对人民的生命、健康、社会和经济发展影响的大小或强弱为主要依据。对于传染病疫情主要以病死率高低、传播性强弱、对社会和经济发展影响大小以及人们对其认识程度为依据。例如,鼠疫虽然具有有效的预防控制手段,但其病死率高,传播力强,危害严重,所以对其标准划分就比较严格;对于传染性非典型性肺炎,虽然病死率不高,但由于是新现传染病,对社会和经济影响巨大,所以发现 1 例传染性非典型性肺炎病例就定位为较严重的突发公共卫生事件;对于食物中毒主要以中毒人数、影响的人群以及社会影响、经济损失为依据。

区域第二原则:突发公共卫生事件大小的划分是以事件发生的区域为依据,因为事件发生地点不同,影响力也不同。例如,一起鼠疫疫情如果发生在大城市,可能传播快,波及的人数多,容易引起社会恐慌,对社会经济发展影响较大;而鼠疫若发生在偏远地区,由于人口密度小,交通不便,则可能造成的影响小。区域性原则还体现在以事件波及的范围为依据。如果事件涉及两个城市,甚至是两个省(自治区、直辖市),一方面说明事件有扩散趋势,需要引起重视;另一方面处理跨地区突发事件需要更高一层的政府部门进行协调,增大了应急指挥的难度。

行政区划第三原则:我国现行的行政管理体制分为国家、省、地、县四级,为了明确每一行政级别在突发公共卫生事件应急反应中的职责,强调应急处理统一领导和分级负责的原则,将突发公共卫生事件也相应分为 4 级。

(2)级别:突发公共事件划分为四级,由低到高划分为一般(Ⅳ级)、较大(Ⅲ级)、重大(Ⅱ级)和特别重大(Ⅰ级)四个级别。与之相对应,依据突发公共事件造成的危害程度、发展情况和紧迫性等因素,由低到高划分为一般(Ⅳ级)、较重(Ⅲ级)、严重(Ⅱ级)和特别严重(Ⅰ级)四个预警级别,并依次采用蓝色、黄色、橙色和红色来表示。

特别严重突发公共卫生事件(Ⅰ级):肺鼠疫、肺炭疽在大、中城市发生,或人口稀少和交通不便地区,1 个县(区)域内在一个平均潜伏期内发病 10 例及以上,疫情波及 2 个及以上的县(区);传染性非典型性肺炎疫情波及 2 个及以上省份,并有继续扩散的趋势;群体性不明原因疾病,同时涉及多个省份,并有扩散趋势,造成重大影响;发生新传染病,或我国尚未发现的传染病发生或传入,并有扩散趋势,或发现我国已消灭传染病;动物间发生传染病暴发或流行,人间疫情有向其他省份扩散的趋势,或波及 2 个及以上省份;一次放射事故中度放射损伤人数 50 人以上,或重度放射损伤人数 10 人以上,或极重度放射损伤人数 5 人以上;国务院卫生行政主管部门认定的其他特别严重突发公共卫生事件。

严重突发公共卫生事件(Ⅱ级):在边远、地广人稀、交通不便地区发生肺鼠疫、肺炭疽病例,疫情波及 2 个及以上乡(镇),一个平均潜伏期内发病 5 例及以上,并在其他地区出现肺鼠疫、肺炭疽病例;发生传染性非典型性肺炎续发病例,或疫情波及 2 个及以上地(市);腺鼠疫发生流行,流行范围波及 2 个及以上县(区),在一个平均潜伏期内多点连续发病 20 例及以上;霍乱在一个地(市)范围内流行,1 周内发病 30 例及以上,或疫情波及 2 个及以上地市,1 周内发病50例及以上;乙类、丙类传染病疫情波及2个及以上县(区),1周内发病水平超过前5年同期平均发病水平2倍以上;我国尚未发现的传染病发生或传入,尚未造成扩散;动物间发生传染病暴发或流行,人间疫情局部扩散,或出现二代病例;发生群体性不明原因疾病,扩散到县(区)以外的地区;预防接种或学生预防性服药出现人员死亡;一次食物中毒人数超过100人并出现死亡病例,或出现10例及以上死亡病例;一次发生急性职业中毒50人以上,或死亡5人及以上;一次放射事故超剂量照射人数100人以上,或轻度放射损伤人数20人以上,或中度放射损伤人数3~50人,或重度放射损伤人数3~10人,或极重度放射损伤人数3~5人;鼠疫、炭疽、传染性非典型性肺炎、艾滋病、霍乱、脊髓灰质炎等菌种丢失;省级以上人民政府卫生行政主管部门认定的其他严重突发公共卫生事件。

较重突发公共卫生事件(Ⅲ级):在边远、地广人稀、交通不便的局部地区发生肺鼠疫、肺炭疽病例,流行范围在一个乡(镇)以内,一个平均潜伏期内病例数未超过5例;发生传染性非典型性肺炎病例;霍乱在县(区)域内发生,1周内发病10~30例,或疫情波及2个及以上县,或地级以上城市的市区首次发生;1周内在一个县(区)域内乙、丙类传染病发病水平超过前5年同期平均发病水平1倍以上;动物间发生传染病暴发或流行,出现人间病例;在一个县(区)域内发现群体性不明原因疾病;一次食物中毒人数超过100人,或出现死亡病例;预防接种或学生预防性服药出现群体心因性反应或不良反应;一次发生急性职业中毒10~50人,或死亡5人以下;一次放射事故超剂量照射人数51~100人,或轻度放射损伤人数11~20人;地市级以上人民政府卫生行政主管部门认定的其他较重突发公共卫生事件。

一般突发公共卫生事件(Ⅳ级):腺鼠疫在县(区)域内发生,一个平均潜伏期内病例数未超过20例;霍乱在县(区)域内发生,1周内发病10例以下;动物间发生传染病暴发或流行,未出现人间病例;一次食物中毒人数30~100人,无死亡病例报告;一次发生急性职业中毒10人以下,未出现死亡;一次放射事故超剂量照射人数10~50人,或轻度放射损伤人数3~10人;县级以上人民政府卫生行政主管部门认定的其他一般突发公共卫生事件。

(3)别的判定部门。

特别严重突发公共卫生事件:由国务院卫生行政部门组织国家级突发公共卫生专家评估和咨询委员会,会同省级专家对突发公共卫生事件的性质以及发展趋势进行评估确定。

严重突发公共卫生事件:由国务院卫生行政部门会同省级卫生行政部门,组织突发公共卫生专家评估和咨询委员会对突发公共卫生事件发生情况、突发公共卫生事件的性质以及发展趋势进行评估确定。

较重突发公共卫生事件:由省级卫生行政部门会同地市级卫生行政部门,组织突发公共卫生专家评估和咨询委员会对突发公共卫生事件调查情况、突发公共卫生事件的性质以及发展趋势进行评估确定。

一般突发公共卫生事件:由地市级卫生行政部门会同县级卫生行政部门组织突发公共卫生专家评估和咨询委员会对突发公共卫生事件调查情况、突发公共卫生事件的性质以及发展趋势进行评估确定。

二、突发公共卫生事件的应急处理

(一)突发公共卫生事件的预警、监测和报告

1.突发公共卫生事件的形成因素

突发公共卫生事件的发生是不以人的意志为转移的客观现象。突发公共卫生事件的发生具有必然性和偶然性。其必然性是指随着经济全球化和知识经济的到来,国际旅行与全球商务活动的日益频繁,大大增加了传染病跨国传染与流行的机会;同时,食品安全性问题的应对,烟草、武器、有毒废弃物及威胁健康商品的贸易、战争的增加等,使各种各样的公共卫生事件随时可能在人们无法预料的时候发生和肆虐。突发公共卫生事件的出现似乎不可避免,而且其在什么时间出现、以什么样的方式出现、出现什么样的事件、出现在什么地方,都是人们无法预测和认知的,这就是它的偶然性。

从全球来看,整个公共卫生的形势是严峻的。国际上带有政治目的的核生化恐怖事件正在威胁着人类的安全。没有哪一个国家可以完全逃避传染病的危害,也没有哪一个国家可以号称在传染病面前高枕无忧。造成传染病流行的因素很多,如抗生素广泛应用致使耐药株、变异株引起传统传染病的再度暴发和流行;由于开垦荒地、砍伐森林、修建水坝等人类活动,造成居住环境改变,自然和生态环境恶化,引起传染病的发生和传播;全球性气候变暖,有利于一些病原微生物的生长和繁殖,造成一些传染病发生跨地区传播,尤其是扩大了虫媒传染病的疫区范围;人类生活方式和社会行为改变,助长了传染病的传播;人群易感性高,为传染病暴发或流行创造了条件;经济一体化、全球化、现代交通及大量人员和物质的流动对传染病的防治提出了新的挑战,原本局限于某一国家和地区的疾病可能向全球扩散,传染病的传播速度大大加快;由于人口老龄化、免疫抑制剂的使用等因素,使免疫受损人群的增多。中国社会正处于大规模城市化转型期,人口密集和人员流动是传染病流行的温床。

2.突发公共卫生事件的预警与监测

(1)建立突发公共卫生事件的预警系统。

预警系统的背景:预警的概念起源于欧洲,是为了避免或降低随着工业的飞速发展导致对环境和人类健康产生危害而提出的方法,第一次是在1984年关于保护北海的国际会议上提出的。预警系统一般由5大部分组成,包括信息系统、预警评价指标体系、预警评价与推断系统、报警系统和预警防范措施。

建立预警参数:中国疾病预防控制中心对传染病监测、疾病和症状监测、卫生监测、实验室监测等各类资料进行科学分析,综合评估,建立预警基线,提出预警参数。

预警报告:中国疾病预防控制中心根据预警参数,对国内、外各种突发事件和可能发生突发事件的潜在隐患做出早期预测,提出预警报告,按照规定时限和程序报告国务院卫生行政部门。国务院卫生行政部门接到预警报告后,适时发出预警。

(2)监测体系的建设原则。

时效性和敏感性:以初次报告要快,进程报告要新,总结报告要全为原则,加强突发事件报告的时效性和敏感性。

标准性和规范性:突发事件报告内容尽量采用数字化,以利于统计分析。系统采用的信息分类编码、网络通信协议和数据接口等技术标准,应严格按照国家有关标准或行业规范。

安全性和保密性:建立安全保障体系,采用先进的软、硬件技术,实现网络的传输安全、数据安全、接口安全。

开放性和扩充性:立足于长远发展,选用开放系统。采用模块化和结构化设计并保留足够的接口,使之具有较大的扩充性。

综合性:突发公共卫生事件的监测比较复杂,既包括对具体的暴发事件的监测,也含有对引起或影响突发事件发生的自然、社会、生态等潜在危险因素的监测。因此,监测体系建设需综合性。

(3)我国的监测体系:我国1991年建立了传染病重大疫情报告系统,其报告的方式是医院内的首诊医生填写传染病报告卡,并邮寄到辖区内的县级疾病预防控制机构,由县级疾病预防控制机构形成报表通过计算机网络逐级报告,报告的内容只是病例的总数,没有传染病病例的个案资料。2003年,传染性非典型性肺炎疫情发生后,疫情报告突破了传统的报告方式,实现了传染病疫情的个案化管理和网络化直报,首次实现了传染病疫情的医院直报,保证了传染病疫情报告的准确性、时效性。与此同时,建立了全国疾病监测系统,在31个省(自治区、直辖市)建立了145个监测点,监测内容主要包括传染病疫情、死因构成等。此外,我国还根据部分传染病防治需要相继建立了多个专病监测系统,如计划免疫监测系统(麻疹)、艾滋病监测系统、性病监测系统、结核病监测系统、鼠疫监测系统等;同时,还建立了一些公共卫生监测哨点,如13个省、市的食源性疾病的监测网络、饮水卫生的监测网络等。

3.突发公共卫生事件的报告和通报

(1)突发事件的报告:国务院卫生行政部门制定突发事件应急报告规范,建立重大、紧急疫情报告系统。

突发事件的责任报告单位和责任报告人:①县级以上各级人民政府卫生行政部门指定的突发事件监测机构;②各级各类医疗卫生机构;③卫生行政部门;④县级以上地方人民政府;⑤有关单位,主要包括突发事件发生单位、与群众健康和卫生保健工作有密切关系的机构或单位,如:检验检疫机构、环境保护监测机构和药品监督检验机构等;⑥执行职务的各级各类医疗卫生机构的医疗保健人员、疾病预防控制机构工作人员、个体开业医生等为责任报告人。

突发事件的报告时限和程序:①突发事件监测报告机构、医疗卫生机构和有关单位应当在2小时内向所在地县级人民政府卫生行政管理部门报告;②接到报告的卫生行政部门应当在2小时内向本级人民政府报告,并同时向上级人民政府卫生行政部门和卫健委报告;③县级人民政府应当在接到报告后2小时内向对应的市级人民政府或上一级人民政府报告;④市级人民政府应当在接到报告后2小时内向省(自治区、直辖市)人民政府报告;⑤省(自治区、直辖市)人民政府在接到报告的1小时内,向国务院卫生行政部门报告;⑥卫健委对可能造成重大社会影响的突发事件,应当立即向国务院报告。

国家建立突发事件的举报制度,任何单位和个人有权向各级人民政府及其有关部门报告突发事件隐患,有权向上级政府及其有关部门举报地方人民政府及其有关部门不履行突发事件应急处理职责,或者不按照规定履行职责情况。

(2)突发事件的通报:国务院卫生行政部门及时向国务院有关部门和各省(自治区、直辖市)人民政府卫生行政部门以及军队有关部门通报突发事件的情况;突发事件发生地的省(自治区、直辖市)人民政府卫生行政部门,应当及时向毗邻省(自治区、直辖市)人民政府卫生行政部门通报;接到通报的省(自治区、直辖市)人民政府卫生行政部门,必要时应当及时通知本行政区域内的医疗卫生机构;县级以上地方人民政府有关部门,已经发生或者发现可能引起突发事件的情形时,应当及时向同级人民政府卫生行政部门通报。

(3)信息发布。

发布部门:国务院卫生行政部门或授权的省(自治区、直辖市)人民政府卫生行政部门要及时向社会发布突发事件的信息或公告。

发布内容:突发事件性质、原因;突发事件发生地及范围;突发事件人员的发病、伤亡及涉及的人员范围;突发事件处理和控制情况;突发事件发生地的解除。

(二)突发公共卫生事件现场应急处理

快速反应是应对处置突发公共卫生事件的关键所在。在事件发生后,应立即成立应急指挥部,统一指挥和协调社会各部门各负其责地投入到预防和控制事件的扩大蔓延及救治受害公众的工作中。同时,要采取果断措施快速处理突发公共卫生事件所造成的危害,彻底预防和控制进一步蔓延,最大限度地避免和减少人员伤亡、财产损失,降低社会影响,尽快恢复社会秩序,维护公众生命、财产安全,维护国家安全和利益。

1.医疗救护

(1)突发公共卫生事件医学应急救援中的分级救治体系:对于突发公共卫生事件的应急医学救援大体可分为3级救治(rescus by three stages):第一级为现场抢救;第二级为早期救治;第三级为专科治疗。

一级医疗救治:又称为现场抢救,主要任务是迅速发现和救出伤员,对伤员进行一级分类诊断,抢救需紧急处理的危重伤员。抢救小组(医务人员为主)进入现场后,搜寻和发现伤员,指导自救互救,在伤员负伤地点或其附近实施最初的救治,包括临时止血、伤口包扎、骨折固定、搬运,预防和缓解窒息、简单的防治休克、解毒以及其他对症急救处置措施。首先要确保伤员呼吸道通畅,同时填写登记表,然后将伤员搬运出危险区,就近分点集中,再后送至现场医疗站和专科医院。具体职责范围是:①初步确定人员的受伤方式和类型,对需要紧急处理的危重伤员立即进行紧急处理;对可延迟处理者经自救互救和初步去污后尽快撤离事故现场,到临时分类站接受医学检查和处理。②设立临时分类站,初步估计现场人员的受污剂量,并进行初步分类诊断,必要时酌情给予相应药物,如对于受到放射伤害的现场人员时给予稳定性碘或抗辐射药物。③对人员进行体表污染检查和初步去污处理,防止污染扩散。④初步判断伤员有无体内污染,必要时及早采取阻吸收和促排措施。⑤收集、留取可估计受污剂量的物品和生物样品。⑥填写伤员登记表,根据初步分类诊断,确定就地观察治疗或后送,对临床症状轻微、血象无明显变化的可在一级医疗单位处理;临床症状较重、血象变化较明显的以及一级医疗单位不能处理的应迅速组织转送到二级医疗救治单位;伤情严重,暂时不宜后送的可继续就地抢救,待伤情稳定后及时后送;伤情严重或诊断困难的,在条件允许下可由专人直接后送到三级医疗救治单位。

二级医疗救治:又称为早期救治或就地救治,在现场医疗站对现场送来的伤员进行早期处理,检伤分类。主要任务是对中度和中度以下急性中毒患者、复合伤伤员、有明显体表和体内污染的人员进行确定诊断与治疗;对中度以上中毒或受照的伤员进行二级分类诊断,并将重度和重度以上中毒和复合伤伤员以及难以确诊和处理的伤员,在条件允许下尽早后送到三级医疗救治单位。具体职责范围是:①收治中度和中度以下急性中毒、复合伤、放射性核素内污染人员和严重的常规损伤人员,对其中有危及生命征象的伤员继续抢救;②对体表沾污者进行详细的监测并进行进一步去污处理,对污染伤口采取相应的处理措施;③对体内污染的人员初步确定污染物的种类、污染水平以及全身或主要器官的中毒或受照剂量,及时采取相应的医学处理措施,污染严重或难以处理的伤员及时转送到三级医疗救治单位;④详细记录病史,全面系统检查,进一步确定人员受照剂量和损伤程度,并进行二次分类诊断,将重度以上急性中毒、复合伤患者送到三级医疗救治机构治疗,暂时不宜后送者可就地观察和治疗,伤情难以判定的可请有关专家会诊后及时后送;⑤必要时对一级医疗机构给以支援和指导。

三级医疗救治:又称为专科治疗,由国家指定的具有各类伤害治疗专科医治能力的综合医院负责实施。主要任务是收治重度和重度以上的急性中毒和严重污染伤员,进一步做出明确的诊断,并给予良好的专科治疗。继续全面抗休克和全身性抗感染;预防创伤后肾衰、急性呼吸窘迫综合征、多器官功能障碍综合征等并发症,对已发生的内脏并发症进行综合治疗,酌情开展辅助通气,心、肺、脑复苏等,直至伤员治愈。有些伤员治愈后留下残疾,尚需作进一步康复治疗。具体职责范围是:①对不同类型、不同程度的中毒、放射损伤和复合伤做出确定性诊断,并进行专科医学救治。②对有严重体内、伤口、体表污染的人员进行全面检查,确定污染物成分和污染水平,估算出人员的受污剂量,并进行全面、有效的医学处理。③必要时,派出有经验的专家队伍对一、二级医疗单位给予支援和指导。

(2)分级救治工作的基本要求:根据分级救治的特点,必须正确处理伤患者完整性治疗与分级救治、后送与治疗的关系。为此,应遵循下列基本要求。

及时、合理,力争早日治愈:伤病救治是否及时合理,要从伤病病理过程进行判断。大出血、窒息可因迟延数分钟而死亡,应提早数分钟而得救,其及时性表现在几分钟之间。这就要求分秒必争,竭尽全力地组织抢救。对大多数伤员来说,及时性的标准是伤后12小时内得到清创处理。伤后至接受手术的时间长短,对病死率有明显影响。为此,必须做到快抢、快救、快送,迅速搬下和后送伤员。

前后继承,确保救治质量:为了保证分级救治的质量,还必须从组织上使各级救治工作前后继承地进行,做到整个救治工作不中断,各级救治不重复。前一级要为后一级救治做好准备,创造条件,争取时间;后一级要在前一级救治的基础上,补充或采取新的救治措施,使救治措施前后紧密衔接,逐步扩大与完善。为实现上述要求,首先要加强急救医学训练,对突发公共卫生事件发生时伤病发生发展规律、救治的理论和处理原则要有统一的认识,保证工作上步调一致;其次要求各级救治机构树立整体观念,认真遵守上级规定的救治原则,正确执行本级的救治范围;最后,要按规定填写统一格式的医疗文件,为前、后继承救治提供依据。

相辅相成,医疗与后送相结合:要实现分级救治,使伤患者获得完整救治。从伤患者转归来说,医疗是主导的,后送是辅助的,为了彻底治愈伤患者,必须实行积极的医疗,尤其对需要紧急拯救生命的伤患者。后送只是为了医疗,如果离开了医疗工作,后送就失去了意义。因此从整体上讲,医疗应当是医疗后送工作的主导方面。但在伤员获得确定性治疗之前,医疗的目的之一是为了保证伤患者安全后送。而具体在特定环境和条件下时,有可能后送问题突出,这时后送便成为主要方面。如当某一救治机构内伤患者过多而又无力为他们全部进行必要的救治时,必须想方设法地将伤患者送到有条件处理的救治机构,否则会对伤患者的救治带来不利影响,甚至造成不应有的死亡和残疾。为实现上述要求,要因时、因地制宜,不能墨守成规。只有及时正确地把医疗与后送有机结合起来,才有可能把在医疗后送线上纵深配置的救治机构连接起来,使伤患者在不断的后送中,逐步得到完善的医疗。

2.现场流行病学调查

尽快开展现场流行病学调查,有利于判断突发公共卫生事件的源头,其中以传染性疾病的流行病学调查尤为重要。流行病学调查人员应沿消毒通道按规定对现场人员进行调查登记,调查内容为可疑物品来源、性状、接触人员、污染范围等,并确定小隔离圈,设置明显标志(拉警戒线),实施封锁。

(1)本底资料的调查:主要有以下几个方面。自然地理资料,主要是地形、气候、水文、土壤和植被以及动物等;经济地理资料,主要是地方行政、居民情况、工农业生产、交通运输状况等,尤其是注意突发公共卫生事件发生地放射源、化工生产、生物制品和相关领域的研究单位等;医学地理资料,主要是卫生行政组织、医疗卫生实力、医学教育、药材供应以及卫生状况等;主要疾病流行概况包括烈性传染病、自然疫源性疾病、虫媒传染病、呼吸道疾病、肠道传染病等;昆虫包括与疾病有关的蚊、蝇、蚤、蜱、螨等;动物包括啮齿动物、食虫动物的种类分布、季节消长等资料。

(2)现场可疑迹象调查:首先应迅速了解污染程度与范围以及人员受污剂量的大小,将监测结果和判定结果及时报告给上级应急领导小组,为采取医学急救和应急防护措施提供重要依据;其次要采集现场食品、饮用水、土壤和空气标本,鉴定可疑与事件发生相关的物品及其迹象;第三要了解现场地理位置及环境条件,追访目击者,询问附近人员,了解发现可疑情况及前后经过。根据当地医学动物本底,采集可疑动物标本,调查现场动物分布。

当有疫情发生或伤亡人员数量较多时,应进一步开展现场污染样品和人员体内污染的实验室测量分析,尽可能多地提供有关毒物及放射性物质数据及初步监测结果,以确定是否需要采取进一步的干预措施。需要调查的内容很多,除了需了解疫情或疾病发展趋势,调查可能扩散的原因,迅速做出初步临床诊断结果,指导防疫、治疗和病原学的特异性检测外,更困难的是判断患者发病与突发公共卫生事件的关系。

(3)事件中、后期调查:事件中期的调查应从早期已经开展的人员、地面和水体等周围环境污染巡测基础上,进一步增大调查地域范围,提升详细程度,并要采集水、食物、空气样品等,测定污染水平,掌握毒物的污染程度及变化趋势。

事件后期对表面污染、空气污染及环境物质进行必要补充测量,特别要对道路、建筑物、动物、土壤和周围环境设施进行污染水平监测,确定整个事件中所发生的污染水平和范围,为后期决策提供依据。

3.现场的洗消处理

现场洗消是突发公共卫生事件应急中的重要环节,应及时开展。对直接受事件影响的人员加以保护,恢复环境和公众的生活条件。开展恢复活动主要包括:

（1）环境监测和巡测：对污染事故造成的环境污染，继续进行不间断的环境监测和巡测，对可能被污染的各类食品和环境物质样品进行分析。受污染的食物和水做适当处理后方可食用，或从别处调运未受污染的食物和水供应公众。估算事故受污人员的个人和群体剂量，对事故定性定级。

（2）对事件现场分区，管制污染区进出通道：在应急干预的情况下，为了便于迅速组织有效的应急响应行动，以最大限度地降低突发公共卫生事件可能产生的影响，应尽快将事件现场进行分区管理。专家咨询组根据现场侦检和流行病学调查结果，对突发公共卫生事件性质、区域、污染物性质及污染程度进行分析，向应急指挥部报告分析结果，由指挥部确定突发公共卫生事件性质、区域，将事件现场划分为控制区、监督区和非限制区。

控制区是事故污染现场中心地域，用红线将其与以外的区域分隔开来。在此区域内，救援人员必须身着防护装备以避免被污染或受照射；监督区是控制区以外的区域，以黄色线将其与以外的区域分隔开来，此线也称为洗消线，所有出此区域的人必须在此线上进行洗消处理。在此区域内的人员要穿戴适当的防护装备，避免污染，并在分界处设立警示标识；非限制区是监督区以外的区域，伤员的现场抢救治疗、指挥机构等均设在此区。

另一方面，还要准确地划定污染区与疫区。污染区是指有害因子在地面通过空气运动（风）扩散而形成的对人有害的区域，或是携带有害因子的媒介生物的分布及其活动的区域。疫区是指当突发公共卫生事件为传染病流行，患者（包括病畜）和密切接触者在发病前后居住和活动的场所。限制人员出入污染区及在局部地区建筑物内居住。工作人员在不离开工作岗位的情况下，由个人单独或相互之间进行，主要是对暴露皮肤及个人用具或必须使用的装备进行紧急处理。

（3）区域环境现场去污与恢复：应急去污洗消小组赶赴事故现场对道路、建筑物、人员、车辆等受污染的场所与物品进行去污洗消，切断污染和扩散渠道。在监督区与非限制区交界处，设立污染洗消站。洗消站配备监测仪、洗消液等去除污染设备和用品。污染人员在后送救治前需经初步去污处理，运出控制区和监督区的被污染物品需经去污处理和检测后方可运出，避免二次污染。去污过程中产生的固体废物和废水，应妥善收集处理，以防进一步扩大污染。

在制订污染区的洗消计划时应考虑多种因素，包括事件对人群健康和生态环境的潜在影响、污染是否会导致长期影响、污染有无扩散的可能、污染对公众心理的影响、环境监测和评价标准、有无跨行政区域甚至跨境的影响、技术与资源的储备情况、人力和财力等，其中最重要的是要根据所发生事故的特性，环境条件和公众居住、膳食情况，确定恰当的环境去污方法，消除物质、人员外表面和环境中的污染物；将非固定性污染固定，以避免其扩散；用水泥、土壤等覆盖，或用深耕法将污染的表层土翻到地下深处。

应尤其注意对有害生物、化学毒物、放射性材料等污染源的处理，至少使其重新得到有效控制。高放射性废物必须送放射废物库储存；低中水平放射性固体可浅地层处置，对含有腐烂物质、生物的、致病性的、传染性的细菌或病毒的物质，自燃或易爆物质，燃点或闪点接近环境温度的有机易燃物质，其废物不得浅地层处置。

（4）事件中、后期的处置：对污染的水和食物实施控制是事故中、后期（特别是后期）针对食入途径采取的防护措施，用于控制和减少因食入污染的水和食物产生的损伤。通过采样检测可疑区域中各种食物和饮用水的各种生物、化学毒剂及放射性核素水平,决定是否对食品和饮用水进行控制。原则上,所有受到污染的食品应当禁止食用,并集中销毁。相对于食物而言,饮用水更容易被染毒,针对毒剂和放射性物质类型,采取针对性的检测和消毒措施,包括通过适当的水处理(混凝、沉淀、过滤及离子交换等方法)降低水中毒剂的含量、禁止使用污染的水源以及尽可能提供不受污染的水等。严禁将污染的水或食物与无污染的水或食物混合以稀释水或食物的污染水平,即便混合后的水或食物的污染水平低于相应的限制标准,也不能接受。

(5)人员撤离时的洗消处理:在突发公共卫生事件现场应急处置结束后,污染的人员、车辆、装备、服装等进行统一彻底的洗消,一般在划定的洗消场地进行。洗消站通常由人员洗消场、装备洗消场和服装洗消场组成:人员洗消场设有脱衣处、洗消处、穿衣处、伤员包扎处和检查处;装备洗消场设有装备洗消处、精密器材洗消处和重复洗消处;服装洗消场设有服装、装备和防护器材等消毒处或洗消处。3个洗消处均应严格划分清洁区和污染区,污染区在清洁区的下风向,场所外设置安全警戒线,一般应距洗消场500～1000 m,警戒线处需设置专门岗哨。

(6)洗消行动的技术评估和持续监测:要对整个洗消过程中所用技术进行评估,行动中使用的技术和技术手段的性能要能够达到行动目标。要有良好的支持系统,保证供给,对职业人员和公众的安全风险符合要求,对于环境的影响小,符合审查、管理要求以及公众能够接受等。

为了确保污染现场经处置后仍旧可能遗留在现场的污染物不会给环境和人类带来不良后果,最常用的后续行动手段是监测,包括对工程屏障的稳定性的长期监测、污染现场及其下风向、下游区域内环境指标的监测、防护体系的维护、防止侵扰、许可管理的延续、监控的审查与管理、行动和后续行动资料的管理等。

4.突发公共卫生事件处置中的安全防护

突发公共卫生事件处置时的安全防护是指用物理手段阻止有害因子及其传播媒介对人体的侵袭,防止有害因子通过呼吸道或皮肤、黏膜侵入人体,免受污染或感染的措施。可分为处置时的个人防护、医院病房或隔离区防护和实验室防护等不同层次。

个人防护装备(personal protective equipment,PPE)分成3个级别:一级防护,穿工作服、隔离衣、戴12～16层纱布口罩;二级防护,穿工作服、外罩一件隔离衣,戴防护帽和符合N95或FFP2标准的防护口罩,戴乳胶手套和鞋套,必要时戴护目镜,尽量遮盖暴露皮肤、口鼻等部位;三级防护,在二级防护的基础上,将隔离衣改为标准的防护服,将口罩、护目镜改为全面呼吸型面罩。生物防护措施主要针对两个方面,一是对气溶胶的防护,二是对媒介昆虫的防护。在生化防护中,如有相应疫苗或药物储备,可紧急接种疫苗或预防性服药,化学防护可着防毒服;在放射医学防护中,除使用铅制屏障外,还可服用稳定性碘,配备能报警的探测仪器、个人剂量仪。

对有可能对其他人造成威胁的患者或感染者应在有良好防护设施的病房或区域进行治疗或隔离,如高致病性传染病患者应在负压病房中进行治疗,放射损伤患者应在专科医院或综合性医院进行相应的专科治疗。

针对危险因子的实验操作具有高风险性,预防实验室污染或感染是突发公共卫生事件处置工作的重要一环。实验室安全相关的工作应该贯穿于实验的整个过程,从取样开始到所有潜在危险的材料被处理,应努力做好危害评估工作,在有适当安全防护的实验室开展监测、检验工作,尽量减少实验室感染和污染环境的危险。感染性物质的运输要遵循国家《可感染人类的高致病性病原微生物菌(毒)种或样本运输管理规定》的要求。

5.社会动员

社会动员(social mobilization)指通过一定的手段,调动社会现有的和潜在的卫生资源,将满足社会民众需求的社会目标转化为社会成员广泛参与的社会行动的一个实践过程。其特点是要在特定环境中应用,在一定范围内开展,有系统地实施。

(1)处理好公共关系:是使自己与公众相互了解和相互适应的一种活动或职能,由社会组织(公共关系机构及其成员)、公众和传播三个要素构成。在突发公共卫生事件中要处理好三者的关系,充分利用三者之间的相互作用。

(2)利用好传播媒介:传播媒介指信息的传播所依附的物质载体。在突发公共卫生事件发生时要充分利用好人体媒介、印刷媒介、电子媒介、户外媒介、实物媒介等,及时发布公共信息,维护社会稳定。

(3)处理好医患关系:在突发公共卫生事件发生时,医患关系尤为突出,涉及技术因素、经济因素、伦理因素和法律因素等。要以主动-被动模式、指导-合作模式和相互参与模式相结合的方式,使医、患双方的共同利益得到满足。

(4)发挥民间社会的作用:民间社会指在政府和企业以外的、以民间组织为主要载体的民间关系总和。随着社会的发展,民间社会能弥补当地政府失灵和市场失灵时的缺陷,促进社会各界的共同参与。民间社会参与公共事务有其合法性、可及性和有效性。在突发公共卫生事件发生时要充分发挥民间社会的作用,共同参与突发公共卫生事件的应对处置工作。

6.心理干预(psychological intervention)

在发生突发公共卫生事件时,要关注人群在身体、心理、社会适应三个层面上的健康状况,及时恢复社会秩序,防止和减轻事件对社会心理的影响。应急组织和当地政府应重视舆论导向,统一发布和传播真实信息,及时通报处理措施和结果预测等,既不夸大也不隐瞒,使公众对信息感到真实、可信;邀请有关代表或个人参加环境和食品等监测、剂量估算及防护措施的实施等,使公众了解实情,增强信心;组织专门的危机心理干预队伍进行及时、有效的心理干预,有效的预防和处理心理应激损伤。

在实际工作中,精神病学临床医生要通过心理与环境(自然环境和社会环境,特别是社会环境)的统一性、心理活动自身的完整性和协调性、个性的相对稳定性对一个人是否具有精神障碍进行判断;并综合判断心理异常发生的频度、异常心理的持续时间和严重性,从而进行危机干预(crisis inter vention)。通过媒体宣传、集体晤谈和治疗性干预等心理干预方式,针对不同人群进行危机干预,使心理危机的症状立刻得到缓解和持久的消失,使心理功能恢复到危机前水平,并获得新的应对技能。心理干预的目标是积极预防、及时控制和减轻突发公共卫生事件的心理社会危机,促进心理健康重建,维护社会稳定,保障公众的心理健康。

第二章 传染病的预防

第一节 急性传染病的管理

传染病一直是威胁人类生命与健康的严重疾病。随着社会经济的发展,传染病不再是单纯的卫生和健康问题,而成为一个与政治、经济、安全、稳定等密切相关的重大社会问题。

自 2003 年传染性非典型肺炎(严重急性呼吸综合征,SARS)暴发以后,国家逐步建立了公共卫生事件应急机制及传染病防控和救治体系。但由于全球化步伐的加快、人类生存环境的破坏、人们生活观念和行为方式的改变,使传染病变得越来越复杂化,危害性越来越大。同时,我国目前按人口计算经济水平较低,传染病各项监控制度尚不健全,群众防治意识仍有待提高,这些都给我国传染病的防控带来诸多困难。

为加强我国新形势下传染病防控工作,我国人大修订了《中华人民共和国传染病防治法》,2004 年 12 月 1 日正式实施。新传染病防治法着重突出以下 6 个方面:①突出传染病的预防和预警。②完善传染病疫情报告、通报和公布制度。③进一步完善传染病暴发、流行时的控制措施。④设专章规定传染病救治工作制度。⑤加强传染病防治保障制度建设。⑥做到保护公民个人权利与维护社会公众利益的平衡。

针对急性呼吸道传染病,于 2007 年 5 月制定并开始实施《全国不明原因肺炎病例监测、排查和管理方案》,并于 2013 年进行修订,在全国范围内进行急性呼吸道传染病的排查和管理,并应用于随后发生的人感染 H7N9 禽流感病毒以及中东呼吸综合征新型冠状病毒感染的管理。

通过立法和宣传,提高全社会对传染病严重性的认识,加大防治宣传力度,加强传染病的依法管理、科学管理和严格管理,对保障社会稳定与建设的顺利进行具有重大的现实意义。

一、认真落实《中华人民共和国传染病防治法》(以下简称《传染病防治法》),建立和完善各项规章制度

2003 年非典(SARS)的暴发,暴露了我国公共卫生基础建设和突发公共卫生应急系统建设与管理中的许多不足。党和国家对此高度重视,及时总结了抗击 SARS 和人感染高致病性禽流感(简称禽流感)疫情的经验教训,先后颁布、修改了《突发公共卫生事件应急条例》和《传染病防治法》等一系列法律、法规,为传染病的现代化管理提供了法律依据。各级相关部门应该加强监管,同时完善一些相关制度,加强执行力。

二、大力加强传染病防治宣传

由于我国地区发展水平不平衡,受教育程度参差不齐,对传染病的危害认识不足。大多数农村地处偏远地区,经济落后,缺乏传染病防控技术和设备,专业人员和资金短缺,群众防治知识和意识薄弱。因此,应加大传染病防治宣传力度,提高群众对传染病的防范意识,增加防治

知识,改变不良生活习惯和行为,提高素质,创建全民参与防治传染病的良好社会氛围。传染病防治的经验和实践表明,防控传染性疾病全社会都有责任,只有人人参与,才能合力防控传染病。

三、加强国内外的交流与合作

经济全球化同时也使传染病全球化,使得传染病可在全球范围内迅速传播。因此,对传染病,特别是有全球大流行潜在威胁的传染病的监控和预防,不是一个地区和国家能够承担的,需要国际、国内各个层次和领域之间的通力合作,SARS 和禽流感的防治经验就充分证明了这一点。加强各个层次和领域之间的交流与合作,首先是需要加强交流与合作,特别是对有全球流行趋势的传染病的防治管理。其次是需要国内各个层次和领域之间的交流与合作。如卫生、农业、科学、交通口岸、制药业等部门的大力协作,以及社会和公众的配合。只有这样才能达到迅速、全面控制传染病流行的目的。

四、采取有效传染病预防措施

(一)控制和管理传染源

对患者、病原携带者应早期发现,早期诊断,及时隔离,尽早治疗。对传染病的接触者进行检疫和处理,对感染和携带病原体动物及时处理。应加强传染病患者、病原携带者的管理,严格执行法律、法规、规章,认真落实各种常规和技术规范,在规定时间内进行准确网络上报。

《突发公共卫生事件与传染病疫情监测信息报告管理办法》要求:对突发公共卫生事件和传染病要实行属地化管理,当地疾病预防控制机构负责对突发公共卫生事件和传染病进行信息监督报告和管理,并建立流行病学调查队伍和实验室,负责公共卫生信息网络维护和管理、疫情资料报告等工作。卫健委要求各级疾病预防控制机构要按照国家公共卫生监测体系网络系统平台的要求,充分利用报告的信息资料,建立突发公共卫生事件和传染病疫情定期分析通报制度,常规监测时每个月不少于 3 次疫情分析与通报,紧急情况下每天进行疫情分析与通报。对突发公共卫生事件和传染病疫情,卫健委将如实通报公布。

对传染病患者和病原携带者按照"强制管理、严格管理、分类管理、监测管理"的原则,进行综合防控,对各类传染病患者统一由传染病专科医院收治,严禁进入食品、饮水等行业。加强对高危人群的监控,定期进行查体、监测,以防患于未然。尽可能减少传染病对人民群众健康和生命的危害。传染病的管理也应该与时俱进,不同时期,管理的侧重点也有所不同。目前阶段,应关注以下几方面。

1.加强对农民工等流动人员的传染病管理

随着市场经济的发展,大量的农民工进入城市,由于从一个相对封闭的区域进入开放地区,使农民工成为传染病的高危人群。同时,由于其流动性和聚居性,也成了传染病流行的重要途径。因此加强对农民工等流动人口的教育和管理,为他们提供必要的医疗保障,是传染病防治管理工作中的重要环节。

2.加强对传染源动物的防治措施

很多急性传染病通过动物可引起更大范围的传播和流行。除了鼠疫、肾综合征出血热、钩体病、狂犬病等经典传染病以外,一些新发传染病如禽流感、人感染猪链球菌病等也被明确与某些动物传染播散有关。因此,必须对可疑动物采取捕杀、隔离治疗、检疫等相关措施,以利于疫情的控制、疾病的预防。

3.加强医院感染管理,防止医源性感染

医院是各种患者的聚居处,人员流动大,病种情况复杂,如缺乏对传染病的高度警惕,很可能成为传染病传播的源头,SARS 流行期间,我国有惨痛的教训。因此,应大力加强医院管理,按照布局科学、结构合理、设施先进、功能齐全的原则,严格按照国家的有关标准进行。综合医院应坚持开设不同出、入口的肠道门诊和发热门诊,防止交叉感染做好疫源检查。严格消毒隔离工作,控制好传染病源头。积极对医务人员进行传染病防治教育,及时更新传染病防治知识,强化法治观念,认真执行疫情报告制度。

加强一次性医疗用品和医疗废物的管理:按照《医院感染管理办法》要求,医院应对购进的消毒药械、一次性使用医疗器械、器具的相关证明进行审核,必须各种证件齐全,才能进入医院,要求临床科室在使用一次性无菌医疗用品前认真检查,凡有质量问题或过期产品严禁使用,并及时反馈。医疗废物严格分类收集,感染性废弃物、病理性废弃物、损伤性废弃物、药物性废弃物及化学性废弃物等不得混合收集,做到分类放置、专人回收。

4.公共卫生系统的快速反应和隔离观察的管理

SARS 和禽流感之后,卫生系统认真总结了经验和教训,建议了一系列公共卫生事件的应急措施和快速反应的管理流程。不仅要求对急性期患者进行网络上报、积极治疗及隔离,同时基于完善的登记制度,对所有与传染源有密切接触、可能受染的易感者进行管理,不仅接种相应的疫苗和特异性免疫球蛋白以及药物的预防,同时应对接触者进行严格的医学观察、卫生处理以及检疫。

(二)切断传播途径

各种传染病通过不同的传播途径进行传播和流行。对于新发传染病,一定要尽快研究确定传染源和传播途径,才能消除公众恐慌并进行有效的疫情控制。根据《中华人民共和国传染病防治法》《医院感染管理办法》及《消毒管理办法》制定了《医院隔离技术规范》标准。规定了医院隔离的管理要求、建筑布局与隔离要求、医务人员防护用品的使用和不同传播途径疾病的隔离与预防。其中明确了一些相关定义。

标准预防:针对医院所有患者和医务人员采取的一组预防感染措施。包括手卫生,根据预期可能的暴露部位选用手套、隔离衣、口罩、护目镜或防护面屏,以及安全注射。也包括穿戴合适的防护用品处理患者环境中污染的物品与医疗器械。标准预防基于患者的血液、体液、分泌物(不包括汗液)、非完整皮肤和黏膜均可能含有感染性因子的原则,进行相应的预防。

空气传播:带有病原微生物的微粒子(直径≤5 μm)通过空气流动导致的疾病传播。

飞沫传播:带有病原微生物的飞沫核(直径>5 μm),在空气中短距离(1 m 内)移动到易感人群的口、鼻黏膜或眼结膜等导致的传播。

接触传播:病原体通过手、媒介物直接或间接接触导致的传播。

不同的传染病,传播途径不同。应根据实际情况,做以下隔离消毒。

1.呼吸道隔离

主要措施有:①患同种疾病的患者安置一室,有条件的医院应使此种患者远离其他病区。

病室通向走廊的门窗须关闭,出入应随手关门,以防病原体随空气向外传播,接触患者须戴口罩、帽子及穿隔离衣。②病室内每天用紫外线进行空气消毒 1 次。③患者的口鼻分泌物及痰需用等量的 20% 含氯石灰(漂白粉)溶液或生石灰混合搅拌后静置 2 小时才能倒掉。也可将痰液煮沸 15~30 分钟。

2.消化道隔离

主要措施有:①不同病种最好能分室居住,如条件不许可,也可同居一室,但必须做好床边隔离,每一病床应加隔离标记,患者不准互相接触,以防交叉感染。②每一患者应有自己的食具和便器(消毒后方可给他人使用),其排泄物、呕吐物、剩余食物均须消毒。③护理人员在接触患者时,须按病种分别穿隔离衣,并消毒双手。④病室应有防蝇设备,保持无蝇,无蟑螂。

3.洗手

要符合医务人员手卫生规范标准(WS/T313),大力宣传六步洗手法。

4.环境、食品、水卫生的管理和监督

大多数传染病与环境卫生、食品卫生不良以及水污染相关。因此,加强环境、食品以及水源的卫生管理和监督至关重要。

(三)保护易感人群

积极开展预防接种,提高人群的免疫力、降低易感性是十分重要的措施。继乙型肝炎疫苗纳入计划免疫后,已取得了喜人成绩,我国 1~59 岁人群 HBsAg 流行率已由 1992 年的 9.75% 降至 2006 年的 7.18%。此外,天花的消灭、脊髓灰质炎的控制,均与接种疫苗有关。因此,继续坚持有效的预防接种,对传染病的预防可起到关键作用。此外,还应注意生活规律,加强身体锻炼,提高体质。

(四)检疫

对有全球流行趋势的传染病的防治管理中,检疫起到非常重要的作用。分为国境卫生检疫和疫区检疫。

1.国境卫生检疫

为控制传染病由国外传入或由国内传出,在海关、边境、口岸等国境对人员、行李、货物以及交通工具实施医学、卫生检查和处理。根据不同疾病的潜伏期制定检疫期并按规定进行预防接种或医学观察。

2.疫区检疫

包括国内不同流行区(疫区)或疫区与非疫区之间限制往来;对传染源进行隔离治疗;对疫区进行消毒、杀虫、带菌动物处理;对接触者进行医学观察、隔离治疗;对易感者进行预防接种、被动免疫或药物预防等。

虽然我国传染病的防治和管理工作取得了可喜的成绩,但由于新的传染病不断出现、旧的传染病的重新肆虐,其防治和管理工作仍任重而道远。我们要认真贯彻落实《中华人民共和国传染病防治法》等法律、法规和规章,努力把传染病纳入法治化、科学化和规范化管理的轨道,为人类最终消灭传染病做出应有的贡献。

第二节　环境因素对感染的影响

　　除病原体的致病性和机体的防御功能之外,环境因素的影响也是决定感染发生、发展与转归的重要条件。自然环境因素包括气候、温度、湿度以及其他因素,例如寒冷能使呼吸道黏膜的抵抗力降低;空气中的污染粉尘或刺激性气体等也能损害呼吸道黏膜,降低屏障作用。环境中存在放射性物质或有毒物质,对免疫系统的影响也是显而易见的。社会环境因素包括经济条件、营养调配、体育锻炼、卫生习惯及卫生设施等,均会对感染过程产生重要影响。如果上述环境因素及机体防御功能完善良好,适度的病原体入侵后,均有可能被机械防御功能及化学性杀菌、溶菌能力及时消灭清除,病原体不能在特定部位有机地结合,更不会生长繁殖,感染不能成立。这种抵御、清除病原体的机制在呼吸道、消化道等处是随时经常发生的,但机体大多都能保持健康而不被感染。一旦上述条件失去稳定平衡,寄生物得以侵犯或侵入机体的特定部位并定植下来生长繁殖,造成感染。如前所述,感染是一种病理概念,只有特殊的实验室检验才能证实,临床上是看不到的。以往所谓的"隐性感染"实际上大多是隐性染病,例如灰髓炎病毒侵入消化道,仅引起轻微的损害及症状,或者完全无症状,但病毒并未能侵犯神经组织即被终止,从此获得持久的特异性免疫;又如肝炎病毒感染后,不少人并无自觉症状,但化验时,却会有生化的异常及病毒感染标志的出现,根据前述定义,这些均属已患病的范畴。把感染与隐性染病严格分开,有时是困难的。显性发病后,有些患者虽自我感觉良好,但医师看来已有异常症状或体征者,可以称之为亚临床型发病。感染过程大致有以下表现形式或经过。

一、一过性感染

　　寄生物仅有少量定植,少量生长繁殖,其侵袭力及毒力不足以引起机体的病理生理改变,很快可被机体消灭清除。机体不一定能获得免疫力,即使用免疫学方法也难以证明机体已发生过该病原体的感染。

二、潜伏性感染

　　病原体侵犯或侵入机体,可在特定部位定植,可能仅有少量生长繁殖,故不会排出大量病原体。尚未被机体免疫系统所识别,也不足以引起病理生理反应,因而未能清除,和机体防御免疫功能处于暂时的平衡局面。一旦此种平衡被打破,便可能发病后清除病原体,或不发病而成为长期携带状态。

三、病原体携带状态

　　病原体侵犯或侵入机体特定部位定植,不断生长繁殖,可能经常排出病原体,局部可能有轻微损害,但并不足以引起机体的病理生理反应,也不足以被机体免疫系统所识别,因而未能获得免疫力。宿主大多较长时间仍保持健康,故有人称为健康携带者。一旦此种稳定平衡打破,有可能会发病。潜伏期带病原体及恢复期仍携带病原体者,均有其特殊的感染过程表现形式,也多有机体的免疫学识别应答,故不同于此类携带者。

四、隐性染病

　　可能由于机体原有部分免疫力,或是数量不多、毒力不强的病原体感染时,只能引起机体

45

发生轻微的生物化学、病理生理异常反应。免疫学应答后,可获得特异性免疫力。隐性染病一般没有临床症状及体征,但与症状体征轻微而不易被察觉的亚临床型传染病,有时难以鉴别。在许多传染病中,隐性染病远远超过显性发病的病例数。

五、显性发病

当机体抵抗力降低时,病原体得以侵犯,不断增殖并释放有毒物质,引起宿主各种功能异常及组织学病变,在临床上出现特有的症状及体征者为显性发病。

感染过程的上述5种表现形式,在一定条件下可互相转化。在发病的过程中,病情的发展与转归也是很复杂的。病情开始缓解,体温尚未降至正常时,病情又见加重,体温再次升高者称再燃(recrudescence)。此情况大多由于病原体仅暂时受到抑制而未被消灭,得以恢复生长繁殖之故。病情已进入恢复期或痊愈初期,体温已降至正常时,症状重现,体温再次上升者为复发(relapse)。此种情况可能由于第一批病原体已被消灭,而潜在的病原体开始活跃所致。再感染(reinfection)乃指同一种病原体一次痊愈后,又再次感染。同时感染(coinfection)乃指两种病原体同时感染而发病,很难分清病原体的主次地位,如乙型肝炎与丁型肝炎病毒等。叠加感染(supperinfection)乃指两种病原体先后感染,常使病加剧。重复感染(repeated infection)乃指同一病原体先一次未愈而再次感染,如血吸虫病等。先有病毒或细菌感染,又夹杂真菌感染,常称为双重感染(double infection)或混合感染(mixed infection)。

第三节 旅行者传染病的防护

随着工作、学习的需要和人们生活水平的逐渐提高,外出旅行成为日常生活的重要内容之一。为保证旅行者安全愉快的旅行,现代医学应当为旅游者提供全面的医疗卫生服务。旅行者出发前应备足药品和相关用品,并针对目的地可能有的传染病做好必要的预防接种。医师应当熟悉人们因外出旅行可能罹患的疾病,避免漏诊和误诊。

一、旅行前的准备
(一)总体建议

旅行者在外出前4周应由其医师或医院做体检。为了对旅行中可能接触到的传染病,对已回家的旅行者做出全面的医学观察,旅行者应在出行前充分了解目的地的情况(如当地的流行病、饮食卫生、医疗服务等),并据此做旅行计划,包括个体化的"防病备忘录"等。旅行者应列出已进行过的免疫接种种类、既往病史、目前疾病的用药情况等,并准备相应医药用品。在日程表上应留有足够的时间,做必要的免疫接种、准备预防用药(如抗疟药等)。

旅行者常备的医药用品包括体温计、绷带、纱布、阿司匹林、制酸剂、抗眩晕药(如苯海拉明)等。一般不应自备广谱抗生素(如氟喹诺酮类药物、复方磺胺甲噁唑等),除非是去缺医少药或交通不方便的地区旅游。抗疟药、抗腹泻药及驱虫剂将在后边讨论。慢性病患者外出旅游时应带足旅行期间疾病所需的药品,如洋地黄类制剂、胰岛素等,因为同一种药品在不同国家、地区的生产商、药名、剂量都可以是不同的。

不同地域、同一地域不同季节的疾病流行情况不同。如登革热常见于热带地区。中美、南美、海地、多米尼加、非洲、印度次大陆、南亚、中东部分地区和大洋洲均有疟疾的传播和流行。发展中国家和地区旅行者腹泻的发生率较高。旅行者应对目的地的传染病和医疗卫生机构的情况有充分的了解。

(二)预防接种

1.常用疫苗

旅行者应根据所去国家的检疫要求和目的地的传染病流行情况提前进行有效的预防接种。因预防接种后需要一段时间,体内才会产生特异性抗体;而有些疾病的预防接种需接种数次且其间需有间隔期才可完成,所以应在旅行前至少4周咨询医师,并完成相应疾病的预防接种。

通常,灭活疫苗可以与其他灭活疫苗或者活疫苗同时接种。大多数活疫苗也可以在身体的不同部位同时接种。因此,对于没有接种禁忌证的人群,可以一次同时在身体的不同部位接种多种疫苗;也可在接种灭活疫苗的不同日,接种另外一种灭活疫苗或活病毒疫苗。另外,联合疫苗的出现也为旅游者提供方便。国外已有多种联合疫苗,如白喉-破伤风疫苗和百日咳-白喉-破伤风(简称百白破)三联疫苗、麻疹-风疹-腮腺炎(简称麻风腮)三联疫苗、甲型肝炎疫苗、乙型肝炎疫苗、甲型肝炎联合伤寒疫苗、灭活脊髓灰质炎病毒和百白破联合疫苗、麻风腮和水痘联合疫苗等。已有的资料提示:联合疫苗和单个疾病疫苗接种的安全性和有效性相似。

目前在我国人群已经推广了计划免疫和其他免疫接种,因此多数时候仅需加强免疫接种即可。

2.几种重要旅行者传染病的预防接种

(1)黄热病:黄热病的病原体是黄热病病毒,由伊蚊叮咬传播。流行于非洲、南美和巴拿马,流行区有扩大趋势。我国要求入境者出具免疫接种的国际证明。将去、来自或途经流行区的旅行者均应接种疫苗。黄热病疫苗为减毒活病毒疫苗,仅需每10年加强1次。孕妇、免疫功能障碍者、对鸡蛋有严重变态反应者、9个月以下的婴儿应避免接种。注射疫苗5～10天内,可能出现的不良反应包括轻微头痛、肌痛、低热等。

(2)脊髓灰质炎:西方国家已消灭了脊髓灰质炎。大多数人在儿童期间已经接种了三价混合口服疫苗,因此,旅行前仅需加强1次即可,最好在出发前4周完成。进入脊髓灰质炎已被消灭的国家,旅游者须提供已完成全程接种的证明。

(3)流行性脑脊髓膜炎:流脑由脑膜炎双球菌引起。细菌有A、B、C、D、E、X、Y、Z、W135、H、I、K及L13个群,20多种血清型。以A、B和C三群最常见,占90%以上。亚洲、非洲以A、C群为主,B、C群多见于欧洲、北美洲、拉丁美洲、澳大利亚和新西兰,Y群在美国、瑞典、以色列有上升趋势,W135群最近见于沙特阿拉伯。我国一直以A群为主,近年B群有上升趋势。我国目前仅有A群荚膜多糖菌苗。国外已有单价(A群或C群)、双价(A+C)和四价(A+C+Y+W135)疫苗,对成人和2岁以上者都是安全的,有效率为85%～100%。多价疫苗的抗体应答是年龄依赖性的,对成人的保护力强。目前尚无针对B群的疫苗。进入沙特阿拉伯参加麦加朝觐的旅游者,必须接种脑膜炎球菌疫苗。

对于密切接触者,24小时内即应予预防性治疗。儿童可用利福平,<1个月者5 mg/kg,每12小时1次,连服2天;>1个月者10 mg/kg,每12小时1次,连服2天;<15岁的儿童还

可用头孢曲松,125 mg肌内注射1次。成人还可选择环丙沙星500 mg或氧氟沙星400 mg口服1次。另外,国内还选用复方磺胺甲噁唑,成人每天2 g,儿童每天30~50 mg/kg,分2次口服,连服3天。

(4)流行性乙型脑炎:是黄热病病毒属的乙型脑炎病毒引起的传染病,流行于远东和东南亚地区,由受染的库蚊传播。到乡村或养猪场的旅行者发病的危险性明显高于普通旅行者。大多数受染者为隐性感染,但显性感染的病死率高达20%~30%。去疫区旅行超过30天、在流行季节以户外活动为主(露营、徒步旅行等)的旅行者应接种乙脑疫苗;接种后的有效率约为90%。乙脑疫苗为灭活病毒疫苗。接种后数小时到2周可发生不良反应(如局部红肿,偶有发热、变态反应等),故应在旅行开始2周前完成接种。

3.特殊人群的预防接种

(1)孕妇:应避免使用减毒活病毒疫苗和减毒活菌苗,如卡介苗、伤寒口服减毒活菌苗、麻风腮疫苗、水痘活疫苗或甲型肝炎减毒活疫苗及麻疹-风疹-腮腺炎、水痘、流感病毒等减毒活疫苗。对黄热病活疫苗、脊髓灰质炎疫苗,在确有暴露史且使用益处大于不良反应时,仍可在孕期使用。孕期可以使用免疫球蛋白、类毒素疫苗和灭活疫苗,不可接种卡介苗。

(2)HIV感染者:免疫接种可短暂加重HIV感染的病情,但随着积极有效的抗HIV治疗,这种情况会逐渐消退。免疫功能受损的HIV感染者,接受预防接种后的免疫反应能力随HIV感染的进展而降低。免疫功能严重障碍、CD4$^+$T细胞绝对计数小于$0.2×10^9$/L的旅行者,建议在旅行前开始HARRT治疗,且应避免使用减毒活病毒疫苗或减毒活菌苗。

二、旅行中的防护

(一)旅行者腹泻(travelers'diarrhea,TD)

腹泻是最常见的旅行者疾病。美国旅行者根据出游地区不同、TD的发生率为30%~70%;出游东南亚国家的我国公民罹患TD的发生率为15.3%,明显高于去其他国家旅行者(5.3%)。

TD是指旅行者在旅行期间或旅行结束返回后7~10天内发生,24小时内出现≥3次不成形大便且有至少1种肠道疾病伴随症状,如发热、恶心、呕吐、腹痛、里急后重或血便等。TD多为良性自限性(3~4天)疾病。8%~15%的患者病程持续超过1周,约20%的患者须卧床休息1~2天,仅2%的患者病程持续超过1个月。TD的后遗症包括活动性关节炎、吉兰-巴雷综合征、感染后肠易激惹综合征等。儿童、老人、孕妇和有基础病的旅行者,TD病程长,危险性大。

1.病原学

多种病原体(病毒、细菌及寄生虫等)均可引起TD,世界各地的微生物和寄生虫发病率不同,与当地流行的致病菌谱、流行菌株有关。不同季节、不同地区,TD的病原组成不同。80%~85%的TD由细菌引起,最常见的细菌为肠产毒性大肠埃希菌(ETEC),尤以非洲和中美洲最多;此外,肠聚集性大肠埃希菌(EAEC)、志贺菌、空肠弯曲菌(亚洲国家尤多)、沙门菌、产气单胞菌(泰国、拉丁美洲、亚洲多见)、副溶血弧菌(东南亚沿海国家多见)也是常见致病菌。病毒如肠道病毒、轮状病毒、诺瓦克病毒等也可致TD,后两种病毒是墨西哥TD的重要病原。寄生虫如溶组织阿米巴、蓝氏贾第鞭毛虫和隐孢子虫、环孢子虫及小孢子虫等也可致TD。当TD持续超过10~14天时,应考虑蓝氏贾第鞭毛虫和隐孢子虫、环孢子虫、小孢子虫感染。后

3 种寄生虫尤其多见于 HIV 感染者。蓝氏贾第鞭毛虫和隐孢子虫是俄罗斯圣彼得堡 TD 的常见病原体。有近 20% 的患者在 1 次病程中可检出 2 种以上的肠道致病菌。有 20%～50% 的患者病原体未明，可能是肠道细菌或毒素或非感染性原因所致。美国 1996—2005 年的哨点监测数据提示：寄生虫（环孢子虫、隐孢子虫、小孢子虫等）在 TD 中所占比例有所增加，应当警惕。

2.流行病学

旅行者腹泻是食入污染的食物、饮水和各种饮料，通过粪-口途径传播的。10 多岁的儿童和年轻人的发病率高，与进食量大和喜欢冒险的生活方式有关。长年发病，但夏秋季更多见。热带和不发达国家的发病率较高，高危地区为亚洲的多数国家、中东、非洲和南美洲，发病率可高达 30%～50%；中危地区包括东欧、南非和部分加勒比海国家，发病率为 8%～20%；低危地区为欧美发达国家和澳大利亚、新西兰、日本等国家，发病率仅为 2%～4%。自低危地区到高危地区旅游，发生 TD 的危险性约为 40%；自低危地区到中危地区，发生 TD 的危险性约为 10%。

3.诊断

除有腹泻的临床表现外，流行病学资料是诊断 TD 的重要依据。旅行者的行程表和饮食、其他旅行者的发病情况也是协助诊断的重要依据。

4.防护

因为 TD 的发生与不洁饮食有关，故旅行时选择危险性小的食物和饮料，如食用熟食前应加热到 60℃ 以上、尽量吃自己洗净的水果和蔬菜等。避免进食室温保存的熟食和未削皮的水果、当地产的奶制品和冷饮、自来水等。注意个人手卫生，餐具、牙具等器物要消毒。

旅游时间超过 3 周的长期旅行者不宜给予药物预防。不主张给健康人常规使用预防性药物。对于有基础疾病如慢性胃肠炎、免疫功能障碍、血液系统疾病、内分泌紊乱等患者、有严重 TD 病史者等，应给予药物预防 TD。预防性治疗应在到达目的地后开始，持续到返回后 2 天。预防 TD 的理想药物应当是安全（可自己服用、不良反应少）、方便（最好是每天 1 次）、无药物的相互作用、无耐药问题、保护率超过 75%。以前因四环素的抗菌谱广，TD 的预防首选多西环素每天 100 mg。现在随着耐药地区的增多已很少使用多西环素。在过去的 10 年中，氟喹诺酮类药物（诺氟沙星、环丙沙星、氧氟沙星、左氧氟沙星、氟罗沙星）因广谱、安全、有效、方便而广泛用于 TD 预防。氟喹诺酮类药物不可用于儿童和孕妇。利福昔明是利福霉素的一种衍生物，在肠道内的药物浓度高、抗菌活性强、不良反应少、保护率超过 90%，亦可用于 TD 预防。

5.处理原则

与急性腹泻的处理原则一样，预防和纠正脱水，补充电解质，合理用药，儿童和重症患者须就医诊治。口服补盐液是防治脱水及补充电解质的最佳选择。饮食须选择淀粉类半流食为宜。如体温＞40℃、血性大便、症状较重者，应到医院就诊。

（二）疟疾

疟疾是由疟原虫引起，由受染雌性按蚊叮咬传播。中美、南美、海地、多米尼加、非洲、印度次大陆、东南亚、中东部分地区和大洋洲都有疟疾的传播和流行。世界范围内最常见的是恶性疟和间日疟，无免疫力的旅行者因疟疾死亡的几乎都是恶性疟原虫所致。

按蚊主要在夜间和黄昏叮咬人，故除药物预防外，旅行者应采取以下措施：①合理安排活动时间：避免或减少在黄昏至黎明间的户外活动。②减少身体暴露：穿长衣长裤，尽量逗留在有纱窗、蚊帐的地方。③使用驱蚊剂:用含 30%~35% DEET(N,N 二乙基甲基苯甲酰胺)的驱蚊剂涂抹暴露皮肤;室内喷洒除虫菊类灭蚊剂;用氯菊酯喷洒蚊帐、处理衣物。④尽管采用了各种防护措施,在流行区暴露后仍可发病,早者可在暴露后 8~9 天发病,迟者可在返回后数月甚至数年发病,故一旦旅行者突然出现发热等疟疾表现,应当迅速就医。约 50% 的感染间日疟者在离开疫区 2 个月后发病,但由于恶性疟的潜伏期最短,感染恶性疟者几乎都在离开疫区 2 个月内发病。

常用于疟疾预防的药物有甲氟喹、氯喹、氯胍、伯氨喹和多西环素。不同国家、地区,疟疾的流行情况不同,预防用药也不同。

在海地、大多数中东地区(叙利亚、约旦、伊拉克)、巴拿马运河西部的中美地区、墨西哥、多米尼加共和国,预防疟疾首选氯喹。剂量成人为每周 300 mg、儿童为每周 5 mg/kg。这些地区的恶性疟原虫也对氯喹敏感。氯喹可用于孕妇和婴儿。最常见的不良反应是消化道症状、瘙痒、粒细胞减少、光过敏等。对于耐氯喹的恶性疟疾,除在泰国、柬埔寨周边地区和缅甸外,可选用甲氟喹,每周 250 mg。孕妇和儿童使用也安全。最常见的不良反应有恶心、眩晕、头痛等。有精神病、癫痫和心功能不全者应慎用。在泰国、柬埔寨周边地区和缅甸存在耐甲氟喹的恶性疟,因此去这些地区的旅行者应选择多西环素,每天 100 mg,孕妇和小于 8 岁的儿童禁用。甲氟喹和氯喹至少应在到达流行地区前 2 周开始服用,以达到稳定的血药浓度;多西环素应在到达前 1~2 天服用。甲氟喹、氯喹、多西环素均应服用到离开流行区后 4 周。

青蒿素及其衍生物是从黄花蒿叶子中提取的药物,半衰期短于奎宁,可杀灭间日疟、恶性疟原虫,可用于间日疟、恶性疟及耐氯喹恶性疟的治疗和预防。不良反应少见,偶有一过性网织红细胞减少、皮疹。青蒿琥酯或蒿甲醚定期每 7 天口服 100 mg 或双氢青蒿素 80 mg,均具有可靠的预防效果。

美国准许体重超过 10 kg 的儿童在预防疟疾时选用阿托泛醌(atovaquone)和氯胍的复方制剂(Malarone,每片含 250 mg 阿托泛醌和 100 mg 氯胍),前者可抑制疟原虫体细胞线粒体内的电转换,后者抑制疟原虫的 DNA 合成;用法为出发前 2 天开始至旅行后 1 周,每天 1 片。严重肾功能障碍者禁用。最常见的不良反应包括腹痛、恶心、头痛等。

如果旅行者在疟疾流行区停留较长时间,可定期用伯氨喹预防间日疟和卵形疟(可在离开流行区后 3 年发病):成人每天 15 mg,14 天为一个疗程;儿童每天 0.3 mg/kg,总量不超过每天 15 mg。伯氨喹禁用于孕妇和葡萄糖-6-磷酸脱氢酶(G-6-PD)缺乏者。

疫苗的研究工作正在进行中。

三、返回后的检查

旅行结束返家的旅行者应进行体检,包括血、尿、大便常规,肝功能和胸片。应在不同时间检查 3 次大便常规,1 次大便常规阴性不能除外寄生虫感染,不同时间 3 次大便常规均阴性可除外 70% 的肠道寄生虫感染。

旅行结束返回者最常发生的疾病是疟疾、登革热、旅行者腹泻、肝炎、阿米巴肝脓肿、立克次体病、钩体病及性传播疾病等。旅行返回者,引起嗜酸性粒细胞增多的常见寄生虫病为蛔虫病、丝虫病、钩虫病及肝吸虫病等。

旅行返回者一旦有不适就医时,医师一定要重视旅行史。

第四节 医院内感染

一、定义

医院内感染又称医院获得性感染。

(一)广义的定义

凡患者、陪护人员和医院工作人员因医疗、护理工作而被感染所引起的任何有临床症状的微生物性疾病,不管受害对象在住院期间是否出现症状,均视为医院内感染。简言之,即任何人员在医院内发生的、与医院有关的一切感染均可称医院内感染。

(二)狭义的定义

医院内感染是指住院患者在医院内获得的感染,包括在住院期间发生的感染和在医院内获得出院后发生的感染,但不包括入院前已开始或者入院时已处于潜伏期的感染。医院工作人员在医院内获得的感染也属医院内感染。

二、类型

根据病原体的来源,将医院内感染分为外源性感染和内源性感染(表 2-1)。

表 2-1　外源性感染和内源性感染

项目	外源性感染(交叉感染)	内源性感染(自身感染)
病原体来源	患者体外	患者体内或体表
感染途径	直接感染与间接感染	免疫功能受损、正常菌群移位、正常菌群失调
预防	用消毒、灭菌、隔离等技术,基本能有效预防	难预防。提高患者免疫力、合理使用抗生素能起到一定的预防作用

三、形成

医院内感染的形成必须具备 3 个基本条件,即感染源、传播途径和易感人群,三者组成感染链(图 2-1),当这 3 个基本条件同时存在并相互联系便导致感染。只要阻断或控制其中某一环节,就能终止医院内感染的传播。

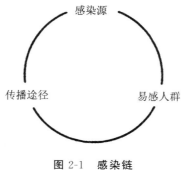

图 2-1　感染链

(一)感染源

感染源是导致感染的来源,指病原体自然生存、繁殖及排出的场所或宿主(包括人和动物)。

1.周围已感染者及病原携带者

已感染者排出的病原体数量多、毒力强,且多具有耐药性,是最重要的感染源。病原携带者体内的病原体不断生长繁殖、排出体外,但自身无明显症状而不受重视,也是主要的感染源。这种感染源主要是指到医院就诊的患者,也包括已感染或携带病原体的医务人员、患者家属和探视者。

2.自身正常菌群

人体的特定部位如肠道、呼吸道、皮肤、泌尿生殖道、口腔黏膜等,在正常情况下均寄居有无致病性的菌群,在侵入性操作或其他原因促使它们在新的部位定植时,可以引起感染性疾病。

3.动物感染源

动物感染源包括鼠类、苍蝇、蟑螂、蚊子、臭虫、跳蚤等。

4.医院环境

医院特殊的潮湿环境与液体也是不容忽视的感染源"储存库",如洗手池、洗手皂、空调系统等。

(二)传播途径

传播途径是指病原体从感染源传播到易感人群的途径与方式。不同的病原体可经不同的传播方式从感染源传播到易感人群。常见的传播方式有接触传播、飞沫传播、空气传播、共同媒介传播、生物媒介传播,以前3种最为常见。

1.接触传播

接触传播指病原体通过与手、媒介直接或间接接触导致的传播,是医院内感染最常见和重要的传播方式。接触传播可分为直接接触传播和间接接触传播。直接接触传播指感染源与易感人群之间有身体的直接接触,如母婴传播;间接接触传播通过媒介传递,最常见的传播媒介是医务人员的手,其次是共用的医疗器械与用具。

2.飞沫传播

带有病原体的飞沫核(直径>5 μm),在空气中短距离(1 m内)移动到易感人群的口、鼻黏膜或眼结膜等导致的传播。其本质属于特殊的接触传播。

3.空气传播

空气传播是指带有病原体的微粒子(直径≤5 μm)通过空气流动导致的疾病传播。飞沫核传播能长时间、远距离传播,常引起多人感染,甚至导致医院内感染暴发流行,如肺结核、流感、麻疹、腮腺炎等。菌尘传播是通过吸入菌尘或接触降落的菌尘引起感染,易感人群往往没有与患者直接接触。

4.共同媒介传播

共同媒介传播也称共同途径传播,如通过污染的饮水、饮食传播,或通过污染的药液、血制品、医疗器械与设备传播。共同媒介传播常可导致医院内感染暴发流行,在医院内感染中具有重要意义。

5.生物媒介传播

生物媒介传播指动物或昆虫携带病原体传播。

（三）易感人群

易感人群是指对感染性疾病缺乏免疫力而易感染的人。属于易感人群的有以下几种。

（1）患有严重影响或损伤机体免疫功能疾病的患者,如患癌症、系统性红斑狼疮、艾滋病等免疫系统疾病者,烧伤、创伤等皮肤黏膜屏障作用损害者,患糖尿病、肾病、慢性阻塞性肺部疾病等慢性病者,患白血病等影响白细胞杀菌功能者。

（2）接受介入性检查、治疗和植入物者。

（3）长期接受免疫、放射、皮质类固醇类药物治疗者。

（4）长期使用大量抗生素尤其是广谱抗生素者。

（5）其他:如休克、昏迷、术后、老年、婴幼儿、产妇等。

四、预防和控制

控制医院内感染是贯彻预防为主的方针,提高医疗、护理质量的一项主要工作。建立健全医院内感染管理组织,制定针对性强的预防与控制规范,并保证各措施付诸实践,是预防与控制医院内感染的基本途径。

（一）根据医院规模,建立医院内感染管理责任制

住院床位总数在 100 张以上的医院应当建立以医院内感染管理委员会为主体的三级监控体系(图 2-2)和独立的医院内感染管理部门。住院床位总数在 100 张以下的医院应当指定分管医院内感染管理工作的部门。其他医疗机构应当有医院内感染管理专(兼)职人员。

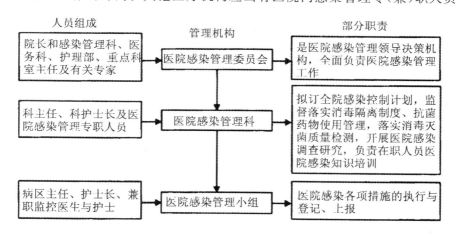

图 2-2　医院内感染三级管理体系的组织机构与任务

（二）健全医院内感染管理规章制度

医院内感染管理制度必须依照国家有关卫生行政部门的法律法规来制定,如《中华人民共和国传染病防治法》《消毒管理办法》等。

1.管理制度

清洁卫生制度、消毒灭菌制度、隔离制度、医务人员医院内感染知识培训制度、医院内感染管理报告制度等。

2.监测制度

消毒灭菌效果检测制度;对手术室、供应室、换药室、导管室、监护室、新生儿室、血液病室、

肿瘤病室、分娩室、器官移植室等感染高发科室的消毒卫生标准的监测;一次性医疗器材及门诊、急诊常用器械的检测。

3.消毒质控标准

如《医院消毒卫生标准》规定了从事医疗活动环境的空气、物体表面、医护人员手、医疗用品、消毒剂、污水、污物处理卫生标准。

(三)落实医院内感染管理措施

预防与控制医院内感染必须切实做到控制感染源、切断传播途径、保护易感人群。具体措施包括以下几点。

(1)医院环境布局合理。

(2)清洁、消毒、灭菌及其效果检测。

(3)正确处理医院污水、污物。

(4)严格执行无菌、隔离、洗手技术。

(5)合理使用抗生素,加强患者及医务工作者的感染检测等。

(四)加强医院内感染教育

对全体医务人员加强医院内感染教育,以明确医务人员在医院内感染管理中的职责,增强预防与控制医院内感染的自觉性及自我防护意识。

第五节　感染性疾病科(门诊)医院感染管理

一、科室设立

近年来,不断出现的传染病疫情严重威胁人民群众的生命健康,原已被控制的传染病死灰复燃,新的传染病陆续出现,突发性传染病暴发流行时有发生。另外,由于各种原因导致的耐药菌株不断增加,使感染性疾病发病率上升,治疗难度加大,感染性疾病对人民群众身体健康和生命安全具有潜在的严重威胁。为提高二级以上综合医院对传染病的筛查、预警和防控能力及感染性疾病的诊疗水平,实现对传染病的早发现、早报告、早治疗,及时控制传染病的传播,有效救治感染性疾病,保护人民群众身体健康,2004年卫健委下发文件,要求二级以上综合医院在2004年10月底前建立感染性疾病科,没有设立感染性疾病科的医疗机构应当设立传染病分诊点。

感染性疾病科的设置要相对独立,内部结构做到布局合理,分区清楚,便于患者就诊,并符合医院感染预防与控制要求。为了合理使用有限的资源,可将发热门诊、肠道门诊等整合为感染性疾病门诊。感染性疾病科门诊应设置在医疗机构内的独立区域,与普通门(急)诊相隔离。二级综合医院感染性疾病科门诊应设置独立的挂号收费室、呼吸道(发热)和肠道疾病患者的各自候诊区和诊室、治疗室、隔离观察室、检验室、放射检查室、药房(或药柜)、专用卫生间;三级综合医院感染性疾病科门诊还应设置处置室和抢救室等。感染性疾病科门诊应配备必要的医疗、防护设备和设施。设有感染性疾病病房的,其建筑规范、医疗设备和设施应符合国家有关规定。

二、人员要求

(1)定期对科室工作人员进行有关传染病防治知识的培训,培训内容包括传染病防治的法律、法规及专业知识,如疾病流行动态、诊断、治疗、预防、职业暴露的预防和处理等。

(2)对科室工作人员定期考核,考核合格后方可上岗。

(3)工作中做好个人防护,尽量防止和避免职业暴露,一旦发生职业暴露,应立即采取补救措施。

(4)医护人员应接受必要的疫苗预防接种。

(5)养成良好的卫生习惯,不得留长指甲、不佩戴首饰,进入病房时应按防护规程穿戴好工作帽、工作服、必要时穿隔离衣及鞋套等,私人物品不得带入传染病区。

(6)医务人员必须了解、掌握传染病病种及分类、不同传染病的报告时限和内容要求,及时、准确报告传染病。

(7)工作人员职责。

医师职责:①认真履行医师的义务,在诊疗工作中规范执业。尊重患者的知情权和选择权,注意保护患者隐私。②遵守医院各项规章制度,并能熟练掌握传染病防治的法律、法规、规章和规定。③及时筛查传染病患者,正确诊疗和转诊传染病患者。④认真填写传染病报告卡,并按规定的时限和内容及时、准确报告传染病。⑤严格执行消毒隔离制度,在做好自身防护工作的同时,配合护士做好消毒隔离工作。⑥对就诊患者进行感染性疾病的健康教育。

护士职责:①认真履行护士的义务,在护理工作中规范执业。尊重患者的知情权和选择权,注意保护患者隐私。②遵守医院各项规章制度,熟练掌握感染性疾病护理知识、技能和传染病防治的法律、法规。③负责就诊患者的登记工作。④帮助、指导呼吸道发热患者戴口罩,并引导患者到指定地点候诊。⑤认真做好消毒隔离工作,熟练掌握常用消毒液的配制、使用方法和注意事项,并监督消毒隔离措施落实到位。⑥按《医疗废物管理条例》做好医疗废物管理工作。⑦对就诊患者进行感染性疾病的卫生宣传教育。

卫生员职责:①遵守各项规章制度。②在护士的指导下,进行清洁、消毒工作,所用器械、工具分区使用。③严格遵守医疗废物管理规定,及时按分类清运各种医疗废物。④认真做好清洁、消毒工作并做好工作记录。

三、建筑布局与隔离要求

(一)感染性疾病科门诊的要求

患者通道和医务人员通道分开;发热门诊患者通道应与肠道门诊患者通道分开。

门诊内应明确划分污染、半污染和清洁区,三区应相互无交叉,并有醒目标志。清洁区包括医务人员专用通道、值班室、更衣间、休息室与库房;半污染区为治疗室、药房(或药柜)、医护人员穿脱个人防护装备区等;污染区为挂号收费室、候诊区、诊室、隔离观察室、检验室、放射检查室、患者专用卫生间等。

各诊室的部分功能可以合理合并,如挂号收费、配药、化验等,医护人员可以共用,而患者不能交叉,必须有不同的窗口为患者提供服务;公用区域内的医护人员应做好个人防护与手卫生。

实行挂号、诊疗、收费、配药、化验与隔离观察等"一条龙"服务模式。对受场地限制,暂不能实现"一条龙"服务模式的单位,可配备专人为患者送标本、配药、交费等。

发热门诊、肠道门诊均应设立临床疑似病例的专用单人隔离观察室。发热患者隔离观察室及有条件的单位的肠道门诊隔离室外建议设立缓冲间,为进出人员提供穿脱个人防护装备的场地与手卫生设施,同时阻隔与其他区域的空气直接对流。

专区必须达到四固定、六分开,四固定指:"人员固定、诊室固定、医疗器械设备固定、门诊时间固定"。六分开指:"挂号分开、候诊分开、检验分开、收费分开、取药分开、厕所分开"。

肠道门诊空气气流必须与发热门诊完全分隔,互不相通,具有通风、排风设施。

各门诊应独立设立患者专用卫生间,污水纳入医院污水处理系统。

(二)感染性疾病病区的要求

应设在医院相对独立的区域,远离儿科病房、重症监护病房和生活区。设单独入、出口和入、出院处理室。

中小型医院可在建筑物的一端设立感染性疾病病区。应分区明确,标识清楚。不同种类的感染性疾病患者应分室安置;每间病室不应超过4人,病床间距不应少于1.1 m。病房应通风良好,自然通风或安装通风设施,以保证病房内空气清新。应配备适量非手触式开关的流动水洗手设施。

(三)感染性疾病患者的就诊流程

见图 2-3。

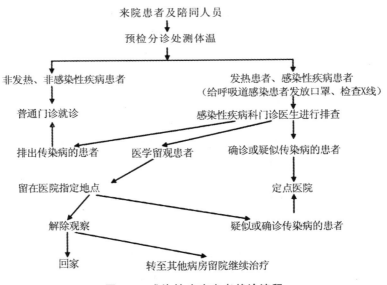

图 2-3 感染性疾病患者就诊流程

四、个人防护

(1)工作人员在工作区域应按照隔离技术规范的要求,采取标准预防措施。

(2)工作人员进入污染区域工作,必须更换衣服、鞋袜,除去手表、戒指、耳环等,剪短指甲、戴帽子、医用口罩。进入清洁区前,须先在缓冲区摘下工作帽、口罩,脱去工作衣、隔离衣及鞋。

(3)手部皮肤有损伤者,接触患者时应戴手套。

(4)医护人员每次诊疗操作前均应认真洗手或应用快速手消毒剂搓擦消毒双手,使用专用毛巾或一次性纸巾。

（5）工作人员出入呼吸道传染病室时,要随手关门,防止病室中微生物污染中间环境及其他病室。

（6）进入污染区的工作人员,不经手部卫生处理不可接听电话或签收文件,可由未污染工作人员代理或传达。

（7）工作人员在污染区域内禁止吸烟、进食。

（8）工作期间医务人员应尽量避免患者对着自己的面部咳嗽或打喷嚏,如果因此污染,须立即清洗消毒。

（9）患者和患者污染的物品,未经消毒不得进入清洁区。

（10）工作人员不得穿污染工作服、隔离衣进入清洁区。

五、消毒隔离措施

（1）严格按照《医院感染管理办法》《医院消毒卫生标准》和《消毒技术规范》对感染性疾病科门诊的设施、设备、医用物品等进行消毒。

（2）按规范要求定期对消毒效果进行监测,必要时随时监测。

（3）诊室应定时通风,诊桌、诊椅、诊查床等应每天清洁,被血液、体液污染后及时消毒处理。

（4）与患者皮肤直接接触的诊查床（罩）、诊垫（巾）要一人一用一清洁或消毒。听诊器每天清洁或消毒、血压计袖带每周清洁或消毒,遇污染时随时消毒。

（5）重视日常清洁工作。保持诊室、病房的地面整洁、干净,人流量多时加强清洁次数。重视厕所的清洁卫生。室内桌、椅、门把每天 2 次用有效氯 250～500 mg/L 含氯消毒液或其他适宜的消毒剂擦拭消毒。

（6）用过的一般诊疗器械可使用有效氯 500 mg/L 的含氯消毒液中浸泡消毒或采用其他适宜的消毒方法消毒。

（7）每天下班前地面用有效氯 250 mg/L 的含氯消毒液拖擦。不要以消毒为目的在门诊出入口放置踏脚垫,也不要在门把手上缠绕织物。研究表明这些措施不能有效降低环境微生物的浓度,反而增加微生物污染的潜在危险。

（8）接诊可疑霍乱患者后,应立即更换隔离衣和床单、被污染的物品置于有效氯 500 mg/L 的含氯消毒液浸泡 1 小时。如医院安装了统一的污水处理系统且检测合格,患者呕吐物及排泄物可直接倒入下水道处理;如无统一的污水处理系统,可加含氯消毒液或含氯石灰（漂白粉）混合静置 2 小时后倒入下水道。可复用便器、痰盂等用有效氯 500 mg/L 的含氯消毒液浸泡 2 小时。留观的肠道传染病患者转诊后,应进行终末消毒,必要时进行空气消毒;布类和器械密闭包装做好标识后送洗衣房或消毒供应中心统一处理。

六、物资与设备配备

（1）肠道门诊需配备有 2 张以上孔床、3 张以上观察床;发热门诊至少 2 间诊室。

（2）感染性疾病科内应为医护人员、患者和陪同就医者提供方便、有效的手卫生设施与相关用品,如流动水、非手接触式水龙头、洗手液、速干手消毒剂、干手设施等。

（3）感染性疾病科内必须配备足够的个人防护设备,如外科口罩、N95 口罩、防护服、隔离服、手套等。

(4)门诊人员出入口、窗户等处应设立防蝇等设备。

(5)感染性疾病科门诊内必须配备消毒药品和器械,如含氯消毒剂、漂白粉、喷雾器等。

(6)感染性疾病科内的化验室应严格按照实验室生物安全进行管理,配备普通冰箱、温箱、暗视野显微镜等必须设备。

(7)诊疗区域内至少配备一台能够上网的电脑和一台传真机。

七、医疗废物管理

(1)感染性疾病科门诊患者产生的生活垃圾应按医疗废物处理。

(2)严格执行《医疗废物管理条例》,认真做好医疗废物的分类收集、登记、转运、处理等工作。

(3)诊疗区域内的医疗废物集中暂存场所应有明显标志,每天至少清运 1 次,必要时随时清理;保持场所的清洁卫生,无污物遗撒、液体污物溢出现象。

第六节　隔离技术

一、基本知识

(一)基本定义

隔离是指采用各种方法、技术,防止病原体从患者及携带者传播给他人的措施。凡是为了达到管理感染源、切断传播途径、保护易感人群等目的而采取的措施,包括医院的建筑布局、隔离设施、穿戴防护用品、探视陪伴制度、隔离防护的知识教育、疫源地消毒和预防性消毒等,均属于隔离范畴。

根据隔离的目的与措施不同可分为感染源隔离和保护性隔离。感染源隔离是将感染患者与非感染患者分开安置,并对感染患者所污染的环境及时消毒处理,以防止疾病传播和不同病种的交叉感染;保护性隔离是将免疫功能低下的易感者置于基本无菌的环境中,使其免受他人传染。

(二)医院建筑分区

根据患者获得感染危险性的程度,可将医院建筑分为 4 个区域。同一等级分区的科室相对集中,高危险区的科室相对独立,且与普通病区和生活区分开,防止因人员流程、物品流程、通风系统交叉导致污染。

1.低危险区域

低危险区域包括行政管理区、教学区、图书馆、生活服务区等。

2.中等危险区域

中等危险区域包括普通门诊、普通病房等。

3.高危险区域

高危险区域包括感染性疾病科(门诊、病房)等。

4.极高危区域

极高危区域包括手术室、重症监护病房(ICU)、器官移植病房等。

（三）不同病区的建筑布局与隔离要求

1.感染性疾病病区

感染性疾病病区适用于主要经接触传播疾病患者的隔离。应设在医院相对独立的区域，远离儿科病房、ICU 和生活区。设单独入、出口，单独的入院、出院处理室。中小型医院可在建筑物的一端设立感染性疾病病区。病区内分区明确，标志清楚。病房应通风良好，每间病房不应超过 4 人，病床间距应不少于 1.1 m。

（1）三区：即清洁区、潜在污染区和污染区。三区界限清楚，标志明显，区域间有实际隔离屏障。

清洁区：不易受到患者血液、体液和病原体等物质污染及传染病患者不得进入的区域，包括医护人员的值班室、男女更衣室、浴室，以及储物间、配餐间等。

潜在污染区：介于清洁区与污染区之间，有可能被患者血液、体液和病原体等物质污染的区域。主要有医务人员的办公室、治疗室、护士站、消毒室，患者用后的物品、医疗器械等的处理室，内走廊等。

污染区：呼吸道传染病患者和疑似患者接受诊疗的区域，包括被其血液、体液、分泌物、排泄物污染物品的暂存和处理场所，如病房、处置室、污物间及患者出入院处理处。

（2）两通道：即医务人员通道、患者通道。医务人员通道设在清洁区一端，患者通道设在污染区另一端。

（3）两缓冲：为清洁区与潜在污染区之间、潜在污染区与污染区之间专门设立的区域。缓冲间两侧均有门，出入时应关闭一侧门后再开启另一侧门，两侧门不应同时开启，以减少区域间的空气流通。有条件的医院尽量采用感应自控门。

"三区"的区域流程：工作人员穿好隔离衣、隔离鞋，必要时戴口罩、帽子、手套等防护用具，才能进入污染区；接触患者后须先在缓冲间脱去隔离衣、隔离鞋或鞋套，消毒手，方可进入清洁区。患者及患者接触过的物品未经消毒处理不得带出污染区，更不能进入清洁区。患者或工作人员通过潜在污染区时，不得接触潜在污染区的墙壁、家具等。

2.普通病区的建筑布局与隔离要求

在普通病区的末端，应设一间或多间隔离病房，以将感染性疾病患者与非感染性疾病患者分室安置。受条件限制的医院，同种感染性疾病、同种病原体感染患者可安置于一室，病床间距应至少大于 0.8 m。

二、隔离原则

（一）隔离设施齐全

1.隔离标志

隔离病区、病房门前或床头应悬挂隔离标志，通常空气传播的隔离标志为黄色，飞沫传播的隔离标志为粉色，接触传播的隔离标志为蓝色。

2.防护设施

设立专用隔离衣、隔离衣悬挂架（柜或壁橱），安装适量的非手触式开关的流动水洗手设施。

3.通风系统

加强自然通风或安装通风设施，隔离病区应使用独立空调设备。保护性隔离室可采用正压通风,呼吸道隔离室要采用负压通风。

(二)严格隔离分室标准

感染患者与非感染患者分开安置,不同种类的感染患者分开安置,同类感染患者可同住一室。凡一种疾病有多种传播途径,未确诊的疑似患者具有高度传染性、特殊感染、混合感染、高度耐药菌感染,或其他需要隔离者(包括保护性隔离),应住单人隔离室,每位患者有单独的生活环境和用具。

(三)隔离实施

隔离实施应遵循"标准预防"和"基于疾病传播途径的预防"的原则。即在标准预防的基础上,根据疾病的传播途径、结合医院的实际条件采取相应的隔离措施。隔离室应限制人员的出入,被隔离的患者应限制其活动范围。如病情需要转运时,应采取有效措施,以减少对其他患者、医务人员和环境表面的污染。

(四)尽量集中操作,操作前备齐用物

工作人员进入、离开隔离区应按照规定穿脱防护用品。穿戴防护用品后只能在规定范围内活动,因此各项护理操作应有计划并尽量集中执行,操作前将所需的物品备齐,以减少穿脱防护用品的次数和手卫生的频率。

(五)加强健康宣教与心理护理,严格执行探视、陪伴制度

隔离期间,甲类传染病患者禁止探视和陪伴,其他传染病患者可在指定的时间、地点隔栏探视或电视探视。应加强心理护理,以尽量减轻患者因隔离而产生的恐惧、孤独、自卑等心理反应,取得家属的理解与配合。当患者度过隔离期,应遵医嘱及时解除隔离。

(六)严格做好消毒工作

根据有无感染源的存在,消毒可分预防性消毒和疫源地消毒。

1.预防性消毒

预防性消毒指未发现感染源的情况下,对可能受到病原微生物污染的物品和场所进行的消毒。

2.疫源地消毒

疫源地消毒指对存在或曾经存在感染源的场所进行的消毒。

(1)随时消毒:指疫源地内有感染源存在时进行的消毒,其目的是及时杀灭或清除患者排出的病原微生物。凡是患者接触过的物品或落地的物品均视为污染,隔离病区产生的生活垃圾均视为医疗废物,应严格按照国家《医疗废物管理条例》,做好分类收集、密闭转运、无害化处理和交接、登记等工作。

(2)终末消毒:指感染源离开疫源地后进行的彻底消毒。包括对患者(或尸体)及其所住病房、用物、医疗器械等进行的消毒处理。

患者或尸体:患者出院或转科前应沐浴,换上清洁衣服,个人用物须消毒后一并带出。如患者死亡,一般患者尸体以清水擦洗即可;肝炎、结核、艾滋病等一般传染病患者尸体,以1500 mg/L含氯消毒剂擦拭或0.2%～0.5%过氧乙酸溶液喷洒;炭疽、霍乱、鼠疫等烈性传染病患者尸体应立即消毒,以浸有2000～3000 mg/L有效氯的含氯消毒剂或0.5%过氧乙酸的棉球填塞口、鼻、耳、阴道、肛门等孔道,并以浸有上述浓度消毒剂的被单包裹尸体后装入不透水的塑

料袋内,密封就近焚烧。感染朊病毒的患者尸体以同样方法处理,但消毒剂改用 1 mol/L 的氢氧化钠液。

病房及用物:关闭病房门窗、打开室内家具柜门、摊开棉被、竖起床垫,用消毒液熏蒸或用紫外线照射;然后打开门窗,擦拭家具、地面;体温计用消毒液浸泡,血压计及听诊器送熏蒸箱消毒;被服类袋装标记集中处理;床垫、棉被和枕芯可用日光暴晒或用病床消毒器消毒。

三、标准预防

(一)手卫生

1.相关概念

(1)手卫生:医务人员洗手、卫生手消毒和外科手消毒的总称。因外科手消毒属于外科护理教学内容,本书中"手卫生"仅指洗手、卫生手消毒。

(2)洗手:医务人员用肥皂(皂液)和流动水洗手,去除手部皮肤污垢、碎屑和部分致病菌的过程。

(3)卫生手消毒:是指医务人员用速干手消毒剂揉搓双手,以减少手部暂居菌的过程。

(4)速干手消毒剂:用于手部皮肤消毒,以减少手部皮肤细菌的消毒剂称手消毒剂,如乙醇、异丙醇、氯己定、碘附等。其中含有醇类和护肤成分的手消毒剂称速干手消毒剂,有水剂、凝胶和泡沫型。

2.原则

(1)洗手或卫生手消毒:当没有直接接触患者的血液、体液和分泌物及被传染性致病微生物污染的物品,手部没有肉眼可见的污染时,使用肥皂(皂液)和流动水洗手即可。在连续操作过程中,也可使用速干手消毒剂消毒双手代替洗手,以减少操作时间。

(2)洗手和卫生手消毒:当接触患者的血液、体液和分泌物及被传染性致病微生物污染的物品后,或者直接为传染病患者进行检查、治疗、护理之后,手部有肉眼可见的污染时,应先用肥皂(皂液)和流动水洗手,然后进行卫生手消毒。

3.指征

(1)直接接触每个患者前后,从同一患者身体的污染部位移动到清洁部位时。

(2)接触患者黏膜、破损皮肤或伤口前后,接触患者的血液、体液、分泌物、排泄物、伤口敷料等之后。

(3)穿脱隔离衣前后,摘手套后。

(4)进行无菌操作、接触清洁或无菌物品之前。

(5)接触患者周围环境及物品后。

(6)处理药物或配餐前。

(二)个人防护用品

个人防护用品是用于保护医务人员避免接触感染性因子的各种屏障用品。包括口罩、手套、护目镜、防护面罩、防水围裙、隔离衣、防护服等。防护用品应符合国家相关标准,在有效期内使用。

1.口罩

目前临床常用的口罩有外科口罩、纱布口罩、医用防护口罩。

(1)不同口罩的功能与用途:见表2-2。

(2)口罩的使用:外科口罩只能一次性使用,连续使用不超过4小时。纱布口罩应保持清洁,一般使用4~8小时应更换、清洁与消毒。纱布口罩暂时不戴时,应用双手取下,将紧贴口鼻的一面向里对折后,放入胸前小口袋或存放在小塑料袋内,不能挂在脖子上。不管何种口罩,当口罩潮湿或受到患者血液、体液污染时,均应及时更换。

表2-2 不同口罩的功能与用途

种类	功能	用途
纱布口罩	保护呼吸道免受有害粉尘、气溶胶、微生物及灰尘伤害	为普通患者进行生活护理等一般诊疗活动时
外科口罩	能阻止血液、体液和飞溅物	手术室工作,或护理免疫功能低下的患者,或进行体腔穿刺等有创操作时
医用防护口罩	能阻止经空气传播的直径≤5 μm的感染因子	接触经空气传播或近距离接触经飞沫传播的呼吸道传染病患者时

2.隔离衣

隔离衣是用于保护医务人员避免受到血液、体液和其他感染性物质污染,保护特殊易感人群免受感染的防护用品。隔离衣多为布制,后开口,衣长超过工作服,无破洞。隔离衣应保持干燥,如潮湿或被污染,经清洗消毒后可重复使用。

穿隔离衣的指征:①接触经接触传播的感染性疾病患者时,如传染病患者、多重耐药菌感染患者。②对患者实行保护性隔离时,如对大面积烧伤、骨髓移植等患者进行诊疗、护理时。③有可能受到患者血液、体液、分泌物、排泄物喷溅时。

3.其他防护用品

(1)一次性手套

目的:当接触患者的血液、体液、分泌物、排泄物、呕吐物及污染物品时,或操作者皮肤有破损时,戴一次性手套对医务人员可起到一定的保护作用,并可防止病原体通过医务人员的手传播。

使用注意事项:①戴手套不能替代洗手,操作完毕脱去手套后,必须按规定程序与方法洗手,必要时消毒手。②诊疗护理不同的患者,从同一患者的污染部位移到清洁部位时,必须更换手套。③操作中手套有破损时,应立即更换。④医务人员皮肤有破损而要接触患者的血液、体液、分泌物、排泄物、呕吐物时,应戴双层手套。⑤一次性手套避免重复使用,如重复使用,应确保手套的完整性和清除微生物。

(2)避污纸

目的:做简单隔离操作时保持双手或物品不被污染,以省略消毒手续。方法:从页面抓取,不可掀页撕取(图2-4)。用后弃在污物桶内,定时焚烧。在使用过程中,注意保持避污纸清洁,以防交叉感染。

(3)防护镜、防护面罩:在进行可能发生患者血液、体液、分泌物等喷溅的诊疗、护理操作时或近距离接触经飞沫传播的传染病患者时,操作者应戴防护镜或防护面罩,以防止患者的血液、体液等具有感染性的物质溅入眼部或面部。佩戴前应仔细检查防护镜是否破损,佩戴装置是否松懈。用后及时消毒与清洁。

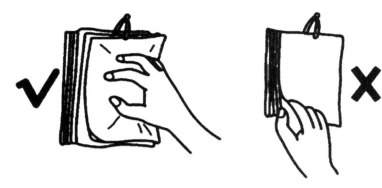

图 2-4　拿取避污织法

四、隔离技术操作

(一)医务人员手卫生

1.目的

除去手上的污垢或沾染的病原体,切断以手为媒介的疾病传播途径,减少医院内感染的发生。

2.评估

(1)手的污染程度,有无可见污染物,洗手后是否需要手消毒。

(2)手卫生设施是否齐全、便捷、有效。洗手用水:应用流动水,有条件的医疗机构宜配备非手触式水龙头,如脚踏式、肘碰式、感应式开关。清洁剂:液体皂的盛放容器应每周清洁与消毒,或使用小瓶装,当皂液有混浊或变色时及时更换,并清洁、消毒容器。干手设备:使用合格的一次性纸巾或毛巾干手,避免二次污染。速干手消毒剂:尽量选用无异味、无刺激性的手消毒剂。

3.计划

(1)操作前洗手的准备:操作者行为规范:工作时手上不戴饰物,不戴甲饰,不涂指甲油,天然指甲及时剪短。必要时取下手表,卷高衣袖。规划好操作项目与顺序,备齐操作所需用物,以尽量减少洗手次数。

(2)操作中或操作后洗手的准备:操作前应估计操作中手污染的可能性,酌情好手套或手消毒剂。

4.实施

手卫生的步骤见表 2-3。

5.评价

(1)双手所有皮肤都得到了有效的清洗,包括指背、指尖和指缝。

(2)卫生手消毒的效果应达到监测的细菌菌落总数≤10 cfu/cm^2。

(3)洗手时未溅湿工作服,未污染水池(图 2-5)。

表 2-3　手卫生的实施

流程	步骤详解	要点与注意事项
1.洗手		
（1）湿手	打开水龙头	◇若手上有可见污染,而又无非手触式水龙头时,应使用避污纸包裹水龙头开关,不可用污手直接接触水龙头
	在流动水下充分淋湿双手	◇身体勿靠近水池,水流勿过大过急,避免溅湿工作服
（2）取液	取适量肥皂或皂液,均匀涂抹至整个手掌、手背、手指和指缝	
（3）揉搓	按以下步骤认真揉搓双手,至少15秒(图2-5)	◇揉搓快速有力,使泡沫丰富。每个步骤至少5次
	掌心相对,手指并拢,相互揉搓	◇交替进行
	手心对手背沿指缝相互揉搓	◇交替进行
	掌心相对,双手交叉指缝相互揉搓	◇交替进行
	弯曲手指使关节在另一手掌心旋转揉搓	◇交替进行
	右手握住左手大拇指旋转揉搓	◇交替进行
	将五个手指尖并拢放在另一手掌心旋转揉搓	◇交替进行
	必要时增加对手腕的清洗,一手手指的掌面及手掌包绕另一手的腕部转动搓擦	◇交替进行,范围为腕上 10 cm
（4）冲洗	用流动水彻底冲净双手	◇若为操作前洗手,冲洗时指尖朝上,使水由指尖流向手腕;操作后洗手反之
（5）干燥	使用合格的一次性纸巾或毛巾擦干手	◇避免二次污染
（6）护肤	取适量护手液护肤	
2.消毒手		
（1）取液	取适量的速干手消毒剂于掌心	
（2）揉搓	严格按照洗手方法揉搓的步骤进行揉搓,直至手部干燥	◇揉搓时保证手消毒剂完全覆盖手部皮肤

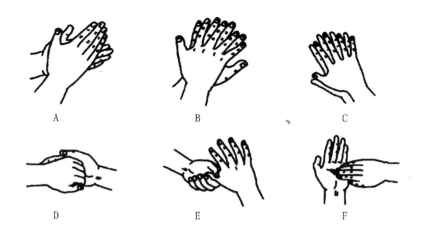

图 2-5　六步洗手法

A:揉搓掌心;B:揉搓手背;C:揉搓手指掌面和指缝;D:揉搓手指背面;E:揉搓大拇指;F:洗指尖

(二)戴外科口罩法

1.目的

(1)预防经空气、飞沫传播的疾病,保护环境和他人不受污染或传染。

(2)减少患者的体液、血液等传染性物质溅入医务人员的口及鼻腔黏膜的风险。

2.评估

(1)患者病情,是否经空气传播或经飞沫传播的呼吸道传染病患者,是否需要保护性隔离的患者。

(2)将要执行的操作的目的,是否属于有创操作,是否需要无菌操作。

(3)操作有无血液或体液飞溅的风险。

3.计划

(1)选用合适的口罩。

(2)戴口罩前要洗手。

4.实施

戴外科口罩步骤见表2-4。

5.评价

佩戴方法正确,达到防护效果。

表 2-4　戴外科口罩

流程	步骤详解	要点与注意事项
1.戴口罩	见图 2-6	◇外科口罩可分 3 层,由外至内依次为阻水层、过滤层、吸湿层,佩戴时不可两面交替佩戴
(1)辨正反	区分口罩的正反面	◇有色口罩通常以无色或浅色的一面为内侧
(2)分上下	将鼻夹的一侧对准鼻翼上方	◇鼻夹为硬质可塑性材料,作用是使口罩的鼻梁部分更贴合面部
(3)罩口罩	将口罩内侧朝向面部,将口罩罩住鼻、口及下巴	
(4)系带	将口罩下方带系于颈后,上方带系于头顶中部	◇使口罩紧贴面部,与面部有较好的密合性
(5)塑形	将双手指尖放在中间位置的鼻夹上,向内按鼻夹,并分别逐步向两侧移动,根据鼻梁形状塑造鼻夹	◇不要用一只手捏鼻夹,防止口罩鼻夹处形成死角漏气,降低防护效果
(6)调松紧	调整系带的松紧度	◇使更舒适
2.摘口罩	见图 2-7	
(1)洗手	操作毕洗手	
(2)解带	先解开下面的系带,再解开上面的系带	◇口罩外面为污染面,手不要接触,以免污染
(3)废弃	用手仅捏住口罩的系带丢至医疗废物容器内	◇医用外科口罩只能一次性使用

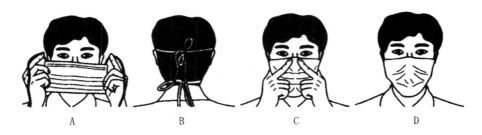

图 2-6　戴外科口罩法

A.罩口罩　B.绑头带　C.将鼻夹塑形　D.口罩覆盖鼻至下巴,紧贴面部

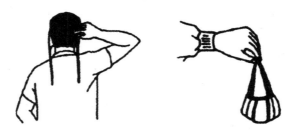

图 2-7　摘口罩法

(三)穿、脱已使用的隔离衣法

1.目的

保护患者和医务人员免受感染;防止病原体传播,避免交叉感染。

2.评估

(1)患者病情、隔离种类及将要操作的项目:以判断是否具有穿隔离衣的指征,是否需要同时备手套、口罩、隔离裤、隔离鞋等其他防护用品。

(2)操作者:双手皮肤黏膜是否完整。

(3)隔离衣:大小是否符合要求,有无破洞。已穿过的隔离衣是否有潮湿或肉眼可见的污染。

(4)环境:穿、脱隔离衣所在的区域是属于潜在污染区还是污染区,有无齐全适用的隔离设施,如手卫生设施、避污纸等。

3.计划

(1)规划好操作项目与顺序,备齐操作所需用物,以尽量减少穿脱隔离衣的次数。

(2)穿隔离衣前要洗手。必要时戴口罩,穿隔离裤、隔离鞋,备手套。

4.实施

穿、脱已使用的隔离衣步骤见表 2-5。

表 2-5　穿、脱已使用的隔离衣

流程	步骤详解	要点与注意事项
1.穿衣	见图 2-8	
(1)提领取衣	手持衣领取下隔离衣,清洁面面向自己,将衣领两端向外折齐,露出袖笼	◇衣领及隔离衣内面为清洁面,穿、脱时注意避免污染

流程	步骤详解	要点与注意事项
(2)穿袖露手	右手提衣领,左手伸入袖内,右手将衣领向上拉,露出左手	◇外面除衣领以外的部分为污染面。注意勿使衣袖触及面部、衣领、帽子及口罩
	换左手持衣领,右手伸入袖内,露出右手 双手上举轻抖至充分暴露双手	◇以方便扣领扣;抖动勿过剧
(3)扣领扣	两手持衣领,由领子中央顺着边缘至领后,扣好领扣	◇头勿过度低垂,以免污染下巴和颈部
(4)扣袖扣	扎好袖口	◇此时手已被污染
(5)对衣襟	捏住隔离衣一边侧缝(约在腰下5 cm处)渐向前拉,见到后侧衣襟边缘捏住 同法捏住另一侧边缘	◇手不可触及隔离衣内面,也不可触及隔离衣里面的工作服
(6)系腰带	双手在背后将衣边对齐,向一侧折叠,一手按住折叠处,另一手将腰带拉至背后折叠处,使腰带在背后交叉,回到前面系一活结	◇隔离衣应能遮盖背面的工作服,勿使折叠处松散
2.脱衣	见图2-9	◇离开隔离区域前须脱下隔离衣
(1)松腰带	解开腰带,在前面打一活结	◇如操作时戴有手套,脱隔离衣前先脱去手套
(2)解袖扣	解开袖扣,在肘部将部分衣袖塞入工作服袖下,充分暴露双手	◇污染的手及衣袖外面勿接触衣袖内
(3)手卫生	根据手污染情况实施手卫生	◇若用流动水洗手,注意身体与水池保持一定距离,勿污染水池,也不能溅湿隔离衣
(4)解领扣	解开颈后领扣	◇洗手后手是清洁的,可接触清洁的衣领
(5)脱衣袖	右手伸入左袖内,拉下袖子过手 用衣袖遮盖左手,握住右手隔离衣袖子的外面,拉下右侧袖子 两手从袖管中轮换拉袖,逐渐退至衣肩面	◇已清洁的双手勿触及隔离衣外面
(6)挂衣钩	左手握住衣领,右手将隔离衣两边对齐,挂在衣钩上	◇挂在潜在污染区,清洁面向外;挂在污染区,污染面向外
3.换衣		◇当隔离衣污染、受潮或需更换时
(1)脱衣	同脱隔离衣步骤的(1)~(4)	
(2)翻转法脱袖	双手持领带或领边将隔离衣从胸前向下拉。右手捏住左衣领内侧清洁面脱去左袖,左手握住右侧衣领内侧下拉脱下右袖	◇已清洁的双手勿触及隔离衣外面
(3)卷衣	将隔离衣污染面、衣领及衣边卷至中央,呈包裹状	◇勿露出污染面
(4)送洗	放入污衣袋,送清洗消毒后备用	◇污衣袋外应有隔离标志

5.其他注意事项

(1)隔离衣只限在规定区域内穿、脱,穿隔离衣后只限在规定区域内进行操作活动。

(2)护理不同种隔离患者不能共穿一件隔离衣。

（3）隔离衣应每天更换，若有潮湿或污染，应立即更换。

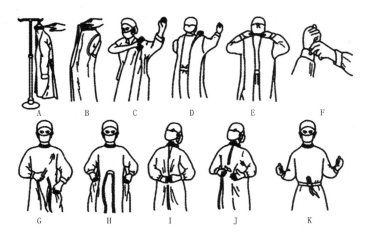

图 2-8　穿隔离衣

A.提领取衣；B.清洁面朝自己；C.穿左袖；D.穿右袖；E.扣领扣；F.扣衣袖；

G.捏一侧衣边；H.捏另侧衣边；I.对齐衣边；J.向一侧折叠；K.系好腰带

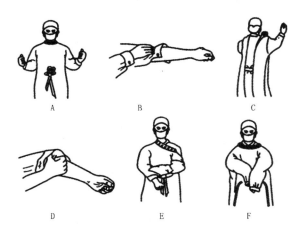

图 2-9　脱隔离衣

A.解腰带；B.接袖口；C.解领扣；D.拉下左袖；E.用遮盖着的左手从右袖外拉下右袖；F.轮换拉袖

五、基于传播途径的隔离预防

不同感染性疾病有不同的传播途径，一种疾病也可能同时有多种传播途径。在标准预防的基础上，还需根据疾病的传播途径采取相应的隔离与预防措施。

(一)接触传播的隔离与预防

需要接触隔离的有肠道感染、多重耐药菌感染、皮肤感染的患者。

1.患者的隔离

限制活动范围，减少转运。

2.医务人员的防护

（1）戴手套：接触患者的血液、体液、分泌物、排泄物等物质时，应戴手套；离开隔离室前、接触污染物品后，应摘除手套，再进行洗手和(或)手消毒。手上有伤口时应戴双层手套。

（2）穿、脱隔离衣或防护服:进入隔离室从事可能污染工作服的操作时,应穿隔离衣。接触甲类传染病应按要求穿、脱防护服。

（二）空气传播的隔离与预防

1.患者的隔离

限制患者的活动范围在呼吸道传染病病区内,医院无条件收治时,应尽快转送至有条件的医疗机构进行收治;病情容许时,患者应戴外科口罩并定期更换;严格空气消毒。

2.医务人员的防护

当进入确诊或可疑传染病患者房间时,应戴帽子、医用防护口罩;进行可能产生喷溅的诊疗操作时,应戴防护镜或防护面罩,穿防护服,当接触患者及其血液、体液、分泌物、排泄物等物质时应戴手套。

（三）飞沫传播的隔离与预防

需要隔离的飞沫传播疾病有百日咳、白喉、流行性感冒、病毒性腮腺炎、流行性脑脊髓膜炎等。

1.患者的隔离

应限制患者的活动范围,减少转运;病情容许时应戴外科口罩;患者之间、患者与探视者之间相隔距离在 1 m 以上,探视者应戴外科口罩;加强通风或进行空气消毒。

2.医务人员的防护

与患者近距离（1 m 以内）接触时,应戴帽子、医用防护口罩;进行可能产生喷溅的诊疗操作时,应戴防护镜或防护面罩,穿防护服;当接触患者及其血液、体液、分泌物、排泄物等物质时应戴手套。

（四）其他传播途径疾病的隔离与预防

其他传播途径疾病应根据疾病的特性,采取相应的隔离与防护措施。

第七节　清洁、消毒、灭菌

一、定义

（一）清洁

清洁是指去除医疗器械、器具和物品上污物的过程。去除污物的同时可以去除和减少物品表面的微生物,但并非杀灭微生物。去除污物可增加物品接触的安全性,并使物品在消毒、灭菌过程中能有效地与消毒、灭菌剂接触,防止有机物等理化因素影响消毒、灭菌效果。

（二）消毒

消毒是指用化学、物理、生物的方法杀灭或消除环境中的病原体,使经消毒的物品接触正常的皮肤黏膜时,达到无害化程度。

（三）灭菌

灭菌是指杀灭或者消除传播媒介上的一切微生物,包括致病微生物和非致病微生物,也包括细菌芽孢和真菌孢子。凡是进入人体组织、无菌器官的医疗器械、器具和物品必须达到灭菌水平。

二、清洁法

清洁常用于地面、家具、墙壁等物体表面的处理,以及物品消毒、灭菌前的处理。其中医疗器械、器具和物品清洗的流程包括:使用流动水冲洗;使用含化学清洗剂的清洗用水洗涤;用流动水漂洗;再用软水、纯化水或蒸馏水进行终末漂洗,以去除洗涤后物品上的残留物。清洗方法有机械清洗、手工清洗。大部分常规器械可采用机械清洗;无机器清洗设备,或复杂器械、有特殊要求的精密器械、有机物污染较重器械的初步处理等,可采用手工清洗。清洗时被清洗的器械、器具和物品应充分接触水流,轴节应充分打开,可拆卸的零部件应拆开,管腔类器械应用压力水枪或专用清洗架清洗。

三、物理消毒灭菌法

物理消毒灭菌法是利用物理因素作用于病原体,将之杀灭或清除。物理消毒灭菌法包括热力、光照、辐射、微波、过滤等方法。

(一)热力消毒灭菌法

热力消毒灭菌法是应用最早、效果可靠、使用最广泛的消毒灭菌方法。通过利用热力破坏微生物的蛋白质、核酸、细胞壁和细胞膜,从而导致其死亡。

根据消毒灭菌时相对湿度的高低,热力消毒灭菌法可分干热法和湿热法。干热法有燃烧法、干烤法等,湿热法有煮沸法、高压蒸汽灭菌法、低温蒸汽消毒法、流通蒸汽消毒法等。由于湿热通过水导热,传热快而穿透力强,干热通过空气导热,传热慢而穿透力弱,且湿热所含的蒸汽释放的潜热能迅速提高被灭菌物品的温度,加之蛋白质在含水量多时比含水量少时凝固所需温度低,故湿热比干热杀菌力强而所需温度较低。

1.燃烧法

燃烧法是一种简单、迅速、彻底的灭菌方法。

(1)适用范围与方法:无保留价值的污染物品可在焚化炉内直接焚毁(如污染的废弃物、病理标本、带脓性分泌物的敷料和纸张等);微生物实验室接种环、某些金属器械、搪瓷类物品可在火焰上烧灼20秒;金属容器内可倒入95%乙醇并使分布均匀,然后点火燃烧至熄灭。

(2)注意事项:①锐利刀剪一般不用此法,以免锋刃变钝。②注意安全,远离易燃易爆物品,燃烧过程中不能添加燃料。

2.干烤法

干烤法是使用特制的电热或红外线烤箱高温烘烤进行灭菌。

(1)所需温度和时间:一般箱温160 ℃作用120～150分钟,170 ℃作用60～90分钟,或180 ℃作用30～40分钟获灭菌效果。

(2)适用范围:适用于耐热、不耐湿、蒸汽或气体不能穿透的物品的灭菌,如油剂、粉剂、玻璃器皿和金属制品等。不可用于纤维织物、塑料制品灭菌。

(3)注意事项。

待灭菌的物品在干烤前应洗净,以防附着在表面的污物炭化。

物品包装体积不应超过10 cm×10 cm×20 cm,油剂、粉剂的厚度不应超过0.6 cm,凡士林纱布条厚度不应超过1.3 cm。装载时,物品不应与灭菌器内腔底部及四壁接触,高度不应超过灭菌器内腔高度的2/3,物品间应留有充分的空间。

根据所消毒灭菌的物品性质选择合适的箱温。有机物品灭菌时,温度应≤170 ℃。

烤箱工作中不可开箱,玻璃类物品消毒后待箱内温度下降至 40 ℃ 以下方可开箱取物。

3.煮沸消毒法

煮沸消毒是应用最早,且经济、简便、有效的消毒方法。

(1)使用方法:将待消毒物品完全浸没水中,加热至水沸腾 15 分钟以上即可达到消毒目的。

(2)适用范围:煮沸消毒的杀菌能力较强,可杀灭细菌繁殖体、真菌、立克次体、螺旋体和病毒,但需数小时才能杀灭芽孢。适用于耐湿且耐热的物品,如餐饮具、食物、金属、玻璃制品、衣物和被褥的消毒。

(3)注意事项:①煮沸消毒用水及被消毒物品应尽量保持清洁。水中若加入碳酸氢钠,配成 1%～2% 的浓度,可提高沸点达 105 ℃,增强杀菌作用,且能去污除锈。②被消毒物品应完全浸没于水中,大小相同的碗、盆不能重叠;有轴节的器械将轴节打开,可拆卸物品应充分拆开,空腔导管须先在腔内灌水,不透水的物品应垂直放入,以保证物品各面都与水相接触。③消毒锅装载物品不超过容器容量的 3/4。④玻璃器皿于冷水时放入,橡胶制品水沸后放入。⑤消毒时间从水沸开始计时,中途加入物品需重新计时,海拔每增高 300 m 消毒时间应延长 2 分钟。⑥物品消毒后应及时取出。

4.压力蒸汽灭菌

压力蒸汽灭菌是目前使用最广泛、效果最可靠的热力消毒灭菌法,兼具作用快速、无残余毒性、灭菌成本相对廉价等优点。

(1)灭菌原理:利用高温及饱和蒸汽所释放的潜热使物品加热,破坏微生物的蛋白质、核酸、细胞壁和细胞膜,从而导致其死亡而达到灭菌效果。根据灭菌器排放冷空气的方式和程度不同,分为下排气式压力蒸汽灭菌器和预真空压力蒸汽灭菌器两大类。下排气式压力蒸汽灭菌器(图 2-10)是利用重力置换原理,从灭菌器的上方导入热蒸汽,同时由下排气孔排出冷空气,排出的冷空气逐渐由饱和蒸汽取代;预真空压力蒸汽灭菌器(图 2-11)是先利用机械排气的方法,待灭菌柜内形成负压再导入蒸汽,使蒸汽得以迅速穿透到物品内部,提高灭菌效果,缩短灭菌周期。

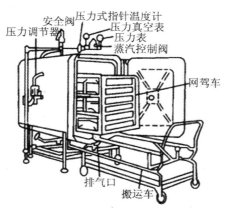

图 2-10　下排气式压力蒸汽灭菌器

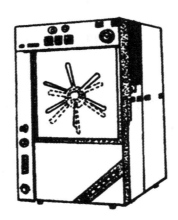

图 2-11　预真空压力蒸汽灭菌器

（2）适用范围：适用于耐热、耐湿的物品的灭菌，如各类器械、敷料、搪瓷、玻璃制品及溶液等（预真空压力蒸汽灭菌法不适用于液体灭菌），但不能用于油类及粉剂的灭菌。本方法可加速橡胶的老化，锐利器械的钝化，降低内镜等光学仪器的透光能力。

（3）灭菌所需温度与时间：见表 2-6。

表 2-6　压力蒸汽灭菌参数

设备类别	物品类别	温度/℃	所需最短时间/min	压力/kPa
下排气式	敷料	121	30	102.9
	器械	121	20	102.9
预真空式	器械、敷料	132～134	4	205.8

（4）操作程序：包括灭菌前准备、灭菌物品装载、灭菌操作、无菌物品卸载和灭菌效果的监测等步骤。

（5）注意事项。

灭菌前：①每天设备运行前应进行安全检查，进行灭菌器的预热，预真空灭菌器应在每天灭菌工作前空载进行 B-D 试验［使用 B-D 试纸（图 2-12）测试］，试验合格后灭菌器方可使用。②器械或物品必须清洗干净并擦干或晾干才可包装。③包装不宜过大、过紧，下排气式压力蒸汽灭菌法不超过 30 cm×30 cm×25 cm，预真空压力蒸汽灭菌法不超过 30 cm×30 cm×50 cm。捆扎不宜过紧，灭菌包外用化学指示胶带贴封，内置化学指示剂。启闭式筛孔容器，应将筛孔的盖打开以利蒸汽进入。

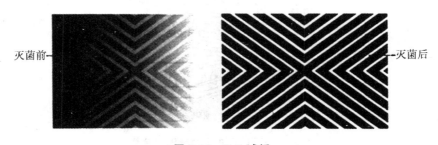

灭菌前　　　　　　　　　　　　　　　　　灭菌后

图 2-12　B-D 试纸

装载灭菌物品时:①应使用专用灭菌架或篮筐装载灭菌物品,灭菌包之间应留间隙,利于灭菌介质的穿透。②同类材质的器械、器具和物品宜置于同一批次进行灭菌,材质不相同时,纺织物品应放置于上层,金属器械类放置于下层。③难于灭菌的大包放上层,易于灭菌的小包放下层。④适量装载,下排气式的装载量小于柜室容积80%,预真空式的以装载柜室容积的10%～90%为宜。

灭菌过程中注意安全,随时观察压力及温度情况,控制加热速度,充分排除冷空气。

卸载无菌物品时:①从灭菌器卸载取出的物品,待温度降至室温时方可移动,冷却时间应＞30分钟。②确认灭菌过程合格,包外、包内化学指示物合格,无湿包现象。③无菌包掉落地上或误放到不洁处应视为被污染。

灭菌效果的监测:①物理监测法:每次灭菌应连续监测并记录灭菌时的温度、压力和时间等灭菌参数,结果应符合灭菌的要求。②化学监测法:将化学指示胶贴(图2-13)粘贴于每一待灭菌物品包外,高度危险物品包内应放置化学指示卡(图2-14),经一个灭菌周期后,根据其颜色改变判断是否达到灭菌条件。③生物监测法:将利用耐热的嗜热脂肪杆菌芽孢做成指示剂的菌片装入灭菌小纸袋内,置于标准试验包中心部位,放在灭菌柜室内排气口上方,并设阳性对照和阴性对照;经一个灭菌周期后,在无菌条件下取出指示菌片,放入培养基中经56℃培养7天,若阳性对照组培养阳性,阴性对照组培养阴性,试验组培养阴性,判定为灭菌合格。使用中的灭菌器应每周检测一次,新灭菌器使用前必须先进行生物检测。

5.低温蒸汽消毒法

低温蒸汽消毒法主要用于不耐高热的物品如内镜、塑料制品、橡胶制品等的消毒。将蒸汽输入预先抽空的压力蒸汽灭菌锅内,并控制其温度在73.8℃,持续10～15分钟,可杀灭大多数致病微生物。

6.流通蒸汽消毒法

通过蒸笼、流通蒸汽消毒器等,在常压下用100℃左右的水蒸气作用15～30分钟,常用于餐饮具和部分卫生用品等一些耐热耐湿物品的消毒。

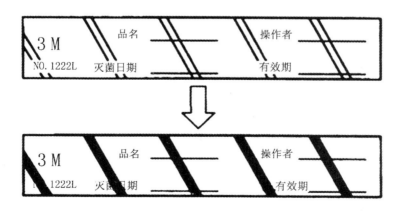

图2-13　化学指示胶贴

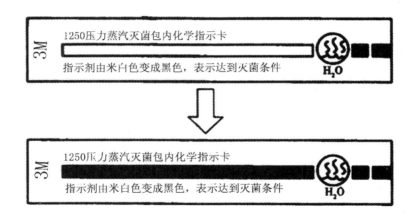

图 2-14　化学指示卡

(二)光照消毒法

1.紫外线消毒法

紫外线是一种低能的电磁辐射,消毒用的是 C 波紫外线,杀菌作用最强的波段是 250～270 分钟。

(1)主要杀菌机制:①破坏菌体蛋白质中的氨基酸,使菌体蛋白光解变性。②作用于微生物的 DNA,使菌体 DNA 失去转换能力而死亡。③降低体内氧化酶的活性。④使空气中的氧电离产生具有极强氧化作用的臭氧。

(2)杀菌特点:①紫外线可以杀灭包括细菌繁殖体、芽孢、分枝杆菌、病毒、真菌、立克次体和支原体等各种微生物,但不同微生物对紫外线的敏感性不同,其中细菌繁殖体敏感,芽孢不敏感,病毒介于细菌和芽孢之间;真菌孢子的抵抗力比细菌芽孢更强,HIV 对紫外线耐受力强。②紫外线照射强度低,穿透力弱,杀菌效果受有机物和物体表面光滑程度的影响较大。

(3)适用范围与消毒方法:广泛用于室内空气、物体表面和水及其他液体的消毒。

对物品表面的消毒:使用便携式紫外线消毒器近距离移动照射,也可采取紫外线灯悬吊式照射,小件物品可放于紫外线消毒箱内照射。有效距离为 25～60 cm,消毒时间为 20～30 分钟。被消毒物品应摊开或悬挂并定时翻动,使其表面受到直接照射。对纸张、织物等粗糙、反光差的表面,应适当延长照射时间。

对室内空气的消毒:紫外线消毒空气前关闭门窗,保持环境清洁、干燥。悬吊式或移动式紫外线灯用于无人环境,紫外线消毒灯的安装数量为平均每立方米空间不少于 1.5 W,照射后须通风换气;有人活动的环境首选低臭氧高强度紫外线循环风空气消毒器。一般 30 分钟可达消毒目的。

(4)注意事项。

防止影响紫外线穿透的因素:保持紫外线灯管表面清洁,至少每 2 周用无水乙醇棉球擦拭一次,有灰尘、油污时应随时擦拭。室内应保持清洁干燥,停止人员走动;适宜相对湿度为 40%～60%,相对湿度大于 60% 时应适当延长照射时间;使用紫外线循环风空气消毒机时,应保持进风口和出风口的通畅。消毒物品表面时应直接照射物体表面,照射剂量足够,被消毒物品表面无油脂、血迹等有机物,表面粗糙或有有机物时,应适当延长照射时间。

消毒空气的适宜室温为 20～40 ℃,超出该范围可适当延长消毒时间。

不得使紫外线光直接照射到人,以免引起损伤。照射时人应离开房间,必要时戴防护镜、穿防护衣。

消毒时间从灯亮 7 分钟后开始计时,关灯后如需再开启,应间歇 3～4 分钟,以延长使用寿命。

紫外线灯使用过程中其照射强度逐渐降低,故应经常监测紫外线辐射强度并检测消毒效果。

严禁在易燃易爆的场所使用紫外线消毒。

(5)紫外线消毒效果的监测。

紫外线灯管照射强度的测定:测试前应先用乙醇棉球擦除灯管上的灰尘和油垢,测试时电压稳定在(220±5)V,环境温度 20～25 ℃,相对湿度＜60％。开启紫外线灯 5 分钟后,将紫外线照射计探头置于被检紫外线灯下垂直距离 1 m 的中央处,待仪表稳定后读出所示数据;或将紫外线照射强度指示卡有图案一面朝上置于被检紫外线灯下垂直距离 1 m 的中央处照射 1 分钟,指示卡上光敏色块由乳白色变成不同程度的淡紫色(图 2-15),将其与标准色块比较,读出照射强度。合格标准:普通 30 W 新灯(不加反光罩)照射强度≥90 μW/cm^2,使用中灯管照射强度≥70 μW/cm^2,30 W 高强度紫外线新灯的照射强度≥180 μW/cm^2。

生物监测:消毒后的空气和物品表面消毒效果监测达到消毒标准。

2.日光暴晒法

日光暴晒法利用日光中的紫外线、热及干燥杀菌。常用于床垫、毛毯、衣服、书籍等物品的消毒。将物品放在直射阳光下暴晒 6 小时,定时翻动,使物品各面均能受到日光照射。

3.臭氧灭菌灯消毒法

臭氧灭菌灯内装有臭氧发生管,在电场的作用下,将空气中的氧气转化成高纯臭氧。臭氧是一种强氧化剂,在常温下可自行分解,其强大的氧化作用可杀灭细菌繁殖体和芽孢、病毒、真菌等,并可破坏肉毒杆菌毒素。主要用于医院污水和诊疗用水的消毒,饮食用具、理发工具、食品加工用具、衣物等物品表面消毒,封闭空间及无人室内空气的消毒。因臭氧对人有毒,空气消毒结束后通风 30 分钟以上方可进入室内。

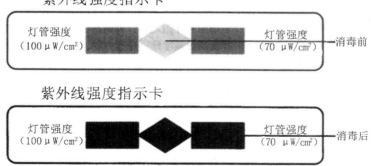

图 2-15 紫外线强度指示卡

(三)电离辐射灭菌法

电离辐射灭菌法利用放射性核素 ^{60}Co 发射高能 γ 射线或电子加速器产生的高能电子束

杀死一切微生物的方法。由于其穿透力强,广谱灭菌而不使物品升温,故又称冷灭菌。适用于不耐热物品的灭菌,如精密医疗器械、一次性医疗用品(注射器、输液器、输血器)、药物、食品、工业产品、生物医学制品等。

(四)微波消毒

微波是一种频率高、波长短、穿透性强的电磁波。它以类似于光的速度直线传播,当遇到物品阻挡时就会产生反射、穿透或吸收,频繁地改变方向、互相摩擦,使温度迅速升高。可以杀灭各种微生物,包括细菌繁殖体、真菌、病毒和细菌芽孢、真菌孢子等。可用于食物、餐饮具、医疗药品的消毒,以及纸张、接触镜(隐形眼镜)、口腔器材等不耐高温的物品消毒。金属物品采用微波消毒时需用湿布包裹。

(五)过滤除菌

过滤除菌是以物理阻留、静电吸附的原理,将欲消毒的气体或液体通过致密的过滤材料,去除其中的微生物,以达到净化的目的。其机械阻隔效果与过滤材质的最小孔径有关,高效过滤可以滤除介质中99.6%以上直径≥0.3 μm 粒子。过滤除菌并非将微生物杀灭,不破坏介质,也无残留毒性,主要用于血清、毒素、抗生素等不耐热生物制品及无菌手术室、器官移植室和ICU等无菌护理室的空气除菌。

四、化学消毒灭菌法

化学消毒灭菌法是利用化学制剂抑制微生物的生长繁殖或杀死微生物的方法,所采用的化学制剂称化学消毒剂。凡不适用于热力消毒灭菌且耐潮湿的物品,如皮肤、黏膜、某些塑料制品、患者的排泄物及周围环境、锐利器械和光学仪器等,均可采用化学消毒灭菌法。

(一)杀菌原理

化学消毒剂使菌体蛋白凝固变性,酶蛋白失去活性,抑制细菌代谢和生长,或破坏细菌细胞膜的结构,改变其通透性,使细胞破裂、溶解,从而达到消毒灭菌的作用。

(二)化学消毒剂的分类

按照化学消毒剂的作用水平,将其分为4类。

1.灭菌剂

灭菌剂可杀灭一切微生物(包括细菌芽孢),达到灭菌要求的制剂。

2.高效消毒剂

高效消毒剂可杀灭一切细菌繁殖体(包括分枝杆菌)、病毒、真菌及其孢子等,对细菌芽孢(致病性芽孢菌)也有一定的杀灭作用,达到高水平消毒要求的制剂。

3.中效消毒剂

中效消毒剂可以杀灭分枝杆菌、真菌、病毒及细菌繁殖体等微生物,达到中水平消毒要求的制剂。

4.低效消毒剂

低效消毒剂仅可杀灭细菌繁殖体和亲脂病毒,达到低水平消毒要求的制剂。

(三)化学消毒剂的使用原则

(1)根据待消毒对象性能、各种病原体的特性、要达到的消毒水平及可能影响消毒效果的因素,选择最适宜、最有效的消毒剂。

(2)待消毒的物品必须先洗净、擦干。

(3)严格掌握消毒剂的有效浓度、消毒时间及使用方法。

(4)消毒剂应定期更换,易挥发的要加盖,并定期检测,调整浓度。

(5)消毒液中不能放置纱布、棉花等物,以免吸附消毒剂降低消毒效力。

(6)消毒后的物品在使用前用 0.9% 氯化钠注射液冲净,以避免残留的消毒剂刺激人体组织。

(四)化学消毒剂的使用方法

1.浸泡法

浸泡法选用杀菌谱广、腐蚀性弱、水溶性消毒剂,将物品完全浸没于消毒剂内,在标准的浓度和时间内,达到消毒灭菌目的。注意物品浸泡前须打开轴节与套盖,有管腔的物品须将腔道内注满消毒液。

2.擦拭法

擦拭法选用易溶于水、穿透性强、无显著刺激的消毒剂,擦拭物品表面或皮肤,在标准的浓度和时间里达到消毒灭菌目的。

3.喷雾法

喷雾法借助普通喷雾器或气溶胶喷雾器,使消毒剂产生微粒气雾,均匀地弥散在空气中,或涂布于物品表面进行消毒。

4.熏蒸法

熏蒸法将消毒剂加热或加入氧化剂,使消毒剂呈气体,在标准的浓度和时间里达到消毒灭菌目的。适用于室内空气消毒、精密贵重仪器和不能蒸、煮、浸泡物品(血压计、听诊器及传染病患者用过的票据等)的消毒。

(1)空气消毒:关闭门窗,将消毒剂加热或加入氧化剂,熏蒸 30~120 分钟后开窗通风。常用的消毒剂有:2% 过氧乙酸 8 mL/m³;纯乳酸 0.12 mL/m³,加等量水;食醋(5~10 mL)/m³,加热水 1~2 倍。

(2)物品消毒:将物品放入特制的甲醛消毒箱密闭熏蒸。

(五)使用中的化学消毒剂的监测

1.消毒剂有效成分测定

常用的有消毒剂浓度试纸或测试卡,将试纸或测试卡在消毒剂中蘸湿,其中的化学试剂与消毒剂有效成分发生化学反应变色,在自然光下与标准色块比较而判断消毒剂的有效成分浓度。性质不稳定的消毒剂如含氯消毒剂、过氧乙酸等,应每天进行化学监测。

2.生物检测

生物检测包括消毒液染菌量检测和消毒物品消毒效果的检测。要求:消毒液染菌量≤100 cfu/mL,不得检出致病性微生物;灭菌剂不得检出任何微生物;消毒后的内镜细菌总数≤20 cfu/件,且不能检出致病菌;灭菌后物品不能检出任何微生物。

五、选择消毒灭菌方法的原则

选择消毒灭菌方法时,在保证消毒灭菌效果的前提下,还要考虑所采取的措施对物品的损害程度、对环境的污染程度、操作人员的安全防护、消毒或灭菌后临床应用的安全性,以及是否经济实用。

(一)根据临床应用的危险性选择

医用物品对人体的危险性是指物品污染后造成危害的程度。

1.高度危险性物品必须达到灭菌水平

高度危险性物品是穿过皮肤或黏膜而进入无菌组织或器官内部,或与破损的组织、皮肤、黏膜密切接触的器材和用品,如手术器械、穿刺针、透析器、导尿管、膀胱镜、腹腔镜、脏器移植物和活体组织检查钳等。

2.中度危险性物品选用高水平消毒

这类物品仅和破损皮肤、黏膜相接触,而不进入无菌的组织内,如呼吸机管道、内镜、麻醉机管道、避孕环、压舌板、体温计等。有些中度危险性物品表面比较光滑,并对患者的危险性相对较小,可以采用中水平消毒,如温度计。

3.低度危险性物品选用低水平

消毒或清洁法这类物品和器材仅直接或间接地和健康无损的皮肤相接触。例如,生活卫生用品(毛巾、面盆、被褥等)、环境中的物品(地面、墙面、桌面等)、一般诊疗用品(听诊器、听筒、血压计等),一般情况下宜采用低水平消毒方法或做清洁处理;当受到致病菌污染时,必须针对污染微生物的种类选用有效的消毒方法。

(二)根据污染微生物的种类和数量选择

(1)对受到致病性芽孢、真菌孢子、分枝杆菌和经血传播病原体(乙型肝炎病毒、丙型肝炎病毒、HIV 等)污染的物品,应采用灭菌法或高水平消毒法。

(2)对受到细菌和真菌、亲水病毒、螺旋体、支原体、衣原体和病原微生物污染的物体,选用高水平或中水平消毒法。

(3)对受到一般细菌和亲脂病毒污染的物品,可选用中水平或低水平消毒法。

(4)消毒物品上微生物污染特别严重或存在较多的有机物时,应加大消毒因子的使用剂量和(或)延长消毒时间。

(三)根据消毒物品的性质选择消毒方法

(1)耐高温、耐湿物品和器材首选压力蒸汽灭菌,耐高温的玻璃器材、油剂和干粉类可选用干热灭菌。

(2)怕热、忌湿和贵重物品,应选择低温灭菌如过氧化氢等离子体灭菌、低温蒸汽甲醛气体消毒或环氧乙烷气体消毒灭菌。

(3)金属器械的浸泡灭菌,应选择对金属基本无腐蚀性的灭菌剂。

(4)消毒物体表面,应根据表面性质选择消毒方法:光滑表面应选择紫外线消毒器近距离照射或液体消毒剂擦拭,多孔材料表面可采用喷雾消毒法。

六、消毒灭菌工作中的个人防护

消毒因子大多数对人体有害,消毒工作人员应掌握自我防护知识,根据消毒与灭菌方法的不同,自觉采取适宜的自我防护措施,防止消毒事故和消毒操作方法不当对人的伤害。

(一)防物理损伤

(1)干热灭菌时应防止燃烧;压力蒸汽灭菌应防止发生灼伤及爆炸事故;环氧乙烷气体灭

菌时防止发生燃烧和爆炸事故。

（2）紫外线、微波消毒时应避免对人体的直接照射。辐射灭菌操作中注意使用器械传递物品。

（3）处理锐利器械和用具应避免对人体的刺、割等伤害。

（二）防化学损伤

气体化学消毒、灭菌剂应防止有毒有害消毒气体的泄漏，液体化学消毒、灭菌剂应防止过敏和可能对皮肤、黏膜的损伤。

（三）防医院内感染

在污染器械、器具和物品的回收、去污、清洗等过程中预防医院内感染。

第三章　内科常见病诊断与治疗

第一节　急性上呼吸道感染

急性上呼吸道感染是指病毒或细菌引起的鼻腔、咽或喉部急性炎症的概称,常以病毒居多,是呼吸道最常见的一种传染病,不仅具有较强的传染性,且可引起严重并发症。

一、流行病学

本病患者不分年龄、性别、职业和地区,全年皆可发病,以冬、春季节多发。可通过含有病毒的飞沫或被污染的用具传播。多数为散发性,易在气候突变时流行。由于病毒的类型较多,人体对各种病毒产生的免疫力较弱并且短暂,彼此也无交叉免疫,因而一个人1年内可多次发病。

二、病因和发病机制

由病毒引起的感染占70%～80%,主要有流感病毒(甲、乙、丙)、鼻病毒、副流感病毒、呼吸道合胞病毒、腺病毒、埃可病毒、柯萨奇病毒、麻疹病毒、风疹病毒等。细菌感染可直接或多继发于病毒感染之后,以溶血性链球菌为多见,其次为流感嗜血杆菌、肺炎链球菌、葡萄球菌、支原体及衣原体等,偶见革兰阴性杆菌。根据传染部位分鼻炎、咽喉炎或扁桃体炎。

由于受凉、淋雨、过度疲劳等原因,机体防御功能降低,或机体对变异的病毒缺乏免疫力,病毒或细菌可在局部迅速繁殖,引起本病,尤其是老、幼、体弱或有慢性呼吸道疾病者更易患病,是慢性支气管炎反复发作的主要诱因。

三、病理

鼻腔及咽部黏膜充血、水肿,上皮细胞破坏,少量单核细胞浸润,有浆液性及黏液性炎性渗出。继发细菌感染后,有中性粒细胞浸润,脓性分泌物增多。

四、临床表现

由于疾病发生的部位及病因不同,临床上可表现为不同的类型。

(一)普通感冒

普通感冒又称"伤风"、急性鼻炎或上呼吸道卡他。发病时常有咽干、咽痒或烧灼感,数小时后可有喷嚏、鼻塞、流清水样鼻涕,2～3天后分泌物变稠。可伴咽痛,有时由于耳咽管炎使听力减退;也可出现流泪、味觉迟钝、呼吸不畅、声嘶、轻度咳嗽等。一般无发热及全身症状,或仅有低热、不适、轻度畏寒和头痛。检查可见鼻腔黏膜充血、水肿,有分泌物,咽部轻度充血。如无并发症,5～7天时症状缓解、痊愈。

(二)病毒性咽炎和喉炎

急性病毒性咽炎多由流感病毒、腺病毒、鼻病毒、副流感病毒及呼吸道合胞病毒等引起。临床表现为咽部发痒和灼热感,咽部疼痛。当有细菌感染时,常合并有扁桃体炎。有吞咽疼痛时,常提示有链球菌感染。咳嗽较浅且轻。可有发热、乏力及周身不适。体检见咽部充血和水肿。颌下淋巴结肿大且有触痛。腺病毒咽炎可伴有眼结合膜炎。

急性喉炎的常见原因是鼻病毒、流感病毒甲型、副流感病毒及腺病毒等。临床表现为声嘶、讲话困难、咳嗽时疼痛,常有发热、咽痛或咳嗽。体检可见喉部水肿、充血,局部淋巴结轻度肿大和触痛,严重时可闻及喘息声。

(三)疱疹性咽峡炎

柯萨奇病毒 A 为常见的传染病毒。多于夏季发作,多见儿童发病,偶见于成人。临床表现为明显咽痛、发热,病程约 1 周。检查可见咽充血,软腭、腭垂、咽及扁桃体表面有灰白色疱疹及浅表溃疡,周围有红晕,为其特征。

(四)咽结膜热

腺病毒、柯萨奇病毒等感染是常见的病因。儿童多见,夏季易流行。临床表现有发热、咽痛、畏光、流泪,咽及结合膜明显充血和颈淋巴结肿大。病程 3～5 天。

(五)细菌性咽扁桃体炎

主要由溶血性链球菌引起。起病急,咽痛明显,发热、畏寒,体温可达 39 ℃以上。检查可见咽部充血,扁桃体充血、肿大,表面有黄色点状渗出物,颌下淋巴结肿大、压痛。

五、实验室检查

(一)血常规检查

病毒性感染时白细胞计数正常或偏低,淋巴细胞比例升高。细菌感染时白细胞计数与中性粒细胞增多,严重时有核左移现象。

(二)病毒、病毒抗体和细菌培养病毒的分离鉴定

常为流行病学研究所用,临床上很少采用。咽拭子培养可行细菌学检查。

六、并发症

可并发急性鼻旁窦炎、中耳炎、气管-支气管炎。部分患者可继发风湿热病、肾小球肾炎和心肌炎等。

七、诊断和鉴别诊断

根据病史、流行情况、鼻咽部发炎的症状和体征,结合外周血象和胸部 X 线检查可以做出临床诊断。

本病需与下列疾病鉴别。

(一)过敏性鼻炎

临床上很像“伤风”,鉴别的要点是本病起病急骤,常晨起发病,反复发作,鼻腔发痒,频繁喷嚏,流清水样鼻涕,与环境过敏因素有关,经过数分钟至 1～2 小时缓解,不伴有全身症状。检查:鼻黏膜苍白、水肿,鼻分泌物涂片可见嗜酸性粒细胞增多。

(二)流行性感冒

常有明显的流行病学特点。起病急,全身症状较重,高热、全身酸痛、眼结膜炎症状明显,但鼻咽部症状较轻。根据流行病学史可做出诊断。

(三)急性传染病前驱期

麻疹、脊髓灰质炎、脑炎、流行性出血热等多种急性传染病的前驱症状常常与急性上呼吸

道感染相混淆。当上呼吸道传染病程结束时，其症状仍不缓解，应注意排除上述急性传染病，特别是在流行季节，应进行相关的实验室检查以资鉴别。

八、治疗

目前对呼吸道病毒感染尚无特效药物；对细菌感染可选用相应的抗生素治疗。

(一)对症治疗

病情较重或发热者应卧床休息，多饮水，室内保持空气流通。如有发热、头痛，可选用解热镇痛药物如复方阿司匹林、索米痛等口服；咽痛可用消炎喉片含服，局部雾化治疗；鼻塞、流鼻涕可用1%麻黄碱滴鼻。

(二)抗菌药物治疗

细菌感染时，可选用青霉素、红霉素、螺旋霉素、氧氟沙星等。

九、预防

坚持锻炼身体，以提高机体抵抗疾病能力及对寒冷的适应能力。对易患人群，在疾病流行季节可注射流感疫苗，有一定的人群保护作用。老年人可适当服用人参等中药保健药品，以提高机体免疫力。重视防寒保暖，避免诱发因素。生活有规律，避免过劳。注意呼吸道患者的隔离，防止交叉感染。

第二节　细菌性肺炎

一、肺炎球菌肺炎

(一)定义

肺炎球菌肺炎是由肺炎链球菌感染引起的急性肺部炎症，为社区获得性肺炎中最常见的细菌性肺炎。起病急骤，临床以高热、寒战、咳嗽、血痰及胸痛为特征，病理为肺叶或肺段的急性表现。近来因抗生素的广泛应用，典型临床和病理表现已不多见。

(二)病因

致病菌为肺炎球菌，革兰氏阳性，有荚膜，复合多聚糖荚膜共有86种血清型。成人致病菌多为1型、5型。为口咽部定植菌，不产生毒素(除Ⅲ型)，主要靠荚膜对组织的侵袭作用而引起组织的炎性反应，通常在机体免疫功能低下时致病。冬、春季因带菌率较高(40%～70%)为本病多发季节，青壮年男性或老幼多见。长期卧床、心力衰竭、昏迷和手术后等易发生肺炎球菌性肺炎。常见诱因有病毒性上呼吸道感染史或受寒、酗酒、疲劳等。

(三)诊断

1.临床表现

因患者年龄、基础疾病及有无并发症，就诊是否使用过抗生素等影响因素，临床表现差别较大。

(1)起病：多急骤，短时寒战继之出现高热，呈稽留热型，肌肉酸痛及全身不适，部分患者体温低于正常。

(2)呼吸道症状：起病数小时即可出现，初起为干咳，继之咳嗽，咳黏性痰，典型者痰呈铁锈

82

色,累及胸膜可有针刺样胸痛,下叶肺炎累及膈胸膜时疼痛可放射至上腹部。

(3)其他系统症状:食欲缺乏、恶心、呕吐以及急腹症消化道状。老年人精神萎靡、头痛,意识蒙眬眬等。部分严重感染的患者可发生周围循环衰竭,甚至早期出现休克。

(4)体检:急性病容,呼吸急促,体温达 39～40℃,口唇单纯疱疹,可有发绀及巩膜黄染,肺部听诊为实变体征或可听到啰音,累及胸膜时可有胸膜摩擦音甚至胸腔积液体征。

(5)合并症及肺外感染表现:①脓胸(5%～10%):治疗过程中又出现体温升高、白细胞增高时,要警惕并发脓胸和肺脓肿的可能。②脑膜炎:可出现神经症状或神志改变。③心肌炎或心内膜炎:心率快,出现各种心律失常或心脏杂音,脾大,心衰。

(6)败血症或毒血症(15%～75%):可出现皮肤、黏膜出血点,巩膜黄染。

(7)感染性休克:表现为周围循环衰竭,如血压降低、四肢厥冷、心动过速等,个别患者起病既表现为休克而呼吸道症状并不明显。

(8)麻痹性肠梗阻。

(9)罕见 DIC、ARDS。

2.实验室检查

(1)血常规:白细胞(10～30)×10⁹/L,中型粒细胞增多 80% 以上,分类核左移并可见中毒颗粒。酒精中毒、免疫力低下及年老体弱者白细胞总数可正常或减少,提示预后较差。

(2)病原体检查:①痰涂片及荚膜染色镜检,可见革兰染色阳性双球菌,2～3 次痰检为同一细菌有异议。②痰培养加药敏可助确定菌属并指导有效抗生素的使用,干咳无痰者可做高渗盐水雾化吸入导痰。③血培养致病菌阳性者可做药敏试验。④脓胸者应做胸腔积液菌培养。⑤对重症或疑难病例,有条件时可采用下呼吸道直接采样法做病原学诊断。如:防污染毛刷采样(PSB)、防污染支气管－肺泡灌洗(PBAL)、经胸壁穿刺肺吸引(LA)、环甲膜穿刺经气管引(TTA)。

3.胸部 X 线

(1)早期病变肺段纹理增粗、稍模糊。

(2)典型表现为大叶性、肺段或亚肺段分布的浸润、实变阴影,可见支气管气道征及肋膈角变钝。

(3)病变吸收较快时可出现浓淡不均假空洞征。

(4)吸收较慢时可出现机化性肺炎。

(5)老年人、婴儿多表现为支气管肺炎。

(四)鉴别诊断

1.干酪样肺炎

常有结核中毒症状,胸部 X 线表现肺实变、消散慢,病灶多在肺尖或锁骨下、下叶后段或下叶背段,新旧不一、有钙化点、易形成空洞并肺内播散。痰抗酸菌染色可发现结核菌,PPD 试验常呈阳性,青霉素 G 治疗无效。

2.其他病原体所致肺炎

①多为院内感染,金黄色葡萄球菌肺炎和克雷白杆菌肺炎的病情通常较重。②多有基础疾患。③痰或血的细菌培养阳性可鉴别。

3.急性肺脓肿

早期临床症状相似,病情进展可出现可大量脓臭痰,查痰菌多为金黄色葡萄球菌、克雷白杆菌、革兰氏阴性杆菌、厌氧菌等。胸部 X 线可见空洞及液平。

4.肺癌伴阻塞性肺炎

常有长期吸烟史、刺激性干咳和痰中带血史,无明显急性感染中毒症状;痰脱落细胞可阳性;症状反复出现;可发现肺肿块、肺不张或肿大的肺门淋巴结;胸部 CT 及支气管镜检查可帮助鉴别。

5.其他

ARDS、肺梗死、放射性肺炎和胸膜炎等。

(五)治疗

1.抗菌药物治疗

首先应给予经验性抗生素治疗,然后根据细菌培养结果进行调整。经治疗不好转者,应再次复查病原学及药物敏感试验进一步调整治疗方案。

(1)轻症患者:①首选青霉素:青霉素 G 每天 240 万 U,分 3 次肌内注射。或普鲁卡因青霉素每天120 万 U,分 2 次肌内注射,疗程 5~7 天。②青霉素过敏者:可选用大环内酯类如:红霉素每天 2 g,分4 次口服,或红霉素每天 1.5 g 分次静脉滴注;或罗红霉素每天 0.3 g,分 2 次口服或林可霉素每天 2 g,肌内注射或静脉滴注;或克林霉素每天 0.6~1.8 g,分 2 次肌内注射,或克林霉素每天 1.8~2.4 g 分次静脉滴注。

(2)较重症患者:青霉素 G 每天 120 万 U,分 2 次肌内注射,加用丁胺卡那每天 0.4 g 分次肌内注射;或红霉素每天1.0~2.0 g,分 2~3 次静脉滴注;或克林霉素每天 0.6~1.8 g,分 3~4次静脉滴注;或头孢噻吩钠(先锋霉素 I)每天 2~4 g,分 3 次静脉注射。

疗程 2 周或体温下降 3 天后改口服。老人、有基础疾患者可适当延长。8%~15%青霉素过敏者对头孢菌素类有交叉过敏应慎用。如为青霉素速发性变态反应则禁用头孢菌素。如青霉素皮试阳性而头孢菌素皮试阴性者可用。

(3)重症或有并发症患者(如胸膜炎):青霉素 G 每天 1000 万 U~3000 万 U,分 4 次静脉滴注;头孢唑啉钠(先锋霉素 V),每天2~4 g 2 次静脉滴注。

(4)极重症者如并发脑膜炎:头孢曲松每天 1~2 g 分次静脉滴注;碳青霉烯类如亚胺培南—西司他丁(泰能)每天 2 g,分次静脉滴注;或万古霉素每天 1~2 g,分次静脉滴注并加用第三代头孢菌素;或亚胺培南加第三代头孢菌素。

(5)耐青霉素肺炎链球菌感染者:近来,耐青霉素肺炎链球菌感染不断增多,通常 MIC≥0.1~1.0 mg/L为中度耐药,MIC≥2.0 mg/L 为高度耐药。临床上可选用以下抗生素:

克林霉素每天 0.6~1.8 g 分次静脉滴注;或万古霉素每天 1~2 g 分次静脉滴注;或头孢曲松每天1~2 g分次静脉滴注;或头孢噻肟每天 2~6 g 分次静脉滴注;或氨苄西林/舒巴坦、替卡西林/棒酸、阿莫西林/棒酸。

2.支持疗法

包括卧床休息、维持液体和电解质平衡等。应根据病情及检查结果决定补液种类。给予足够热量以及蛋白和维生素。

3.对症治疗

胸痛者止痛;刺激性咳嗽可给予可待因,止咳祛痰可用氯化铵或棕色合剂,痰多者禁用止咳剂;发热物理降温,不用解热药;呼吸困难者鼻导管吸氧。烦躁、谵妄者服用安定 5 mg 或水合氯醛 1～1.5 g 灌肠,慎用巴比妥类。鼓肠者给予缸管排气,胃扩张给予胃肠减压。

4.并发症的处理

(1)呼吸衰竭:机械通气、支持治疗(面罩、气管插管、气管切开)。

(2)脓胸:穿刺抽液必要时肋间引流。

5.感染性休克的治疗

(1)补充血容量:低分子右旋糖酐和平衡盐液静点,以维持收缩压 12.0～13.3 kPa(90～100 mmHg)。脉压大于 4.0 kPa(30 mmHg),尿量大于 30mL/h,中心静脉压 0.58～0.98 kPa(4.4～7.4 mmHg)。

(2)血管活性药物的应用:输液中加入血管活性药物以维持收缩压 12.0～13.3 kPa(90～100 mmHg)以上。为升高血压的同时保证和调节组织血流灌注,近年来主张血管活性药物为主,配合收缩性药物,常用的有多巴胺、间羟胺、去甲肾上腺素和山莨菪碱等。

(3)控制感染:及时、有效地控制感染是治疗中的关键。要及时选择足量、有效的抗生素静脉并联合给药。

(4)糖皮质激素的应用:病情或中毒症状重及上述治疗血压不恢复者,在使用足量抗生素的基础上可给予氢化可的松 100～200 mg 或地塞米松 5～10 mg 静脉滴注,病情好转立即停药。

(5)纠正水、电解质和酸碱平衡紊乱:严密监测血压、心率、中心静脉压、血气、水、电解质变化,及时纠正。

(6)纠正心力衰竭:严密监测血压、心率、中心静脉压、意识及末梢循环状态,及时给予利尿及强心药物,并改善冠状动脉供血。

二、葡萄球菌肺炎

葡萄球菌肺炎是由葡萄球菌引起的急性肺部化脓性炎症。常发生于老年人等免疫功能缺陷者及有基础疾病者,病情较重,若治疗不及时或治疗不当,病死率较高。

(一)病因和发病机制

葡萄球菌为革兰阳性球菌,可以分为金黄色葡萄球菌(简称金葡菌)和表皮葡萄球菌两类。前者为致病菌,可引起全身多发性化脓性病变。葡萄球菌肺炎多发生于免疫功能原已受损的患者,如糖尿病、血液病、艾滋病、肝病、营养不良以及原已有慢性支气管－肺病的患者。皮肤感染灶(疖、痈等)中的葡萄球菌可经血液循环到达肺部,引起肺炎。葡萄球菌释放的凝固酶可使细菌周围产生纤维蛋白,保护细菌不被吞噬,其释放的毒素均有溶血、坏死、杀白细胞及血管痉挛等作用。肺内多处浸润、化脓和组织破坏,形成单个或多发性肺脓肿。炎症吸收时,空气经引流支气管进入脓腔,形成气囊肿。

(二)临床表现

起病多急骤,战栗、高热、胸痛、咳痰(痰量大、呈脓性、带血丝或呈粉红色乳状)。毒血症状显著,可全身衰竭或周围循环衰竭。院内感染患者起病稍缓慢,但亦有高热及脓痰等。老年人可不发热或低热,肺炎症状可不典型。

早期体征不明显,与严重的毒血症状和呼吸道症状不相称。有大片支气管肺炎或肺脓肿形成后,可闻及湿性啰音,很少有肺实变体征,常有胸腔积液体征。

(三)实验室和其他检查

血白细胞计数常在$(15\sim25)\times10^9/L$,可高达$50\times10^9/L$,中性粒细胞比例增加,核左移,有中毒颗粒。痰液和血培养有凝固酶阳性的金黄色葡萄球菌。X线片显示肺段或肺叶实变,或小叶样浸润,其中有单个或多个液气囊肿。

(四)诊断

根据全身毒血症症状、咳嗽、脓血痰、白细胞计数增多、中性粒细胞核左移,X线检查表现片状阴影伴有空洞及液平等,可做出初步诊断。细菌学检查是确诊的依据,可行痰、胸腔积液、血和肺穿刺物培养。

(五)治疗

一般治疗同肺炎球菌肺炎,强调及早清除、引流原发病灶,同时选用敏感抗菌药物。首选耐酶的β内酰胺类抗生素,如苯唑西林、氯唑西林、奈夫西林等;也可应用第2、第3代头孢菌素如头孢唑啉、头孢呋辛钠等;对甲氧西林耐药的菌株可用万古霉素、替考拉宁、利福平、喹诺酮类及磺胺类等药物。临床选择抗菌药物时应参考细菌培养的药物敏感试验。

(六)预后

多数患者经早期诊断、有效治疗预后好,但病情严重者、老年人、患有慢性疾病及出现严重并发症者预后差。

三、克雷白杆菌肺炎

(一)概述

肺炎克雷白杆菌肺炎(旧称肺炎杆菌肺炎),是最早被认识的G^-杆菌肺炎,并且仍居当今社区获得性G^-杆菌肺炎的首位,医院获得性G^-杆菌肺炎的第二或第三位。肺炎克雷白杆菌是克雷白菌属最常见菌种,约占临床分离株的95%。肺炎克雷白杆菌又分肺炎、臭鼻和鼻硬结三个亚种,其中又以肺炎克雷白杆菌肺炎亚种最常见。根据荚膜抗原成分的不同,肺炎克雷白杆菌分78个血清型,引起肺炎者以1~6型为多。由于抗生素的广泛应用,20世纪80年代以来肺炎克雷白杆菌耐药率明显增加,特别是它产生超广谱β-内酰胺酶(ESBLs),能水解所有第三代头孢菌素和单酰胺类抗生素。目前不少报道肺炎克雷白杆菌中产ESBLs比率高达30%~40%,并可引起医院感染暴发流行,正受到密切关注。该病好发于原有慢性肺部疾病、糖尿病、手术后和酒精中毒者,以中老年为多见。

(二)诊断

1.临床表现

多数患者起病突然,部分患者可有上呼吸道感染的前驱症状。主要症状为寒战、高热、咳嗽、咳痰、胸痛、呼吸困难和全身衰弱。痰色如砖红色,被认为是该病的特征性表现,可惜临床上甚为少见;有的患者咳痰呈铁锈色,或痰带血丝,或伴明显咯血。体检患者呈急性病容,常有呼吸困难和发绀,严重者有全身衰竭、休克和黄疸。肺叶实变期可发生相应实变体征,并常闻及湿啰音。

2.辅助检查

（1）一般实验室检查：周围血白细胞总数和中性粒细胞比例增加，核型左移。若白细胞不高或反见减少，提示预后不良。

（2）细菌学检查：经筛选的合格痰标本（鳞状上皮细胞＜10 个/低倍视野或白细胞＞25 个/低倍视野），或下呼吸道防污染标本培养分离到肺炎克雷白杆菌，且达到规定浓度（痰培养菌量≥10^6 cfu/mL、防污染样本毛刷标本菌是≥10^3 cfu/mL），可以确诊。据报道 20％～60％的病例血培养阳性，更具有诊断价值。

（3）影像学检查：X 线征象，包括大叶实变、小叶浸润和脓肿形成。右上叶实变时重而黏稠的炎性渗出物，使叶间裂呈弧形下坠是肺炎克雷白肺炎具有诊断价值的征象，但是并不常见。在慢性肺部疾病和免疫功能受损患者，患该病时大多表现为支气管肺炎。

（三）鉴别诊断

该病应与各类肺炎包括肺结核相鉴别，主要依据病原体检查，并结合临床做出判别。

（四）治疗

1.一般治疗

与其他细菌性肺炎治疗相同。

2.抗菌治疗

轻、中症患者最初经验性抗菌治疗，应选用 β-内酰胺类联合氨基糖苷类抗生素，然后根据药敏试验结果进行调整。若属产 ESBL 菌株，或既往常应用第三代头孢菌素治疗、或在 ESBL 流行率高的病区（包括 ICU）、或临床重症患者最初经验性治疗应选择碳青霉烯类抗生素（亚胺培南或美罗培南），因为目前仅有该类抗生素对 ESBLs 保持高度稳定，没有耐药。哌拉西林/三唑巴坦、头孢吡肟对部分 ESBLs 菌株体外有效，还有待积累更多经验。

四、流感嗜血杆菌肺炎

过去认为流感嗜血杆菌（流感杆菌）为儿童易感细菌，近年来发现成人发生流感嗜血杆菌肺炎也逐渐增多，成为院外获得性肺炎的重要致病菌，可能与介入性诊断与细菌学技术提高有关。伴菌血症者病死率高达 57％。它不仅可使慢性患者致病，也可引起健康成年人的肺炎。5 岁以下儿童的口咽部菌落可高达 90％。

（一）病因与发病机制

流感杆菌是婴幼儿和儿童急性化脓性感染及儿童和成人肺部感染的病原菌，为革兰阴性杆菌，可分为荚膜型和非荚膜型两类。

荚膜成分为多糖类，有型特异性，分为 6 型，其中以 b 型对人类致病力最强，为一磷酸核糖多糖体多糖抗原，它与某些型别的肺炎球菌、大肠杆菌及革兰阳性菌的细胞壁有共同抗原，血清学相互有交叉反应。非荚膜型也有一定致病毒力。流感杆菌产生内毒素（有纤毛制动作用）在致病过程中起重要作用。侵袭性感染中均是有荚膜的细菌 b 型流感杆菌，能够选择性黏附于呼吸道上皮细胞，避免局部的黏液纤毛清除作用，从而保证细菌的定植与增殖。

（二）临床表现

流感杆菌肺炎仍以儿童多见，主要由 b 型所致大叶实变为主，少数为支气管肺炎，75％的可能出现胸腔积液，肺脓肿少见。成人肺炎多见于原有肺部基础疾病、免疫功能低下者或病毒感染后,但健康成人发病也可占 12%～30%。除一般肺炎症状外,X 线表现无特异性,往往呈支气管肺炎伴少量胸腔积液,两下叶易犯,也有多叶受累。成人菌血症性肺炎在未用特效治疗时死亡率可达 57%。有时也表现为球形肺炎,应与肿瘤区别。伴有急性呼吸窘迫综合征者肺部可出现弥散性间质浸润。

(三)诊断

由于上呼吸道流感杆菌定植率可达 42%,单纯痰液培养结果应结合其他现象进行评价。标本取自经气管抽吸或纤维支气管镜双套管防污染标本毛刷刷取。胸液或血培养可以确认。流感杆菌培养需特殊条件培养基如巧克力琼脂培养基,应含有 X 因子及 V 因子。目前认为该菌有或无荚膜均具致病毒力,甚至发生菌血症。

(四)治疗

20 世纪 80 年代以来,发现流感杆菌部分菌株产生 β-内酰胺酶。有文献报道其产酶率达到 50%,因此对氨苄西林耐药现象日趋普遍,目前已不主张将氨苄西林作为一线经验用药,主张用第 2 代或第 3 代头孢菌素治疗较为适当。如能早期诊断和治疗,本病预后较好。

五、铜绿假单胞菌肺炎

铜绿假单胞菌肺炎是由条件致病菌铜绿假单胞菌引起的肺部炎症,是医院获得性肺炎最常见的致病菌之一。近年来其发病率有上升趋势,常见于机体免疫功能低下或有慢性呼吸道疾病病史的患者。铜绿假单胞菌极易产生获得性耐药,不易被呼吸道防御机制杀灭,所以铜绿假单胞菌肺炎的治疗仍很困难,死亡率高,预后不良。

(一)病因与发病机制

铜绿假单胞菌属,在琼脂平板上能产生蓝绿色绿脓素。本菌为无荚膜、无芽孢、能运动的革兰氏阴性菌,为专性需氧菌,本菌生长对营养要求不高,对外界环境抵抗力较强,在潮湿处能长期生存,对紫外线不敏感,加热 55 ℃1 小时才被杀灭。铜绿假单胞菌为条件致病菌,原发性铜绿假单胞菌肺炎少见,常继发于宿主免疫功能受损后如粒细胞缺乏、低蛋白血症、肿瘤、应用激素或抗生素等的患者,尤其易发于原有肺部慢性病变基础上,如慢性支气管炎、支气管扩张、肺间质纤维化、气管切开、应用人工呼吸机或雾化器后。

(二)临床表现

(1)多见于老年人,有免疫功能障碍者。

(2)偶尔可见院外感染,几乎都发生在有较严重的基础疾病的院内感染患者。

(3)起病急缓不一,可有寒战、中等度发热或高热,晨起比下午明显。

(4)相对缓脉、嗜睡、神志模糊。

(5)咳嗽、咳大量黄脓痰,典型者咳翠绿色脓性痰。

(6)重症易出现呼吸衰竭、周围循环衰竭,并在较短时间内死亡。

(7)体检肺部有弥漫细湿啰音及喘鸣音。

(三)实验室检查

1.血常规

外周血白细胞计数轻度增高,中性粒细胞增高不明显,可有核左移或胞浆内出现中毒颗粒。

2.细菌学检查

痰涂片可见成对或短链状排列的革兰氏阴性杆菌,痰或血液细菌培养对于诊断及治疗具有重要意义。

3.X线检查

多为弥漫性双侧支气管肺炎。病变呈结节状浸润,后期融合成直径 2 cm 或更大的模糊片状实变阴影,有多发性小脓肿,下叶多见。部分患者可有胸腔积液征象。

(四)诊断

(1)原有肺部疾病,长期使用抗生素、激素、抗癌药物以及免疫功能低下,或有应用呼吸机、雾化器治疗的病史。

(2)寒战、高热等明显中毒症状,伴相对缓脉、咳嗽,咳大量黄脓痰,肺部可闻及湿性啰音。

(3)白细胞计数轻度增高,中性粒细胞增高不明显。

(4)X线显示双侧多发性散在斑片影或结节影,可迅速融合并扩展为较大片状模糊阴影。

(5)痰培养连续 3 次铜绿假单胞菌阳性或细菌计数$>10\times10^9/L$ 可助诊断。

(五)治疗

1.一般治疗

加强营养和治疗基础疾病对本病十分重要。必要时酌情给予新鲜血浆或清蛋白,以提高人体的免疫功能。

2.抗菌药物治疗

早期选用敏感的抗菌药物是治疗本病成败的关键,常用的药物有以下几类。

(1)β-内酰胺类:对抗铜绿假单胞菌活性较高的有:头孢他啶(复达欣)2 g,每天 2 次静脉滴注;哌拉西林 4 g,每天 2 次静脉滴注;亚胺培南(泰能)0.5 g,每 8 小时 1 次静脉滴注;头孢哌酮(先锋必)2 g,每天2 次静脉滴注。

(2)氨基糖苷类:氨基糖苷类抗生素,如阿米卡星 0.4 g,每天 1 次静脉滴注,或妥布霉素按体重一次1~1.7 mg/kg,每 8 小时 1 次静脉滴注,特别是与β-内酰胺类抗生素联合对铜绿假单胞菌有较好疗效。但此类抗生素具有肾毒性及耳毒性,而铜绿假单胞菌肺炎又多见于老年人或有严重基础疾病患者,因而在很大程度上限制了它们的使用。

(3)氟喹诺酮类:氟喹诺酮类中环丙沙星 0.2 g,每天 2 次静脉滴注,左氧氟沙星 0.2 g,每天 2 次静脉滴注,对铜绿假单胞菌有一定抗菌活性。

(六)预防

应加强院内消毒隔离,特别是要注意人工呼吸器械、雾化及湿化装置、吸痰器、给氧面罩及导管的定期消毒,昏迷患者应注意口腔护理,减少和防止分泌物吸入。还应注意合理使用广谱抗生素,严格掌握皮质激素及免疫抑制剂的应用指征。

六、军团菌肺炎

(一)定义

军团菌病是由革兰染色阴性的嗜肺军团杆菌引起的一种以肺炎为主的全身感染性疾病。军团菌肺炎占社区获得性肺炎病因的前四位。

（二）病因

军团菌菌株有 34 种、59 种血清型,其中嗜肺军团菌是引起军团菌肺炎最重要的一种。主要存在于水和土壤中,可经供水系统、空调或雾化吸入进入呼吸道引起感染。易感人群包括:年老体弱,慢性心、肺、肾病,糖尿病,恶性肿瘤,血液病,艾滋病或接受免疫抑制剂治疗者。吸烟、原有慢性肺部疾病和免疫低下者(尤其是使用糖皮质激素)是产生军团菌肺炎的三大危险因素。

（三）诊断

1.流行病学史

夏秋季为流行高峰季节。大容量储水器、温水游泳池、淋浴喷头、冷却水塔(空调系统)、超声湿化器,如处理不当或不常使用时为军团菌生长、繁殖提供一个理想场所。

2.症状

潜伏期 2～10 天。临床表现差异很大,从无明显症状至多器官受累,与其他细菌混合感染,形成"难治性肺炎"。典型患者常为亚急性起病。半数以上患者有疲乏、无力、肌痛、寒战、高热、常伴干咳、胸痛,部分患者有咯血、恶心、呕吐或腹泻。随着肺部病变进展。重者可发生呼吸困难。

3.体征

查体可见呼吸加快,相对性缓脉。肺部听诊可闻及湿啰音,部分可闻及哮鸣音;随着疾病的进展出现肺部实变体征;1/3 的患者有少量胸腔积液。严重患者有明显呼吸困难和发绀。

4.肺外表现

军团菌病常常有明显的肺外症状。早期出现的消化道症状,约半数有腹痛、呕吐、腹泻,多为水样便、无脓血便。神经症状亦较常见,如焦虑、神志迟钝、谵妄。患者可有肌痛及关节疼痛。部分患者有心包炎、心肌炎和心内膜炎。偶可合并急性肾衰竭,休克和 DIC。

（四）实验室检查

（1）白细胞增多、血沉增快、低钠血症常见;部分重症患者有肝功能和肾功能损害的表现,出现蛋白尿、白细胞尿或转氨酶异常。

（2）胸部 X 线表现无特异性,常有斑片状、结节状及网状阴影,胸腔积液,空洞甚至肺脓肿。有的患者发病后 3 天才出现 X 线胸部浸润影。胸部病灶吸收缓慢,可达 1～2 个月,有时临床治疗有效的情况下,胸部 X 线仍然进展。

（3）血清抗体测定:双份血清测定,急性期与恢复期血清抗体滴度呈 4 倍或以上增高,或间接荧光抗体(IFA)≥1:128,或试管凝集试验抗体(TAT)≥1:160,或微量凝集试验抗体≥1:64 可作为军团菌病诊断依据。

（4）单份血清测定(即间接荧光抗体试验或试管凝集试验效价仅一次增高),血清滴度IFA＞1:256,TAT＞1:320 提示可能有过军团菌感染,可考虑为可疑军团菌肺炎。

（五）鉴别诊断

（1）肺炎支原体肺炎:儿童及青年人居多,冷凝集试验阳性。血清支原体 IgM 抗体阳性。

（2）肺炎球菌肺炎:冬季与初春季发病,不引起原发组织坏死或形成空洞,早期抗生素治疗效果好。

（3）肺部真菌感染:特有生态史如潮湿发霉环境。广泛使用抗生素、糖皮质激素、细胞毒药物,痰,咽拭子、胸液涂片发现真菌菌丝或孢子,培养有真菌生长。

(4)病毒性肺炎:冬季多见,前驱症状如上呼吸道感染、皮疹。白细胞降低多见,特定病毒抗体有助诊断,抗生素治疗无效。

(六)治疗

1.红霉素

1~2 g/d,至少应用 3 周。中或重度患者在开始治疗时应静脉给药,症状好转后改用口服。最常见的不良反应是胃肠道反应,另外静脉炎、可逆性耳聋、Q-T 间期延长。

2.新型大环内酯类药物

包括阿奇霉素、克拉霉素及交沙霉素,其抗菌作用均强于红霉素。除阿奇霉素外,疗程为 2~3 周。阿奇霉素对军团菌有杀灭或不可逆作用。首日口服 500 mg,然后 250 mg/d,再口服 4 天。克拉霉素口服 250 mg/d,每 12 小时 1 次,螺旋霉素与红霉素的抗菌作用类似,可用于红霉素治疗失败者。

3.利福平

对军团菌有抑制作用,但易产生耐药性,宜与红霉素、环丙沙星联合应用,常在治疗最初 3~5 天应用,600 mg/d。

4.甲基苄胺磺胺(TMP-SMZ)

与红霉素合用治疗免疫抑制的患者,TMP 5 mg/kg,每 8 小时 1 次,复方新诺明可试用。

5.多西环素

用于红霉素治疗失败者,首日 200 mg,每 12 小时 1 次。然后 200 mg,每天 1 次,或 100 mg,每 12 小时 1 次。

6.氟喹诺酮类药物

氟喹诺酮类药物是杀菌剂,作用强于红霉素,病情严重时为首选药物,口服或静脉应用氧氟沙星 400 mg,每 12 小时 1 次。环丙沙星静脉 400 mg,每 12 小时 1 次。也可选用左氧氟沙星,疗程均为 2~3 周。

7.其他

止咳、化痰等对症治疗。

第三节　胃食管反流病

胃食管反流病(gastroesophageal reflux disease,GERD)是指胃内容物反流入食管,引起不适症状和(或)并发症的一种疾病。如酸(碱)反流导致的食管黏膜破损称为反流性食管炎(reflux esophagitis,RE)。常见症状有胸骨后疼痛或烧灼感、反酸、胃灼热、恶心、呕吐、咽下困难,甚至吐血等。

本病经常和慢性胃炎、消化性溃疡或食管裂孔疝等病并存,但也可单独存在。广义上讲,凡能引起胃食管反流的情况,如进行性系统性硬化症、妊娠呕吐,以及任何原因引起的呕吐,或长期放置胃管、三腔管等,均可导致胃食管反流,引起继发性反流性食管炎。长期反复不愈的食管炎可致食管瘢痕形成、食管狭窄或裂孔疝、慢性局限性穿透性溃疡,甚至发生癌变。

2006 年中国胃食管反流病共识意见中提出 GERD 可分为非糜烂性反流病(non-erosive reflux disease,NERD)、糜烂性食管炎(erosive esophagitis,EE)和 Barrett 食管(Barrett's esophagus,BE)三种类型,也可称为 GERD 相关疾病。有人认为 GERD 的三种类型相对独立,相互之间不转化或很少转化,但有些学者则认为这三者之间可能有一定相关性。

NERD 系指存在反流相关的不适症状,但内镜下未见 BE 和食管黏膜破损。EE 系指内镜下可见食管远端黏膜破损。BE 系指食管远端的鳞状上皮被柱状上皮所取代。在 GERD 的三种疾病形式中,NERD 最为常见,EE 可合并食管狭窄、溃疡和消化道出血,BE 有可能发展为食管腺癌。这三种疾病形式之间相互关联和进展的关系需作进一步研究。

蒙特利尔共识意见对 GERD 进行了分类,将 GERD 的表现分为食管综合征和食管外综合征,食管外综合征再分为明确相关和可能相关。食管综合征包括:①症状综合征:典型反流综合征,反流性胸痛综合征;②伴食管破损的综合征:反流性食管炎,反流性食管狭窄,Barrett 食管,食管腺癌。食管外综合征包括:①明确相关的:反流性咳嗽综合征,反流性喉炎综合征,反流性哮喘综合征,反流性牙侵蚀综合征;②可能相关的:咽炎,鼻窦炎,特发性肺纤维化,复发性中耳炎。广泛使用 GERD 蒙特利尔定义中公认的名词将会使 GERD 的研究更加全球化。

一、病因病机

胃食管反流病属于中医"吞酸""呕吐""噎膈"等病范畴,中医认为胃食管反流病病位在食管,与胃、脾、肝关系密切。食管是胃腑受纳饮食之关,胃腑是食管吞咽食糜存留之所。两者相互连接,彼此影响,不可分割,共同完成受纳和消化以及气机升降的功能。中医认为脾主升,司运化,胃主降,司受纳,脾气健升,胃气和降,此属生理之常。脾失健运,胃失和降,此属病理之变;肝主疏泄,调畅气机,有助于脾胃运化,若肝气郁滞,克脾犯胃,则脾胃气机升降失常。胃食管反流病的病因有三,一是情志不畅,忧郁恼怒,气郁伤肝,肝失疏泄,横逆犯胃,以致胃气上逆;二是由于肝郁化火,火灼胃阴,胃火上炎,以致胃失润降;三是由于饮食不节,过食辛辣酸性刺激食物,过度吸烟饮酒,损伤脾胃,气机阻滞,胃失和降,因而胃气上逆。不论是哪种病因,均可导致胃气上逆,升降失司,从而产生胃灼热、反酸、呕逆、胸膈痞闷之证候。

脾胃升降功能失常,中焦气机阻滞不畅,是胃食管反流病发病机制的关键。若气机郁结日久,血行不畅,气滞血瘀,则可发生噎膈,正如《证治汇补》所告诫的:"吞酸虽小疾,然可暂不可久,久而不愈,为噎膈、反胃之渐。"

中医概括的这些病因病机,和西医对本病揭示的组织病理学以及动力学的改变亦相吻合。

在正常情况下,食管下端与胃交界线上 3～5 cm 范围内,有一高压带(LES)构成一个压力屏障,能防止胃内容物反流入食管。当食管下端括约肌关闭不全时,或食管黏膜防御功能破坏时,不能防止胃、十二指肠内容物反流到食管,以致胃酸、胃蛋白酶、胆盐和胰酶等损伤食管黏膜,均可促使发生胃食管反流病。其中尤以 LES 功能失调引起的反流性食管炎为主要机制。

二、诊断

(一)临床表现

本病初起,可不出现症状,但有胃食管明显反流者,常出现下列自觉症状。

1.胸骨后烧灼感或疼痛

为最早最常见的症状,表现为在胸骨后感到烧灼样不适,并向胸骨上切迹、肩胛部或颈部放射,在餐后一小时躺卧或增高腹内压时出现,严重者可使患者于夜间醒来,口服抗酸剂后迅速缓解,但一部分长期有反流症状的患者,亦可伴有挤压性疼痛,与体位或进食无关,抗酸剂不能使之缓解,进酸性或热性液体时,则反使疼痛加重。

但胃灼热亦可在食管运动障碍或心、胆囊及胃十二指肠疾病中出现,确诊仍有赖于其他客观检查。

2.胃、食管反流

为酸性或苦味液体反流到口腔,偶尔有食物从胃反流到口内,若严重者夜间出现反酸,可将液体或食物吸入肺内,引起阵发性咳嗽、呼吸困难及非季节性哮喘等。

3.咽下困难

初期多因炎症而有咽下轻度疼痛和阻塞不顺之感觉,进而食管痉挛,多有间歇性咽下梗阻,后期食管狭窄则咽下困难,甚至有进食后不能咽下的间断反吐现象,严重病例可呈间歇性咽下困难,伴有咽下疼痛,此时,不一定有食管狭窄,可能为食管远端的运动功能障碍,继发食管痉挛所致。

慢性患者由于持续的咽下困难,饮食减少,摄取营养不足,体重明显下降。

4.出血

严重的活动性炎症,由于黏膜糜烂出血,可出现大便潜血阳性,或吐出物带血,或引起轻度缺铁性贫血,饮酒后,出血更重。

5.消化道外症状

Delahuntg 综合征即发生慢性咽炎,慢性声带炎和气管炎等综合征。这是由于胃食管的经常性反流,对咽部和声带产生损伤性炎症,引起咽部灼酸苦辣感觉;还可以并发 Zenker 憩室和"唇烧灼"综合征,即发生口腔黏膜糜烂和舌、唇、口腔的烧灼感;反流性食管炎还可导致反复发作的咳嗽、哮喘、夜间呼吸暂停、心绞痛样胸痛。

反流性食管炎出现症状的轻重,与反流量,伴发裂孔疝的大小及内镜所见的组织病变程度均无明显的正相关,而与反流物质和食管黏膜接触时间有密切关系。症状严重者,反流时食管 pH 在 4.0 以下,而且酸清除时间明显延长。

(二)辅助检查

1.上消化道内镜

上消化道内镜检查有助于确定有无反流性食管炎以及有无合并症和并发症,如食管裂孔疝、食管炎性狭窄、食管癌等,结合病理活检有利于明确病变性质。但内镜下的食管炎不一定均有反流所致,还有其他病因(吞服药物、真菌感染、腐蚀剂等需除外)。一般来说,远端食管炎常常由反流引起。

2.钡餐检查

反流性食管炎患者的食管钡餐检查可显示下段食管黏膜皱襞增粗、不光滑,可见浅龛影或伴有狭窄等,食管蠕动可减弱。有时可显示食管裂孔疝,表现为贲门增宽,胃黏膜疝入食管内,尤其在头低位时,钡剂可向食管反流。卧位时如吞咽小剂量的硫酸钡,则显示多数 GERD 患者的食管体部和 LES 排钡延缓。一般来说,此项检查阳性率不高,有时难以判断病变性质。

3.食管 pH 监测

24 小时食管 pH 监测能详细显示酸反流、昼夜酸反流规律、酸反流与症状的关系以及患者对治疗的反应,使治疗个体化。其对 EE 的阳性率>80%,对 NERD 的阳性率为 50%～75%。此项检查虽能显示过多的酸反流,也是迄今为止公认的金标准,但也有假阴性。

4.食管测压

食管测压能显示 LESP 低下,一过性 LES 松弛情况。尤其是松弛后蠕动压低以及食管蠕动收缩波幅低下或消失,这些正是胃食管反流的运动病理基础。在 GERD 的诊断中,食管测压除帮助食管 pH 电极定位、术前评估食管功能和预测手术外,还能预测抗反流治疗的疗效和是否需长期维持治疗。

5.食管胆汁反流监测

其方法是将光纤导管的探头放置 LES 上缘之上 5 cm 处,以分光光度法监测食管反流物内的胆红素含量,并将结果输回光电子系统。胆汁是十二指肠内容物的重要成分。其中含有的胆红素是胆汁中的主要的色素成分,在 453 nm 处有特殊的吸收高峰,可间接表明食管暴露于十二指肠内容物的情况。此项检查虽能间接反映十二指肠胃食管的反流情况,但有其局限性,一是胆红素不是唯一的有害物质,另外反流物中的黏液、食物颗粒、血红蛋白等的影响可出现假阳性的结果。

6.其他

对食管黏膜超微结构的研究可了解反流存在的病理生理学基础;无线食管 pH 测定可提供更长时间的酸反流检测;腔内阻抗技术的应用可监测所有反流事件,明确反流物的性质(气体、液体或气体液体混合物),与食管 pH 监测联合应用可明确反流物为酸性或非酸性以及反流物与反流症状的关系。

(三)临床诊断

1.GERD 诊断

(1)临床诊断:①有典型的胃灼热和反流症状,且无幽门梗阻或消化道梗阻的证据,临床上可考虑为 GERD。②有食管外症状,又有反流症状,可考虑是反流相关或可能相关的食管外症状,如反流相关的咳嗽、哮喘。③如仅有食管外症状,但无典型的胃灼热和反流症状,尚不能诊断为 GERD。宜进一步了解食管外症状发生的时间、与进餐和体位的关系以及其他诱因。需注意有无重叠症状(如同时有 GERD 和肠易激综合征或功能性消化不良)、焦虑、抑郁状态、睡眠障碍等。

(2)上消化道内镜检查:对于拟诊患者一般先进行内镜检查,特别是症状发生频繁、程度严重,伴有报警征象、或有肿瘤家族史,或患者很希望内镜检查时。上消化道内镜检查有助于确定有无反流性食管炎及有无合并症和并发症,如食管裂孔疝、食管炎性狭窄以及食管癌等;有助于 NERD 的诊断;先行内镜检查比先行诊断性治疗,能够有效地缩短诊断时间。对食管黏膜破损者,可按 1994 年洛杉矶会议提出的分级标准,将内镜下食管病变严重程度分为 A～D级。A 级:食管黏膜有一个或几个直径<5 mm 的黏膜损伤;B 级:同 A 级外,连续病变黏膜损伤>5 mm;C 级:非环形的超过 2 个皱襞的黏膜融合性损伤(范围<75%食管周径);D 级:广

泛黏膜损伤,病灶融合,损伤范围>75%食管周径或全周性损伤。

(3)诊断性治疗:对拟诊患者或疑有反流相关食管外症状的患者,尤其是上消化道内镜检查阴性时,可采用诊断性治疗。

质子泵抑制剂(PPI)诊断性治疗(PPI 试验)已被证实是行之有效的方法。建议服用标准剂量 PPI 每天 2 次,疗程 1~2 周。服药后如症状明显改善,则支持酸相关 GERD 的诊断;如症状改善不明显,则可能有酸以外的因素参与或不支持诊断。

PPI 试验不仅有助于诊断 GERD,同时还启动了治疗。其本质在于 PPI 阳性与否充分强调了症状与酸之间的关系,是反流相关的检查。PPI 阴性有以下几种可能:①抑酸不充分;②存在酸以外因素诱发的症状;③症状不是反流引起的。

PPI 试验具有方便、可行、无创和敏感性高的优点,缺点是特异性较低。

2.NERD 诊断

(1)临床诊断:NERD 主要依赖症状学特点进行诊断,典型的症状为胃灼热和反流。患者以胃灼热症状为主诉时,如能排除可能引起胃灼热症状的其他疾病,且内镜检查未见食管黏膜破损,可做出 NERD 的诊断。

(2)相关检查:内镜检查对 NERD 的诊断价值在于可排除 EE 或 BE 以及其他上消化道疾病,如溃疡或胃癌。

(3)诊断性治疗:PPI 试验是目前临床诊断 NERD 最为实用的方法。PPI 治疗后,胃灼热等典型反流症状消失或明显缓解提示症状与酸反流相关,如内镜检查无食管黏膜破损的证据,临床可诊断为 NERD。

3.BE 诊断

(1)临床诊断:BE 本身通常不引起症状,临床主要表现为 GERD 的症状,如胃灼热、反流、胸骨后疼痛、吞咽困难等。但约 25%的患者无 GERD 症状,因此在筛选 BE 时不应仅局限于有反流相关症状的人群,行常规胃镜检查时,对无反流症状的患者也应注意有无 BE 存在。

(2)内镜诊断:BE 的诊断主要根据内镜检查和食管黏膜活检结果。如内镜检查发现食管远端有明显的柱状上皮化生并得到病理学检查证实时,即可诊断为 BE。按内镜下表现分为:①全周型:红色黏膜向食管延伸,累及全周,与胃黏膜无明显界限,游离缘距 LES 在 3 cm 以上;②岛型:齿状线 1 cm 以上出现斑片状红色黏膜;③舌型:与齿状线相连,伸向食管呈火舌状;按柱状上皮化生长度分为:①长段 BE:上皮化生累及食管全周,且长度≥3 cm;②短段 BE:柱状上皮化生未累及食管全周,或虽累及全周,但长度<3 cm。

内镜表现:①SCJ 内镜标志:食管鳞状上皮表现为淡粉色光滑上皮,胃柱状上皮表现为橘红色,鳞、柱状上皮交界处构成的齿状 Z 线,即为 SCJ。②EGJ 内镜标志:为管状食管与囊状胃的交界处,其内镜下定位的标志为最小充气状态下胃黏膜皱襞的近侧缘和(或)食管下端纵行栅栏样血管末梢。③明确区分 SCJ 及 EGJ:这对于识别 BE 十分重要,因为在解剖学上 EGJ 与内镜观察到的 SCJ 并不一致,且反流性食管炎黏膜在外观上可与 BE 混淆,所以确诊 BE 需病理活检证实。④BE 内镜下典型表现:EGJ 近端出现橘红色柱状上皮,即 SCJ 与 EGJ 分离。BE 的长度测量应从 EGJ 开始向上至 SCJ。内镜下亚甲蓝染色有助于对灶状肠化生的定位,并能指导活检。

(3)病理学诊断。

活检取材:推荐使用四象限活检法,即常规从 EGJ 开始向上以 2 cm 的间隔分别在 4 个象限取活检;对疑有 BE 癌变者应向上每隔 1 cm 在 4 个象限取活检对有溃疡、糜烂、斑块、小结节狭窄和其他腔内异常者,均应取活检行病理学检查。

组织分型:①贲门腺型:与贲门上皮相似,有胃小凹和黏液腺,但无主细胞和壁细胞。②胃底腺型:与胃底上皮相似,可见主细胞和壁细胞,但 BE 上皮萎缩较明显,腺体较少且短小,此型多分布于 BE 远端近贲门处。③特殊肠化生型:又称Ⅲ型肠化生或不完全小肠化生型,分布于鳞状细胞和柱状细胞交界处,化生的柱状上皮中可见杯状细胞为其特征性改变。

BE 的异型增生:①低度异型增生(low grade dysplasia,LGD):由较多小而圆的腺管组成,腺上皮细胞拉长,细胞核染色质浓染,核呈假复层排列,黏液分泌很少或不分泌,增生的细胞可扩展至黏膜表面。②高度异型增生(high grade dysplasia,HGD):腺管形态不规则,呈分支或折叠状,有些区域失去极性。与 LGD 相比,HGD 细胞核更大、形态不规则且呈簇状排列,核膜增厚,核仁呈明显双嗜性,间质无浸润。

三、鉴别诊断

(一)反流性食管炎与食管裂孔疝

两病可合并存在,在临床上,两者均可出现反流性症状,如胃灼热感、反酸、咽下困难及出血等。也可因腹内压或胃内压增高而加重症状。但反流性食管炎症状仅限于胃食管反流现象。而食管裂孔疝不但影响食管,也侵及附近神经,甚至影响心肺功能,故其反流症状较重,胸骨后可出现明显疼痛,也可出现咽部异物感和阵发性心律不齐。而在诊断上,食管裂孔疝主要依靠 X 线钡餐,而反流性食管炎主要依靠内镜。

(二)食管贲门黏膜撕裂综合征与反流性食管炎

前者最典型的病史是先有干呕或呕吐正常胃内容物一次或多次,随后呕吐新鲜血液,诊断主要靠内镜。由于浅表的撕裂病损,在出血后 48～72 小时内多数已愈合,因此应及时做内镜检查。

(三)食管贲门失弛缓症

这是一种食管的神经肌肉功能障碍性疾病,也可出现如反流性食管炎样的食物反流、吞咽困难及胸骨后疼痛等症状。但本症多见于 20～40 岁的年轻患者,发病常与情绪波动及冷饮有关。X 线钡餐检查,可见鸟嘴状及钡液平面等特征性改变。食管压力测定可观察到食管下端2/3 无蠕动,吞咽时 LES 压力比静止压升高 1.33 kPa,并松弛不完全,必要时可做内镜检查,以排除其他疾病。

(四)弥漫性食管痉挛

也可伴有吞咽困难和胸骨后疼痛,是一种食管下端 2/3 无蠕动而又强烈收缩的疾病,一般不常见,可发生在任何年龄。食管钡餐检查可见"螺旋状食管",即食管收缩时食管外观呈锯齿状。食管测压试验可观察到反复非蠕动性高幅度持久的食管收缩。

(五)食管癌

以进行性咽下困难为典型症状,出现胃灼热和反酸的症状较少,但若由于癌瘤的糜烂及溃疡形成或伴有食管炎症,亦可见到胸骨后烧灼痛,一般进行食管 X 线钡餐检查,或食管镜检查,不难与反流性食管炎做出鉴别。

四、并发症

(一)食管并发症

1.反流性食管炎

反流性食管炎是内镜下可见远段食管黏膜的破损,甚至出现溃疡,是胃食管反流病食管损伤的最常见后果和表现。

2.Barrett 食管

多发生于鳞状上皮与柱状上皮交界处。蒙特利尔定义认为,当内镜疑似食管化生活检发现柱状上皮时,应诊断为 Barrett 食管,并具体说明是否存在肠型化生。

3.食管狭窄和出血

反流性食管狭窄是严重反流性疾病的结果。长期食管炎症由于瘢痕形成而致食管狭窄,表现为吞咽困难,反胃和胸骨后疼痛,狭窄多发生于食管下段。GERD 引起的出血罕见,主要见于食管溃疡者。

4.食管腺癌

蒙特利尔共识意见明确指出食管腺癌是 GERD 的并发症,食管腺癌的危险性与胃灼热的频率和时间成正比,慢性 GERD 症状增加食管腺癌的危险性。长节段 Barrett 食管伴化生是食管腺癌最重要的、明确的危险因素。

(二)食管外并发症

反流性食管炎由于反流的胃液侵袭咽部、声带和气管,引起慢性咽炎、声带炎和气管炎,甚至吸入性肺炎。

五、中医证治枢要

本病病机以肝胃郁热,胃气上逆为主,病灶虽在食管,但中医多从胃、脾、肝等脏腑辨证施治,理气开郁,润燥化痰、泄肝清火、和胃降逆等为常用治法。本病初起,多为肝气犯胃,胃失和降,胃气上逆,应及时理气解郁降逆;若气滞痰阻,痰气胶结,当以开郁化痰;若气郁化火,肝胃郁热,当以泄肝和胃;郁火伤阴,胃阴亏虚,治以滋养胃阴;若痰湿困阻中焦,脾胃阳气受戕,则须温运中焦,调和脾胃。

本病证情虽不外乎虚实两端,治法亦不外越补虚泻实之规,但本病每多实中有虚,虚中有实、虚实交错之病机变化,因此,诸多治法应据证调配组合,处方用药宜审情加减化裁。大凡实证易治,见效较快,虚证及虚实夹杂证,由于病程日久,病情复杂,治疗较难,见效较慢。

六、辨证施治

(一)胃失和降

主症:胸脘灼痛,胃脘痞满,恶心欲吐,常吐涎沫,大便不畅,舌苔薄白,舌质淡红,脉弦。

治法:和胃降逆。

处方:旋覆代赭石汤加减。旋覆花 10g(包煎),代赭石 15g(先煎),党参 15g,法半夏 10g,茯苓 15g,白术 10g,甘草 3g,大枣 4 枚。

阐述:此方为和胃降逆的主方,方中重用旋覆花,代赭石以治胃气上逆,减少反流;党参、白术、茯苓、大枣、甘草等健脾益气;法半夏祛痰降逆,和胃止呕;若反酸明显者加煅瓦楞子、乌贼骨等;若灼热疼痛者加水红花子、赤白芍、黄芩等;若呕吐苦水,食管有烧灼感,可换用黄连温胆汤。

(二)肝胃郁热

主症:胸骨后烧灼感或疼痛,吞酸,呕吐,嗳气,咽干,口苦,舌边红,苔黄,脉弦滑。

治法:泄肝清火,和胃降逆。

处方:左金丸合二陈汤加减。黄连 3g,吴茱萸 1g,乌贼骨 20g,煅瓦楞子 30g,白及 6g,法半夏 10g,陈皮 15g,茯苓 15g,炙甘草 3g。

阐述:方中以黄连、吴茱萸泄肝和胃;乌贼骨、瓦楞子制酸止痛;白及护膜;半夏、陈皮和胃降逆。若胸骨后疼痛加炒白芍、广郁金等;气郁化火伤阴加麦冬;胸闷咽嗌有痰加鹅管石;舌苔厚腻加炒麦芽、炒谷芽。

(三)痰气交阻

主症:吞咽梗阻,胸骨后隐痛,胸膈痞闷、情志不畅时刻稍减轻,口干咽燥,舌质偏红,苔薄腻,脉弦滑。

治法:行气开郁,润燥化痰。

处方:半夏厚朴汤合启膈散加减。法半夏 10g,厚朴 10g,茯苓 15g,苏梗 10g,南沙参 15g,象贝母 10g,紫丹参 10g,郁金 10g,砂仁 3g(后下),陈皮 10g。

阐述:方中法半夏、厚朴、茯苓、陈皮燥湿化痰;丹参、郁金、砂仁、苏梗行气开郁;沙参、象贝母润燥化痰。若津伤便秘加麦冬、玄参;若脾气虚弱加太子参、炒白术。

(四)胃阴不足

主症:胸脘灼痛,干噎呕吐,口燥咽干,似饥而不欲食,进食欠畅,大便干结。舌红少津,无苔,脉细无力。

治法:滋阴养胃。

处方:麦门冬汤加减。麦冬 15g,天冬 10g,石斛 10g,天花粉 12g,玉竹 10g,法半夏 10g,竹茹 6g,生地 15g,玄参 10g,陈皮 6g,郁金 10g,生甘草 3g。

阐述:肝郁气滞,气郁化热,久必耗伤胃阴,虚热内生,这可能正处于反流性食管炎的发作阶段,治疗宜滋阴润燥,生津和胃。方中麦冬、天冬、石斛、花粉、玉竹、生地、玄参生津润燥,和胃养阴;半夏、竹茹降逆止呕;陈皮、郁金理气解郁。如热象明显者加黄连、金银花,另吞六神丸 10 粒,2 次/日;胸骨后疼痛加重者加五灵脂、延胡索等。

(五)脾胃虚寒

主症:胸膈或胃脘隐隐作痛作胀,病延日久,或素有脾胃虚寒,或偶有灼热感,但胃中怕冷,精神疲惫,面色不华,大便稀溏。舌淡苔薄,脉沉缓无力。

治法:温中健脾,和胃降逆。

处方:香砂六君子汤加减。党参 15g,白术 10g,茯苓 15g,陈皮 10g,法半夏 10g,吴茱萸 3g,砂仁 3g(后下),旋覆花 10g(包煎),代赭石 15g(先煎),木香 6g,干姜 6g,炙甘草 3g。

阐述:本病迁延日久,终致气虚阳亏,形成脾胃虚寒之证,治疗宜健脾益气温阳,佐以降逆和胃。若久病肾阳亏损者,可加附子、肉桂;胸憋痰多者,加苏梗 10g、川朴 6g。此方适用于反流性食管炎之久病体虚者。

七、饮食调护

本病患者进食不宜过饱,睡前 3 小时不进食,避免高脂饮食,限制咖啡因、酒精、酸辣食品、巧克力等,以减少反流。食物的做法宜软而烂,多采用煮、炖、熬、蒸等方法烹调,可将食物加工成糊状或肉泥、菜泥、果泥等。

本病初起,可少量服用蜂蜜水,橄榄油或麻油,既保护食管黏膜,又可润肠通便。平时可用薤白 30g、薏米 60g 煮烂熟透,频频喝下。同时可根据中医分型对患者进行饮食辨证调护。①肝胃郁热型:不宜食辛辣、煎炸、油腻的刺激性食物,忌吃热性羊肉、牛肉、姜、葱、酒等食物;②痰气交阻型:可进水梨、百合、白木耳、橘皮等清热化痰、益气健脾之食物,少进食鸡蛋、肥肉、鱼、虾、蟹等荤腥油腻及甜食和冷饮等;③胃阴不足,虚热内生者,可用猪肚 1 个,蒲公英 100g,生地 100g,麦冬 100g,加水煮烂熟,再加少许作料,单吃猪肚,饮汤。若口干、便结明显,可用梨汁、藕汁频饮;④脾胃虚寒者,可用干姜 6g,胡椒 10 粒,山药粉 30g,共研末,每次 6g,每天 2~3 次,用开水冲服。

第四节　慢性胃炎

慢性胃炎(chronic gastritis)是由各种病因引起的胃黏膜慢性炎症。慢性胃炎分为非萎缩性胃炎和萎缩性胃炎两类,按照病变部位分为胃窦胃炎、胃体胃炎和全胃炎。有少部分是特殊类型胃炎,如化学性胃炎、淋巴细胞性胃炎、肉芽肿性胃炎、嗜酸细胞性胃炎、胶原性胃炎、放射性胃炎、感染性(细菌、病毒、霉菌和寄生虫)胃炎和 Ménétrier 病。

本病分属于中医的"痞""痞胀""胃脘痛"等多种病证范畴。

一、病因病机

脾胃禀赋不足,或久病脾胃内伤,或长期饮食不节或不洁,过食生冷,偏食酒茶辛辣,饥饱失宜,或年高体衰者脾胃功能减退,胃的黏膜老化,或药物所伤,均可导致脾胃气虚,运化失司,无力运转气机、水湿,进而导致气滞,痰湿内阻,并由此促进血瘀的形成。气虚日久可致阳虚,阳虚则生寒,湿从寒化则生寒湿,湿邪郁久可化热而成湿热,脾胃气虚,无力消磨谷食,则成食积。

七情刺激,尤其"思则气结""忧思伤脾""怒则伤肝",恼怒忧思使肝气郁结,横犯胃府,均可影响肝的疏泄和胃气升降,导致肝胃气滞或肝胃不和之征。脾胃已虚,肝旺则更受其犯,可导致肝郁脾虚,肝脾不和证。肝郁化火化热,夹湿犯胃,可导致肝胃郁热或中焦脾胃湿热。郁火或湿热伤阴耗津,又易导致阴虚。

体瘦质燥之性,或邪热久病耗阴;或过用苦燥、香燥之品;或偏嗜辛辣炙煿、烟酒过量;或老年人胃的分泌功能减退,阴津亏耗;或肝胃郁火与湿热伤阴耗津,胃失濡润,均可导致胃阴不足证。阴虚则生内热;阴虚润降失司,影响通降功能;或阴虚脉络枯涩,营血不畅。从而导致阴虚内热、阴虚气滞、阴虚血瘀等证。阴虚络热,尚可迫血妄行。津不化气,或气不化津,故有时与气虚并见,甚至阴损及阳,形成气阴两亏或阴阳两虚证。

肝郁气滞日久,或久病胃络瘀阻,或气虚不能行血,或阴虚、营阴不畅,或平素嗜酒,情志久郁,或血证后留瘀为患,均可形成血瘀或气滞血瘀证。

在脾阳虚基础上,可因情志郁结化热,或外邪化热、湿热犯中,或胃酸、胆汁、辛辣、辛热药物等刺激,或痰湿蕴久化热,形成寒中有热,寒热错杂,虚实并见之象。

慢性胃炎初病在胃在肝,久病多在脾;初病在气,久病可入络;初病多实,久病转虚或虚中夹实。

慢性浅表性胃炎多热,多湿热、多气滞;萎缩性胃炎多气虚,多气阴两虚,多虚中夹实。虚实之间,气虚与阴虚、阳虚之间,以及实邪与实邪之间,诸如气、瘀、痰、湿、寒、热、积等,均存在先后、因果或并存的关系,使慢性胃炎在证候表现上呈现出错综复杂状态。

二、诊断

(一)临床表现

由幽门螺杆菌引起的慢性胃炎多数无症状;有症状者表现为非特异性的消化不良,如上腹痛或不适、上腹胀、早饱等,此外,也可出现食欲不振,嗳气,泛酸,恶心等,这些症状的有无及严重程度与慢性胃炎的内镜所见及组织病理学改变并无肯定的相关性。

胃黏膜有糜烂者可伴有上消化道出血;自身免疫性胃炎患者可伴有贫血,在典型恶性贫血时除贫血外还可伴有维生素 B_{12} 缺乏的其他临床表现。

(二)内镜诊断

1.内镜下分类

胃炎内镜诊断的命名很不统一,而且分歧较大。悉尼分类将胃炎的胃镜诊断分为 7 种:充血渗出性、平坦糜烂性、隆起糜烂性、萎缩性、出血性、反流性和皱襞增生性胃炎。国内 2006 年慢性胃炎共识意见将内镜下慢性胃炎分为非萎缩性(浅表性)胃炎和萎缩性胃炎两大基本类型,同时存在平坦糜烂、隆起糜烂、出血、粗大皱襞或胆汁反流等征象,则诊断为非萎缩性胃炎或萎缩性胃炎伴糜烂、胆汁反流等。

(1)萎缩性胃炎:萎缩性胃炎内镜下可见黏膜红白相间,以白为主,黏膜呈颗粒状,黏膜血管显露,色泽灰暗,皱襞细小。内镜下萎缩性胃炎有两种类型,即单纯萎缩性胃炎和萎缩性胃炎伴增生。单纯萎缩性胃炎主要表现为黏膜红白相间,以白为主,皱襞变平甚至消失,血管显露;萎缩性胃炎伴增生主要表现为黏膜呈颗粒或结节状。

(2)非萎缩性胃炎:非萎缩性胃炎内镜下可见红斑(点状、片状和条状)、黏膜粗糙不平、出血点(斑)等基本表现。

(3)特殊类型胃炎:特殊类型胃炎的分类与病因和病理有关,包括化学性胃炎、放射性胃炎、淋巴细胞性胃炎、肉芽肿性胃炎、嗜酸细胞性胃炎以及其他感染性疾病等。

2.病变分布范围描述

内镜下慢性胃炎可分为胃窦炎、胃体炎、全胃炎胃窦为主或全胃炎胃体为主。

3.特殊类型内镜的运用

色素内镜与放大内镜结合,能清楚看到胃小区和胃小凹的结构,对胃黏膜的结构观察得更为精细。据研究报道,慢性胃炎普通内镜检查与组织学诊断的符合率为 38%,而放大内镜则为 82.4%。

(三)病理诊断

1.活检取材

根据病变情况和需要,建议取 2～5 块活检组织。一般胃角部萎缩和肠化较严重,亦是异型增生的好发部位。活检除取胃窦黏膜外,还可取胃角和胃体下部小弯处,有助于估计萎缩和 H.pylori 感染范围。

2.病理诊断报告

病理诊断应包括部位分布特征和组织学变化程度,有病因可循的要报告病因。胃窦和胃体炎症程度相差二级或以上时,加上"为主",如"慢性(活动性)胃炎,胃窦为主"。

3.萎缩性胃炎的诊断标准

只要慢性胃炎的病理活检显示固有腺体萎缩即可诊断为萎缩性胃炎,而不管活检标本的萎缩块数和程度。

4.慢性胃炎

有 5 种组织学变化分级(幽门螺杆菌、活动性、慢性炎症、萎缩和肠化),分成无、轻度、中度和重度四级(0、+、++、+++)。分级方法用下述标准,与新悉尼系统的直观模拟评分法(visual analogue scale)并用,病理检查要报告每块活检标本的组织学变化。

(1)幽门螺杆菌:观察胃黏膜黏液层、表面上皮、小凹上皮和腺管上皮表面的幽门螺杆菌。

无:特殊染色片上未见幽门螺杆菌。

轻度:偶见或小于标本全长 1/3 有少数幽门螺杆菌。

中度:幽门螺杆菌分布超过标本全长 1/3 而未达 2/3 或连续性、薄而稀疏地存在于上皮表面。

重度:幽门螺杆菌成堆存在,基本分布于标本全长。肠化黏膜表面通常无幽门螺杆菌定植,宜在非肠化处寻找。

对炎症明显而 HE 染色切片未见幽门螺杆菌的,要做特殊染色仔细寻找,推荐使用较简便的 Giemsa 染色,也可按各病理室惯用的染色方法。

(2)活动性:慢性炎症背景上有中性粒细胞浸润。

轻度:黏膜固有层有少数中性粒细胞浸润。

中度:中性粒细胞较多存在于黏膜层,可见于表面上皮细胞、小凹上皮细胞或腺管上皮内。

重度:中性粒细胞较密集,或除中度所见外还可见小凹脓肿。

(3)慢性炎症:根据黏膜层慢性炎症细胞的密集程度和浸润深度分级,两可时以前者为主。

正常:单个核细胞每高倍视野不超过 5 个,如数量略超过正常而内镜下无明显异常,病理可诊断为基本正常。

轻度:慢性炎性细胞较少并局限于黏膜浅层,不超过黏膜层的 1/3。

中度:慢性炎性细胞较密集,不超过黏膜层的 2/3。

重度:慢性炎性细胞密集,占据黏膜全层。计算密度程度时要避开淋巴滤泡及其周围的小淋巴细胞区。

(4)萎缩:萎缩指胃固有腺减少。分为两种类型:①化生性萎缩:胃固有腺体被肠化或假幽门化生腺体替代。②非化生性萎缩:胃黏膜层固有腺体被纤维组织或纤维肌性组织替代,或炎性细胞浸润引起固有腺体数量减少。萎缩程度以胃固有腺减少各 1/3 来计算。

轻度：固有腺体数减少不超过原有腺体的 1/3。

中度：固有腺体数减少介于原有腺体的 1/3～2/3。

重度：固有腺体数减少超过 2/3，仅残留少数腺体，甚至完全消失，局限于胃小凹区域的肠化不能算萎缩。

黏膜层出现淋巴滤泡不算萎缩，应观察其周围区域的腺体情况来决定。一切原因引起黏膜损伤的病理过程都可造成腺体数量减少，如取自溃疡边缘的活检，不一定就是萎缩性胃炎。

标本过浅未达黏膜肌层者可参考黏膜层腺体大小和密度以及间质反应情况推断是否萎缩，同时加上取材过浅的评注，提醒临床仅供参考。

（5）肠化：应区分小肠化生和结肠化生。

轻度：肠化区占腺体和表面上皮总面积 1/3 以下。

中度：肠化区占腺体和表面上皮总面积的 1/3～2/3。

重度：肠化区占腺体和表面上皮总面积的 2/3 以上。AB-PAS 染色对不明显肠化的诊断很有帮助。

（6）其他组织学特征：出现不需要分级的组织学变化时需注明，分为非特异性和特异性两类。前者包括淋巴滤泡、小凹上皮增生、胰腺化生和假幽门腺化生等；后者包括肉芽肿、集簇性嗜酸性粒细胞浸润、明显上皮内淋巴细胞浸润和特异性病原体等。假幽门腺化生是泌酸腺萎缩的指标，判断时要核实取材部位。胃角部活检见到黏液分泌腺不宜诊断为假幽门腺化生，只有出现肠化生，才是诊断萎缩的标志。

用 AB-PAS 和 HID-AB 黏液染色能区分肠化亚型，但肠化亚型对预测胃癌发生危险性的价值仍有争议。小肠型和完全型肠化亚型无明显癌前病变意义，大肠型肠化的胃癌发生危险性增高。

异型增生（上皮内瘤变）是重要的胃癌前病变，可分为轻度和重度（或低级别和高级别）两级。

（四）幽门螺杆菌感染

幽门螺杆菌感染后几乎均引起组织学胃炎，长期感染（5～25 年）后；部分患者可发生胃黏膜萎缩和肠化。幽门螺杆菌感染与胃黏膜活动性炎症关系较为密切。幽门螺杆菌的清除有利于胃黏膜炎症减轻。根除幽门螺杆菌可使部分患者的消化不良症状得到长期改善，同时可以防止胃黏膜萎缩和肠化的进一步发展，但是否能逆转尚有待更多研究证实。

幽门螺杆菌相关性慢性胃炎有两种突出的类型：全胃炎胃窦为主和全胃炎胃体为主。前者胃酸分泌增加，十二指肠溃疡发生的危险性增加；后者胃酸分泌常减少，胃溃疡和胃癌发生的危险性增加。

（五）实验室检查

1.胃液分析

非萎缩性胃炎胃酸分泌常正常或增高；萎缩性胃炎病变主要在胃窦时，胃酸可正常或低酸；A 型萎缩性胃炎（由自身免疫机制引起，炎症主要累及胃体部，泌酸腺弥漫性萎缩，而胃窦黏膜正常或轻度炎症）的胃酸分泌显著降低或无酸，血清胃泌素明显增高。内因子分泌减少，血清抗壁细胞抗体和抗内因子抗体常阳性，可发生恶性贫血。B 型萎缩性胃炎是胃窦多灶性炎症，胃酸正常或者轻度降低，血清壁细胞抗体阴性，维生素 B_{12} 吸收试验正常。

2.疑似自身免疫所致的萎缩性胃体炎

应检测血清胃泌素、维生素 B_{12} 水平和相关自身抗体（抗壁细胞抗体和抗内因子抗体）等

（1）血清胃泌素：正常值<100 ng/L。胃窦黏膜萎缩时空腹血清胃泌素正常或降低，胃体黏膜萎缩时中度升高，伴有恶性贫血的胃萎缩患者显著升高，可达 1000 ng/L 或以上，甚至大于 5000 ng/L，与胃泌素瘤相似，但胃萎缩患者有胃酸缺乏，而后者是高胃酸。

（2）血清维生素 B_{12} 浓度和维生素 B_{12} 吸收试验：正常人空腹血清维生素 B_{12} 的浓度为 300～900 ng/L，<200 ng/L 肯定有维生素 B_{12} 缺乏。维生素 B_{12} 吸收试验（Schiling 试验）能检测维生素 B_{12} 吸收情况，维生素 B_{12} 和内因子缺乏所致的吸收障碍有助于恶性贫血的诊断。

（3）自身抗体：A 型萎缩性胃炎的血清 PCA 常呈阳性，血清 IFA 阳性率比 PCA 低，但如胃液中检测出 IFA，则很大程度上支持恶性贫血的诊断。

（4）胃蛋白酶原（pepsinogen，PG）：反映主细胞的数量，可在胃液、血浆和 24 小时尿液中测到胃蛋白酶含量，胃酸和胃蛋白酶原分泌量呈平行关系。胃蛋白酶原有 I 型和 II 型两类，PG I 只在泌酸腺产生，而 PG II 则产生于整个胃黏膜。血清胃泌素（G-17）、血清幽门螺杆菌抗体同时检测，可以推测是否患萎缩性胃炎以及萎缩的部位；PGI 和 G-17 降低提示萎缩性胃炎的部位为胃窦和胃体，幽门螺杆菌抗体阳性和G-17降低表明萎缩性胃炎位于胃窦；如 PG I 降低而 G-17 很高，无论幽门螺杆菌抗体是否阳性，均提示胃体萎缩。

三、鉴别诊断

（一）功能性消化不良

本病具有和慢性胃炎类似的消化不良症状，如上腹部疼痛、饱胀、嗳气、泛酸、恶心等，但无明显消化系统器质性病变，胃镜检查可资鉴别。

（二）消化性溃疡

消化性溃疡的疼痛具有明显的周期性、节律性及反复发作性，与进食有关，而本病以上腹饱胀为主，疼痛不著，且无明显规律，通过胃镜检查能明确诊断。

（三）胃癌

40 岁以上的患者出现消化不良，如上腹饱胀、嗳气、食欲不振等，特别是伴有贫血、消瘦、黑便等要考虑，确诊依靠胃镜检查。

（四）胆囊炎、胆石症

多以上腹部或右上腹疼痛为主，伴有腹胀、嗳气等消化不良症状，一般以进食脂肪餐后出现疼痛，向右后背部放射，莫菲征阳性为特点，确诊依靠 B 超诊断。

四、中医证治枢要

慢性浅表性胃炎以实证居多，萎缩性胃炎以虚证和虚中兼实证为多，这是大体状况。临床尚需根据实际病情，灵活施治。不宜见"炎"消炎。

胃炎多以痞胀为主症，部分患者并有胃痛和其他不适，胀比痛难治。痞胀的产生与情志忧郁多虑与饮食关系较密切，药治以外，要配合心理、饮食调护。痞要分辨实痞、虚痞加以调治。

萎缩性胃炎的逆转不宜过多依赖所谓辨病治疗，活血化瘀和清热解毒作为主要措施，在大

多数情况下是不适宜的。应坚持辨证为主,辅以辨病。只有在症状获得改善,脾胃恢复正常功能状态的前提下,才有可能获得病理的逆转。

中虚气滞证在萎缩性胃炎中占有较大的比重,健脾行气为常用大法,是补为主,还是行气消导为主,补宜温补、平补还是清补,应结合患者体质和具体病情而定。

五、辨证施治

(一)中虚气滞

主症:胃脘痞满堵闷,食后为甚,自觉饭后堆积胃脘,不易下行,或隐痛绵绵,伴纳少乏力,少数可见胃部怕凉,便溏。舌质淡或淡黯,脉细、软、弱。

治法:益气健脾,行气散痞。

处方:香砂六君子汤合黄芪建中汤加减。党参10~15g,白术10g,当归10g,炙黄芪15g,陈皮6g,半夏10g,木香3~6g,砂仁3~6g,桂枝6g,白芍10g,鸡内金6~10g,甘草3~6g。

阐述:本证在萎缩性胃炎中约占半数,疗效较其他证型好。所谓中虚,实则指脾胃气虚或兼阳虚,不包括脾胃阴虚。治疗一般要求甘温补中,少佐辛散行气,使既能健运中土,又能缓中行气止痛,使气转痞消,中焦阳气得振。不可见胀而一味行气消胀。行气过度,一可以伤脾,二可以暗耗胃阴。即使可收暂时之功,但旋即复胀,盖行散过度复伤其本也。少数患者越行散,胀越甚,此所谓逼气下行。故掌握健脾与调气的药物和剂量比重往往是取效关键。

胃有寒象,脘腹冷痛,可加高良姜10g,吴茱萸2g;胀重或便干,去党参、炙黄芪,加槟榔10~15g,全瓜蒌15~30g,枳实10g,以导气下行;便溏加炮姜炭6g、肉桂3~6g,去当归;苔腻、纳呆,可去党参、当归、白芍,加川连、藿香、炒神曲;苔黄腻或淡黄腻,去党参、白术,加川连、黄芩、薏米仁;如痞胀明显,补药暂可不用,以防壅满滞气;胃虚上逆,见呕吐清水或酸水,加吴茱萸2g、肉桂3g、生姜2片,苏叶5g。

(二)肝胃不和

主证:胃脘胀痛,有时连及胁背,嗳气或矢气则舒,病发与情志有关,或伴吞酸,口苦。苔薄或薄黄,脉弦或小弦。

治法:疏肝和胃,行气消胀。

处方:四逆散合柴胡疏肝饮化裁。柴胡6~10g,枳壳10g,香附10g,当归10g,白芍10g,木香6g,延胡索10g,佛手6g。

阐述:一部分肝胃不和证患者系精神负担重,忧虑过甚所引起,给治疗带来一定困难。本证临床亦较多见。

夹瘀见舌黯或有瘀斑点,胃痛不易止,疼痛固定或有固定压痛点的,加炙五灵脂10g、广郁金10g、丹参15g、制乳没各6g,甚者可加三七粉3g(分冲)、九香虫6g、炙刺猬皮6g;若肝热犯胃,或肝胃气郁化热,见胃脘灼痛、胃灼热、泛酸、口苦、嘈杂、心烦易怒的,则以左金丸合金铃子散加蒲公英、青木香、山栀、丹皮为主,少佐川芎、香附、柴胡、薄荷,取"火郁则发之"之义。若郁火伤阴,或胃阴不足,肝气横逆,见舌红口干,脘胁灼痛等症,去木香、香附等香燥之品,加丹皮、瓦楞子、北沙参、麦冬、广郁金;若肝热犯胃,胃失和降,症见呕恶,心中燥热,便干结,用旋覆花10g(包煎)、代赭石15~30g、川连3g、吴茱萸2g、蒲公英15g、酒军6~10g、炒决明子30g合温胆汤以苦辛通降。邪在胆,逆在胃,见口苦呕苦,胃镜见胆汁反流明显的,多以旋覆代赭汤、黄连温胆汤合小柴胡汤加减化裁。

肝胃不和证在治疗时,要注意有无郁火、阴伤、气虚。有郁火的宜清火散郁,有阴伤的不宜过分疏调气机,有气虚的不宜过用开破,适当加用补气健脾药配芍药甘草汤,使散中有收,柔肝安脾,缓急止痛。

(三)中焦湿热

主症:胃脘疼痛或灼痛痞满,或嘈杂不适,口臭,干呕,胸闷纳呆,口黏苦,有时腹胀便溏,尿黄。苔黄腻,脉濡数。

治法:清化开泄,和中醒脾。

处方:三仁汤合连朴饮加减。川连 3g,黄芩 10g,白蔻 3～6g,清半夏 10g,山栀 10g,川朴 8g,生薏仁 15g,通草 6g,茯苓 10～15g。

阐述:此证多见于浅表性胃炎,与胃炎急性活动期、感受外邪或暴饮暴食、酒食伤胃等有一定关系,辨证正确多能获效。

上方以连、芩、山栀清化湿热;以白蔻、川朴、半夏开泄气机,且能化湿;茯苓、薏仁、半夏和中醒脾化湿,茯苓、通草、生薏仁渗湿于下,且能运脾。全方组成严密。

中焦湿热重者,可加淡竹叶、茵陈、藿香;并见下焦湿热者,加滑石、泽泻;脘痞明显者,加香橼皮、枳壳;大便滞下不畅者,加全瓜蒌、杏仁;有胃痛,可加广郁金及少量桂枝。

(四)阴虚胃热

主症:胃脘隐痛或灼痛,嘈杂似饥,口干心烦,便干纳少。舌红少津,苔薄黄或苔净,或光剥,脉细或细数。

治法:甘凉益胃,清热生津。

处方:叶氏益胃汤合化肝煎、玉女煎,芍药甘草汤加减。北沙参 10g,麦冬 10g,生地 10～30g,白芍 10g,石斛 10g,天花粉 10g,生石膏 15～30g(先下),知母 10g,丹皮 10g,黄连 3g。

阐述:阴虚胃热证在萎缩性胃炎中并不少见。在浅表胃炎中见之不多,多与体质和兼夹的慢性疾病,以及情志化热,外邪化热内侵有关。胃热可加重阴虚,阴虚又易生内热,在治疗上,养阴清热兼顾。治疗原则是清热不用苦燥,养阴不过滋腻。清热较易,但阴虚的恢复有时较慢,在治疗过程中也容易出现新的矛盾。如养阴药过重,容易碍脾滞气,行气药过多又会耗阴,阴虚常与气虚并见,养阴则伤脾等。

兼脘痞气滞的,宜用行气药中之润药,如佛手、绿萼梅、厚朴花、枳壳等,不宜用香燥破气药,以防燥伤阴分,甚至伤络动血;夹湿,见舌红苔腻者,加佩兰、冬瓜子、薏仁等芳化宣开;舌光红无苔,或兼胃灼热者,去黄连,加玄参、乌梅;纳少恶心者,去石膏、知母、生地、丹皮、天花粉等寒凉药,加竹茹 6g、荷叶 6g、陈仓米 10g、生熟谷芽各 10g;兼有气虚,呈气阴两虚的,症见纳少脘痞、乏力、便溏、舌红或嫩红、舌津少,或口、唇、咽干燥,但不欲饮,脉虚细,去石膏、知母、黄连、天花粉,加生白术、白扁豆、生薏仁、怀山药;胃脘有烧灼感,加吴茱萸 2g、瓦楞子 15～30g、浙贝母 10g;大便干结者,加火麻仁 15g、玄参 10g、决明子 30g。阴虚胃热证改善后,舌质多由红转淡或淡红、嫩红,舌上可生一层薄白苔,此时应逐渐减少甘凉滋阴药,适当以甘平药为主,逐渐恢复胃的润降功能。必要时,养阴药可注意配伍乌梅、枸杞子、女贞子、当归、丹参等以酸甘化阴,养阴和络。使脉充络润,以防出现出血等并发症。

(五)气滞血瘀

主症:胃胀胃痛,部位固定不移。舌质黯或有瘀斑点,脉细弦或细涩。

治法:行气和络,养血和血。

处方:丹参饮、香苏饮合桃红四物汤加减化裁。丹参 15g,当归 10g,白芍 10g,白檀香 6g,砂仁 3g,香附 10g,苏梗 10g,陈皮 6g,红花 6g。

阐述:气滞易致瘀,血瘀多夹气,临床要区别气滞与血瘀的孰主孰从,灵活用药。要注意血中之气药,气中之血药的选用,如当归、香附、延胡索、郁金等。血瘀证的确立参考"消化性溃疡。"

如疼痛明显,加木香 6～10g、延胡索 10g、郁金 10g、三七粉 3g(分冲);如气胀疼痛明显,暂去养血和血药如当归、丹参、红花等,加青皮 10g、木香 10g、三棱 10g、莪术 10g、枳实 10g;夹痰湿,舌黯苔腻,脘宇痞胀刺痛,呈痰瘀互结者,改用半夏 10g、橘皮络各 6g、全瓜蒌 15g、桂枝 6g、当归 10g、桃仁 10g、红花 10g、五灵脂 10g、郁金 10g;平日嗜饮,酒湿伤胃,胃络不和,舌紫黯苔腻,去当归、白芍、丹参,加枳椇子 10g、葛花 10g、茯苓 15g、白豆蔻 6g、半夏 10g;便血或吐血,改用生大黄 6～15g、黄连 3g、阿胶 10g、生地榆 15～30g、炮姜炭 6g、花蕊石 10～15g、三七粉 3g(分冲);疼痛久治不止,考虑久痛入络者,加炙刺猬皮 6g、炮山甲 10g、制乳没各 6g。

(六)寒热错杂

主症:除见上述中虚症状外,兼见胃灼热或泛酸、口苦黏,以胃灼热而恶寒凉饮食为突出表现。苔腻或黄腻,或淡黄腻,脉象细弱。

治法:寒热并用,辛开苦降。

处方:半夏泻心汤、连理汤合左金丸化裁。川连 3g,吴茱萸 2g,半夏 10g,干姜 6g,黄芩 6～10g,党参 15g,甘草 3g。

阐述:寒热错杂证总是在久病脾胃亏虚的基础上,或因情志化火,或因外邪化热入里,或因虚火内灼而引起,虚实寒热并见。因此在药物选择和剂量掌握上要依据寒与热,虚与实的主次进行细心调治。寒重于热,可重用吴茱萸至 3～6g,黄芩减为 6g,黄连减为 2g,取反左金丸意;热重于寒,如系外邪入里,可加柴胡、连翘;如情志化热,可加柴胡、丹皮;如胃酸、胆汁逆胃,可加瓦楞子 30g、代赭石 10～30g、竹茹 6g、枳实 10g、茯苓 10g,取温胆汤意。

脾虚证明显,加焦白术;苔腻口水多,加茯苓 15g、砂仁 6g、炒苍术 10～15g、益智仁 10g;寒痛者,加桂枝 10g、高良姜 10g、荜茇 10g;纳少,加焦神曲 12g、焦白术 10g、砂仁 3～6g。

六、饮食调护

饮食调护的主要原则是少食多餐,稀软易消化,清淡而富于营养,避免辛辣炙煿、肥腻、煎炸和生冷食物,饮食不过烫,忌浓茶、浓咖啡,忌烟酒。一般应根据患者的饮食习惯和经验,在注意上述饮食调护原则前提下,总结出适合自己的饮食规律。

清淡易消化的食物有大米粥、玉米粥、细挂面、稀藕粉、黄豆芽、西红柿、菠菜、香菇、木耳、豆浆、豆腐脑、鸡蛋羹、鹌鹑蛋、牛奶、烂牛肉、鹌鹑、兔肉、鱼肉等。

可结合体质类型和辨证特点选择适宜的食物,如属脾胃气虚或脾胃阳虚的,可食用面粉制品如豆蔻馍等;蔬菜类如圆白菜、蒜苗、胡萝卜、韭菜等;肉类如鸡肉、羊肉等。肉类以清炖、清蒸等方法为主,少用熏烤、油炸的烹调方法。如素体阴虚内火,胃阴不足者,可多进食些蔬菜水果,主食可食用小米粥、大米小米混合粥,蔬菜如黄瓜、茄子、冬瓜、藕等,肉类如猪肉、鸭肉、鹅肉、蟹、虾等。胃酸缺乏的,可多食酸梅、山楂等,也可饮醋。便秘者可多食用芹菜、豆芽菜、黄花菜、竹笋、茭白、海带、银耳、蜂蜜等含粗纤维丰富,或具有养阴润燥功能的食品。

第五节　心律失常

正常心脏激动起源于窦房结,以一定的频率沿着正常传导系统使心房和心室顺序激动,这一过程的任一环节发生异常,即可产生心律失常。心律失常多见于各种器质性心脏病,尤其是冠状动脉粥样硬化性心脏病、心肌炎、心肌病、风湿性心脏病、心力衰竭。其他病因还包括缺氧、自主神经功能调节失衡、电解质紊乱、内分泌失调以及药物影响等。正常健康者也可发生心律失常。

一、流行病学

人类从出生开始一直到终老,都有可能发生心律失常。在出生一周内的新生儿中,心律失常者占同期住院新生儿的 0.7%。随着年龄的增长、心脏功能的衰退,心律失常的发生率也增高,据报道,老年人心律失常的发生率高达 44.48%。

部分心律失常有一定的性别分布特征。女性静息心率较快,窦房恢复时间较短,Q-T 离散度较小,Q-T 间期较男性延长,尖端扭转性室速更多见,而女性心源性猝死较男性为少,可能与女性生育期雌激素的影响导致冠心病发病延迟有关。心房颤动更多见于男性。在阵发性室上性心动过速中,房室结折返性心动过速多见于女性,约为男性患者的 2 倍,而房室旁道介导的心动过速男性多见,是女性的 2 倍。

运动员是备受大众和心律失常专家关注的一类特殊人群,对强体力活动下的运动员心源性猝死事件的预测是其焦点之一。由于迷走神经张力增高以及过度运动,运动员的心率减慢,Q-T 间期延长。窦性心动过缓是运动员最常见的心律失常,心脏传导延缓和期间收缩也不少见,但运动后可消失。有统计显示,与正常人相比,运动员的期间收缩、房室传导阻滞、束支传导阻滞、预激综合征的发生率无明显差异。无潜在心脏疾病的室性心律失常并无心源性猝死的预测意义,无器质性心脏病的运动员很少发生猝死。40 岁以下运动员的死亡多由于先天性心脏病,如肥厚性心肌病、冠状动脉解剖异常;40 岁以上者多由于冠心病。

二、正常传导系统及其电生理

心肌细胞可分为普通心肌细胞和特殊心肌细胞,前者是组成心房、心室的主要成分,司心脏收缩;后者即心脏传导系统,主要功能是激动的产生和传导,包括窦房结、结间束、房室结、希氏束、左右束支和浦肯野纤维网。

窦房结是心脏正常的起搏点,多呈长梭形,位于上腔静脉与右心房交界处上 1/3 的心外膜下。窦房结内恒定地有窦房结动脉穿过其中央。窦房结内的细胞包括起搏细胞(P 细胞)和过渡细胞(T 细胞)以及丰富的胶原纤维,胶原组织随年龄的增长而增多,并影响心脏起搏功能。

结间束尚无充足的形态学证据,但从功能角度上,可以肯定在窦房结和心房之间存在着某些比其他部位传导快的组织。另外,Bechman 束连接于右心房和左心房之间。房室结,又称房室交界区,是最为重要的次级起搏点,可形成双向传导和双径路传导,因此,有不少复杂的心律失常发生在此部位。房室结位于房间隔底部、卵圆窝下,分为房结区、结区、结束区,向前延伸为房室束即希氏束,穿过中心纤维体,行走于室间隔膜部的后下缘成为左束支,并陆续分出左后分支、左前分支,本身延续为右束支。左后分支粗短,左前分支、右束支细长,两侧束支的分支在心内膜下交织成网,即浦肯野纤维网,进入到心室壁内。

心肌细胞具有自律性、兴奋性、传导性和收缩性,前三者与心律失常紧密相关。

心肌细胞在受到刺激时能产生动作电位,是细胞具有兴奋性的表现。影响兴奋性的因素有静息电位水平阈电位水平以及钠通道的状态。心肌细胞发生一次扩播性兴奋后,兴奋性会发生周期性变化,可分为以下几个时期:绝对不应期、有效不应期、相对不应期、超常期。在相对不应期或超常期产生的动作电位,其 0 期的幅度和上升速率均低于正常,主要是由于部分钠通道仍处于失活状态,这种动作电位传播速度较慢,容易形成折返、导致心律失常的发生。

心肌能自动地、按一定节律产生兴奋的能力,称为自律性。心脏内特殊传导系统(房室结的结区除外)的细胞均具有自律性。各部位的自律性高低不一,受 4 期自动除极的速度、最大舒张电位的水平以及阈电位水平的影响。窦房结的自律性最高,成为正常心脏活动的起搏点。其他部位的自律组织在正常情况下不表现自律性。

窦房结发出的兴奋,经心房肌及功能上的优势传导通路传播到左、右心房。与此同时,窦房结的兴奋也可通过心房肌传到房室交界区,然后由希氏束传到左右束支,最后经浦肯野纤维到达心室。房室交界处的传导速度较慢,易发生传导阻滞,使心房的兴奋不易或不能传导至心室。心肌传导性受结构和生理因素的影响。当兴奋落在通道失活状态的有效不应期内,则传导阻滞;如落在相对不应期或超常期内,则传导减慢。

三、心律失常形成机制
心律失常的发生机制包括冲动形成异常和(或)冲动传导异常。

(一)冲动形成异常
1.自律性升高

正常情况下窦房结自律性最高,规律地发放冲动,其他组织的自律性均被抑制,形成正常窦性心律;当窦房结自律性过高、过低或冲动发放不规律时,则形成窦性心动过速、过缓、不齐,甚至窦性停搏等窦性心律失常;若其他心肌细胞自律性超过窦房结,则形成异位心律失常,如期前收缩、室上性或室性心动过速、心房扑动或颤动等。

2.触发活动

触发活动是指心房、心室与希氏束一普肯耶纤维在动作电位后产生除极活动,被称为后除极;后除极若发生于动作电位第 2 相或第 3 相时,称为早期后除极,是由于 Ca^{2+} 内流所触发;若发生于动作电位第 4 相时,称为延迟后除极,是细胞内 Ca^{2+} 过多诱发 Na^+ 内流所引起,后除极所致的触发活动是形成快速性心律失常的常见机制。常见于低血钾、高血钙、洋地黄中毒及儿茶酚胺浓度增高时。

(二)冲动传导异常
1.折返激动

折返是快速心律失常的最常见发生机制。产生折返的基本条件包括:①心脏两个或多个部位的传导性与不应期各不相同,相互连接形成一个闭合环;②其中一条通道发生单向传导阻滞;③另一通道传导缓慢,使原先发生阻滞的通道有足够时间恢复兴奋性;④原先阻滞的通道再次激动,从而完成一次折返激动。冲动在环内反复循环,产生持续而快速的心律失常。

2.传导阻滞

当冲动下传适逢心肌的相对不应期或绝对不应期时,则冲动传导延缓或中断,此为不完全或完全性传导阻滞;此不应期若为生理性不应期,则为生理性传导阻滞;若为病理性延长的不应期,则为病理性传导阻滞。

四、心律失常分类

(一)窦性心律失常

窦性心动过速、窦性心动过缓、窦性心律不齐、窦性停搏、病态窦房结综合征、窦房结折返性心动过速。

(二)室上性心律失常

房性期间收缩、交界区性期间收缩、室上性心动过速、心房扑动和心房颤动。

(三)室性心律失常

室性期间收缩、室性心动过速、心室扑动和心室颤动。

(四)传导阻滞

窦房传导阻滞、房内传导阻滞、房室传导阻滞和室内传导阻滞。

(五)综合征

预激综合征、Brugada 综合征、长 Q-T 综合征、短 Q-T 综合征。

五、心律失常的诊断

详细的病史询问和体格检查是心律失常诊断的第一步。相关的实验室和器械检查应遵循以下原则:从简单到复杂、从无创到有创、从便宜到昂贵。

(一)病史

心律失常患者主诉迥异,但最常见的症状包括心悸、晕厥、晕厥前症状、充血性心力衰竭。

1.发作方式

运动、恐惧、焦虑诱发的心悸多提示儿茶酚胺敏感性心动过速,肾上腺能阻滞剂可能有效;静息时发作心悸或患者夜间惊醒者多提示迷走神经兴奋,如心房颤动;衣领过紧、转头诱发晕厥者,多提示颈动脉窦高敏感。

2.终止方式

屏气、Valsalva 动作或其他使迷走神经兴奋的措施能终止者,房室结折返性心动过速可能性大,偶尔房速和室性心动过速者也能终止。

此外,发作频度、持续时间、症状的严重程度也有助于临床医生及时地制订出一份合适的诊疗计划。发作时心率可通过患者自数脉搏、血压心率监测仪获得。

还应该注意询问患者的用药史、饮食史、其他系统疾病史以及家族史。

(二)体格检查

心率、血压是关键的首要检查。颈静脉波形分析出现大炮 α 波,源自房室分离时,为对抗关闭的三尖瓣,右心房发生强烈收缩,见于完全性房室传导阻滞、室性心动过速,第一心音强度的变化也有相同的意义。心脏杂音对器质性心脏病有很大的诊断意义。

Valsalva 动作和颈动脉窦按摩能引起一过性的迷走张力增高,对于部分心动过速有一定的诊疗价值。依赖于房室结传导的快速型心律失常可因迷走刺激而终止或减慢,但也可能没有变化;房速偶尔可以终止;室性心动过速则很少可以终止;窦性心动过速可逐渐减慢,然后恢复正常心率;房扑、心房颤动等房性心律失常的心室率多可减慢。对于宽 QRS 波心动过速,迷走神经张力的增高能终止或减慢室上速伴有的室内差异性传导。另一方面,它一过性地阻止房室结逆传而产生房室分离,以此确诊室性心动过速。Valsalva 动作和颈动脉窦按摩的效果仅持续数秒,因此必须及时观察和记录心电图上的任何节律改变。

颈动脉窦按摩时,患者取仰卧位,头侧向一边。鉴于曾有按摩时栓塞事件的报道,按摩前应仔细听诊颈动脉是否有杂音。颈动脉窦位于颈动脉分叉处,用两指轻压下颌角可扪及动脉良好搏动。在个别患者,即使很轻的按压也可导致高敏反应。由于两侧颈动脉窦的反应可能不同,可于对侧重复按摩,切记两侧不要同时按压。

(三)心电图

心电图是分析心律失常的首要工具。首先需要描记十二导联心电图。其次,P 波明显的长导联心电图常有助于仔细分析,常用的导联有 Ⅱ、Ⅲ、aVF,有时也记录 V_1、aVR 目前临床上多采用同步记录十二导联心电图,有利于心电图的分析。发作时心电图的确切分析可免去一些不必要的检查。

整体分析一份心电图需要回答下面几个关键问题:

(1)如果 P 波清晰,心房率和心室率是否等同?

(2)P-P 间期、R-R 间期是否规则? 如果不规则,是否是持续性的不规则?

(3)P 波和对应的 QRS 波群是否相关? P 波和 QRS 波群的数目是否一致? P 波在 QRS 波群之前(长 RP 间期)还是之后(短 RP 间期)?此 RP 间期或 PR 间期是否恒定?

(4)心向量是否正常?

(5)P 波、PR 间期、QRS 波、Q-T 间期是否正常?

除此以外,还应结合临床背景对心电图进行整体综合评估。

食道心电图是一种常用的无创性诊断技术。食道紧贴左心房之后,位于左右肺静脉之间。将电极置入食道腔内可记录心房的电活动。此外,将导管电极置入食管可进行心房调搏,偶尔也可行心室调搏,并且能诱发或终止心动过速。食道心电图和食道调搏的并发症很少,但大多数患者主诉不适是它应用受限的原因。

(四)心电图长程记录

延长心电图的描记时间对记录心律失常的发作频度、记载心律失常与症状的关系、评估抗心律失常药物的效果非常有用。一些记录仪还可分析 QRS 波、S-T 段、T 波的变异程度。

Holter 监测即运用磁带或数码记录仪对 2~3 个导联持续描记 24 小时的心电图。其显著的优点是能记载症状发作和异常心电图的关系。25%~50%的患者在 Holter 监测时会有不适主诉,其中 2%~15%的由心律失常引起。

健康的年轻人一般不会记录到严重的心律失常。窦性心动过缓(35~40 次/min)、窦性停搏超过 3 秒、二度Ⅰ型房室传导阻滞(多在睡眠时)、交界区逸搏、房早、室早的出现如不伴有症状一般无临床意义。频发、复杂性的心律失常包括二度Ⅱ型房室传导阻滞应加以重视。国外研究显示频发、复杂性室早但无症状的健康人群,其长期预后与一般健康人群相比,死亡率并不增加。

大多数缺血性心脏病患者,尤其是心肌梗死早期会出现室早。频发、复杂性的室早是一个独立的危险因素,能使心肌梗死后患者心源性猝死率增加2～5倍。心律失常抑制试验(CAST)研究表明,室性异位搏动是鉴别高危患者的指标,但与猝死并无因果联系,采用ⅠC类抗心律失常药物能有效控制室性期间收缩但增加总死亡率。

Holter监测还可用于抗心律失常药物疗效的评定。

对于罕见症状乃至更为稀发的症状,需要更长时间的记录,包括事件记录仪、植入式事件回放记录仪,前者可记录30天,后者置入患者皮下可达数月。

(五)运动试验

运动诱发心律失常伴相关症状,如晕厥、心悸,应考虑行运动试验。运动试验有助于发现更为复杂的室性心律失常,并能促使室上性心律失常发作、鉴定心律失常与运动的关系、有利于抗心律失常治疗方法的选择和发现促发心律失常的因素。

大约1/3的正常人在运动试验后可发生室性异位心律,大多发生于快心室率时,表现为偶发的形态一致的室性期间收缩,或室早联律,而重复运动试验常不能再次诱发。室上性期间收缩在运动时比静息时更常见,随年龄增长频率增加,其发生并不表示器质性心脏病的存在。运动末心率持续性增快(恢复基线水平延迟)与心血管预后不良相关。大约50%的冠心病患者在运动试验时会出现室性期间收缩,相对于正常人群,此类患者多在较慢的心率(<130次/min)时和恢复早期出现室性异位心律。

(六)直立倾斜试验

直立倾斜试验主要用于晕厥的鉴别诊断,明确晕厥的原因是血管抑制还是心脏抑制反应。患者仰卧于手术台上,倾斜60°～80°,维持20～45分钟或更长时间。若试验阴性,可口服或静脉使用异丙肾上腺素以促发晕厥,或者在倾斜数分钟之后使用,以缩短产生阳性结果的试验时间。起始剂量为1 μg/min,每次增加0.5 μg/min直至症状出现;或者直接给予4 μg/min的最大剂量。异丙肾上腺素引起直立位时血管抑制反应,易感者则会心率减慢,血压下降,并伴有晕厥前或晕厥症状。2/3～3/4的血管迷走性晕厥患者该试验结果为阳性,80%的患者可以呈阳性结果,但假阳性率达10%～15%。如果结果阳性同时并发症状则更有意义。阳性反应可分为心脏抑制型、血管抑制型和混合型。此外,直立倾斜试验还能增加患者对倾斜体位的耐受性、改善患者症状。

(七)电生理检查

电生理检查(EPS)是指使用多极导管通过静脉途经将电极置入心内不同的位置以记录或诱发心脏的电活动,用于诊断心律失常、终止心动过速、评价治疗效果、预防心动过速的复发和判断预后。EPS对房室传导阻滞、室内传导阻滞、窦房结功能不全、心动过速、不明原因晕厥或心悸的诊断价值高。适应证包括:①心动过缓或心脏停搏引起晕厥或晕厥前症状、且无创性检查无阳性发现者。一方面通过测定AH间期、HV间期判断阻滞部位位于希氏束上方还是下方;通过窦房结恢复时间、窦房传导时间判断窦房结功能。②有症状、反复发作的药物治疗无效的室上速或室速患者,可采用程序电刺激终止心动过速。③鉴别室上速伴差传和室性心动过速。室上速患者的 HV 间期≥正常窦性节律者;室速时,HV 值偏小,或希氏束电位不能清晰记录。④经众多检查仍无法明确病因的晕厥患者,尤其是患有器质性心脏病者。临床研究结果显示针对 EPS 发现的晕厥原因进行治疗之后,避免了 80% 患者晕厥复发。⑤脉搏快、心悸临床症状明显、无心电图记录者以明确病因。

电生理检查潜在的风险较小。偶有心脏穿孔伴心脏压塞、假性动脉瘤等并发症发生,但发生率都小于 1/500,如果加上治疗手段的并发症,总发生率会有所增高。随着心房颤动的治疗措施——左心房消融的广泛开展,体循环栓塞的并发症可能会增加。

(八)其他

如心率变异性、Q-T 离散度、晚电位、T 波交替、压力感受器敏感试验,对心律失常的诊断有一定的帮助,但临床应用仍很有限。

六、心律失常的治疗

心律失常的治疗并不仅仅在于心律失常本身,而在于患者整体病情的评估和治疗。具体包括病因治疗、药物治疗以及非药物治疗。

(一)病因治疗

主要是指心脏病理和病理生理改变的纠正,如心肌缺血、心功能不全、自主神经张力改变,其次就是心律失常促发因素的去除,如缺氧、电解质紊乱、内分泌失调以及可疑药物的使用。

(二)抗心律失常药物治疗

按 Vaughan Williams 分类法,抗心律失常药物可分为 4 类:Ⅰ类为钠通道阻滞剂,包括Ⅰa、Ⅰb、Ⅰc类,分别以奎尼丁、利多卡因、普罗帕酮为代表;Ⅱ类为 β 受体阻滞剂;Ⅲ类为钾通道阻滞剂,以胺碘酮为代表药物;Ⅳ类即钙通道阻滞剂。虽然此分类法在临床应用方面有很多不足,但由于简便易行一直沿用至今。

抗心律失常药物引起原有心律失常加重,或诱发了新的心律失常,称为致心律失常作用。所有的抗心律失常药物都有致心律失常作用,发生率一般为 10%～15%。如维拉帕米使预激综合征患者旁道前传的心房颤动的心室率增加而促发心室颤动;洋地黄过量可引起房速,常伴有 2:1 房室传导阻滞,也可引起非阵发性房室交界区性心动过速;奎尼丁、胺碘酮、索他洛尔等可致尖端扭转型室性心动过速;Ⅱ、Ⅳ类抗心律失常药物易致心动过缓。因此,必须严格掌握抗心律失常药物治疗的适应证,并注意致心律失常作用的易患因素,如心力衰竭、心肌缺血、室性心律失常、传导阻滞、原有复极异常、电解质紊乱、药物相互作用等。

(三)心律失常的非药物治疗

心律失常的非药物治疗已经成为一部分心律失常的首选治疗方法,包括电复律、电除颤、起搏、射频消融以及外科手术治疗。

1.电复律和电除颤

电复律和电除颤是终止异位快速心律失常的常用治疗方法,前者主要用于房扑、心房颤动、室上性和室性心动过速,后者则用于心室颤动。其原理是高压直流电短暂作用于心脏,使得正常和异位起搏点同时除极,以恢复窦房结最高起搏点的功能。

2.植入式心脏复律除颤器(ICD)

ICD 是近 20 年发展起来的一种多功能、多程控参数的电子装置,能够用于治疗室性心动过速、心室颤动、心动过缓。ACC/AHA 制订的 ICD Ⅰ类适应证包括:①非一过性或可逆性原因引起的心室颤动或室速所致的心脏骤停。②自发的持续性室速,且除外可消融者,如预激综合征伴心房颤动所致者、左心室分支型室速、右心室流出道室速。③不明原因晕厥,且电生理检查可诱导出持续性室速或心室颤动,药物治疗无效,尤其是左心室 EF 值偏低者。④非持续性室速,既往有冠心病、心肌梗死病史,左心室 EF≤35%,电生理检查可诱导出心室颤动或持续性室速者。

中国生物医学工程学会心脏起搏与电生理分会制定的 ICD 植入指南认为的非适应证包括:①原因不明的晕厥,又未证实系室速、心室颤动所致者。②持续性室速或心室颤动的病因可逆或可纠正,如急性心肌梗死、心肌炎、电解质紊乱或药物的不良反应等。③无休止的室速。④导管消融或外科手术可治疗的室速或心室颤动,如预激综合征合并心房颤动所致的心室颤动、特发性室速或束支折返性心动过速以及法洛四联征合并的室速。⑤有明显精神障碍,难以配合或随访的患者。⑥药物治疗无效的重度心功能不全(NYHA 心功能Ⅳ级),且不宜行心脏移植的患者。⑦预期寿命小于 6 个月的终末期患者。

3.人工心脏起搏

人工心脏起搏是通过人造的脉冲电流刺激心脏,以带动心脏搏动的一种治疗方法。有临时起搏和永久起搏之分,前者多为后者的过渡性治疗手段。主要用于治疗缓慢性心律失常,也可用于某些快速性心律失常的诊断和治疗。其适应证包括:①有相关症状的心动过缓,如二度Ⅱ型房室传导阻滞、三度房室传导阻滞、双分支或三分支阻滞、病态窦房结综合征,ACC/AHA已有关于心动过缓的起搏器安装适应证的详细指南。②异位快速性心律失常药物治疗无效,可用抗心动过速起搏器。③手术前后预防心率过慢。④协助某些心脏病的诊断。

4.射频消融

射频消融治疗是快速性心律失常治疗史上的里程碑,它使得某些快速性心律失常得到根治。它利用高频低压的电磁波毁损与心律失常发生相关部位的心肌组织而使心律失常得到根治。主要用于:①房室旁道所致的房室折返性心动过速。②房室结折返性心动过速。③自律性或折返性房速、房扑、心房颤动。④伴有严重症状的频发室早或非持续性室速、右心室流出道室速、左心室分支型室速、伴有症状的单一形态的持续性室速。

CARTO 系统和非接触标测系统是新型的标测系统,有利于提高复杂心律失常的消融成功率。CARTO 系统即电解剖标测系统,其特点是可以将心电生理与心内解剖结构相结合,并进行三维重建。通过 CARTO 系统可以确定激动的起源部位、传导顺序、折返环路以及瘢痕组织等,从而有助于鉴别心律失常的电生理机制、指导消融。

非接触球囊标测系统是另一种具有三维重建功能的标测系统,但其原理与 CARTO 系统不同。该系统使用球囊导管并将其游离于心腔内,球囊导管有 3 360 个电极可接受心腔(心房或心室)内各个部位的电信号,系统对每个心动周期中的整个心内膜激动进行详细的标测,并以不同的色彩动态显示出来,而且还能通过其导航系统指引消融电极到达靶点部位。该系统最大的优点是可以根据一次心跳或相邻的几次心搏确定心律失常的起源部位、激动顺序、折返环路、异常径路及缓慢传导区的出口,确定消融靶点,并即时判断消融效果。非接触标测系统的这一特点使其特别适用于短阵或血流动力学不稳定的室性心动过速。

CARTO 系统和非接触标测系统主要用于一些电生理基质复杂的快速心律失常的标测,如心肌梗死后室速、起源于左心房或房间隔部位的局灶性房速、手术切口性房速、非典型房扑、心房颤动等的标测。

5.外科手术

主要是将与心律失常发生相关的心脏组织切除、切割、分离以期保留甚至改善心脏功能。如冠心病患者多合并室速等心律失常,心脏搭桥术、室壁瘤切除能改善心肌供血,对心律失常的治疗也有所裨益,另外还有瓣膜病的外科修补或置换、长 Q-T 综合征的心交感神经切除术。COX 迷宫手术是心房颤动的经典治疗方法,它将心房组织分成一定大小的间隔,使得折返环不能维持以消除心房颤动,但 30%~40% 的患者因窦房结功能不全需要安装起搏器。目前研究中的胸腔镜技术可望获得与迷宫手术同样的疗效,创伤性小,无须开胸。近年来导管射频消融将逐渐成为心房颤动治疗的新的有效方法。

第六节 稳定型心绞痛

一、概述

心绞痛是由于暂时性心肌缺血引起的以胸痛为主要特征的临床综合征,是冠状动脉粥样硬化性心脏病(冠心病)的最常见表现。通常见于冠状动脉至少一支主要分支管腔直径狭窄在 50% 以上的患者,当应激时,冠状动脉血流不能满足心肌代谢的需要,导致心肌缺血,而引起心绞痛发作,休息或含服硝酸甘油可缓解。

稳定型心绞痛(stable angina pectoris,SAP)是指心绞痛发作的程度、频度、性质及诱发因素在数周内无显著变化的患者。心绞痛也可发生在瓣膜病(尤其主动脉瓣病变)、肥厚型心肌病和未控制的高血压以及甲状腺功能亢进、严重贫血等患者。冠状动脉"正常"者也可由于冠状动脉痉挛或内皮功能障碍等原因发生心绞痛。某些非心脏性疾病如食道、胸壁或肺部疾病也可引起类似心绞痛的症状,临床上需注意鉴别。

二、流行病学

心绞痛是基于病史的主观诊断,因此它的发病率和患病率很难进行评估,而且评估结果也会因为依据的标准不同产生差异。

一项基于欧洲社区心绞痛患病率的调查研究显示:45~54 岁年龄段女性患病率为 0.1%~1%,男性为 2%~5%;而 65~74 岁年龄段女性高达 10%~15%,男性高达 10%~20%。由此可见,大约每百万个欧洲人中有 2 万~4 万人罹患心绞痛。

最近的一项调查,其标准为静息或运动时胸痛发作伴有动脉造影、运动试验或心电图异常证据,研究结果证实了心绞痛的地域差异性,且其与已知的全球冠心病死亡率的分布平行。例如,心绞痛作为初始冠脉病变的发病率,贝尔法斯特是法国的两倍。

稳定型心绞痛患者有发生急性冠脉综合征的危险,如不稳定型心绞痛、非 ST 段抬高型心肌梗死或 ST 段抬高型心肌梗死。Framingham 研究结果显示,稳定型心绞痛的患者,两年内发生非致死性心肌梗死和充血性心脏病的几率,男性为 14.3% 和 5.5%,女性为 6.2% 和 3.8%。稳定型心绞痛的患者的预后取决于临床、功能和解剖因素,个体差别很大。

左室功能是慢性稳定性冠脉疾病存活率最有力的预测因子。其次是冠脉狭窄的部位和严重程度。左冠状动脉主干病变最为严重,据国外统计,年死亡率可高达 30% 左右。此后依次为三支、二支与一支病变。左前降支病变一般较其他两大支严重。

三、病因和发病机制

稳定型心绞痛是一种以胸、下颌、肩、背或臂的不适感为特征的临床症候群,其典型表现为劳累、情绪波动或应激后发作,休息或服用硝酸甘油后可缓解。有些不典型的稳定型心绞痛以上腹部不适感为临床表现。William Heberden 在 1772 年首次提出"心绞痛的概念",并将之描述为与运动有关的胸区压抑感和焦虑,不过那时还不清楚它的病因和病理机制。现在我们知道它由心肌缺血引起。心肌缺血最常见的原因是粥样硬化性冠状动脉疾病,其他原因还包括肥厚型或扩张型心肌病、动脉硬化以及其他较少见的心脏疾病。

心肌供氧和需氧的不平衡产生了心肌缺血。心肌氧供取决于动脉氧饱和度、心肌氧扩散度和冠脉血流,而冠脉血流又取决于冠脉管腔横断面积和冠脉微血管的调节。管腔横断面积和微血管都受到管壁内粥样硬化斑块的影响,从而因运动时心率增快、心肌收缩增强以及管壁紧张度增加导致心肌需氧增加,最终引起氧的供需不平衡。心肌缺血引起交感激活,产生心肌耗氧增加、冠状动脉收缩等一系列效应从而进一步加重缺血。缺血持续加重,导致心脏代谢紊乱、血流重分配、区域性以至整体性舒张和收缩功能障碍,心电图改变,最终引起心绞痛。缺血心肌释放的腺苷能激活心脏神经末梢的 α_1 受体,是导致心绞痛(胸痛)的主要中介。

心肌缺血也可以无症状。无痛性心肌缺血可能因为缺血时间短或不甚严重,或因为心脏传入神经受损,或缺血性疼痛在脊的和脊上的部位受到抑制。患者显示出无痛性缺血表现、气短以及心悸都提示心绞痛存在。

对大多数患者来说,稳定型心绞痛的病理因素是动脉粥样硬化、冠脉狭窄。正常血管床能自我调节,例如在运动时冠脉血流增加为平时的 5～6 倍。动脉粥样化斑块减少了血管腔横断面积,使得运动时冠脉血管床自我调节的能力下降,从而产生不同严重程度的缺血。若管腔径减少>50%,当运动或应激时,冠脉血流不能满足心脏代谢需要从而导致心肌缺血。内皮功能受损也是心绞痛的病因之一。心肌桥是心绞痛的罕见病因。

用血管内超声(IVUS)观察稳定型心绞痛患者的冠状动脉斑块。发现 1/3 的患者至少有 1 个斑块破裂,6% 的患者有多个斑块破裂。合并糖尿病的患者更易发生斑块破裂。临床上应重视稳定型心绞痛患者的治疗,防止其发展为急性冠脉综合征(ACS)。

四、诊断

胸痛患者应根据年龄、性别、心血管危险因素、疼痛的特点来估计冠心病的可能性,并依据病史、体格检查、相关的无创检查及有创检查结果做出诊断及分层危险的评价。

(一)病史及体格检查

1.病史

详尽的病史是诊断心绞痛的基石。在大多数病例中,可以通过病史就能得出心绞痛的诊断。

(1)部位。典型的心绞痛部位是在胸骨后或左前胸,范围常不局限,可以放射到颈部、咽部、颌部、上腹部、肩背部、左臂及左手指侧,也可以放射至其他部位,心绞痛还可以发生在胸部以外如上腹部、咽部、颈部等。每次心绞痛发作部位往往是相似的。

(2)性质。常呈紧缩感、绞榨感、压迫感、烧灼感、胸憋、胸闷或有窒息感、沉重感,有的患者只述为胸部不适,主观感觉个体差异较大,但一般不会是针刺样疼痛,有的表现为乏力、气短。

(3)持续时间。呈阵发性发作,持续数分钟,一般不会超过 10 min,也不会转瞬即逝或持续数小时。

(4)诱发因素及缓解方式。慢性稳定性心绞痛的发作与劳力或情绪激动有关,如走快路、爬坡时诱发,停下休息即可缓解,多发生在劳力当时而不是之后。舌下含服硝酸甘油可在 2~5 min 内迅速缓解症状。

非心绞痛的胸痛通常无上述特征,疼痛通常局限于左胸的某个部位,持续数个小时甚至数天;不能被硝酸甘油缓解甚至因触诊加重。胸痛的临床分类见表 3-1,加拿大心血管学会分级法见表 3-2 所示。

表 3-1　胸痛的临床分类

典型心绞痛	符合下述 3 个特征
	胸骨下疼痛伴特殊性质和持续时间;
	运动及情绪激动诱发;
	休息或硝酸甘油缓解
非典型心绞痛	符合上述 2 个特征
非心性胸痛	符合上述 1 个特征或完全不符合

表 3-2　加拿大心血管学会分级法

级别	症状程度
Ⅰ级	一般体力活动不引起心绞痛,如行走和上楼,但紧张、快速或持续用力可引起心绞痛的发作
Ⅱ级	日常体力活动稍受限制,快步行走或上楼、登高、饭后行走或上楼、寒冷或风中行走、情绪激动可发作心绞痛或仅在睡醒后数小时内发作。在正常情况下以一般速度平地步行 200 m 以上或登一层以上的楼梯受限
Ⅲ级	日常体力活动明显受限,在正常情况下以一般速度平地步行 100~200 m 或登一层楼梯时可发作心绞痛
Ⅳ级	轻微活动或休息时即可以出现心绞痛症状

2.体格检查

稳定型心绞痛体检常无明显异常,心绞痛发作时可有心率增快、血压升高、焦虑、出汗,有时可闻及第四心音、第三心音或奔马律,或出现心尖部收缩期杂音,第二心音逆分裂,偶闻双肺底啰音。体检尚能发现其他相关情况,如心脏瓣膜病、心肌病等非冠状动脉粥样硬化性疾病,也可发现高血压、脂质代谢障碍所致的黄色瘤等危险因素,颈动脉杂音或周围血管病变有助于动脉粥样硬化的诊断。体检尚需注意肥胖(体重指数及腰围),有助于了解有无代谢综合征。

(二)基本实验室检查

(1)了解冠心病危险因素,空腹血糖、血脂检查,包括血总胆固醇(TC)、高密度脂蛋白胆固醇(HDL-C)、低密度脂蛋白胆固醇(LDL-C)及甘油三酯(TG)。必要时做糖耐量试验。

(2)了解有无贫血(可能诱发心绞痛),检查血红蛋白是否减少。

(3)甲状腺,必要时检查甲状腺功能。

(4)行尿常规、肝肾功能、电解质、肝炎相关抗原、人类免疫缺陷病毒(HIV)检查及梅毒血清试验,需在冠状动脉造影前进行。

(5)胸痛较明显患者,需查血心肌肌钙蛋白(CTnT 或 CtnI)、肌酸激酶(CK)及同工酶(CK-MB),以与急性冠状动脉综合征(acute coronary syndrome,ACS)相鉴别。

(三)胸部 X 线检查

胸部 X 线检查常用于可疑心脏病患者的检查,然而,对于稳定型心绞痛患者,该检查并不能提供有效特异的信息。

(四)心电图检查

1.静息心电图

所有可疑心绞痛患者均应常规行静息 12 导心电图。怀疑血管痉挛的患者于疼痛发作时行心电图尤其有意义。心电图同时可以发现诸如左室肥厚、左束支阻滞、预激、心律失常以及传导障碍等情况,这些信息可发现胸痛的可能机制,并能指导治疗措施。静息心电图对危险分层也有意义。但不主张重复此项检查除非当时胸痛发作或功能分级有改变。

2.心绞痛发作时心电图

在胸痛发作时争取心电图检查,缓解后立即复查。静息心电图正常不能排除冠心病心绞痛的诊断,但如果有 ST-T 改变符合心肌缺血时,特别是在疼痛发作时检出,则支持心绞痛的诊断。心电图显示陈旧性心肌梗死时,则心绞痛可能性增加。静息心电图有 ST 段压低或 T 波倒置但胸痛发作时呈"假性正常化",也有利于冠心病心绞痛的诊断。24 h 动态心电图表现如有与症状相一致 ST-T 变化,则对诊断有参考价值。

(五)核素心室造影

1.^{201}Tl 心肌显像

铊随冠脉血流被正常心肌细胞摄取,休息时铊显像所示主要见于心肌梗死后瘢痕部位。在冠状动脉供血不足部位的心肌,则明显的灌注缺损仅见于运动后缺血区。变异型心绞痛发作时心肌急性缺血区常显示特别明显的灌注缺损。

2.放射性核素心腔造影

红细胞被标记上放射性核素,得到心腔内血池显影,可测定左心室射血分数及显示室壁局部运动障碍。

3.正电子发射断层心肌显像(PET)

除可判断心肌血流灌注外,还可了解心肌代谢状况,准确评估心肌活力。

(六)负荷试验

1.心电图运动试验

(1)适应证:①有心绞痛症状怀疑冠心病,可进行运动,静息心电图无明显异常的患者,为达到诊断目的。②确定稳定型冠心病的患者心绞痛症状明显改变者。③确诊的稳定型冠心病患者用于危险分层。

(2)禁忌证:急性心肌梗死早期、未经治疗稳定的急性冠状动脉综合征、未控制的严重心律失常或高度房室传导阻滞、未控制的心力衰竭、急性肺动脉栓塞或肺梗死、主动脉夹层、已知左冠状动脉主干狭窄、重度主动脉瓣狭窄、肥厚型梗阻性心肌病、严重高血压、活动性心肌炎、心包炎、电解质异常等。

(3)方案(Burce方案):运动试验的阳性标准为运动中出现典型心绞痛,运动中或运动后出现 ST 段水平或下斜型下降≥1 mm(J 点后 60~80 ms),或运动中出现血压下降者。

(4)需终止运动试验的情况,包括:①出现明显症状(如胸痛、乏力、气短、跛行);症状伴有意义的ST 段变化。②ST 段明显压低(压低>2 mm 为终止运动相对指征;≥4 mm 为终止运动绝对指征)。③ST 段抬高≥1 mm。④出现有意义的心律失常;收缩压持续降低 10 mmHg(1 mmHg=0.133 kPa)或血压明显升高(收缩压>250 mmHg 或舒张压>115 mmHg)。⑤已达目标心率者。有上述情况一项者需终止运动试验。

2.核素负荷试验(心肌负荷显像)

(1)核素负荷试验的适应证:①静息心电图异常、LBBB、ST 段下降>1 mm、起搏心律、预激综合征等心电图运动试验难以精确评估者。②心电图运动试验不能下结论,而冠状动脉疾病可能性较大者。

(2)药物负荷试验:包括双嘧达莫、腺苷或多巴酚丁胺药物负荷试验,用于不能运动的患者。

(七)多层 CT 或电子束 CT

多层 CT 或电子束 CT 平扫可检出冠状动脉钙化并进行积分。人群研究显示钙化与冠状动脉病变的高危人群相联系,但钙化程度与冠状动脉狭窄程度却并不相关,因此,不推荐将钙化积分常规用于心绞痛患者的诊断评价。

CT 造影为显示冠状动脉病变及形态的无创检查方法。有较高阴性预测价值,若 CT 冠状动脉造影未见狭窄病变,一般可不进行有创检查。但 CT 冠状动脉造影对狭窄病变及程度的判断仍有一定限度,特别当钙化存在时会显著影响狭窄程度的判断,而钙化在冠心病患者中相当普遍,因此,仅能作为参考。

(八)有创性检查

1.冠状动脉造影

冠状动脉造影至今仍是临床上评价冠状动脉粥样硬化和相对较为少见的非冠状动脉粥样硬化性疾病所引起的心绞痛的最精确的检查方法。对糖尿病、>65 岁老年患者、>55 岁女性的胸痛患者冠状动脉造影更有价值。

（1）适应证：①严重稳定型心绞痛（CCS 分级 3 级或以上者），特别是药物治疗不能很好缓解症状者。②无创方法评价为高危的患者，不论心绞痛严重程度如何。③心脏停搏存活者。④患者有严重的室性心律失常。⑤血管重建（PCI，CABG）的患者有早期中等或严重的心绞痛复发。⑥伴有慢性心力衰竭或左室射血分数（LVEF）明显减低的心绞痛患者。⑦无创评价属中、高危的心绞痛患者需考虑大的非心脏手术，尤其是血管手术（如主动脉瘤修复，颈动脉内膜剥脱术，股动脉搭桥术等）。

（2）不推荐行冠状动脉造影：严重肾功能不全、造影剂过敏、精神异常不能合作者或合并其他严重疾病，血管造影的得益低于风险者。

2.冠状动脉内超声显像

血管内超声检查可较为精确地了解冠状动脉腔径，血管腔内及血管壁粥样硬化病变情况，指导介入治疗操作并评价介入治疗效果，但不是一线的检查方法，只在特殊的临床情况及为科研目的而进行。

五、治疗
（一）治疗目标
1.防止心肌梗死和死亡，改善预后

防止心肌梗死和死亡，主要是减少急性血栓形成的发生率，阻止心室功能障碍的发展。上述目标需通过生活方式的改善和药物干预来实现：①减少斑块形成。②稳定斑块，减轻炎症反应，保护内皮功能。③对于已有内皮功能受损和斑块破裂，需阻止血栓形成。

2.减轻或消除症状

改善生活方式、药物干预和血管再通术均是减轻和消除症状的手段，根据患者的个体情况选择合适的治疗方法。

（二）一般治疗
1.戒烟

大量数据表明对于许多患者而言，吸烟是冠心病起源的最重要的可逆性危险因子，因此，强调戒烟是非常必要的。

2.限制饮食和酒精摄入

对确诊的冠心病患者，限制饮食是有效的干预方式。推荐食用水果、蔬菜、谷类、谷物制品、脱脂奶制品、鱼、瘦肉等，也就是所谓的"地中海饮食"。具体食用量需根据患者总胆固醇及低密度脂蛋白胆固醇来制定。超重患者应减轻体重。

适量饮酒是有益的，但大量饮酒肯定有害，尤其对于有高血压和心衰的患者。很难定义适量饮酒的酒精量，因此提倡限酒。稳定的冠心病患者可饮少量（＜50 g/天）低度酒（如葡萄酒）。

3.ω-3 不饱和脂肪酸

鱼油中富含的 ω-3 不饱和脂肪酸能降低血中甘油三酯，被证实能降低近期心肌梗死患者的猝死率，同时它也有抗心律失常作用，能降低高危患者的死亡率和危险因素，可用作此类患者的二级预防。但该脂肪酸的治疗只用于高危人群，如近期心梗者，对于稳定性心绞痛伴高危因素患者较少应用。目前只提倡患者每星期至少吃一次鱼以保证该脂肪酸的正常摄入。

4.维生素和抗氧化剂

目前尚无研究证实维生素的摄入能减少冠心病患者的心血管危险因素,同样,许多大型试验也没有发现抗氧化剂能给患者带来益处。

5.积极治疗高血压,糖尿病及其他疾病

稳定型心绞痛患者也应积极治疗高血压、糖尿病、代谢综合征等疾病,因这些疾病本身有促进冠脉疾病发展的危险性。

确诊冠心病的患者血压应降至 130/85 mmHg;如合并糖尿病或肾脏疾病,血压还应降至 130/80 mmHg。糖尿病是心血管并发症的危险因子,需多方干预。研究显示:心血管病伴 2 型糖尿病患者在应用降糖药的基础上加用吡格列酮,其非致死性心肌梗死、中风和死亡率减少了 16%。

6.运动

鼓励患者在可耐受范围内进行运动,运动能提高患者运动耐量、减轻症状,对减轻体重、降低血脂和血压、增加糖耐量和胰岛素敏感性都有明显效益。

7.缓解精神压力

精神压力是心绞痛发作的重要促发因素,而心绞痛的诊断又给患者带来更大的精神压力。缓解紧张情绪,适当放松可以减少药物的摄入和手术的必要。

8.开车

稳定型心绞痛患者可以允许开车,但是要限定车载重和避免商业运输。高度紧张的开车是应该避免的。

(三)急性发作时治疗

发作时应立即休息,至少应迅速停止诱发心绞痛的活动。随即舌下含服硝酸甘油以缓解症状。对初次服用硝酸甘油的患者应嘱其坐下或平卧,以防发生低血压,还有诸如头晕,头胀痛、面红等不良反应。

应告知患者,若心绞痛发作>10～20 分钟,休息和舌下含服硝酸甘油不能缓解,应警惕发生心梗并应及时就医。

(四)药物治疗

1.对症治疗,改善缺血

(1)短效硝酸酯制剂:硝酸酯类药为内皮依赖性血管扩张剂,能减少心肌需氧和改善心肌灌注,从而缓解心绞痛症状。快速起效的硝酸甘油能使发作的心绞痛迅速缓解。口服该药因肝脏首过效应,在肝内被有机硝酸酯还原酶降解,生物利用度极低。舌下给药吸收迅速完全,生物利用度高。硝酸甘油片剂暴露在空气中会变质,因而宜在开盖后 3 月内使用。

硝酸甘油引起剂量依赖性血管舒张不良反应,如头痛、面红等。过大剂量会导致低血压和反射性交感神经兴奋引起心动过速。对硝酸甘油无效的心绞痛患者应怀疑心肌梗死的可能。

(2)长效硝酸酯制剂:长效硝酸酯制剂能降低心绞痛发作的频率和严重程度,并能增加运动耐量。长效制剂只是对症治疗,并无研究显示它能改善预后。血管舒张不良反应如头痛、面红与短效制剂类似。其代表药有硝酸异山梨酯、单硝酸异山梨酯醇。

当机体内硝酸酯类浓度达到并超过阈值,其对心绞痛的治疗作用减弱,缓解疼痛的作用大打折扣,即发生硝酸酯类耐药。因此,患者服用长效硝酸酯制剂时应有足够长的间歇期以保证治疗的高效。

(3)β受体阻滞剂:β受体阻滞剂能抑制心脏 β 肾上腺素能受体,从而减慢心率、减弱心肌收缩力、降低血压,以减少心肌耗氧量,可以减少心绞痛发作和增加运动耐量。用药后要求静息心率降至 55～60 次/min,严重心绞痛患者如无心动过缓症状,可降至 50 次/min。

只要无禁忌证,β受体阻滞剂应作为稳定型心绞痛的初始治疗药物。β受体阻滞剂能降低心肌梗死后稳定性心绞痛患者死亡和再梗死的风险。目前可用于治疗心绞痛的β受体阻滞剂有很多种,当给予足够剂量时,均能有效预防心绞痛发作。更倾向于使用选择性 $β_1$ 受体阻滞剂,如美托洛尔、阿替洛尔及比索洛尔。同时具有 α 和 β 受体阻滞的药物,在慢性稳定性心绞痛的治疗中也有效。

在有严重心动过缓和高度房室传导阻滞、窦房结功能紊乱、明显的支气管痉挛或支气管哮喘的患者,禁用β受体阻滞剂。外周血管疾病及严重抑郁是应用β受体阻滞剂的相对禁忌证。慢性肺心病的患者可小心使用高度选择性 $β_1$ 受体阻滞剂。没有固定狭窄的冠状动脉痉挛造成的缺血,如变异性心绞痛,不宜使用β受体阻滞剂,这时钙拮抗剂是首选药物。

推荐使用无内在拟交感活性的β受体阻滞剂。β受体阻滞剂的使用剂量应个体化,从较小剂量开始。

(4)钙拮抗剂:钙拮抗剂通过改善冠状动脉血流和减少心肌耗氧起缓解心绞痛作用,对变异性心绞痛或以冠状动脉痉挛为主的心绞痛,钙拮抗剂是一线药物。地尔硫䓬和维拉帕米能减慢房室传导,常用于伴有心房颤动或心房扑动的心绞痛患者,而不应用于已有严重心动过缓、高度房室传导阻滞和病态窦房结综合征的患者。

长效钙拮抗剂能减少心绞痛的发作。ACTION 试验结果显示,硝苯地平控释片没有显著降低一级疗效终点(全因死亡、急性心肌梗死、顽固性心绞痛、新发心力衰竭、致残性脑卒中及外周血管成形术的联合终点)的相对危险,但对于一级疗效终点中的多个单项终点而言,硝苯地平控释片组降低达到统计学差异或有降低趋势。值得注意的是,亚组分析显示,占 52% 的合并高血压的冠心病患者中,一级终点相对危险下降 13%。CAMELOT 试验结果显示,氨氯地平组主要终点事件(心血管性死亡、非致死性心肌梗死、冠状血管重建、由于心绞痛而入院治疗、慢性心力衰竭入院、致死或非致死性卒中及新诊断的周围血管疾病)与安慰剂组比较相对危险降低达 31%,差异有统计学意义。长期应用长效钙拮抗剂的安全性在 ACTION 以及大规模降压试验 ALLHAT 及 ASCOT 中都得到了证实。

外周水肿、便秘、心悸、面部潮红是所有钙拮抗剂常见的不良反应,低血压也时有发生,其他不良反应还包括头痛、头晕、虚弱无力等。

当稳定型心绞痛合并心力衰竭而血压高且难于控制者必须应用长效钙拮抗剂时,可选择氨氯地平、硝苯地平控释片或非洛地平。

(5)钾通道开放剂:钾通道开放剂的代表药物为尼克地尔,除了抗心绞痛外,该药还有心脏保护作用。一项针对尼克地尔的试验证实稳定型心绞痛患者服用该药能显著减少主要冠脉事件的发生。但是,尚没有降低治疗后死亡率和非致死性心肌梗死发生率的研究,因此,该药的临床效益还有争议。

（6）联合用药：β受体阻滞剂和长效钙拮抗剂联合用药比单用一种药物更有效。此外，两药联用时，β受体阻滞剂还可减轻二氢吡啶类钙拮抗剂引起的反射性心动过速不良反应。非二氢吡啶类钙拮抗剂地尔硫革或维拉帕米可作为对β受体阻滞剂有禁忌的患者的替代治疗。但非二氢吡啶类钙拮抗剂和β受体阻滞剂的联合用药能使传导阻滞和心肌收缩力的减弱更明显，要特别警惕。老年人、已有心动过缓或左室功能不良的患者应尽量避免合用。

2.改善预后的药物治疗

与稳定型心绞痛并发的疾病如糖尿病和高血压应予以积极治疗，同时还应纠正高脂血症。HMG-CoA还原酶抑制剂（他汀类药物）和血管紧张素转换酶抑制剂（ACEI）除各自的降脂和降压作用外，还能改善患者预后。对缺血性心脏病患者，还需加用抗血小板药物。

阿司匹林通过抑制血小板内环氧化酶使血栓素 A2 合成减少，达到抑制血小板聚集的作用。其应用剂量为每天 75～150 mg。CURE 研究发现每天阿司匹林剂量若＞200 mg 或＜100 mg 反而增加心血管事件发生的风险。

所有患者如无禁忌证（活动性胃肠道出血、阿司匹林过敏或既往有阿司匹林不耐受的病史），给予阿司匹林 75～100 mg/d。不能服用阿司匹林者，则可应用氯吡格雷作为替代。

所有冠心病患者应用他汀类药物。他汀类降脂治疗减少动脉粥样硬化性心脏病并发症，可同时应用于患者的一级和二级预防。他汀类除了降脂作用外，还有抗炎作用和防血栓形成，能降低心血管危险性。血脂控制目标为：总胆固醇（TC）＜4.5 mmol/L，低密度脂蛋白胆固醇（LDL-C）至少应＜2.59 mmol/L；建议逐步调整他汀类药物剂量以达到上述目标。

ACEI 可防止左心室重塑，减少心衰发生的危险，降低死亡率，如无禁忌可常规使用。在稳定型心绞痛患者中，合并糖尿病、心力衰竭或左心室收缩功能不全的高危患者应该使用 ACEI。所有冠心病患者均能从 ACEI 治疗中获益，但低危患者获益可能较小。

（五）非药物治疗（血运重建）

血运重建的主要指征：有冠脉造影指征及冠脉严重狭窄；药物治疗失败，不能满意控制症状；无创检查显示有大量的危险心肌；成功的可能性很大，死亡及并发症危险可接受；患者倾向于介入治疗，并且对这种疗法的危险充分知情。

1.冠状动脉旁路移植手术（CABG）

40 多年来，CABG 逐渐成了治疗冠心病的最普通的手术，CABG 对冠心病的治疗的价值已进行了较深入的研究。对于低危患者（年死亡率＜1%）CABG 并不比药物治疗给患者更多的预后获益。在比较 CABG 和药物治疗的临床试验的荟萃分析中，CABG 可改善中危至高危患者的预后。对观察性研究以及随机对照试验数据的分析表明，某些特定的冠状动脉病变解剖类型手术预后优于药物治疗，这些情况包括：①左主干的明显狭窄。②3 支主要冠状动脉近段的明显狭窄。③2 支主要冠状动脉的明显狭窄，其中包括左前降支（LAD）近段的高度狭窄。

根据研究人群不同，CABG 总的手术死亡率为 1%～4%，目前已建立了很好的评估患者个体风险的危险分层工具。尽管左胸廓内动脉的远期通畅率很高，大隐静脉桥发生阻塞的概率仍较高。血栓阻塞可在术后早期发生，大约 10% 的在术后 1 年发生，5 年以后静脉桥自身会发生粥样硬化改变。静脉桥 10 年通畅率为 50%～60%。

CABG 指征：①心绞痛伴左主干病变（ⅠA）。②心绞痛伴三支血管病变，大面积缺血或心室功能差（ⅠA）。③心绞痛伴双支或 3 支血管病变，包括左前降支（LAD）近端严重病变（ⅠA）。④CCSⅠ～Ⅳ，多支血管病变、糖尿病（症状治疗ⅡaB）（改善预后ⅠB）。⑤CCSⅠ～Ⅳ，多支血管病变、非糖尿病（ⅠA）。⑥药物治疗后心绞痛分级 CCSⅠ～Ⅳ，单支血管病变，包括 LAD 近端严重病变（ⅠB）。⑦心绞痛经药物治疗分级 CCSⅠ～Ⅳ，单支血管病变，不包括 LAD 近端严重病变（ⅡaB）。⑧心绞痛经药物治疗症状轻微（CCSⅠ），单支、双支、3 支血管病变，但有大面积缺血的客观证据（ⅡbC）。

2.经皮冠状动脉介入治疗（PCI）

30 多年来，PCI 日益普遍应用于临床，由于创伤小、恢复快、危险性相对较低，易于被医生和患者所接受。PCI 的方法包括单纯球囊扩张、冠状动脉支架术、冠状动脉旋磨术、冠状动脉定向旋切术等。随着经验的积累、器械的进步、特别是支架极为普遍的应用和辅助用药的发展，这一治疗技术的应用范围得到了极大的拓展。近年来冠心病的药物治疗也获较大发展，对于稳定型心绞痛并且冠状动脉解剖适合行 PCI 患者的成功率提高，手术相关的死亡风险为 0.3％～1.0％。对于低危的稳定性心绞痛患者，包括强化降脂治疗在内的药物治疗在减少缺血事件方面与 PCI 一样有效。对于相对高危险患者及多支血管病变的稳定性心绞痛患者，PCI 缓解症状更为显著，生存率获益尚不明确。

经皮冠脉血运重建的指征：①药物治疗后心绞痛 CCS 分级Ⅰ～Ⅳ，单支血管病变（ⅠA）。②药物治疗后心绞痛 CCS 分级Ⅰ～Ⅳ，多支血管病变，非糖尿病（ⅠA）。③稳定型心绞痛，经药物治疗症状轻微（CCS 分级Ⅰ），为单支、双支或 3 支血管病变，但有大面积缺血的客观证据（ⅡbC）。

成功的 PCI 使狭窄的管腔狭窄程度减少至 20％～50％以下，血流达到 TIMI Ⅲ级，心绞痛消除或显著减轻，心电图变化改善；但半年后再狭窄率达 20％～30％。如不成功需紧急行主动脉－冠脉旁路移植手术。

第四章　外科常见病诊断与治疗

第一节　食管烧伤

食管烧伤并不少见，儿童和成人均可发生，主要是吞服腐蚀剂如强酸或强碱引起的食管损伤及炎症，也称为食管腐蚀伤。在丹麦食管烧伤每年的发生率为 5/10 万，而 5 岁以下的儿童达 10.8%；在美国每年大约 5000 例 5 岁以下儿童误服清洁剂引起食管烧伤。尽管我国食管烧伤的发生率尚无确切的统计，但全国大多数地均有报道。

一、病因

食管烧伤主要是吞服强碱或强酸引起，以吞服碱性腐蚀剂最多见，是吞服酸性腐蚀剂引起食管烧伤的 11 倍。实验证实 2% 氢氧化钠就可以引起食管的严重损伤，成年人吞服腐蚀剂的原因常是企图自杀，吞服量多，引起食管损伤严重，甚至引起食管广泛坏死及穿孔，导致患者早期死亡，儿童多为误服。欧美国家家用洗涤剂碱性较强，一般家庭放置在餐桌上，虽然 20 世纪 70 年代美国政府立法对家用洗涤剂的浓度及包装进行了严格规定，加强了警示标志，儿童仍然易当作饮料误服，但这种类型所致的食管损伤多不严重。一组 743 例吞服腐蚀剂的儿童中，85% 的小于 3 岁，仅 20% 的证实有食管烧伤，仅 5% 的产生瘢痕狭窄，3% 的需要食管扩张治疗。我国不少地区家庭备有烧碱，尤其重庆地区人们喜欢吃火锅，不少食物如毛肚、鱿鱼等食前需用碱水浸泡，常用白酒瓶或饮料瓶盛装，儿童易当饮料饮用，成人易当白酒饮用，这种碱液浓度较高，饮入一口即可造成食管严重损伤。近年来，由于电动玩具广泛使用小型高能电池，儿童可将纽扣电池取出放入口中，误咽下的纽扣电池常停滞在食管腔内，破碎后漏出浓度很高的 KOH 或 NaOH 能够在 1 小时内引起食管的严重损伤。

二、发病机制

食管烧伤的病理改变与吞服腐蚀剂的种类、浓度和性状有关。浓度较高的腐蚀剂，无论酸或碱均可引起食管的严重损伤。液体腐蚀剂可引起食管广泛的损害，而固形腐蚀剂常贴附于食管壁，灼伤较局限但损伤严重，甚至波及食管全层。碱性腐蚀剂对食管造成的损害比酸性腐蚀剂更为严重。强碱可使蛋白溶解，脂肪分化，水分吸收而致组织脱水，并于溶解时产生大量热量也可对组织造成损伤，而强酸则产生蛋白凝固造成坏死，通常较为浅表，但不像碱性腐蚀剂可被胃液中和，因而可引起胃的严重损伤。但如吞服强碱量多，也同样可引起胃的严重损伤。

食管烧伤的病理变化与皮肤烧伤非常类似，轻型病例表现为黏膜充血、水肿，数日即可消退，较严重的病例，表层组织坏死，形成类似白喉样的假膜，食管黏膜可发生剥脱及溃疡形成，如果没有其他因素影响，这类患者可以逐渐愈合。严重的食管烧伤可累及食管全层，并形成深度溃疡，甚至引起穿孔，形成纵隔炎及液气胸，或侵及邻近血管引起致命性的大出血。严重食管烧伤愈合后形成的瘢痕,必然引起不同程度的食管狭窄。

有人采用纤维食管镜对食管烧伤患者进行了动态观察,较严重病例完全愈合需要 4 个月左右。

吞服腐蚀剂后,口腔、咽、食管及胃均可引起损伤,特别严重的病例甚至引起十二指肠的损伤。由于吞咽后的反流,可累及声门。受损伤较严重的部位是食管的三个生理狭窄区,特别是食管胃连接部。由于腐蚀剂在幽门窦部停留时间较久;严重损伤后瘢痕愈合常导致幽门梗阻,因而对需要行胃造口饲食的患者,于胃造口时,应注意探查幽门部。

食管烧伤的程度按 Estrera(1986)推荐食管化学性烧伤的临床分级与内镜所见(表 4-1)可以分为 3 度。

表 4-1　食管和胃的腐蚀性烧伤的病理改变及内镜分度

分度	病理改变	内镜所见
Ⅰ度	黏膜受累	黏膜充血水肿(表面黏膜脱落)
Ⅱ度	穿透黏膜下层,深达肌层,食管或胃周围组织未受累	黏膜脱落、出血、渗出、溃疡形成,假膜(伪膜)形成,组织粗糙
Ⅲ度	全层损伤,伴有食管周围器官或胃周围纵隔组织受累	组织脱落伴有深度溃疡。由于严重水肿,食管腔完全闭塞;有碳化或焦痂形成;食管壁变薄、坏死并穿孔

Ⅰ度烧伤食管黏膜和黏膜下层充血、水肿和上皮脱落,未累及肌层,一般不造成瘢痕性食管狭窄。Ⅱ度烧伤穿透黏膜下层而深达肌层、黏膜充血、出现水疱、深度溃疡,因此食管失去弹性和蠕动,大多形成食管瘢痕狭窄。Ⅲ度烧伤累及食管全层和周围组织,甚至食管穿孔,引起纵隔炎,可因大出血、败血症、休克而死亡,幸存者可产生重度狭窄。

Andreoni(1997)介绍米兰一医院 20 世纪 90 年代内镜分级法,不仅有形态学,还有功能上的观察,如食管蠕动情况和括约肌的张力等,反映了食管壁坏死的程度(表 4-2)。

表 4-2　米兰 20 世纪 90 年代内镜分级法

分级	损伤程度
0	黏膜正常
1	黏膜充血、水肿
2	黏膜充血、水肿、浅表坏死(黏膜苍白)、腐烂
3	深度坏死、出血、黏膜腐脱、溃疡
4	深度坏死(黏膜变黑)、严重出血、全厚层溃疡(即将穿孔)

蠕动:0＝存在,1＝消失。贲门:0＝正常,1＝无张力。

幽门:0＝开放,1＝痉挛,2＝无张力。

根据这种分级法,1 级、2 级患者,或介于 2～3 级的患者,可以采取保守治疗方法。3 级、4 级患者应考虑急诊切除坏死食管和胃、颈段食管外置和空肠造瘘。再择期做消化道重建。

三、临床表现

食管烧伤的临床表现与吞服腐蚀剂的浓度、剂量、性状有关。Ⅰ度食管烧伤主要表现为咽部及胸部疼痛,有吞咽痛,进食时尤为明显。大多在数天之后就可恢复经口进食,而Ⅱ度以上者除有明显的胸痛、吞咽痛外,常有吞咽困难,也可发生呕吐,呕吐物带有血性液体。吞服量多而浓度高的病例,可以出现中毒症状,如昏迷、虚脱等。喉部损伤尚可引起呼吸困难,甚至窒息。因食管穿孔引起纵隔炎,一侧或两侧液气胸而出现相应的症状。穿入气管引起食管气管瘘,穿破主动脉引起大出血,这种大出血常发生在伤后10天左右。严重的胃烧伤常可引起胃坏死穿孔,出现腹痛、腹肌紧张、压痛及反跳痛等弥漫性胸膜炎表现。

吞咽困难是食管烧伤整个病程中突出的症状。早期由于烧伤后的炎症、水肿引起,大多数病例经治疗后随着炎症、水肿的逐渐消退,约1周以后吞咽困难逐渐好转。若损伤不严重,不形成瘢痕狭窄的病例,逐渐恢复正常饮食,但如食管烧伤严重,3~4周后因纤维结缔组织增生,瘢痕挛缩而致狭窄,再度出现逐渐加重的吞咽苦难,最后甚至流质饮食也不能咽下,引起患者消瘦,营养不良。

四、诊断

(一)病史及体查

(1)应向患者或陪同亲友仔细询问吞服腐蚀剂的剂量、浓度、性质(酸或碱)、性状(液体或固体)及原因(误服或企图自杀),这对诊断、损伤的严重程度及治疗均有帮助。

(2)注意神态、血压、脉搏、呼吸的变化及有无全身中毒的症状及体征。

(3)观察口唇、口腔及咽部有无烧伤,但应注意大约20%的患者没有口腔的烧伤而有食管的损伤,70%有口腔损伤而无食管损伤。

(4)胸部及腹部检查:有明显胸痛及呼吸困难患者,应检查有无气胸或液气胸的征象,腹痛患者检查腹部有无腹膜刺激症状。

(二)影像学检查

1.胸部X线检查

可发现有无反流引起的肺部炎症及食管穿孔的表现。

2.食管造影检查

早期食管吞钡检查,可见钡剂通过缓慢,并可见局部痉挛。如疑有食管穿孔,可用碘油或水溶性碘剂造影,如碘剂溢出食管腔外即可明确诊断。

3.胸部CT和超声内镜

对食管烧伤的诊断也有帮助,但临床应用较少。

(三)食管镜检查

对食管烧伤后食管镜检查的时间有争议,认为早期食管壁较脆弱,检查引起的穿孔危险性较大,因而多主张1周后进行检查。近年来大多数主张伤后24~48小时内施行,认为有经验的内镜专家进行了纤维食管镜检查,引起穿孔的危险性小,对早期明确损伤的严重程度,及时做出比较正确的处理对策很有帮助。

五、治疗

(一)早期处理

吞服腐蚀剂立即来院诊治的患者,应根据吞服腐蚀剂的浓度、剂量及病情严重程度进行处理。吞服量多而病情较严重的患者应禁食,给予静脉输液镇静、止痛,应用广谱抗生素防治感染。有喉部损伤出现呼吸困难者,应立即做气管切开,给患者饮用温开水或牛奶,饮用量不超过15 mL/kg,量过多可诱发呕吐,加重食管损伤。目前多不主张吞服强碱者饮用弱酸性液体或强酸饮用弱碱性液体进行中和,认为中和可产生气体和热量,加重食管损伤。对是否灌洗也有不同意见,虽然有人不主张灌洗,但对吞服量多、浓度高及有毒物质(如农药)等仍以灌洗为好,可反复多次洗胃,每次注入量不宜太多,以免胃有烧伤时引起穿孔。对较重的患者应放置胃管,作为饲食维持营养及给予药物,尚可起到支撑,防止食管前、后壁粘连的作用。

(二)急诊手术

对吞服腐蚀剂量多、浓度高的患者,特别是对企图自杀者,可有上消化道的广泛坏死、穿孔、严重出血,及时诊断及时手术治疗可望挽救部分患者的生命。除切除坏死食管或胃外,尚需行颈段食管外置及空肠造口,后期再行食管或胃重建。Vereezkei 等报道 24 例食管烧伤,10例急诊手术中,4 例因损伤广泛未做进一步处理,均在 24 小时内死亡,余下 6 例中行食管胃切除或全胃切除及食管外置,3 例第一次手术后生存,择期行食管重建。

(三)食管瘢痕狭窄的预防方法

在食管烧伤的治疗中,应考虑到后期如何减轻和防止瘢痕狭窄的形成。目前研究或已用于临床的方法主要集中在药物和机械两个方面。

1.采用药物控制瘢痕形成

类固醇早已用于食管烧伤后瘢痕狭窄的预防,但至目前对其疗效仍有争议,理论上类固醇可抑制炎症反应,减轻食管烧伤后瘢痕狭窄形成。动物实验研究也证实有明显的效果,但一些临床对比研究中,未见到明显的差异,如一组 246 例经食管镜明确诊断的严重碱性腐蚀伤患者,97 例采用甲泼尼龙治疗,167 例作为对照组,结果发现两组狭窄的发生率无明显的差异($P > 0.05$)。Uarnak 等的观察也得出了类似的结果。但多数人认为早期应用皮质激素,对中等程度的食管腐蚀伤仍有良好效果,不少人仍认为抗生素、皮质激素和食管扩张仍是目前治疗食管烧伤的基本模式之一。

2.食管扩张治疗

食管扩张在预防和减轻食管烧伤后瘢痕狭窄的疗效已得到公认,对瘢痕组织形成早期行食管扩张的效果较好,但严重、多发及广泛狭窄则效果不佳。目前何时开始施行治疗扩张时仍有不同的看法,一些人认为过早施行扩张对有炎症、糜烂的食管创面会加重损伤,因而主张在食管再度上皮化后,开始进行扩张。有人用狗进行试验,长 10 cm 的食管黏膜剥脱后需要 8 周才能再次上皮化。一般情况多在食管烧伤后10 天开始进行扩张,但近一些年来,不少人主张早期扩张,其效果更为显著,甚至有的在烧伤后 24～48 小时开始扩张,扩张时应注意。扩张器探查由细而粗逐步扩大。每次扩张更换探子不得超过 3 条,探子应在狭窄部位停留数分钟后再更换下一型号探子,开始扩张间隔时间每周 1 次,逐步延长至每月 1 次,扩张至直径1.5 cm而不再缩小才算成功。一般扩张时间需要半年至 1 年,为增强扩张治疗的效果。有作者于扩张时在病灶内注射皮质激素,经临床病例对比观察,可减少扩张的次数,提高治疗的效果。食管扩张的技术操作并不复杂,但要仔细操作,预防食管穿孔的并发症。食管扩张在欧美国家效果甚佳,大多数患者避免了复杂的重建手术,但国内常受多方面原因影响未能按时扩张,因而扩张治疗的效果并不理想。

除采用扩张器进行食管扩张外,也可采用循环扩张法,这种方法是先做胃造口及放入牵拉用的丝线,食管扩张可在表面麻醉下进行,扩张时将口端之丝线缚于橄榄形之金属探头或梭形塑料探子,涂上或吞服少许液状石蜡,探头另一端再缚上丝线,将探子从口腔经狭窄区拉入胃内,再由胃内拉出(图4-1)。扩张后将口端及胃端的丝线妥为固定,以免拖出,待下次扩张时使用。这种方法虽然早已用于临床,但最近国外仍有人采用,认为这种方法较为简单、方便、穿孔危险性较小,效果可靠,特别在我国一些经济不发达地区更为适用。

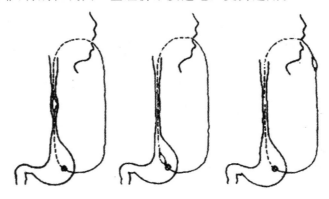

图 4-1　循环扩张法示意图

3.食管腔内置管

Rey 及 Mills 首先报道采用食管腔内置管预防食管烧伤后瘢痕狭窄。方法是在食管腔内置入长约40 cm、内径 0.95 cm 的医用硅胶管,下方有一抗反流活瓣,上端缚一小管,经口置入食管后,从鼻部引出,作为固定导管用。一般置管 3 周后拔出,同时应用抗生素和类固醇治疗,Mils 报道 4 例均获成功,但Bremer治疗 6 例,3 例仍然发生狭窄,失败原因认为是严重食管烧伤深达肌层及置管时间较短有关。最近 Mutaf 报道长时间的食管腔内置管 69 例,68％治愈,而对照用传统的方法,如食管扩张和激素等治疗172 例,治愈率为 33％,两组治疗效果有非常显著的差异。食管腔内置管组失败的原因主要是由患者不能耐受长时间的置管和食管瘢痕,形成短食管导致胃食管反流所致。

（四）食管瘢痕狭窄的外科治疗

严重食管烧伤瘢痕愈合后必然引起狭窄。狭窄部位可以在咽部、食管各段甚至全食管,以食管下段最为多见,可能与食物通过食管上段较快,下段较慢,接触腐蚀剂时间长,造成食管损伤也较严重有关。吞服酸性腐蚀剂除引起食管灼伤产生狭窄外,尚可引起胃烧灼伤,产生胃挛缩或幽门梗阻。腐蚀剂在幽门窦部停留时间较长,可无胃体的严重损伤而引起幽门梗阻。除酸性腐蚀剂容易引起胃的烧灼伤外,如吞服浓度高、剂量多的碱性腐蚀剂也可引起胃的烧灼伤。

最近研究表明由于末端食管括约肌受到损伤或食管瘫痪形成造成的短食管而致末端食管

功能不全,可以产生胃食管反流,是加重已产生的狭窄或狭窄经扩张后很快复发的原因。因此,对食管烧伤的患者进行食管功能学检查及 24 小时 pH 监测,对末端食管括约肌了解是有意义的。也有报道伤后 5 天进行食管测压,对损伤严重程度判定也有帮助。

已形成瘢痕狭窄的病例,除部分可采用扩张治愈外,对扩张或其他方法治疗失败的食管狭窄病例,需要行外科手术治疗以解决患者的经口进食。

1.手术适应证

(1)广泛性食管狭窄:广泛而坚硬的瘢痕狭窄,企图扩张治疗是危险而无效的,常因扩张而导致食管穿孔。

(2)短而硬的狭窄:经扩张治疗效果不佳者。

(3)其他部位的狭窄,如幽门梗阻等。

2.手术方法

除个别非常短的食管狭窄可采取纵切横缝的食管成形术外,绝大多数的患者需要行食管重建。胃、结肠、空肠甚至肌皮瓣均可用于食管重建,但以结肠应用最多。除急性期有食管或胃坏死、穿孔、大出血等需要急诊手术外,已进入慢性狭窄期的病例多主张 6 个月后再行重建手术,此时病变已较稳定,便于判定切除和吻合的部位。食管瘢痕狭窄行食管重建是否切除瘢痕狭窄的食管仍有争议,主张切除者认为旷置的瘢痕食管,其食管癌的发生率比普通人群高1000 倍,并认为切除的危险性不如人们想象的大。多数人认为切除瘢痕狭窄甚为困难,出血较多,也容易损伤邻近的脏器,发生癌变的概率并不很高,多在 13～71 年后,而且恶变病例远处转移较少,预后较通常的食管癌好,因而主张旷置狭窄的病变行旁路手术。也有人对病变波及中上段者行旁路手术,而对中下段者,则行病变食管切除,认为中下段食管解剖位置较松动,切除病变食管较容易,进行食管重建也较方便。

3.常用的食管重建方法(有以下几种)

(1)胃代食管术:食管狭窄位于主动脉弓以下,可经左胸后外侧切口进胸,切开膈肌,游离胃,如旷置瘢痕食管,游离胃时,已将贲门离断者则将胃上提,在狭窄上方行食管胃侧侧吻合。如狭窄位置较低,胃足够大,未离断贲门者,最好在狭窄段食管上端切断,远端缝合关闭,近端与胃行端侧吻合。如切除病变食管,手术方法与食管癌切除的食管胃吻合方法相同。对中上段食管狭窄,如切除瘢痕食管,可经右胸前外侧切口进胸,再经腹将胃游离;将胃经食管床上拉到胸部(或颈部吻合)。虽然用胃重建食管具有操作简便,较安全的优点,但有时胃或幽门均遭受腐蚀损伤,难以用胃重建食管。

(2)倒置胃管或顺行胃管代食管术:切取胃大弯做成长管状代替食管,其优点是胃有丰富的血供,做成的胃管有足够的长度,可以与颈部食管,甚至咽部进行吻合,而且无须恐惧酸性胃液反流。但国内开展这一术式甚少。

(3)结肠代食管术:由于结肠系膜宽长,边缘血管较粗,其血液供应丰富,对酸有一定耐受力,口径与食管相仿,能切取的长度可以满足高位吻合的需要,采用结肠重建能较好地维持正常的胃肠功能。因而在广泛性食管狭窄的病例,只要既往未做过结肠手术,无广泛结肠病变或因炎症或手术造成腹腔广泛粘连,均可采用结肠重建食管。对计划切除瘢痕食管者,可采用右胸前外侧切口进胸,将整个胸段食管游离后,于膈肌上方2～3 cm处切断食管,用丝线贯穿缝合后,并通过颈部切口将其拉出。如不切除病变食管行旷置手术则不开胸,上腹正中切口进入腹腔后,必要时可将剑突切除,检查结肠边缘动脉的分布情况。选定使用的结肠段后,用无创伤血管钳阻断预计切断的血管,并用套有胶皮管的肠钳钳夹预计切断结肠段的两端,观察边缘动脉的搏动及肠管的色泽15分钟。如边缘动脉搏动良好,肠管色泽红润,说明血供良好;若无动脉搏动,色泽转为暗紫,说明该段血运不佳,应另选其他肠段或改行其他术式。

若用升结肠和回肠末端移植,则切断结肠右动脉,保留结肠中动脉供血,重建后为顺蠕动。若用横结肠顺蠕动方向移植,则保留结肠左动脉,切断结肠中动脉;若用横结肠逆蠕动方向移植则切断左结肠动脉,以结肠中动脉供血;若用升结肠代食管,则以结肠中动脉供血。上述各段结肠均可用于食管重建,具体应用可结合自己的经验和患者的具体情况,用升结肠和回肠末端重建,为顺蠕动,回盲瓣有一定的抗反流作用,在最近几年报告的文献中采用最多。左半结肠少有血管变异,肠腔口径大,肠壁较厚,容易吻合,在术后早期因逆蠕动部分患者进食可出现少量反吐。

如患者全身情况较差,移植段结肠可不经胸骨后隧道而由前胸皮下提至颈部,分别在颈部切口下缘和腹部切口上缘皮下正中分离,上下贯通,形成宽约5 cm的皮下隧道。这种经皮下结肠重建的方法,进食不如胸骨后通畅,而且也不太美观。

结肠代食管术在多个解剖部位施行,创伤较大,并发症较多,除一般常见的并发症外,主要以下几种:①颈部吻合口瘘:发生原因多为移植结肠血供不良,吻合技术欠佳,局部感染和吻合有张力等。多发生在术后4～10天,主要表现为局部红肿,有硬块压痛,此时需要将缝线拆除数针,分开切口,可有泡沫状分泌物流出,口服亚甲蓝可有蓝色液体流出。只要不是移植肠段大块坏死,预后大都良好,经更换敷料很快治愈。②声带麻痹:患者表现有声嘶,进食发呛,特别在流质食物时更为明显,可嘱患者进食较黏稠食物,经过一段时间,大多能代偿而恢复正常饮食。③颈部吻合口狭窄:多发生在术后数周甚至数月,患者有吞咽困难,甚至反吐,严重病例流质饮食也难咽下。吞钡造影可明确狭窄的严重程度及长度,治疗可采用食管扩张,对扩张治疗无明显效果的患者应行手术治疗。对较短的吻合口狭窄,可行纵切横缝的成形手术,也可将狭窄切除重新吻合;对较长的吻合口狭窄,虽然可以将狭窄段切除采用游离空肠间置,但需开腹及颈部手术操作及显微外科技术,尚有吻合血管形成栓塞之虞。有学者采用颈阔肌皮瓣修复结肠重建食管后颈部吻合口狭窄,效果甚佳。④结肠代食管空肠代胃术:少数严重病例,除食管瘢痕狭窄,胃也受到严重烧伤而挛缩。这类病例可按上述方法行结肠代食管,移植结肠下端与距屈氏韧带10 cm空肠做端侧吻合,再在吻合口之下方空肠做5 cm长之侧侧吻合。这种手术吻合口多,创伤较大,术前应做好肠道准备及营养支持等,严防吻合口瘘的发生。⑤带蒂空肠间置术:空肠受系膜血管弓的影响,有时难以达到足够的长度,而且对胃液反流的耐受较差,因而临床上很少用于食管烧伤后瘢痕狭窄的重建。但对过去曾做过结肠切除手术或结肠本身有较广泛病变的病例,也可采用空肠代食管术。

第二节　肋骨骨折

　　肋骨是构成骨性胸廓最主要的成分,肋骨富有弹性,由后上向前下走行,同一根肋骨前后水平距离几乎相差4根肋骨宽度,正因为这种结构,使肋骨不仅保护着胸腔和腹上区脏器,而且参与呼吸运动。吸气时,胸廓向前上、外上抬举,使前后径和左右径同时扩大,胸腔负压也加大、双肺随之膨胀;呼气时,由于肺的弹性回缩作用,使肺又恢复到自然状态,从而保证了氧气和二氧化碳的交换。

　　肋骨骨折是平时和战时最常见的胸部损伤,尤其是钝性挤压伤的发生率更高。根据报道,在平时住院的胸部伤员中有$60\%\sim80\%$可见肋骨骨折。

一、病因

(一)直接暴力

　　骨折多在暴力作用部位,骨折端多向内刺,容易损伤肋间血管、胸廓内血管、胸膜、肺组织及邻近脏器。

(二)间接暴力

　　骨折多由于胸廓受到挤压,暴力沿前后肋骨传导引起肋骨成角处折断,一般多在胸廓外侧,如腋中线、腋后线或腋前线处骨折,骨折断端多向外侧,内脏损伤机会减少。如暴力过大,除传导骨折外,暴力点处也可发生直接骨折,此时也应注意暴力局部内脏损伤的可能性。

二、好发部位

　　由于胸廓后上背部有肩胛骨和前上胸部有锁骨及厚实的肌群保护,第9、第10肋连接于更富于弹性的肋弓,第11、12肋为游离肋骨,所以以上肋骨不易发生骨折,一般骨折的好发部位多在第3~8肋骨。骨折与年龄也有明显关系,其发生率与年龄成正比,少儿、幼儿肋骨富于弹性,一般不易骨折,即使骨折也常为青枝骨折,而成年人,尤其老年人,骨质弹性减弱和骨质疏松,容易发生骨折,且比较严重。同样暴力,年轻人发生的肋骨骨折较少、较轻,而老年人更易发生多根多处骨折,甚至1根肋骨有3或4处折断者也有所见。有时老年人在剧烈咳嗽、打喷嚏时就可引起骨折,而Trinkle报道80岁以上老年人肋骨骨折病死率达20%。

三、合并内脏损伤

　　一般骨折部位尤其是直接暴力导致的肋骨骨折,易造成骨折断端下的内脏损伤,应特别引起警惕。例如:低位肋骨骨折,不仅可伤及膈肌,还可刺破脾脏、肝脏;近脊柱旁低位肋骨骨折,由于骨折两断端各向后内、外着力而致后腹膜内肾脏和十二指肠降、横部刺破和牵拉破裂;左前近心包部肋软骨骨折有致心包、心脏、大血管损伤;锁骨和第1、第2肋骨骨折应警惕锁骨下动静脉损伤。Albers等报道第1~2肋骨折病死率约为5%,这与暴力大、常有严重血管合并伤有关。

四、分类

　　患者仅发生1根肋骨骨折者称为单根骨折。发生1根肋骨2处或2处以上骨折者称单根2处或多处骨折。发生2根或2根以上骨折者称为多根骨折。多根相邻的肋骨如发生骨折并有多处骨折称多根多处系列骨折。

五、临床表现

单纯肋骨骨折都有明显疼痛,甚至平静呼吸时也如此,在咳嗽、深呼吸和身体转动时加剧,这不仅给伤员带来痛苦,也可使伤员胸壁肌肉产生反射性痉挛,导致呼吸表浅,不敢咳痰而导致胸部伤后可能产生的呼吸道分泌物或血痰不易咳出,常出现轻度呼吸困难和低氧血症,有时伤员在短期内可并发肺不张、肺炎,尤其老年人发生的概率明显增高。体格检查可以发现骨折部位肿胀、皮肤瘀斑、压痛,有时可以触到骨擦感和听到骨擦音。

六、辅助检查

(一)X 线检查

1.常规胸部平片上肋骨骨折直接征象

(1)由于断端重叠形成线形或带状密度增高影。

(2)骨折处外形改变,断端分离、移位、骨折片存在。

(3)骨痂生成,骨折线模糊或消失。

2.可疑骨折表现的间接征象

(1)与对侧肋骨及邻近序列肋骨比较,肋骨走行及肋间隙有改变,骨折处软组织改变。

(2)心影后及膈下肋骨与心影及膈面重叠而掩盖,腋段肋骨由于近矢状面走行较陡,肋骨重叠及此处胸壁软组织厚度增加显示较差。

(3)有一部分肋骨骨折在 X 线片中不易被发现,因而误、漏诊的可能性较大。透视下能多角度地观察患处,使本来重叠的影像分离开来,把最佳角度观察到的肋骨骨折情况拍摄下来,准确地显示肋骨骨折的部位、骨折的数目、骨折的类型及移位情况,有时需要行高电压肋骨像检查。

(二)CT 检查

普通 CT 受扫描速度慢、重建质量差等因素限制,观察肋骨骨折效果不佳,而应用多层螺旋 CT 容积再现技术(volume rendering technique,VRT)和三维重建诊断肋骨骨折,通过曲面重建像可有效观察骨折的部位、数量、形态和移位方向以及是否有骨痂形成。对不全骨折、前肋骨折,特别是靠近肋软骨和胸椎、无明显移位的骨折,多层螺旋 CT 三维重建具有明显优势。

(三)超声波检查

高频超声具有 X 线胸片所不具备的优点。

(1)高频超声检查不受患者骨折部位的影响,可从多方位探测,而 X 线胸片受摄片体位影响较明显。

(2)高频超声对肋骨、肋软骨具有很高的分辨率,(5~10)MHz 的频率能清晰地分辨出骨膜和软骨组织,能较为清晰地显示骨皮质的连续性,对不完全骨折或移位微小的骨折能做出诊断。

(3)高频超声能动态地显示图像,可以在患者呼吸过程中或体位改变过程中发现骨折。此外高频超声还能鉴别骨折所致局部肿胀是血肿还是软组织水肿,可以弥补 X 线胸片的某些不足。

七、诊断要点

根据胸部受伤病史、局部体征以及 X 线表现一般诊断并不困难。由于常规胸片经济、快速,目前仍是肋骨骨折的主要检查手段,但它同时也存在一些缺点,如在合并有腹部脏器损伤时,平片便很难发挥作用。因此,在临床工作中,根据具体情况配合 CT 等进一步检查或可加摄特殊体位,常采用电透下多体位观察点片,以避免肋骨相互间重叠及其他器官的影响,提高肋骨骨折检出率。

诊断重点是把影响伤员预后的浮动胸壁(连枷胸)、胸部和腹上区脏器继发性损伤和可能发生的并发症、肺挫伤、急性呼吸窘迫综合征(ARDS)、肺不张、肺炎等诊断出来。

八、治疗

(一)单纯肋骨骨折的治疗原则

治疗原则是止痛、固定和预防肺部感染。可口服或肌内注射止痛剂。肋间神经阻滞或痛点封闭有较好的止痛效果,且能改善呼吸和咳嗽功能。肋间神经阻滞可用 0.5% 或 1% 普鲁卡因 5 mL 注射于脊柱旁 5 cm 处的骨折肋骨下缘,注射范围包括骨折肋骨上、下各 1 根肋骨。痛点封闭是将普鲁卡因直接注射于肋骨骨折处,每处 10 mL,必要时阻滞或封闭重复一次。半环式胶布固定具有稳定骨折和缓解疼痛的功效,方法是用 5~7 cm 宽的胶布数条,在呼气状态下自后而前、自下而上作叠瓦式粘贴胸壁,相互重叠 2~3 cm,两端需超过前后正中线 3 cm,范围包括骨折肋骨上、下各 1 根肋骨。但因其止痛效果并不理想、限制呼吸且有皮肤过敏等并发症,所以除在转送伤员时才考虑应用外,一般不常规应用。临床上应用多头胸带或弹力束胸带,效果很好。预防肺部并发症主要在于鼓励患者咳嗽、经常坐起和辅助排痰,必要时行气管内吸痰术。适量给予抗生素和祛痰剂。

(二)对于连枷胸的处理

除了上述原则以外,尤其注意尽快消除反常呼吸运动、保持呼吸道通畅和充分供氧、纠正呼吸与循环功能紊乱和防治休克。当胸壁软化范围小或位于背部时,反常呼吸运动可不明显或不严重,可采用局部夹垫加压包扎。但是,当浮动幅度达到 3 cm 以上时可引起严重的呼吸与循环功能紊乱,当浮动幅度超过 5 cm 或为双侧连枷胸(软胸综合征)时,必须进行紧急处理。首先暂时予以夹垫加压包扎,然后进行肋骨牵引固定。以往多用布巾钳重力牵引,方法是在浮动胸壁的中央选择 1~2 根能负重的肋骨,局麻后分别在其上、下缘用尖刀刺一小口,用布巾钳将肋骨钳住,注意勿损伤肋间血管和胸膜,用牵引绳系于钳尾部,通过滑车用 2~3 kg 质量块牵引 2 周左右。目前,已由类似原理设计出多种牵引器,采用特制的钩代替布巾钳,用胸壁外固定牵引架代替滑车重力牵引,方法简便,患者能够起床活动且便于转送。对于需做开胸手术的患者,可同时对肋骨骨折进行不锈钢丝捆扎和缝扎固定或用克氏针作骨髓内固定。目前已不主张对连枷胸患者一律应用控制性机械通气来消除反常呼吸运动(呼吸内固定法),但对于伴有严重肺挫伤且并发急性呼吸衰竭的患者,及时进行气管内插管或气管切开后应用呼吸器治疗,仍具有重要作用。

(三)肋骨骨折转归

肋骨骨折多可在 2~4 周内稳定并能够自行愈合,治疗中也不像对四肢骨折那样强调对合断端。单纯性肋骨骨折本身并不致命,治疗的重点在于对连枷胸、各种合并伤的处理以及防治并发症,尤其是呼吸衰竭和休克。

第三节　创伤性血胸

胸部损伤后致胸膜腔积血者称创伤性血胸,常见于胸部穿透伤或严重钝性挤压伤,其发生率在钝性胸部伤中的占 25%～75%,在穿透伤中占 60%～80%。

一、病因

(一)肺循环出血

钝性伤造成的血胸多由于肋骨骨折断端骨膜及骨髓腔出血难以自行收缩闭合,形成血肿及血凝块时出血可自行停止,但骨折端刺破胸膜,在胸腔负压的作用下很容易被吸入胸腔。如直接暴力较大,骨折断端向内刺入胸膜腔内,可刺破占据胸腔最大体积的肺组织导致损伤出血,这是最常见的出血来源(图 4-2)。但由于肺循环的压力低(仅及体循环压力的 1/6～1/5),损伤的肺组织因弹性回缩及局部血气的压缩,出血速度较慢,甚至全肺广泛挫裂伤出血多可自行停止吸收和愈合。单纯肺挫裂伤引起的出血,多可经胸穿(少量)和胸腔闭式引流而治愈,真正需行开胸手术探查者仅为 5%左右。

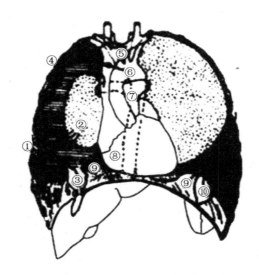

图 4-2　胸腔积血的来源

①肋骨骨折;②肺实质;③肝脏;④肋间动脉或胸廓内动脉;⑤主动脉分支;⑥肺血管;⑦主动脉峡间;⑧心脏;⑨膈肌;⑩脾脏

(二)体循环出血

体循环出血主要指心脏大血管、主动脉及其属支肋间血管、胸廓内血管、锁骨下动静脉、腔静脉无名动、静脉破裂及肺动静脉出血,一般出血量大,速度快,休克和死亡发生率高。

二、分类

临床上常根据出血量的多少,把血胸分成少量、中等量、大量血胸三类。单纯根据出血量分类是不够全面的,因为伤员胸腔有大有小、出血速度有快有慢、胸膜渗出有多有少。分类的目的应对判明伤情、分清轻重缓急,确定治疗原则有指导作用,据此根据液平面在 X 线立位胸片上的位置,估计引出的血量、症状和治疗原则分类见表 4-3。

表 4-3　创伤性血胸分类

项目	小量	中等量	大量
X 线立位胸片液面位置	平膈肌	达前第 4 肋间	超过第 2 前肋骨
出血量/mL	300~500	500~1500	>1500
症状	无或轻	可有休克	重度休克
治疗原则	可行胸穿	胸腔闭式引流	闭引,必要时开胸

临床上出血量对伤员的影响固然很大,但出血速度对伤员影响更大。短时间内有中等量或以上出血,可致伤员严重休克,甚至可致呼吸心搏骤停,而缓慢大量血胸不一定发生休克。

三、发病机制

(一)急性呼吸循环功能障碍

当胸腔积血在短时间内超过中等量时,使有效循环血量减少,不仅可发生创伤和失血性休克,而且因为心肺大血管尤其是心房及腔静脉受压、推移萎陷和扭曲,使呼吸面积骤减,纵隔移位回心血量减少,导致急性呼吸、循环功能障碍。

(二)凝固性血胸

少数伤员出血速度快,或使用大量止血药,当心、肺、膈肌尚未能去除或未完全去除纤维蛋白时,已经形成或部分形成了血凝块,称为凝固性血胸。血凝块占据了胸腔的部分空间,影响了肺膨胀。临床上经胸腔穿刺或闭式引流均不能引出,须在伤后 2~3 周内用胸腔镜或小切口行廓清术取出或吸出。

(三)创伤性胸腔积液

有时少量或中等量血胸没有及时处理,血细胞自行分解所产生的代谢产物,刺激胸膜,渗出明显增加,可形成大量胸腔积液,使血胸稀释,此称为外伤后反应性或渗出性胸膜炎。当放置引流时,可见上为橘黄色渗出液,中为橘红色液体,下为酱油色和絮块状沉淀物。

(四)包裹性血胸

因纤维素在胸膜肺表面或叶间沉着分隔,形成包裹性血胸,使引流困难。此时,必须在 B 超定位引导下作胸穿或留置引流。

(五)血胸感染

平时创伤性血胸,由于在无菌操作下及时引流及拔管,同时应用抗生素预防感染,脓胸的发生率已大为减少。战时穿透伤多,有些引流不及时,无菌操作不严格,脓胸发生率高达3.8%~20%。

(六)纤维胸

如果凝固性血胸或合并感染后未及时处理,由于纤维素的沉积,血管内皮细胞、成纤维细胞的侵入,使胸膜肥厚形成纤维板。脏层纤维板将影响肺的膨胀;壁层纤维板收缩,既影响胸壁的活动,又使肋间变窄胸腔变小。脏、壁层纤维互相粘连称为纤维胸,可损害正常呼吸功能。

四、诊断要点

根据受伤史、内出血症状、胸腔积血体征,结合胸腔穿刺、B 超和摄 X 线立位后前位、伤侧位全胸片,诊断创伤性血胸一般并不困难。但还应明确血胸的定位、定量和定性诊断及鉴别诊断,以便尽快确定抢救和治疗原则。特别要重视对进行性出血的诊断。

(一)出血量的诊断

(1)摄立位 X 线全胸片是少量、中等量及大量胸血分类的最重要根据。但有些伤员因休克或脊柱、下肢骨折而难以站立者,在卧位下摄胸片时除看到伤侧透光度稍有减低外是很难分清出血量多少的。可摄坐、立位或健侧卧位后前位全胸片,再结合仰卧位对伤侧胸壁进行叩诊,分清浊音界的位置,并与健侧比较,凡浊音界在腋后线以下为少量,腋中线者为中量,达腋前线者为大量。

(2)根据引流量和胸血血红蛋白量测定计数丢失的循环血量,作为补充血容量的参考。因为血液进入胸腔后对胸膜多有刺激,引起胸膜反应性渗出,使胸血多有稀释。因此丢失的循环血量可按下述公式计算。

已丢失的循环血量/mL=胸出血量/mL×测出胸血血红蛋白量/mL×8.4/100

注:8.4 为常数,正常血红蛋白含量为 120 g/L,即 1 g 血红蛋白含在 8.4 mL 血浆内。

(二)定位诊断

为了准确定位可摄侧位胸片或胸部 CT 片,或在 X 线透视下找出最近胸壁积血位置,也可行超声定位,对了解液体的位置、多少、深度,估计出血量,分析有无血凝块、胸壁的厚薄,找出距胸壁最近距离,确定进针方向和深度,避开邻近脏器均有实际意义。处理时应按超声检查时的体位,并在超声引导下进行胸腔穿刺。如仍不能抽出,则可能因针头细,致血液抽出很慢或针头被纤维蛋白或血凝块堵塞难以抽出。

(三)定性诊断

1.进行性血胸(胸内活动性出血)

对创伤性血胸,不仅要诊断有无胸血、胸血量和出血部位,更重要的是要判断胸内出血有无停止、出血量在减少或仍在继续。如确诊胸内进行性出血,经短暂抗休克仍不能逆转,应立即开胸止血。

凡有以下征象者应诊断为胸内进行性出血。

(1)出血症状、体征明显,休克逐渐加深,每小时血红蛋白进行性下降者。

(2)经快速补液、输血扩容后休克未能改善或改善后又复加重或补液、输血速度减缓时休克又见恶化者。

(3)胸血经胸穿或闭式引流,液面下降后又复上升者。

(4)引出的胸血迅速凝固但阴影逐渐扩大者。

(5)在留置胸腔闭式引流放净胸血后,每小时仍有 200 mL 持续 2~3 小时或 15~20 分钟内又突然出血在 500~1000 mL 以上者。

2.迟发性血胸

自 20 世纪 80 年代起,国内对迟发性血胸也开始有多组报道,其发生率占血气胸的11.2%~25%。其诊断标准为:①胸部创伤入院时摄胸片无血胸,但 24 小时后出现者。②入院后确诊为血胸或血气胸,已行彻底引流摄片证明无血气胸而后又出现者。

迟发性血胸有以下特点:①出血量偏大,一般达中等量或中等量以上。②休克发生率高达

25％～65％。③确诊时间不一,短则 2 天,长则 18 天。

因此对严重胸部创伤的观察随访不得少于 2 周。迟发类型可分突发型和隐匿型实发型约占 1/3,多在活动后突然发生,如咳嗽、翻身活动时,多因为血凝块脱落、骨折断端又刺破血肿或血液流入胸腔或异物感染继发性出血等。临床表现有面色苍白、出冷汗,甚至有脉快、血压降低等休克症状隐匿型约占 2/3,为缓慢出血或血凝块破坏代谢产物刺激胸膜反应渗出增加,多在不知不觉中出现中等量或大量血胸。症状较前者平缓,也有当代偿失调时而突然出现气促、呼吸困难。迟发性血胸多在入院时无明显血胸表现而未被医护人员重视,在恢复期中突然或不知不觉中发生,容易漏、误诊而造成严重后果,应予警惕。

3.血胸感染

血胸感染多发生于开放伤、反复胸腔穿刺和长期留置引流管的患者。由于抗生素早期应用和彻底引流,近 20 年来血胸感染发生率已明显减少。但在基层医院,血胸引流不彻底、无菌操作不严格,血胸感染仍有发生。对典型病例诊断多不困难,如有明确的胸外伤病史及急性脓胸的感染症状和体征,胸穿或闭式引流有混浊、黄色脓液,即可确诊。但早期上述症状和体征并不明显,为尽早明确诊断,可借助以下方法确诊。

(1)涂片法:取胸腔引出的血性液体行常规的胸液检查,特别作胸血染色对红细胞和白细胞进行计数。正常红细胞和白细胞为 500:1(即红细胞 5.0×10^{12}/L,白细胞为 10×10^9/L 以下),如红细胞和白细胞比例小于 100:1,应考虑有感染。

(2)试管法(彼得罗夫试验):取胸血 1 mL,加蒸馏水 5 mL,充分混合及离心沉淀,3 分钟后观察。正常液体为红色、清澈透明,异常(感染)液体为混浊或见有絮状物。

(3)细菌培养法:细菌培养(需氧菌及厌氧菌)+药物敏感试验,可见致病菌生长。

(四)鉴别诊断

1.进行性血胸伴休克与腹内实质性脏器伤伴内出血的鉴别

有以下 3 种情况:胸内、腹内均有出血;出血以胸内或以腹内为主;腹内出血伴膈肌损伤,胸内不出血,但由于胸腔负压的抽吸使腹内积血被吸入胸腔,结果腹内积血很少,胸内有大量积血。这 3 种情况有一个共同的特点,即均有内出血并伴休克、均需抗休克抢救。如果需要手术止血,因其出血的来源不同、手术切口的部位不同,术前必须明确出血的来源。在抗休克同时,分析以下情况有助于鉴别诊断。

(1)从创伤部位分析,如较大的直接暴力作用部位在第 6 肋以上或纵隔位置,首先考虑内出血来自胸部可能性大,而在第 7 肋以下肋骨骨折,首先应考虑上腹实质性脏器伤可能性大因为上胸部邻近胸壁的血管较多,而下胸部除近纵隔处外,血管相对较少。

(2)从胸、腹腔穿刺或加腹部灌洗,应考虑积血最多的腔隙出血来源的可能性较大些。

(3)用 B 超探查胸腹积血多少,并确定脾、肝、肾或胸腔脏器或膈肌损伤的部位。

(4)以胸腔或腹腔镜检查膈肌及胸、腹腔脏器损伤的可能性。

(5)如果仍不能确定出血来源时,可以先放置胸腔闭式引流,引出胸血量尚不能解释休克的严重程度,而腹内出血又不能除外可先行上腹径路剖腹探查。

2.进行性血胸与一侧肺叶、双叶或全肺不张的鉴别

气管、支气管或肺损伤时,因血块、分泌物堵塞致肺不张,而不张肺气体吸收后,肺体积明

显缩小,见肺密度增加,胸片显示也见大片致密阴影,容易和血胸混淆。鉴别方法是肺不张时气管或纵隔向患侧移位,膈肌抬高、肋间变窄,而血胸时气管纵隔向健侧推移,膈肌下降、肋间增宽。

3.进行性血胸与一侧膈肌损伤伴创伤性膈疝的鉴别

当膈肌损伤并有腹内脏器被吸入胸腔时,可见膈肌上大片密度增高阴影,也可推移局部纵隔向健侧移位,有时也难与血胸鉴别。此时可在透视下改变体位,血胸或血气胸阴影始终为抛物线或液气平面并占据肋膈角和侧胸壁,而膈疝在站立位下阴影可部分回纳腹腔或仅局限在膈肌损伤部位。如作吞钡检查可见钡剂在膈上(和对侧比)显影。必要时行B超或胸、腹腔镜检查可以区分。当难以与创伤性膈疝鉴别时,不主张放置胸腔闭式引流,因为把疝入胸腔的胃泡误认为是血气胸的液平面而放置引流管后,会造成胃液外漏胸腔,发生组织腐蚀、自身消化,可引起严重胸腔感染,甚至造成中毒性休克。

五、治疗

(一)急救措施

急救措施强调边诊断边治疗,尤其张力性、开放性、进行性血气胸需紧急处理。在保持呼吸道通畅的同时,迅速封闭伤口,以防纵隔摆动。血气胸有张力者即行胸腔闭式引流术。循环不稳定者迅速建立有效输液通道,积极抗休克治疗。心脏压塞者立即手术。心包穿刺仅作为辅助诊断与术前准备的临时措施,不能作为有效的治疗手段。剖胸手术指征是:①胸膜腔活动性出血。②心脏投影区损伤伴有大出血、休克,或锐器伤道通过心脏、大血管区疑及心脏大血管损伤。③胸部开放伤口直径大于6 cm,在原伤口清创,扩大探查。④胸腹联合伤。

(二)胸腔闭式引流术

胸腔闭式引流术是创伤性血胸简单、有效的治疗方法。中量以上血胸、血气胸均应及早行胸腔闭式引流术。创伤性血胸引流术上应注意以下几点。

(1)引流管应置于腋中线和腋后线之间的第6~8肋间,其内径应大于0.8 cm。置管后应定期挤压,伤后初期每30~60分钟挤压1次,以防堵塞。当刚放置引流管后应逐渐或间断开放式引流,以防胸腔积液积气快速引出致胸腔压力迅速降低,肺膨胀太快引起肺水肿及纵隔摆动。

(2)中量以上血气胸宜置上、下胸腔引流管。

(3)在引流管无液体及气体流出2天后,如复查胸片无胸腔积液或积气,即可拔管。

(三)及时处理合并伤及并发症

胸腹联合伤应果断施行手术。首先确定威胁生命的器官伤,优先处理大出血。下列情况优先剖胸:①心脏、大血管损伤和心脏压塞。②胸腔内持续大出血。③气管、支气管和食管损伤。无剖胸指征优先剖腹。胸腹同时活动性出血者最好由两组医生经一个胸腹联合切口同时手术。创伤性血胸常伴肺挫裂伤,具备发生ARDS的病理基础,加上抗休克时输入大量晶体,容易诱发ARDS。ARDS多发生在受伤后48小时。创伤性血胸尤其是肺挫裂伤严重者,均应想到发生ARDS的可能。休克基本纠正后严格控制输液量,尤其是晶体液,适当补充血浆和清蛋白,定时行血气监测,及时发现ARDS倾向,一旦发生,及早使用PEEP机械通气及激素治疗。

第四节　高血压性脑出血

一、概述

高血压性脑出血（hypertensive in tracerebral hemorrhage）是脑血管病患者中死亡率和残率最高的一种疾病，3/4 以上存活者遗有不同程度的残疾。1983 年我国对六大城市进行脑血管病流行病学调查，高血压性脑出血的发病率为 80.7/10 万人口。高血压脑出血常发生于 45～65 岁，男性发病略多于女性。

脑出血危险因素研究结果表明，对男女都有害的因素有高血压、有高血压家族史和肥胖。有 TIA 史亦为脑出血的危险因素。喜咸食、吸烟仅对男性有害。食醋对男女都有保护作用。

高血压是自发性脑内出血的最常见原因。高血压患者约有 1/3 可发生脑内出血，而脑内出血患者93.1％有高血压病史。收缩压和舒张压升高会迅速增加脑出血的危险性。在高血压和脑血管病变的基础上，突然精神激动或体力活动增强，可使血压进一步增高，当增高的血压超过血管的承受能力时，即可引起血管破裂发生脑出血。

二、病因与病理

红细胞渗出血管外皆称为出血。出血一般分大片出血和点状出血两种。高血压性脑出血通常为大片出血。

（一）可能与脑出血有关的因素

1.脑软化后出血

大多数高血压患者伴有较重的脑动脉粥样硬化症。从这一病理基础来看，大片脑内出血可能系广泛的出血性梗死，或者系一种通过缺血性软化区的动脉因失去周围的支持而发生的出血。但是多数人认为脑血管周围存在着 Virchow-Robin 间隙，血压平常即高于颅压 10 倍，不存在脑血管是否失去支持的问题。即使如此，出血也应在蛛网膜下隙而不是在脑内。

2.脑血管受损出血

高血压可使小血管壁变得脆弱，特别是当平滑肌被纤维或坏死组织替代时。现已证明，长期高血压对脑实质内直径为 $100～300\ \mu m$ 的小穿通动脉的内膜有损害作用，最后导致管壁脂肪玻璃样变或纤维样坏死。当血压或血流变化时容易发生破裂出血。

3.微小动脉瘤形成与破裂

1863 年，Charcot 和 Bouchard 对 84 例死后不久的脑出血患者进行了尸检，结果发现血肿壁上有粟粒样微小动脉瘤存在。此后，关于微小动脉瘤的临床意义一直有争议。1967 年，Cole 和 Yates 对健康人的和高血压患者的脑各 100 例进行了研究，发现后者 46％有 0.05～2 mm 的微小动脉瘤，高血压性脑出血患者中 86％存在微小动脉瘤，而在健康人脑中发现微小动脉瘤的仅占 7％。这些微小动脉瘤主要位于基底核区，在大脑白质也可见到，少数还可在脑桥及小脑的血管上见到。微小动脉瘤的形成是由于高血压使小动脉的张力增大，血管平滑肌纤维改变，引起动脉壁的强度和弹性降低，这可使血管的薄弱部位向外隆起，形成微小动脉瘤或夹层动脉瘤。高血压患者血压进一步升高时，血管不能收缩以增大阻力而丧失了保护作用，微小动脉瘤可破裂出血。

(二)高血压性脑出血的病理变化

高血压性脑出血 80% 的在幕上,20% 的在幕下。大脑半球的出血以基底核和视丘最常见,其次为脑干和小脑。脑出血后血肿多沿白质纤维方向扩展,出血后早期神经组织所受的影响主要是以受压、分离及移位为主。壳核出血多系豆纹动脉出血所致,其中以外侧豆纹动脉出血为常见,出血后血肿多向外囊方向发展;内侧豆纹动脉出血后往往向内囊方向扩延。豆状核出血,血肿往往较大,使大脑半球体积增大,该侧大脑半球肿胀,脑回扁平,脑沟狭窄,病侧尚有扣带回疝入大脑镰下及海马沟回疝入小脑幕切迹。海马沟回疝造成脑干及同侧大脑后动脉和动眼神经受压,同时中脑及脑桥的正中旁小动脉由于移位而断裂,引起中脑及脑桥出血。有时血肿从大脑半球向下内侧发展破入视丘及中脑。血肿也可破坏尾状核而进入侧脑室,再流入蛛网膜下隙,称为继发性蛛网膜下隙出血。这种继发性蛛网膜下隙出血多聚集于小脑腹侧的中部和外侧孔附近以及基底部的蛛网膜下隙。若出血在小脑半球则该半球增大,往往压迫脑干,亦容易破入蛛网膜下隙。丘脑出血多因大脑后动脉深支-丘脑膝状体动脉及丘脑穿通动脉破裂出血,出血后血液可向内囊及脑室侵入。丘脑出血血液侵入脑室的发生率可高达 40%~70%。脑干出血最常见于脑桥,往往自中间向两侧扩大,或向上侵入中脑,亦常破入第四脑室。小脑出血多源于齿状核,主要是小脑上动脉出血,小脑后下动脉及小脑前动脉也可是出血来源;小脑半球出血后,可跨越中线累及对侧并侵入第四脑室,扩展到小脑脚者也不少见。通常,高血压性脑出血患者在发病后 20~30 分钟即可形成血肿,出血逐渐停止;出血后 6~7 小时,血肿周围开始出现血清渗出及脑水肿,随着时间的延长,这种继发性改变不断加重,甚至发生恶性循环。因此,血肿造成的不可逆性脑实质损害多在出血后 6 小时左右。

显微镜观察,可将脑出血分为 3 期。

1.出血期

可见大片出血。红细胞多完整,出血灶边缘往往出现软化的脑组织,神经细胞消失或呈局部缺血改变,星形细胞亦有树突破坏现象。常有多形核白细胞浸润,毛细血管充血及管壁肿胀,有时管壁破坏而有点状出血。有一点应值得注意,患者 CT 检查所见的高密度区外存在一圈低密度区,与肿瘤周围低密度区不同,不是水肿而是软化坏死组织。因脑出血多为动脉破裂,短期内血肿大到相当的体积,对周围脑组织压力很大,故很易造成脑组织坏死软化。

2.吸收期

出血后 24~36 小时即可出现胶质细胞增生,尤其是小胶质细胞及部分来自血管外膜的细胞形成格子细胞。除吞噬脂质外,少数格子细胞存积含铁血黄素,常聚集成片或于血肿周围。星形胶质细胞亦有增生及肥胖变性。

3.恢复期

血液及受损组织逐渐被清除后,缺损部分由胶质细胞、胶质纤维及胶原纤维代替,形成瘢痕。出血量较少者可完全修复,若出血量较多常遗留囊腔。这与软化结局相同,唯一特点是血红蛋白代谢产物长久残存于瘢痕组织中,使该组织呈现棕黄色。

三、临床表现

高血压性脑出血发病年龄多在 50 岁以上,男性略多于女性。通常是在白天,因情绪激动、过度兴奋、剧烈活动、用力大便而诱发。脑内出血者发病前常无预感,突然发病,往往在数分钟或数小时内达到高峰。临床表现视出血部位、出血量多少及机体反应而异。

(一)壳核出血

依出血量及病情进展,患者可有意识障碍或无意识障碍,并伴有不同程度的"三偏",即病变对侧中枢性面瘫及肢体瘫痪、感觉障碍和同向偏盲,双眼向病侧偏斜、头转向病侧。优势半球出血者还伴有语言障碍等。

(二)背侧丘脑出血

发病后多数患者出现昏迷及偏瘫。背侧丘脑内侧或下部出血者可出现典型的眼征,即垂直凝视麻痹,多为上视障碍,双眼内收下视鼻尖;眼球偏斜视,出血侧眼球向下内侧偏斜;瞳孔缩小,可不等大,对光反应迟钝;眼球不能聚合以及凝视障碍等。出血向外扩展,可影响内囊出现"三偏"征。背侧丘脑出血侵入脑室者可使病情加重,出现高热、四肢强直性抽搐,并可增加脑内脏综合征的发生率。

(三)皮质下出血(脑叶出血)

其发病率仅次于基底核出血,与丘脑出血相近。患者表现依原发出血部位不同而各异,多数学者认为脑叶出血好发于顶叶、颞叶与枕叶,即大脑后半部。脑叶出血的临床表现与基底核出血不同。脑叶出血后易破入邻近的蛛网膜下隙,因距中线较远而不易破入脑室系统,故脑膜刺激征重而意识障碍轻,预后总起来说比较良好。其临床表现特征为:①意识障碍少见而相对较轻;②偏瘫与同向凝视较少、程度较轻,这是因为脑叶出血不像基底核出血那样容易累及内囊的结果;③脑膜刺激征多见;④枕叶出血可有一过性黑 与皮层盲。顶颞叶出血可有同向偏盲及轻偏瘫,优势半球者可有失语。额叶出血可有智力障碍、尿失禁,偏瘫较轻。

(四)小脑出血

典型病例表现为突发眩晕、头痛、频繁呕吐,主要体征为躯干性共济失调、眼震及构音障碍。除非出血量过大,意识障碍多在发病后数小时或 1～2 天内出现,提示脑干受累,病情危重,查体可见双眼向出血对侧凝视、周围性面瘫、瞳孔缩小、去皮层状态等。延髓受累者,呼吸循环出现衰竭。

(五)脑桥出血

患者起病急并迅速陷入深昏迷,多在短时间内死亡,脑干出血时几乎均有眼球活动障碍。由于患者昏迷,可进行眼-头反射检查,即将头被动地做水平性转动,正常时眼球偏向转动方向的对侧;后仰时,双眼球向下;低头时,双眼球向上。脑桥出血时,双眼向出血对侧凝视,瞳孔缩小,对光反应迟钝;患者还常伴有高热,一些病情较轻的患者有时还可查到脑神经与肢体的交叉性麻痹、伸肌姿势异常等。

(六)脑室内出血

原发性脑室内出血者少见,常见者多为继发于丘脑出血或基底核出血。此类患者的临床表现与原发出血部位、血肿量以及脑室受累范围密切相关。原发出血部位越邻近脑室,出血向脑室扩延及侵入脑室的机会也就越多。因此,脑室内出血患者的病情多较严重,临床上除有原发病灶的症状、体征外,尚有脑干受累以及颅内压迅速增高的一系列表现,意识障碍多较重,生命体征变化明显,且常伴有高热、强直发作等。

四、诊断

高血压性脑出血的诊断要点是：①多见于 50 岁以上的高血压动脉硬化患者；②常在白天活动用力时突然发病；③病程进展迅速，很快出现意识障碍及偏瘫等完全性卒中的表现；④脑脊液为均匀血性；⑤得到 CT 或 MRI 扫描证实。

高血压性脑出血已有许多不同的分型。分型的目的是治疗和判断预后。目前，在应用 CT 及 MRI 的情况下，分型更趋于简化。其中金谷春之提出的 CT 分型简单，便于记忆和推广。需要注意的是，CT 图像必须结合患者表现，才能有助于临床诊治。

五、治疗

(一)外科治疗

手术治疗的目的是清除血肿、降低颅内压、避免脑疝发生，以挽救患者的生命及减轻后遗症。在考虑是否施行手术时，被大家公认的最重要的因素是术前患者的意识状况。患者有无意识障碍或意识障碍的程度，可直接反映脑实质受累的情况，因此，与手术疗效密切相关。

1.手术适应证

依照高血压性脑出血的临床分级，一般认为Ⅰ级患者出血量不多(＜30 mL)，内科保守治疗效果良好，不需手术治疗。Ⅱ～Ⅳ级患者绝大多数适于手术治疗，其中以Ⅱ、Ⅲ级手术效果较佳。Ⅴ级患者病情危重，死亡率高，手术难以奏效，一般不宜手术治疗。

高血压性脑出血手术治疗指征的确定，需要综合考虑出血部位、出血量、病程进展、患者情况等多个因素。

(1)出血部位：壳核、大脑半球皮层下、脑叶浅部和小脑半球等较浅部位的出血，适于手术治疗。应特别注意的是小脑出血，由于血肿靠近脑干，且颅后窝容积代偿能力有限，除非出血量很少、症状轻微，一般应该积极考虑手术治疗。脑干内或丘脑出血，通常不是手术治疗的适应证。若存在脑室内出血或脑积水，可行脑室体外引流或分流术。

(2)出血量：幕上血肿量超过 30 mL，占位效应明显，患侧脑室明显受压，中线结构明显向健侧移位；幕下血肿量大于 10 mL，四脑室受压变形、移位，即有手术必要。

(3)病情进展：高血压性脑出血发生后病情稳定，患者神志清楚或轻度意识障碍，功能损害不明显，内科治疗效果良好，不需要行手术治疗。若经积极的内科药物治疗，病情仍无好转或不稳定，出血部位又比较表浅，应考虑手术治疗。尤其是对于病情好转或稳定后又发生恶化或出现脑疝征象者，更要争取时间，尽快手术。至于发病后进展急骤，很快进入深度昏迷，出现严重功能障碍、一侧或双侧瞳孔散大、生命体征不稳定者，手术治疗效果不佳，死亡率很高，不宜进行手术治疗。

(4)患者情况：患者若存在心、肺、肝、肾等脏器严重疾病或功能不全，血压控制不好，持续超过200/120 mmHg(26.66～15.99 kPa)，眼底出血，糖尿病，高龄等情况，应列为手术禁忌，但年龄并不是决定是否手术的主要因素。

2.手术时机的选择

高血压性脑出血的手术时机选择分为：①超早期手术，发病 6～7 小时内进行。②早期手术，发病后1～3 天内手术。③延期手术，发病 3 天后进行。

目前国内外学者普遍认为高血压性脑出血需要手术治疗者，应尽量在发病后 6～7 小时内行超早期手术,超早期手术可以有效地防止或减缓这些病理变化的发生,及早降低颅内压,阻止脑疝发生,促进脑功能恢复,最大限度地减少脑组织损伤。另外,发病后 6～7 小时内脑水肿尚不明显,有利于手术操作的进行。对于起病平缓、处于临床病情分级Ⅰ级的患者,可先行非手术治疗,一旦病情进行性加重或恶化,出现明显功能障碍、意识障碍或脑疝征象时,必须紧急手术清除血肿,降低颅内压,以免耽误了抢救时机。

3.术前检查及准备

(1)CT 扫描:是诊断脑出血最安全、最可靠的手段,应列为首选。CT 扫描能辨别出血和梗死,准确显示血肿的部位、大小、形态、发展方向和脑水肿的范围,有助于手术方案的制订和预后的判断。对怀疑脑出血的患者,应尽早行颅脑 CT 扫描,必要时可复查,以便观察血肿及颅内情况的变化。

(2)脑血管造影:对于不能明确脑出血原因的或疑诊脑动脉瘤、脑血管畸形的患者,在病情允许的情况下,为避免手术的盲目性,降低手术风险,可考虑行脑血管造影。在无 CT 设备的地区或医院,脑血管造影仍是诊断高血压性脑出血的主要检查方法。

(3)MRI 扫描:费用较高,费时较长,一般不作为首选的检查方法,但 MRI 扫描对高血压性脑出血的诊断更精确,特别适用于脑干、小脑等部位出血的检查。

(4)按常规开颅手术的要求做好其他术前准备,尤其应注意适当控制血压,保持呼吸道通畅,合理使用脱水降颅压药物。

4.手术方法

(1)快速钻颅血肿碎吸术:操作简便,创伤小,可及时部分解除占位效应、减轻症状,特别适用于位置表浅、已大部分液化的血肿;也可作为急救手段,为开颅清除血肿争取时间。但是,清除血肿不彻底,不能止血,徒手穿刺准确性较差。

(2)脑室穿刺体外引流术:对于原发性脑室内出血或血肿破入脑室者,以及出现梗阻性脑积水的患者,行脑室穿刺体外引流术,可以立即缓解梗阻性脑积水,降低颅内压,也可以排出脑室内血肿的液化部分,减少血肿体积,缓解病情。

(3)尿激酶溶解血肿吸除术:许多患者在行血肿穿刺碎吸或脑室穿刺引流后,只是引流出了血肿的液化部分,仍有许多血凝块不能吸出或流出,此时可经引流管注入尿激酶将血块溶解再清除。常用量为尿激酶 6000 U/5 mL 盐水,自引流管缓慢注入血肿腔,夹闭引流管 2～3 小时后再开放引流管,每 12～24 小时重复 1 次。视血肿清除情况,保留引流管 2～5 天,每天重复注入尿激酶可促进血凝块溶解。但是,此法有引发新出血的可能。

(4)开颅脑内血肿清除术:对于脑疝早期或颅后窝血肿可以达到迅速减压的目的,特别是双极电凝器和显微外科技术的应用,使血肿清除更彻底、止血更可靠,具有确切的疗效。分为骨窗开颅和骨瓣开颅血肿清除术。

(5)立体定向脑内血肿清除术:1978 年 Back lund 和 Von Holst 设计了一种立体定向血肿排空装置,采用立体定向技术首先成功地进行了脑内血肿清除术。1984 年,Matsumoto 在立体定向血肿引流排空术的基础上,应用尿激酶进行溶凝治疗,取得了较好的疗效。随后不断有学者对立体定向手术进行改进,使脑内血肿立体定向清除术日趋成熟并逐渐得到广泛应用,这种手术适用于脑内各部位的出血,尤其适合脑干、丘脑等重要部位的局限性血肿。

(二)内科治疗

在急性期,主要是控制脑水肿,调整血压,防治内脏综合征及考虑是否采取手术清除血肿。

1.稳妥运送

首先考虑的是对确诊和治疗是否需要搬动,再考虑患者的情况是否允许搬动。急性期应保持安静,不宜长途运送或过多搬动,应将头位抬高30°,注意呼吸道的通畅,随时清除口腔分泌物或呕吐物,适当吸氧。在发病初4小时内每小时测血压、脉搏1次。并观察神志、呼吸、瞳孔的变化。12小时后可2～3小时观察以上项目1次,直到病情稳定。应卧床3周以上。

2.控制脑水肿降低颅内压

这是抢救能否成功的主要环节之一。常用药为甘露醇、呋塞米及皮质激素等。临床上为加强脱水效果,减少药物的不良反应,一般均采取上述药物联合应用。常采用甘露醇＋呋塞米、甘露醇＋呋塞米＋激素等方式,但量及用药间隔时间均应视病情轻重及全身情况尤其是心脏功能及是否有高血糖等而定。20％甘露醇为高渗脱水剂,体内不易代谢、不能进入细胞,其降颅压作用迅速,一般成人用量为 1 g/(kg·次),每6小时静脉速滴1次。甘露醇降颅压最好的时机是:①给甘露醇1小时前的颅内压较低。②应用甘露醇时颅内压水平较高。③第一次给甘露醇的剂量要大。④在用药前接受的甘露醇累积剂量越小,则下一个剂量的甘露醇的效果越明显。呋塞米有渗透性利尿作用,可减少循环血容量,对心功能不全者可改善后负荷,用量为 20～40 mg/次,每天静脉注射1～2次。应用呋塞米期间注意补钾。皮质激素多采用地塞米松,用量 15～20 mg,静脉滴注,每天1次。由于脑出血发病早期颅内压增高的因素中脑水肿的比例较小,主要由脑内血肿占位效应引起。另外,脑出血患者常出现应激性溃疡,故使用激素是不利的。激素的应用可降低机体的免疫功能,一旦出现肺部感染征象,不利于病情的控制。因此,近年来对脑出血的患者多不主张使用激素控制脑水肿。在发病后几天的脱水治疗过程中,因颅内压可急速波动样上升,密切观察瞳孔变化及昏迷深度非常重要,遇有脑疝早期表现如一侧瞳孔散大或角膜反射突然消失,或脑干受压症状明显加剧,应及时静脉滴注一次甘露醇,一般静脉滴注后20分钟左右即可见效,故初期不可拘泥于常规时间用药。一般脑水肿于3～7天内达高峰,多持续2周～1个月才能完全消失,故脱水剂的应用要根据病情而逐渐减量,再行减少次数,最后停止。由于高渗葡萄糖溶液的降颅内压作用时间短,反跳现象重,且高血糖对缺血的脑组织有损害,故目前已不再使用。

3.调整血压

脑出血后血压常骤升。发病后血压过高或过低,均提示预后不良,故调整血压甚为重要。一般可将发病后的血压控制在发病前血压数值略高一些的水平。如原有高血压,发病后血压又上升更高水平者,所降低的数值可按上升数值的 30％ 左右控制。目前常用的降压药物有25％硫酸镁 10～20 mL/次,肌内注射;或压宁定 50～100 mg/次,加入液体内静脉滴注。注意不应降血压太快和过低。血压过低者可适量用间羟胺或多巴胺静脉滴注使之缓慢回升。

4.止血剂的应用

高血压脑出血后是否应该应用止血剂至今尚有争议。主张用止血剂者认为脑出血早期纤维蛋白溶解系统功能亢进,血小板黏附和聚集性降低;不主张用者认为脑出血是由于血管破裂,凝血功能并无障碍,多种止血剂可以诱发心肌梗死,甚至弥散性血管内凝血。也有人主张短期应用几天。常用的抗纤溶药物有 6-氨基己酸和氨甲环酸。其他止血的药物有卡巴克洛、酚磺乙胺、巴曲酶等。应用这类药物最好有客观的出凝血实验室数据。如凝血、抗凝血及纤溶指标等。

5.急性脑出血致内脏综合征的处理

包括脑心综合征、急性消化道出血、中枢性呼吸形式异常、中枢性肺水肿及中枢性呃逆等。这些综合征的出现,常常影响预后,严重者可导致死亡。这些综合征的发生原因,主要是由于脑干特别是下丘脑发生原发性或继发性损害之故。

(1)脑心综合征:发病后一周内心电图检查,可发现 S-T 段延长或下移,T 波低平或倒置,以及 Q-T 间期延长等缺血性变化。此外,也可出现室性期前收缩,窦性心动过缓、过速或心律不齐以及房室传导阻滞等改变。这种异常可以持续数周之久,有人称为"脑源性"心电图变化。其性质是功能性的还是器质性的,尚无统一的认识。临床上最好按器质性病变处理,应根据心电图变化,给予吸氧,服用吲哚美辛、合心爽、毛花苷 C 及利多卡因等治疗,同时密切观察心电图变化的动向,以便及时处理。

(2)急性消化道出血:经尸解和胃镜检查,半数以上出血来自胃部,其次为食管,少数为十二指肠。胃部病变呈现急性溃疡、多发性糜烂及黏膜或黏膜下点状出血。损害多见于发病后 1 周,重者可于发病后数小时内就发生大量呕血,呈咖啡样液体。为了解胃内情况,对昏迷患者应在发病后 24～48 小时安置胃管,每天定时观察胃液酸碱度及有无潜血。若胃液酸碱度在 5 以上,即给予氢氧化铝胶液 15～20 mL,使酸碱度保持在 6～7,此外,给予西咪替丁鼻饲或静脉滴注,以减少胃酸分泌。应用奥美拉唑效果更好。如胃已出血,可局部应用卡巴克洛,每次 20～30 mL 加入生理盐水 50～80 mL,每天 3 次。此外云南白药、凝血酶也可胃内应用。大量出血者应及时输血或补液,防止贫血及休克。

(3)中枢性呼吸形式异常:多见于昏迷患者。呼吸呈快、浅、弱及不规则或潮式呼吸、中枢性过度换气和呼吸暂停。应及时给氧气吸入,人工呼吸器进行辅助呼吸。可适量给予呼吸兴奋剂如洛贝林或尼可刹米等,一般从小剂量开始静脉滴注。为观察有无酸碱平衡及电解质紊乱,应及时行血气分析检查,若有异常,即应纠正。

(4)中枢性肺水肿:多见于严重患者的急性期,在发病后 36 小时即可出现,少数发生较晚。肺水肿常随脑部的变化而加重或减轻,常为病情轻重的重要标志之一。应及时吸出呼吸道中的分泌物,甚至行气管切开,以便给氧和保持呼吸道通畅。部分患者可酌情给予强心药物。此类患者易继发呼吸道感染,故应预防性应用抗生素,并注意呼吸道的雾化和湿化。

(5)中枢性呃逆:呃逆常见于病程的急性期,轻者,偶尔发生几次,并可自行缓解;重者可呈顽固性持续性发作,可干扰患者的呼吸节律,消耗体力,以至于影响预后。一般可采用针灸处理,药物可肌内注射哌甲酯,每次 10～20 mg,也可试服氯硝西泮,1～2 mg/次,也有一定的作用,但可使睡眠加深或影响病情的观察。膈神经加压常对顽固性呃逆有缓解的作用。部分患者可试用中药柿蒂、丁香等。

6.维持营养

注意酸碱及水、电解质平衡及防治高渗性昏迷;初期脱水治疗就应考虑到这些问题。特别对昏迷患者,发病后 24～48 小时应放置鼻饲以便补充营养及液体,保持液体出入量基本平衡。

初期每天热量至少为 1500 kcal,以后逐渐增至每天至少 2000 kcal,且脂肪、蛋白质、糖等比例应合理,故应及时补充复方氨基酸、人血清蛋白及冻干血浆等。对于高热者尚应适当提高补液量。多数严重患者皆出现酸碱及水电解质失调,常为酸中毒、低钾及高钠血症等,均应及时纠正。应用大量脱水剂,特别是对有糖尿病者应防止诱发高渗性昏迷;表现为意识障碍加重,血压下降,有不同程度的脱水征,可出现癫痫发作。高渗性昏迷的确诊需要实验室检查血浆渗透压增高提示血液浓缩。此外血糖、尿素氮和血清钠升高、尿比重增加也提示高渗性昏迷的可能。为防止高渗性昏迷的出现,有高血糖者应及早应用胰岛素,避免静脉注射高渗葡萄糖溶液。此外,应经常观察血浆渗透压及水电解质的变化。

7.加强护理与预防并发症

患者昏迷或有意识障碍时,必须采取积极措施维持呼吸道通畅、控制血压、适量输液、维持电解质平衡。应及时吸痰,必要时行气管切开,以防止呼吸道继发感染。应行持续导尿膀胱冲洗,防止膀胱过度充盈及尿潴留引起泌尿系感染。应定时翻身,加强皮肤和眼睛护理,防止褥疮及角膜溃疡。患者神志清楚后常有严重头痛与颈项强直,烦躁不安,可给予适当镇静剂、止痛剂,如安定、阿尼利定等,严重者可给予磷酸可待因 30～60 mg,对头痛与烦躁不安效果良好。有便秘者可给缓泻剂或大便软化剂,如果导、双醋酚酊或开塞露等。

(三)康复治疗

急性脑血管病所致的残疾非常复杂,即有因中枢神经系统本身破坏所致的残疾(偏瘫、失语等),也有因急性期处理不当或不适当康复所造成的二次损伤(如废用综合征、误用综合征、褥疮、肩手综合征等),还可引起心理、情感方面的障碍(抑郁症、焦虑症等)。

首先每位医师应明确一个概念,即急性脑血管病患者的康复不能被认为是在诊断、内科药物治疗之后而进行的与前两者完全脱节的阶段,而是在发病后,针对患者的不同情况所制定的个体化综合治疗方案中的一部分。

1.急性期康复

急性期是患者康复的关键阶段。此期的康复治疗是否恰当直接影响患者后期的康复效果和生活质量。由于发病时病情轻重不同,因而康复的目标和采取的康复手段也因人而异。轻型患者虽然残疾程度较轻,但大多数生活质量下降。针对这些患者应认真做好个体化的二级预防方案,对可干预的危险因素(如不良性格、不良生活习惯及饮食习惯、高血压等)进行控制;重视心理康复,密切注意患者的情绪变化,帮助患者克服不良情绪反应。对这些患者,急性期康复目标应该是恢复病前正常的社会职能和家庭职能。中型患者急性期过后会残留一定程度的神经功能缺损。对这部分患者除了要做好二级预防和心理康复外,应着重患肢的功能康复,预防能造成长期限制患肢活动的合并症如误用、废用综合征、肩手综合征等。保持患肢的功能位和进行适当的被动运动是关键。上肢的功能位是"敬礼位",即肩关节外展 45°,内旋 15°,使肘关节和胸部持平,拇指指向鼻子,并经常变换位置,以防止畸形。手中可握一个直径 4～5 cm 的长形轻质软物。下肢功能位是髋关节伸直,腿外侧可放置沙袋或枕头防止下肢外展外旋位畸形。膝关节伸直,防止屈曲畸形。脚要与小腿成 90°,防止足下垂。随着体位的改变,髋关节也需要变换成屈曲或伸直的位置。此外要有序地进行被动运动。一般情况下，每天被动活动 2～4 次，每次同一动作可做 5～6 遍，开始做时动作要轻，幅度不宜过大，以患肢不痛为原则。重型患者除做好上述工作外，由于其卧床时间较长，身体较虚弱，还要特别注意防止褥疮、坠积性肺炎、深静脉血栓形成及泌尿系统感染等一系列并发症。帮助患者进行深呼吸训练及拍背，经常给患者翻身及保持会阴部清洁等，这样能有效地防止上述并发症的发生。如果患者不能主动进食，应及时给予鼻饲，要保证每天摄入足够的营养和水分。

2.恢复期康复

恢复期康复以功能训练为主。此阶段开始的最佳时间尚无定论。Johnson 认为，在患者准备好后开始比尽早开始更合适。总的原则是，一旦患者准备就绪，就应马上开始。训练内容包括坐位训练、站立、步行训练、轮椅训练等。功能训练是一项较为漫长的工作，需要医务人员与家属适当地诱导和鼓励，使患者在生理上、精神上、社会功能上的残疾尽可能康复到较好的水平。

在恢复期还可应用理疗、针灸、水浴疗法，可少量服用一些补血益气、调平阴阳、以扶为主的中成药物。要坚定康复信心，加强功能训练，结合气功导引，自身按摩等逐步扩大主动性功能训练范围，注重情绪调理和饮食治疗。

六、预防与预后

（一）高血压脑出血的预防

高血压是脑出血的病因和主要危险因素，在持续性高血压的基础上，过度用力、激动等诱因可致血压骤升而导致脑血管破裂出血。因此预防脑出血就要解除或控制这些使血压骤升的因素。对于持续性高血压的患者，要用卡托普利、硝苯地平等降压药；既要把血压控制在 160/95 mmHg(21.33～12.66 kPa)以下，又不至于血脂、血糖、血黏度增高，亦不影响心肾功能为宜。对于初发高血压患者，可选用镇静、利尿药物，低盐饮食观察；如无效可用硝苯地平或卡托普利等药降压。并在 35 岁以上人群和高血压家族史人群中进行防治高血压和脑卒中的强化教育，提高人们的自我保健能力，对高血压患者施行定期随访检查和督促治疗等干预措施。中国七城市脑血管病危险因素干预实验证明，采用高血压干预措施不仅能够干预人群的血压水平，而且还能降低高血压和脑卒中的发病率。预防脑内出血，除积极治疗高血压外，还应生活规律、劳逸结合、心气平和、戒烟戒酒，以防诱发高血压性脑出血。

（二）预后

高血压性脑出血的预后不良，总死亡率超过 50%。起病后 2 天内死亡者最多见。首次发病的死亡率随年龄增高而增高，40～60 岁组死亡率为 40%左右，60～70 岁组为 50%左右，71 岁以上者为 80%左右。起病 2～3 天内的死亡首要原因是高颅压所致的脑疝，其次是脑干受压移位与继发出血；起病 5～7 天后的死亡多系肺部感染等并发症所致。多数生存的患者，常遗留一些永久性后遗症，如偏瘫、不完全性失语等。

第五节 颅内血肿

一、概述

颅内血肿属颅脑损伤严重的继发性病变,在闭合性颅脑损伤中约占 10%;在重型颅脑损伤中占40%～50%。颅内血肿继续发展,容易导致脑疝。因此,颅内血肿的早期诊断和及时手术治疗非常重要。

一般而言,急性颅内血肿量幕上超过 20 mL,幕下 10 mL 即可引起颅内压增高症状。由于脑实质不能被压缩,所以调节颅内压作用主要在脑脊液和脑血容量之间进行。颅内压增高时只有 8% 的颅腔代偿容积。若颅内高压的发生和发展较为缓和,颅腔容积的代偿力可以充分发挥,这在颅内压监测示容积压力曲线上可以看到。若颅内高压的发生与发展十分急骤,超出容积代偿力,越过容积压力曲线的临界点,则可很快进入失代偿期。此时,颅腔容积的顺应性极差,即使从脑室入出 1 mL 脑脊液,亦可使压力下降0.4 kPa(3 mmHg)以上。若颅内高压达到平均体动脉压水平时,脑灌注压已小于 2.6 kPa(20 mmHg),则脑血管趋于闭塞,中枢血液供应濒临中断,患者将陷于脑死亡状态。

颅内血肿类型如下。

1.按血肿在颅内结构的解剖层次不同

(1)硬脑膜外血肿:指血肿形成于颅骨与硬脑膜之间者。

(2)硬脑膜下血肿:指血肿形成于硬脑膜与蛛网膜之间者。

(3)脑内(包括脑室内)血肿:指血肿形成于脑实质内或脑室内者(图 4-3)。

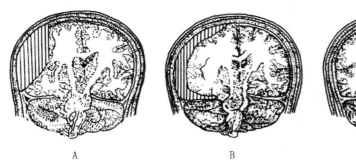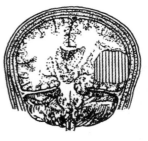

A   B   C

图 4-3 颅内血肿类型

A.硬脑膜外血肿;B.硬脑膜下血肿;C.脑内血肿

2.按血肿的症状出现时间的不同

(1)急性型:伤后 3 天内出现者,大多数发生在 24 小时内。

(2)亚急性型:伤后 4～21 天出现者。

(3)慢性型:伤后 3 周后出现者。

3.特殊部位和类型的血肿

如颅后窝血肿、多发性血肿等。因其各有临床特点而与一般血肿有所区别。

(一)临床表现

1.症状与体征

(1)头痛、恶心、呕吐:血液对脑膜的刺激或颅内血肿引起颅内压增高可引起症状。一般情况下,脑膜刺激所引起的头痛、恶心和呕吐较轻。在观察中若症状加重,出现剧烈头痛、恶心和频繁呕吐时,可能有颅内血肿,应结合其他症状或必要时采用辅助检查加以确诊。

(2)意识改变:进行意识障碍为颅内血肿的主要症状之一。颅内血肿出现意识变化过程,与原发性脑损伤的轻重有密切关系,通常有 3 种情况:原发性脑损伤较轻,可见到典型的"中间清醒期"(昏迷→清醒→再昏迷),昏迷出现的早晚与损伤血管的大小或出血的急缓有关,短者仅 20~30 分钟,长者可达数天,但一般多在 24 小时内。有的伤后无昏迷,经过一段时间后出现昏迷(清醒→昏迷),多见于小儿,容易导致漏诊;若原发性脑损伤较重,则常表现为昏迷程度进行性加深(浅昏迷→昏迷),或一度稍有好转后又很快恶化(昏迷→好转→昏迷);若原发性脑损伤过于严重,可表现为持续性昏迷。一般认为,原发性昏迷时间的长短取决于原发性脑损伤的轻重,而继发性昏迷出现的迟早主要取决于血肿形成的速度。所谓的中间清醒期或中间好转期,实质上就是血肿逐渐长大,脑受压不断加重的过程,因而,在此期内,伤员常有躁动、嗜睡、头痛和呕吐加重等症状。在排除了由于药物引起的嗜睡或由于尿潴留等原因引起的躁动后,即应警惕有并发颅内血肿的可能。

(3)瞳孔改变:对于颅内血肿者,阳性体征的出现极为重要。一侧瞳孔进行性散大,光反应消失,是小脑幕切迹疝的重要征象之一。在瞳孔散大之前,常有短暂的瞳孔缩小,这是动眼神经受刺激的表现。瞳孔散大多出现在血肿的同侧,但约 10% 的伤员发生在对侧。若脑疝继续发展,则脑干受压更加严重,中脑动眼神经核受损,可出现两侧瞳孔均散大,表明病情已进入垂危阶段。

一般情况下,出现两侧瞳孔散大,可迅速注入脱水药物,如一侧缩小而另一侧仍然散大,则散大侧多为脑疝或血肿侧;如两侧瞳孔仍然散大,则表示脑疝未能复位,或由于病程已近晚期,脑干已发生缺血性软化。若术前两侧瞳孔均散大,将血肿清除后,通常总是对侧瞳孔先缩小,然后血肿侧缩小;如术后血肿侧瞳孔已缩小,而对侧瞳孔仍然散大,或术后两侧瞳孔均已缩小,但经过一段时间后对侧瞳孔又再次散大,多表示对侧尚有血肿;如术后两侧瞳孔均已缩小,病情一度好转,但经一段时间后手术侧的瞳孔再度散大,应考虑有复发性血肿或术后脑水肿的可能,还应及时处理。瞳孔散大出现的早晚,也与血肿部位有密切关系。颞区血肿,瞳孔散大通常出现较早,额极区血肿则出现较晚。

(4)生命体征变化:颅内血肿者多有生命体征的变化。血肿引起颅内压增高时,可出现Cushing 反应,血压出现代偿性增高,脉压增大,脉搏徐缓、充实有力,呼吸减慢、加深。血压升高和脉搏减慢常较早出现。颅后窝血肿时,则呼吸减慢较多见。随着颅内压力的不断增高,延髓代偿功能衰竭,出现潮式呼吸乃至呼吸停止,随后血压亦逐渐下降,并在呼吸停止后,经过一段时间心跳亦停止。如经复苏措施,心跳可恢复,但如血肿未能很快清除,则呼吸恢复困难。一般而言,如果血压、脉搏和呼吸 3 项中有 2 项的变化比较肯定,对颅内血肿的诊断有一定的参考价值。但当并发胸腹腔脏器损伤并发休克时,常常出现血压偏低、脉搏增快,此时颅内血肿的生命体征变化容易被掩盖,必须提高警惕。

(5)躁动:常见于颅内血肿伤员,容易被临床医师所忽视,或不做原因分析即给予镇静剂,以致延误早期诊断。躁动通常发生在中间清醒期的后一阶段,即在脑疝发生(继发性昏迷)前出现。

(6)偏瘫:幕上血肿形成小脑幕切迹疝后,疝出的脑组织压迫同侧大脑脚,引起对侧中枢性面瘫和对侧上下肢瘫痪,同时伴有同侧瞳孔散大和意识障碍,也有少数伤员的偏瘫发生在血肿的同侧,这是因为血肿将脑干推移致对侧,使对侧大脑脚与小脑幕游离缘相互挤压,这时偏瘫与瞳孔散大均发生在同一侧,多见于硬脑膜下血肿;血肿直接压迫大脑运动区,由于血肿的位置多偏低或比较局限,故瘫痪的范围也多较局限,如额叶血肿和额颞叶血肿仅出现中枢性面瘫或中枢性面瘫与上肢瘫,范围较广泛的血肿亦可出现偏瘫,但一般瘫痪的程度多较轻,有时随着血肿的发展,先出现中枢性面瘫,而后出现上肢瘫,最后出现下肢瘫。矢状窦旁的血肿可出现对侧下肢单瘫,跨矢状窦的血肿可出现截瘫。左侧半球血肿还可伴有失语;由伴发的脑挫裂伤直接引起,这种偏瘫多在伤后立即出现。

(7)去脑强直:在伤后立即出现此症状,应考虑为原发性脑干损伤。如在伤后观察过程中出现此症状时,则为颅内血肿或脑水肿继发性脑损害所致。

(8)其他症状:婴幼儿颅内血肿可出现前囟突出。此外,由于婴幼儿的血容量少,当颅内出血量达100 mL左右即可产生贫血的临床表现,甚至发生休克。小儿的慢性血肿可出现头颅增大等。

2.影像学检查

(1)颅骨 X 线平片:在患者身体情况允许时,应行颅骨 X 线平片检查,借此可确定有无骨折及其类型,尚可根据骨折线的走行判断颅内结构可能出现的损伤情况,利于进一步的检查和治疗。颅盖骨折 X 线平片检查确诊率为 95%～100%,骨折线经过脑膜中动脉沟、静脉窦走行区时,应注意有无硬脑膜外血肿发生的可能。颅底骨折经 X 线平片确诊率仅为 50%左右,因此,必须结合临床表现做出诊断,如有无脑神经损伤及脑脊液漏等。

(2)头颅 CT 扫描:是目前诊断颅脑损伤最理想的检查方法。可以准确地判断损伤的类型及血肿的大小、数量和位置。脑挫裂伤区可见点、片状高密度出血灶,或为混杂密度;硬脑膜外血肿在脑表面呈现双凸球镜片形高密度影;急性硬脑膜下血肿则呈现新月形高密度影;亚急性或慢性硬脑膜下血肿表现为稍高密度、等密度或稍低密度影。

(3)头颅 MRI 扫描:一般较少用于急性颅脑损伤的诊断。头颅 CT 和 MRI 扫描对颅脑损伤的诊断各有优点。对急性脑外伤的出血,CT 显示较 MRI 为佳,对于亚急性、慢性血肿及脑水肿的显示,MRI 常优于 CT。急性早期血肿在 T_1 及 T_2 加权图像上均呈等信号强度,但亚急性和慢性血肿在 T_1 加权图像上呈高信号,慢性血肿在 T_2 加权图像上可见低信号边缘,血肿中心呈高信号。应注意血肿与脑水肿的 MRI 影像鉴别。

(二)手术技术

1.早期手术

对有颅内血肿可能的伤员,应在观察过程先把头发剃光,并做好手术器械的消毒和人员组织的准备,诊断一经确定,即应很快施行手术。对已有一侧瞳孔散大的脑疝伤员,应在静脉滴注强力脱水药物的同时,做好各项术前准备,伤员一经送到手术室,立即进行手术。对双侧瞳孔散大、病理呼吸、甚至呼吸已经停止的伤员,抢救更应当争分夺秒,立即在气管插管辅助呼吸下进行手术。为了争取时间,术者可带上双层手套(不必刷手),迅速进行血肿部位钻孔,排出部分积血,使脑受压得以暂时缓解,随后再扩大切口或采用骨瓣开颅,彻底清除血肿。

2.钻孔检查

当病情危急,又未做 CT 扫描,血肿部位不明确者,可先做钻颅探查。在选择钻孔部位时,应注意分析损伤的机制,参考瞳孔散大的侧别、头部着力点、颅骨骨折的部位、损伤的性质以及可能发生的血肿类型等安排钻孔探查的先后顺序(图 4-4)。

(1)瞳孔散大的侧别:因多数的幕上血肿发生在瞳孔散大的同侧,故首先应选择瞳孔散大侧进行钻孔。如双侧瞳孔均散大,应探查最先散大的一侧。如不知哪一侧首先散大,可在迅速静脉滴入强力脱水药物过程中观察,如一侧缩小而另侧仍散大或变化较少,则首先在瞳孔仍然散大侧钻孔。

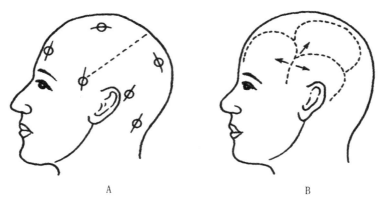

图 4-4　钻孔探查和开颅手术切口设计
A.常用钻孔探查部位;B.开颅手术切口设计

(2)头部着力部位:可借头皮损伤的部位来推断头部着力点。如着力点在额区,血肿多在着力点处或其附近,很少发生在对冲部位,应先探查额区和颞区。如着力点在颞区,则血肿多发生在着力部位,但也可能发生在对冲的颞区,探查时宜先探查同侧颞区,然后再探查对侧颞区。如着力点在枕区,则以对冲部位的血肿为多见,探查应先在对侧额叶底区和颞极区,然后同侧的额叶底区和颞极区,最后在着力侧的颅后窝和枕区。

(3)有无骨折和骨折部位:骨折线通过血管沟,并与着力部位和瞳孔散大的侧别相一致时,以硬脑膜外血肿的可能性为大,应首先在骨折线经过血管沟处钻孔探查。若骨折线经过上矢状窦,则应在矢状窦的两侧钻孔探查,并先从瞳孔散大侧开始。如无骨折,则以硬脑膜下血肿的可能性为大,应参考上述的头部着力部位确定钻孔探查顺序。

(4)损伤的性质:减速性损伤的血肿,既可发生在着力部位,也可发生在对冲部位,例如枕部着力时,发生对冲部位的硬脑膜下血肿机会较多,故应先探查对冲部位,根据情况再探查着力部位。前额区着力时,应探查着力部位。头一侧着力时,应先探查着力部位,然后再探查对冲部位。加速性损伤,血肿主要发生在着力部位,故应在着力部位探查。

3.应注意多发血肿存在的可能

颅内血肿中约有 15% 的为多发性血肿。在清除一个血肿后,如颅内压仍很高,或血肿量少不足以解释临床症状时,应注意寻找是否还有其他部位的血肿,如对冲血肿、深部的脑内血肿和邻近部位的血肿等。怀疑多发血肿,情况容许时,应立即进行 CT 检查,诊断证实后再行血肿清除。

4.减压术

清除血肿后脑迅速肿胀,无搏动,且突出于骨窗处,经注入脱水药物无效者,在排除多发性血肿后,应同时进行减压术。术中脑膨出严重,缝合困难者,预后多不良。

5.注意合并伤的处理

闭合性颅脑伤患者在观察过程中出现血压过低时,除注意头皮伤的大量失血或婴幼儿颅内血肿所引起外,应首先考虑有其他脏器损伤,而未被发现,必须仔细进行全身检查,根据脏器出血和颅内血肿的急缓,决定先后处理顺序。一般应先处理脏器出血,然后行颅内血肿清除手术。如已出现脑疝,可同时进行手术。

6.复发血肿或遗漏血肿的处理

术后病情一度好转,不久症状又加重者,应考虑有复发性血肿或多发性血肿被遗漏的可能。如及时再次进行手术清除血肿,仍能取得良好效果。如无血肿,则行一侧或双侧颞肌下减压术,也可使伤员转危为安。

(三)并发症及其防治

部分颅内血肿患者同时伴有重型颅脑损伤,因全身处于应激状态和长期昏迷,极易造成全身并发症。其中肺部并发症、肾衰竭、严重上消化道出血以及丘脑下部功能失调等严重并发症是临床患者死亡和伤残的主要原因之一,正确处理这些并发症是颅脑救治工作中的重要环节。

1.肺部感染

肺部感染十分常见,它可进一步加重脑损害,形成恶性循环,是导致死亡的重要原因。防治措施如下。

(1)保持呼吸道通畅:①保持口腔清洁,及时彻底清除口腔及呼吸道的分泌物、呕吐物及凝血块等,做好口腔护理,用3%过氧化氢或生理盐水清洗口腔,防止口唇皮肤干燥裂开和及时治疗口腔炎、黏膜溃疡及化脓性腮腺炎等口腔感染。②定时翻身叩背,经常变换患者体位,以利于呼吸道分泌物排出,防止呕吐物误吸,并定时采用拍击震动法协助排痰。定时改变体位除能预防褥疮形成外,尚能减轻肺淤血,提高氧气运送能力,克服重力影响造成的气体分布不均,改善通气与灌注的比例,并能促进分泌物的排出。拍击震动可使小支气管分泌物松动而易于排至中气管和大气管中,利于排出体外。③消除舌后坠,舌后坠影响呼吸通畅者,应取侧卧位并抬起下颌或采用侧俯卧位,仰卧时放置咽导管等,以改善呼吸道通气情况。④解除支气管痉挛,由于炎症的刺激,常引起支气管痉挛和纤毛运动减弱或消失,导致通气不畅和痰液积聚,故解除支气管痉挛对防治肺部感染甚为重要,严重支气管痉挛时可用氨茶碱或异丙肾上腺素肌内或静脉注射。一般可用雾化吸入。⑤及时清理呼吸道,彻底吸痰对预防颅脑损伤患者肺部感染是极其重要的,可经口腔、鼻腔或气管切开处吸痰。吸痰动作要轻柔,吸痰管自气管深部左右前后旋转,向外缓慢退出,防止因吸力过大或动作过猛造成口腔、气管黏膜损伤,引起出血。⑥纤维支气管镜吸痰和灌洗,主要用于严重误吸、鼻导管不易插入气管、插入气管内吸痰已无效、已证实大片肺不张时,应尽早行纤维支气管镜吸痰。吸痰过程中要注意无菌操作。吸痰前要先从 X 线胸片了解痰液积聚和肺不张的部位,进行选择性吸引;双侧肺病变时应先吸重的一侧,后吸轻的一侧,防止发绀发生。吸引时间不宜过长,一般不超过1分钟。吸痰过程中要进行心电、血压、呼吸和氧饱和度的监测,观察口唇、指甲颜色,遇到心率增快,血压过低或过高,氧饱和度下降明显或发绀严重时应暂停操作,予以大流量面罩吸氧,待情况稳定后重新进行。严重肺部感染患者,即使在纤维支气管镜直视下进行吸痰,有时也难将呼吸道清理干净,此时可采用灌洗方法,将气管插管放入左支气管或右支气管内,注入灌洗液,当患者出现呛咳时,立即向外抽吸。可反复灌洗,左右支气管交替进行,灌洗液中可加入相应的抗生素,目前认为灌洗是治疗严重肺部感染的有效措施。⑦气管切开,颅脑损伤患者咳嗽反应差,如出现误吸、呼吸道梗阻、气管内分泌物增多而排出不畅,或合并颅面伤、颅底骨折及昏迷或预计昏迷时间长的患者,均应尽早行气管切开。气管切开及时能有效解除呼吸道梗阻,易于清除下呼吸道分泌物阻塞,减少通气无效腔,改善肺部通气功能,保证脑组织供氧,对减轻脑水肿和防治肺部感染具有积极重要作用。

(2)加强营养支持治疗,提高机体免疫力:颅脑损伤患者基础代谢率升高,能量消耗增加,蛋白分解利用大于合成,呈低蛋白血症、负氮平衡状态,营养不良可以导致机体免疫力降低。因此,对颅脑损伤患者应采用高热量、高蛋白营养支持治疗,可采用胃肠道内营养和胃肠道外营养两种方式予以补充,必要时应给予输新鲜血及血液制品等支持,同时注意维持水电解质和酸碱平衡。

(3)抗生素的应用:正确及时地选用抗生素,是肺部感染治疗成功的关键。由于颅脑损伤合并肺部感染的致病菌株不断增多,菌群复杂,毒力和侵袭力强的致病菌表现为单纯感染,而毒力和侵袭力弱的致病菌则以混合感染的形式存在。因此,临床用药宜根据细菌敏感试验。在早期尚无药敏试验之前,可根据经验用药。采用足量针对性强的抗生素,严重的混合感染应采用联合用药。临床资料显示,颅脑损伤合并肺部感染的主要病原菌为革兰氏阴性杆菌,其病死率高达70%。颅脑损伤合并肺部感染诊断一旦明确,经验性给药应选用广谱抗菌力强的抗生素,如第 2 代或第 3 代头孢菌素类药物或氟喹诺酮类。在经验性给药后 24～48 小时内必须密切观察患者病情,注意症状、体征、体温的变化,痰的性状和数量增减等,以评估患者病情是否好转,同时行必要的痰涂片、细菌培养及药敏试验或其他有助于病因学确诊的检查,为进一步更有效治疗提供依据。治疗中,患者体温持续不退,肺部感染症状体征及 X 线胸片检查无改善,应考虑是否存在混合感染、二重感染及抗药性病原菌。应根据反复呼吸道分泌物的培养结果,调整抗生素种类和剂量,或采用联合用药,以便达到最佳的治疗效果。抗生素的使用时间应该根据肺部感染的性质和轻重而定,不能停药太早,但也不宜长期用药。一般情况下,体温维持在正常范围 5 天左右,外周血白细胞计数已在正常范围,临床肺部感染症状体征消失者,即可考虑停药。对于严重感染、机体免疫功能低下者,疗程应适当延长。

2.上消化道出血

上消化道出血是颅脑损伤的常见并发症,文献报道其发生率为 16%～47%,多见于下丘脑损伤、脑干损伤、广泛脑挫裂伤及颅内血肿等重症患者,对患者的生命有很大威胁。

(1)预防性措施:①积极治疗原发性病变,如降低增高的颅内压,纠正休克,维持正常血氧浓度,保持水电解质及酸碱平衡等措施,解除机体的持续应激状态。②早期留置胃管,抽吸胃液及观察其性状,有利于早期发现和及时处理。③应用抗酸药物。严重颅脑损伤尤其有下丘脑损伤时,可预防性应用如氢氧化铝凝胶、雷尼替丁或法莫替丁,抑制胃酸分泌,提高胃液 pH 值,减轻胃肠黏膜损害。④维持能量代谢平衡,予以静脉高价营养,纠正低蛋白血症,给予大剂量维生素 A,有助于胃黏膜的再生修复。⑤减少使用大剂量肾上腺皮质激素及阿司匹林等诱发应激性溃疡的药物。

(2)非手术治疗:①密切观察病情,注意血压、脉搏及呕血或黑便的数量。②持续胃肠减压,吸尽胃液及反流的胆汁,避免胃扩张。③停用肾上腺皮质激素。④应用维生素 K、酚磺乙胺、巴曲酶、凝血因子 I(纤维蛋白原)及抗纤维蛋白溶解药等止血药物。⑤建立通畅的静脉通道,对大出血者应立即输血,进行抗休克治疗。⑥抗酸止血治疗,通过中和胃酸、降低胃液 pH 值或抑制胃液分泌,达到抗酸止血目的。常用药物包括:氢氧化铝凝胶、西咪替丁、雷尼替丁、法莫替丁、奥美拉唑、生长抑素等。⑦局部止血治疗,胃管注入冰盐水去甲肾上腺素液(去甲肾上腺素 6~8 mg 溶于 100 mL 等渗冰盐水中),每 4~6 小时可重复使用 1 次。⑧内镜止血治疗,可经内镜注射高渗盐水、肾上腺素混合液或注射医用 99.9% 纯乙醇,使血管收缩,血管壁变性及血管腔内血栓形成而达到止血目的;或经内镜通过激光、高频电凝、热探头及微波等热凝固方式,起到有效的止血作用;也可通过内镜活检管道将持夹钳送入胃腔,直视下对出血部位进行钳夹止血,适用于喷射性小动脉出血。⑨选择性动脉灌注增压素,经股动脉插管,将导管留置于胃左动脉,持续灌注增压素,促使血管收缩,达到止血目的。

(3)手术治疗:部分患者出血量大或反复出血,经非手术治疗无效,应考虑行手术治疗。可根据情况选择全胃切除、胃部分切除、幽门窦切除加迷走神经切除或幽门成形加迷走神经切除等手术方式。

3.急性肾衰竭(ARF)

颅脑损伤出现急性肾衰竭是一严重的并发症,其病情发展快,对机体危害大,如处理不当,可导致严重后果。

(1)预防性措施:①消除病因,积极抗休克,控制感染,及时发现和治疗弥散性血管内凝血,积极治疗脑损伤,清除颅内血肿,防治脑水肿,避免神经源性肾衰竭的发生。②及时纠正水、电解质失衡,对颅脑损伤患者,要补充适量的含钠盐溶液,避免过分脱水,维持有效循环血量,改善和维护肾小管功能和肾小球滤过率,减少肾衰竭的发生。③减轻肾脏毒性损害作用,避免或减少使用对肾脏有损害的抗生素及其他药物(如氨基糖苷类抗生素);积极碱化尿液,防止血红蛋白在肾小管内形成管型;对已有肾功能损害者,减少或停用甘露醇降颅压,改用甘油果糖或呋塞米注射液,可取得同样降颅压效果;积极控制感染消除内毒素的毒性作用。④解除肾血管痉挛,减轻肾缺血,休克患者伴有肾衰竭时,不宜使用易致肾血管收缩的升压药物(如去甲肾上腺素等);如补充血容量后仍少尿,可用利尿合剂或扩血管药物(如多巴胺)以解除肾血管痉挛。

(2)少尿或无尿期的治疗:①严格控制液体入量,准确记录 24 小时出入水量,包括显性失水、隐性失水及内生水,按"量出为入,宁少勿多"的原则进行补液。②控制高钾血症,高血钾是急性肾衰竭的危险并发症,可引起严重心律失常,威胁患者生命。因此,必须每天 1 或 2 次监测血清钾离子浓度及心电图变化,及时处理。措施包括禁用钾盐,避免使用含钾离子的药物(青霉素钾盐)、陈旧库存血及控制含钾离子饮食的摄入;彻底清创,减少创面坏死和感染引起的高血钾;积极预防和控制感染,纠正酸中毒,防治缺氧和血管内溶血;供给足够热量,减少蛋白质分解;高渗葡萄糖液加胰岛素静脉滴注,使钾离子转移至细胞内;5%碳酸氢钠对抗钾离子对心脏的毒性作用;应用阳离子交换树脂,每次 15 g,口服,每天 3 次;对抗心律失常;钙剂能拮抗钾离子的抑制心脏作用和兴奋、加强心肌收缩作用,减轻钾离子对心脏的毒性作用。③纠正酸中毒,可根据患者情况给予 11.2%乳酸钠,5%碳酸氢钠或 7.2%三羟甲基氨基甲烷溶液,每次 100～200 mL 静脉滴注。④供给足够热量,减少蛋白分解,采用低蛋白、高热量、高维生素饮食,减少机体蛋白质的分解,减轻氮质血症及高血钾。同时应用促进蛋白质合成的激素苯丙酸诺龙或丙酸睾酮。⑤防治感染,患者应适当隔离,注意口腔、皮肤及会阴部的护理。在应用抗生素控制感染时,应考虑药物半衰期在肾功能不全时的延长因素,适当减少用药剂量及用药次数,避免引起肾脏毒性反应或选用对肾脏无毒性损害的抗菌药物。⑥透析治疗,随着透析设备的普及及技术上的提高,对急性肾衰竭患者,近年多主张早期进行透析治疗,对减轻症状、缩短病程、减少并发症和争取良好预后有着重要意义;对防治水中毒、高钾血症及其他电解质紊乱、消除体内代谢毒物或产物、纠正酸中毒、改善全身症状等都有肯定作用。

(3)多尿期的治疗:急性肾衰竭进入多尿期,病情初步好转,患者的尿量明显增加,体内电解质特别是钾离子大量丢失,需积极补充入量,以防止细胞外液的过度丧失造成缺水,补液量以每天出量的 1/3～1/2 为宜,每天根据电解质测定结果,来决定补充适量的钾盐、钠盐,以维持水电解质的平衡。同时要补充足够的维生素,逐步增加蛋白质的摄入,以保证组织修复的需要,积极治疗感染,预防并发症的发生,纠正贫血,使患者迅速康复。

(4)恢复期的治疗:此期患者仍十分虚弱,还应加强支持治疗,增强抗病能力;定期复查肾功能,避免使用损害肾脏的药物,注意休息,积极治疗原发病,促进肾功能的完全恢复。

二、急性与亚急性硬脑膜外血肿

在颅脑损伤中,硬脑膜外血肿占 30%左右,可发生于任何年龄,但以 15～30 岁的青年比较多见。小儿则很少见,可能因小儿的脑膜中动脉与颅骨尚未紧密靠拢有关。血肿好发于幕上半球的凸面,绝大多数属于急性,亚急性型者少见,慢性型者更为少见。本节主要讨论急性与亚急性硬脑膜外血肿的内容。

(一)出血来源与血肿位置

1.出血来源

(1)脑膜中动脉:为最为常见的动脉破裂出血点。脑膜中动脉经棘孔进入颅腔后,沿脑膜中动脉沟走行,在近翼点处分为前后两支,当有骨折时,动脉主干及分支可被撕破出血,造成硬脑膜外血肿。脑膜中动脉的前支一般大于后支,骨沟也较深,故前支较后支更容易遭受损伤,发生血肿的机会也更多,而且,血肿形成的速度也更快。

(2)静脉窦:骨折若发生在静脉窦附近,可损伤颅内静脉窦引起硬脑膜外血肿,血肿多发生在矢状窦和横窦,通常位于静脉窦的一侧,也可跨越静脉窦而位于其两侧,称为骑跨性血肿。

(3)脑膜中静脉:与脑膜中动脉伴行,较少损伤,出血较缓慢,容易形成亚急性或慢性血肿。

(4)板障静脉或导血管:颅骨板障内有网状的板障静脉和穿通颅骨的导血管。骨折时出血,流入硬脑膜外间隙形成血肿,系静脉性出血,形成血肿较为缓慢。

(5)脑膜前动脉和筛动脉:是硬脑膜外血肿出血来源中少见的一种,发生于前额部和颅前窝颅底骨折时,出血缓慢,易漏诊。

此外,少数病例并无骨折,可能是外力造成颅骨与硬脑膜分离,以致硬脑膜表面的小血管撕裂,此类血肿形成亦较缓慢。

2.血肿位置

硬脑膜外血肿最多见于颞部区、额顶区和颞顶区。近脑膜中动脉主干处的出血,血肿多在颞区,可向额区或顶区扩展;前支出血,血肿多在额顶区;后支出血,则多在颞顶区;由上矢状窦出血形成的血肿则在它的一侧或两侧;横窦出血形成的血肿多在颅后窝或同时发生在颅后窝与枕区。脑膜前动脉或筛动脉所形成的血肿则在额极区或额叶底区。

(二)临床表现

1.症状与体征

(1)颅内压增高:由于血肿形成造成颅内压增高,患者在中间清醒期内,颅内压增高症更为明显,常有剧烈头痛、恶心、呕吐、血压升高、呼吸和脉搏缓慢等表现,并在再次昏迷前患者出现躁动不安。

(2)意识障碍:一般情况下,因为脑原发性损伤比较轻,伤后原发性昏迷的时间较短,多数出现中间清醒或中间好转期,伤后持续性昏迷者仅占少数。中间清醒或中间好转时间的长短,与损伤血管的种类及血管直径的大小有密切关系。大动脉出血急剧,可在短时间内形成血肿,其中间清醒期短,再次昏迷出现较早,多数正数小时内出现。个别严重者或合并严重脑挫裂伤,原发性昏迷未恢复,继发性昏迷又出现,中间清醒期不明显,酷似持续性昏迷。此时,与单纯的严重脑挫裂伤鉴别困难。但可详细了解伤后昏迷过程,如发现昏迷程度有进行性加重的趋势,应警惕有颅内血肿的可能。

(3)神经损害症状与体征:硬脑膜外血肿多发生在运动区及其附近,可出现中枢性面瘫、偏瘫及运动性失语等;位于矢状窦的血肿可出现下肢单瘫;颅后窝硬脑膜外血肿出现眼球震颤和共济失调等。

(4)脑疝症状:当血肿发展很大,引起小脑幕切迹疝时,则出现 Weber 综合征,即血肿侧瞳孔散大,对光反射消失,对侧肢体瘫痪,肌张力增高,腱反射亢进和病理反射阳性。此时伤情多发展急剧,短时间内即可转入脑疝晚期,有双瞳散大、病理性呼吸或去皮质强直等表现。如抢救不及时,即将引起严重的脑干损害,导致生命中枢衰竭而死亡。

2.影像学检查

(1)颅骨 X 线平片:颅骨骨折发生率高,硬脑膜外血肿患者约有 95% 的显示颅骨骨折,绝大多数发生在着力部位。以线形骨折最多,凹陷骨折少见。骨折线往往横过脑及脑膜血管沟或静脉窦。

(2)CT 或 MRI 检查:对重症患者应作为首选检查项目,不仅能迅速明确诊断,缩短术前准备时间,而且可显示血肿发生的位置,为手术提供准确部位。一般而言,CT 发现阳性在急性期优于 MRI。

(3)脑血管造影:在无 CT 设备时,如病情允许可行脑血管造影检查,在血肿部位显示典型的双凸形无血管区,并有中线移位等影像,在病情危急时,应根据受伤部位、局灶神经症状、体征及 X 线颅骨平片征象果断进行血肿探查和清除术。

(三)手术技术

1.适应证

(1)伤后有明显的中间清醒期,骨折线经过血管沟或静脉窦,伴有明显脑受压症状和(或)

出现一侧肢体功能障碍及早期钩回疝综合征者。

（2）头颅 CT 检查,颅内有较大的血肿,中线明显移位者。

（3）经钻孔探查证实为硬脑膜外血肿者。

2.禁忌证

（1）双侧瞳孔散大,自主呼吸停止 1 小时以上,经积极的脱水、降颅压治疗无好转,处于濒死状态者。

（2）患者一般状态良好,CT 检查见血肿量较小,且无明显脑受压症状者,在严密观察病情变化情况下,可先行非手术治疗。

3.术前准备

（1）麻醉:一般麻醉方法多采用气管插管全身麻醉,部分患者也可在局部麻醉下进行。可根据血肿部位采用相应的体位。

（2）术前认真采集病史,进行全身体格检查和神经系统检查,阅读辅助检查资料,明确诊断,讨论手术方案。

（3）向患者家属交代病情、手术必要性、危险性及可能发生的情况,以求理解。

（4）剃光全部头发,头皮清洗、消毒后用无菌巾包扎。

（5）备血及术前、麻醉前用药。

4.手术入路与操作(图 4-5)

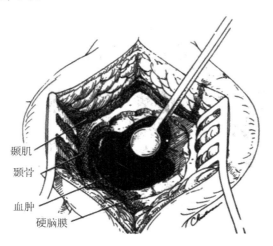

图 4-5　骨窗开颅,硬脑膜外血肿清除术

（1）皮瓣的大小依血肿大小而定,切口一般为马蹄形,基底部较宽。以保证有充足的血液供应。

（2）按常规行皮瓣、肌骨瓣或游离骨瓣开颅,部分患者可行骨窗开颅,开瓣大小要充分,以能全部或大部暴露血肿范围为宜。

（3）翻开骨瓣后可见到血肿,血肿多为暗红色血细胞凝集块,附着在硬脑膜外,可用剥离子或脑压板轻轻将血肿自硬脑膜上游剥离下来,亦可用吸引器将其吸除。血肿清除后如遇到活动小血,应仔细寻找出血来源,探明损伤血管后,应将其电凝或用丝线贯穿结扎,以期彻底止血。位于骨管内段的脑膜中动脉破裂时,可采用骨蜡填塞骨管止血处理。如上矢状窦或横窦损伤,可覆盖吸收性明胶海绵压迫止血,出血停止后,可于静脉窦损伤处,用丝线缝合对吸收性明胶海绵加以固定。对硬脑膜表面的小血管渗血,要一一予以电凝,务求彻底止血。

(4)血肿清除、彻底止血后,应沿骨瓣周围每隔 2～3 cm,用丝线将硬脑膜与骨膜悬吊缝合。如仍存有渗血处,须在硬脑膜与颅骨内板之间放置吸收性明胶海绵止血。对骨瓣较大者,应根据骨瓣大小,于骨瓣上钻数小孔。做硬脑膜的悬吊,尽量消灭无效腔。

(5)硬脑膜外放置引流,回复骨瓣,缝合切口各层。

5.术中注意事项

(1)在清除血肿过程中,如残留薄层血块与硬脑膜紧密粘连,且无活动出血时,不必勉强剥离,以免诱发新的出血。

(2)血肿清除后,如果发现硬脑膜张力很高,脑波动较弱,硬脑膜下方呈蓝色,说明硬脑膜下可能留有血肿,应切开硬脑膜进行探查,如发现有血肿,则按硬脑膜下血肿继续处理。如未见硬脑膜下有血肿并排除邻近部位的脑内血肿时,提示可能在远隔部位存在血肿,应行 CT 复查或钻孔探查,以免遗漏血肿。

(3)如果血肿清除后,受压的脑部不见膨起回复,已无波动,多因脑疝未能复位所致。可将床头放低,行腰椎穿刺,向内注入生理盐水 20～30 mL,常能使脑疝复位,脑即逐渐膨起。若仍处于塌陷状态不见膨起,可经颞叶下面轻轻上抬钩回使之复位,或切开小脑幕游离缘,解除钩回的嵌顿。

(4)特殊紧急情况下,为争取抢救时间,可采取骨窗开颅清除血肿,但术后遗留有颅骨缺损,需后期修补。

6.术后处理

术后处理方面与一般开颅术后处理相同,但出现下列 3 种情况应予特殊处理。

(1)脑疝时间较长,年老体弱,或并发脑损伤较重,脑疝虽已恢复,但估计意识障碍不能在短时间内恢复者,宜早期行气管切开术,保持呼吸道通畅。

(2)对继发严重脑干损伤,术后生命体征不平稳。可采用人工呼吸机辅助呼吸,必要时进行冬眠低温疗法。

(3)对重症患者,如条件许可,应收入重症监护病房,进行监护。

(四)并发症及其防治

除一般颅脑损伤与开颅术后常易发生的并发症外,尤应注意:①术后应严密观察病情变化,发现复发血肿及迟发性血肿,应及时处理。②应妥善控制继发性脑肿胀和脑水肿。③重症患者可并发上消化道出血,术后早期应加以预防。④长期昏迷患者易发生肺部感染、水电解质平衡紊乱、下丘脑功能紊乱、营养不良、褥疮等。在加强护理措施的同时,及时予以相应的处理。⑤出院后应于 1～3 个月内进行随访调查,以了解手术效果和可能存在的颅内并发症(图 4-6)。

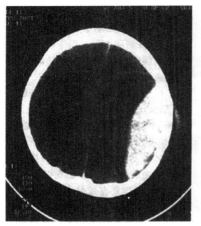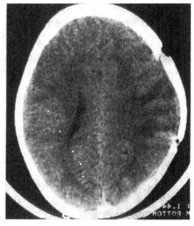

图 4-6　急性硬脑膜外血肿手术前、后 CT 扫描显示血肿已获清除,但术后局部仍有轻度水肿

三、慢性硬脑膜外血肿

(一)概述

慢性硬脑膜外血肿较少见,系指伤后 2~3 周以上出现血肿者。一般而言,伤后 13 天以上,血肿开始有钙化现象即可作为慢性血肿的诊断依据。

慢性硬脑膜外血肿的转归与硬脑膜下血肿不同,通常在早期血细胞凝集块状,后期在局部硬脑膜上形成一层肉芽组织,这些肉芽组织可在 CT 上显示。仅有少数慢性血肿形成包膜及中心液化,但为时较久,一般约需 5 周。临床上可发现少数迟发性硬脑膜外血肿:即首次 CT 扫描时无明显影像异常,但在相隔几小时甚至十多天之后再次 CT 扫描时,才发现血肿,这是指血肿的期龄或病程的急缓。此外,整个硬脑膜外血肿的 5%~22%,男性青年较多,原因可能是患者头部外伤时存在硬脑膜的出血源,但因伤后脑组织水肿、其他与此形成的血肿及某些引起颅内压增高的因素,形成了填塞效应而对出血源有压迫作用。但继后来采用过度换气、强力脱水、控制脑脊液漏、清除颅内血肿及手术减压等措施,或因全身性低血压的影响使颅内高压迅速降低,突然失去了填塞效应,故而造成硬脑膜自颅骨剥离,遂引起迟发性硬脑膜外血肿。

(二)临床表现

1.症状与体征

以青年男性为多见,好发部位与急性或亚急性硬脑膜外血肿相似,多位于额区、顶区、枕区等处,位于颞区较少。临床出现慢性颅内高压症状,也可出现神经系统阳性体征,如意识障碍、偏瘫、瞳孔异常或眼部症状等。

2.影像学检查

(1)慢性硬脑膜外血肿的诊断有赖影像学检查。绝大多数患者有颅骨骨折,骨折线往往穿越硬脑膜血管压迹或静脉窦。

(2)CT 扫描表现典型,见位于脑表面的梭形高密度影,周界光滑,边缘可被增强,偶见钙化。

(3)MRI 扫描 T_1 和 T_2 加权图像上均呈边界锐利的梭形高信号区。

（三）手术技术

1.适应证

对已有明显病情恶化的患者，应及时施行手术治疗。除少数血肿发生液化，包膜尚未钙化者，可行钻孔冲洗引流之外，其余大多数患者须行骨瓣开颅清除血肿，达到暴露充分与不残留颅骨缺损的目的，同时，利于术中查寻出血点和施行止血操作。

2.禁忌证

对个别神志清楚、症状轻微、没有明显脑功能损害的患者，亦有人采用非手术治疗，在 CT 监护下任其自行吸收或机化。

术前准备、手术入路与操作、术中注意事项、术后处理与并发症及其防治与急性、亚急性硬脑膜外血肿处理基本相同。

四、急性与亚急性硬脑膜下血肿

（一）概述

硬脑膜下血肿可分为急性、亚急性和慢性三种。本节主要讨论急性、亚急性硬脑膜血肿。急性、亚急性硬脑膜下血肿在闭合性颅脑损伤中占 $5\%\sim6\%$，在颅内血肿中占 $50\%\sim60\%$，为颅内血肿中最常见者，也是颅脑伤患者死亡的主要原因之一。

急性和亚急性硬脑膜下血肿与脑挫裂伤的关系密切，多发生在减速性损伤。大多数血肿的出血来源为脑皮质的静脉和动脉。血肿常发生在着力部位的脑凸面、对冲部位或着力部位的额、颞叶底区和极区，多与脑挫裂伤同时存在，其实为脑挫裂伤的一种并发症，称为复合性硬脑膜下血肿。复合性硬脑膜下血肿受继发性脑水肿所引起的颅内压升高的限制，出血量多不大，多局限在挫裂伤部位，与挫伤的脑组织混杂在一起。当然，如脑挫裂伤和脑水肿不重，也可形成较大的血肿。另一种比较少见的称为单纯性硬脑膜下血肿。由于桥静脉在经硬脑膜下隙的一段被撕裂或静脉窦本身被撕裂。血肿常分布于大脑凸面的较大范围，以位于额顶区者多见。如回流到矢状窦的桥静脉或矢状窦被撕裂，血肿除位于大脑凸面外，也可分布于两大脑半球间的纵裂内；如果回流到横窦或岩上窦的脑底区静脉撕裂，则血肿也可位于脑底区。单纯性硬脑膜下血肿伴有的原发性脑损伤多较轻，出血量一般较复合型者为多，如及时将血肿清除，多可获得良好的效果。

（二）临床表现

1.症状与体征

临床表现系在脑挫裂伤症状的基础上又加上脑受压的表现。

（1）意识障碍：复合性硬脑膜下血肿临床表现与脑挫裂伤相似，有持续性昏迷，或意识障碍的程度逐渐加重，有中间清醒期或中间好转期者较少，如果出现，时间也比较短暂。单纯性或亚急性硬脑膜下血肿由于出血速度较慢，多有中间清醒期。因此，在临床上，对伴有较重脑挫裂伤的伤员，在观察过程中如发现意识障碍加重时，应考虑有血肿存在的可能。

（2）瞳孔改变：由于病情进展迅速，复合性血肿多很快出现一侧瞳孔散大，而且由于血肿增大，对侧瞳孔亦散大；单纯性或亚急性血肿的瞳孔变化多较慢。

（3）偏瘫：主要有 3 种原因。①伤后立即出现的偏瘫系脑挫裂伤所致；②由于小脑幕切迹疝所致的偏瘫，在伤后一定时间才出现，常同时出现一侧瞳孔散大和意识进行性障碍；③颅内血肿压迫运动区,也在伤后逐渐出现,一般无其他脑疝症状,瘫痪多较轻。复合性血肿时,上述三种原因均可存在,而单纯性血肿则主要为后两种原因。

(4)颅内压增高和脑膜刺激症状:出现头痛、恶心、呕吐、躁动和生命体征的变化,颈强直和凯尔尼格征阳性等脑膜刺激症状也比较常见。

(5)其他:婴幼儿血肿时,可出现前囟隆起,并可见贫血,甚至发生休克。

2.影像学检查

(1)主要依靠 CT 扫描,既可了解脑挫裂伤情况,又可明确有无硬脑膜下血肿。

(2)颅骨 X 线平片检查发现有半数患者可出现骨折,但定位意义没有硬脑膜外血肿重要,只能用作为分析损伤机制的参考。

(3)磁共振成像(MRI)不仅能直接显示损伤程度与范围,同时对处于 CT 等密度期的血肿有独到的效果,因红细胞溶解后高铁血红蛋白释出,T_1、T_2 加权像均显示高信号,故有其特殊优势。

(4)脑超声波检查或脑血管造影检查,对硬脑膜下血肿亦有定侧或定位的价值。

（三）手术技术

1.适应证

(1)伤后意识无明显的中间清醒期,表现有明显脑受压症状和(或)出现一侧肢体功能障碍者。

(2)伤后意识进行性加重,出现一侧瞳孔散大等早期脑疝症状者。

(3)头颅 CT 检查示颅内有较大血肿和(或)伴有脑挫裂伤,中线明显移位者。

(4)经钻孔探查证实为硬脑膜下血肿者。

2.禁忌证

(1)意识处于深昏迷,双侧瞳孔散大,去皮质强直,自主呼吸停止 1 小时以上,经积极的脱水、降颅压治疗无好转,处于濒死状态者。

(2)患者一般状态良好,CT 检查见血肿量较小和(或)伴有局灶性脑挫裂伤,且无明显脑受压症状,中线移位不明显者,在严密观察病情变化情况下,可先行非手术治疗。

3.术前准备

(1)麻醉:一般麻醉方法多采用气管插管全身麻醉,部分患者也可在局部麻醉下进行。可根据血肿部位采用相应的体位。

(2)术前认真采集病史,进行全身体格检查和神经系统检查,阅读辅助检查资料,明确诊断,讨论手术方案。

(3)向患者家属交代病情、手术必要性、危险性及可能发生的情况,以求理解。

(4)剃去全部头发,头皮清洗、消毒后用无菌巾包扎。

(5)备血及术前、麻醉前用药。

4.手术入路与操作

根据血肿是液体状(多为单纯性硬脑膜下血肿和亚急性硬脑膜下血肿)或固体凝血块(多为复合性硬脑膜下血肿),分别采用钻孔引流或骨瓣开颅两种不同的血肿清除方法。急性硬脑膜下血肿往往与脑挫裂伤和脑内血肿并存,且多位于对冲部位的额叶底区和颞极区,易发生于两侧,故多需采用开颅手术清除血肿。

(1)骨瓣开颅切口:按血肿部位不同,分别采取相应骨瓣开颅。因额叶底和额极的对冲伤最为多见,常采用额颞区骨瓣或双侧前额区冠状瓣开颅,具有手术野显露广泛和便于大范围减压的优点,但其缺点为不能充分显露额极区与颞极区以及脑的底面,难以彻底清除上述部位坏死的脑组织,及对出血源止血。对损伤严重者可采用扩大的翼点入路切口,即在发际内起自中线旁3 cm,向后延伸,在顶结节前转向额部,再向前下止于颧弓中点。皮瓣翻向前下,额颞骨瓣翻向颞侧,骨窗的下界平颧弓,后达乳突,前达颞窝及额骨隆突后部。这种切口可以充分显露额叶前中区与其底面、外侧裂、颞极和颞叶底区。有利于清除硬脑膜下血肿及止血,易于清除额极区和颞极底区的挫裂伤灶。如血肿为双侧,对侧亦可采用相同切口(图 4-7)。

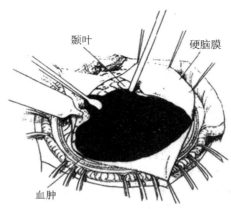

图 4-7 骨瓣开颅,硬脑膜下血肿清除术

(2)钻孔减压:对于脑受压明显,估计颅内压显著升高者,可先在设计的颞区切口线上做小的切开,颅骨钻孔后,切开硬脑膜,清除部分血肿,迅速减轻脑受压。如系两侧血肿,也用同法将对侧血肿放出后再继续扩大开颅完成手术全过程。这样可以避免加重脑移位,防止脑膨出和脑皮质裂伤,以及损伤脑的重要结构。

(3)清除血肿:翻开硬脑膜瓣后,先用生理盐水冲洗术野及冲洗出骨瓣下较远部位脑表面的血液,吸除术野内的血块和已挫裂失活的脑组织。对脑皮质出血用积极电凝耐心细致地加以止血。然后分别从颅前窝底和颅中窝底将额叶和颞叶轻轻抬起,探查脑底面挫裂伤灶。用吸引器清除失活的脑组织,并彻底止血。最后用大量生理盐水冲洗出术野内积血。

(4)减压:应视情况而定。如损伤以出血为主,脑挫裂伤不重,血肿清除后见脑组织已自行塌陷、变软、波动良好者,只需将颞鳞区做适当切除,行颞肌下减压即可;如血肿量不太多,脑挫裂伤较重,血肿清除后仍有明显脑肿胀或出现急性脑膨出,并确已证明无其他部位血肿时,在应用脱水药物的同时将额极区和颞极区做适应切除,并弃去骨瓣,行颅内外减压术,否则,术后严重的脑水肿和脑肿胀常常导致脑疝或脑干功能衰竭,患者难免死亡。

(5)关颅:用生理盐水冲洗伤口内积血,用过氧化氢和电凝彻底止血后,将硬脑膜边缘缝在颞肌上,伤灶处置一引流,分层缝合切口。

5.术中注意事项

(1)在翻开骨瓣切开硬脑膜时,要特别注意观察,如果硬脑膜很紧张,脑压很高,最好用宽的脑压板经硬脑膜的小切口伸入硬脑膜下将脑皮质轻轻下压,然后迅速将硬脑膜切口全部剪开,以免在切开硬脑膜的过程中,严重肿胀的脑组织由较小的切口中膨出,造成脑皮质裂伤。

(2)在清除血肿过程中,要特别注意多血管的活动出血。必须耐心细致地探查,避免遗漏并逐一加以电凝止血。

(3)对已挫伤失活的脑组织,必须彻底清除,否则术后脑水肿和颅内压增高难以控制。

6.术后处理

与一般颅脑损伤及开颅术后处理相同,但出现下列 3 种情况应予特殊处理。

(1)年老体弱,脑疝形成时间较长,原发脑损伤较重,虽经积极治疗脑疝已回复,但估计意识障碍不能在短时间内恢复者,宜早期行气管切开术,保持呼吸道通畅。

(2)对继发严重脑干损伤,术后生命体征不平稳,可采用人工呼吸机辅助呼吸,必要时进行冬眠低温疗法。

(3)对重症患者,如条件许可,应收入重症监护病房,进行生命体征及颅内压动态监护。

(四)并发症及其防治

除一般颅脑损伤与开颅术后常易发生的并发症外,尤应注意下列四种情况:①术后应严密观察病情变化,发现复发性血肿及迟发性血肿,应及时处理。②应妥善控制继发性脑肿胀和脑水肿。③重症患者易并发上消化道出血,术后早期应采取相应措施加以预防。④长期昏迷患者易发生肺部感染、下丘脑功能紊乱、营养不良、褥疮等,在加强护理措施的同时,应及时予以相应的处理。

五、慢性硬脑膜下血肿

(一)概述

慢性硬脑膜下血肿是指头部伤后 3 周以上出现症状者。血肿位于硬脑膜与蛛网膜之间,具有包膜。好发于小儿及老年人,占颅内血肿的 10%。占硬脑膜下血肿的 25%。起病隐匿,临床表现多不明显,容易误诊。从受伤到发病的时间,一般在 1~3 个月。

一般将慢性硬脑膜下血肿分为婴幼儿型及成人型。成人型绝大多数都有轻微头部外伤史,老年人额前或枕后着力时,脑组织在颅腔内的移动较大,易撕破脑桥静脉,其次静脉窦、蛛网膜粒等也可受损出血。非损伤性慢性硬脑膜下血肿十分少见,可能与动脉瘤、脑血管畸形或其他脑血管疾病有关。慢性硬脑膜下血肿扩大的原因。可能与患者脑萎缩、颅内压降低、静脉张力增高及凝血机制障碍等因素有关。

婴幼儿慢性硬脑膜下血肿以双侧居多,除由产伤和一般外伤引起外,营养不良、维生素 C 缺乏病、颅内外炎症及有出血性素质的儿童,甚至严重脱水的婴幼儿,也可发生本病。出血来源多为大脑表面汇入上矢状窦的脑桥静脉破裂所致,非外伤性硬脑膜下血肿则可能由全身性疾病或颅内炎症所致的硬脑膜血管通透性改变引起。

(二)临床表现

1.症状与体征

存在很大差异,可将其归纳为 3 种类型:①发病以颅内压增高症状为主者较常见,表现为头痛、呕吐、复视和视盘水肿等,但缺乏定位症状,易误诊为颅内肿瘤。②发病以智力和精神症状为主者,表现为头昏、耳鸣、记忆力和理解力减退,反应迟钝或精神失常等,易误诊为神经官能症或精神病。③发病以神经局灶症状和体征为主者,如出现局限性癫痫、偏瘫、失语等,易与颅内肿瘤混淆。婴幼儿型慢性硬脑膜下血肿,常表现有前囟突出、头颅增大类似脑积水的征象,常伴有贫血等症状。

2.影像学检查

(1)头颅 CT 扫描不仅能从血肿的形态上估计其形成时间。而且能从密度上推测血肿的期龄。一般从新月形血肿演变到双凸形血肿,需 3～8 周,血肿的期龄平均在 3.7 周时呈高密度,6.3 周时呈低密度,至 8.2 周时则为等密度。但对某些无占位效应或双侧慢性硬脑膜下血肿的患者,必要时尚需采用增强后延迟扫描的方法,提高分辨率。

(2)MRI 更具优势,对 CT 呈等密度时的血肿或积液均有良好的图像鉴别。

(三)手术技术

1.适应证

慢性硬脑膜下血肿患者的病史相对较长,血肿体积多逐渐增大,大部分经钻孔冲洗引流的简单手术方法即可治愈,故确诊后有症状者都应手术治疗。

2.禁忌证

(1)血肿量过少,且无颅压增高和脑压迫症状者可暂不行手术。

(2)血肿已形成厚壁甚至钙化,且患者一般情况不佳,难以耐受血肿切除术者,可视为手术禁忌证。

3.术前准备

(1)麻醉:大部分患者可在局部麻醉下进行。可根据血肿部位,应采用相应的体位。

(2)术前认真采集病史,进行全身体格检查和神经系统检查,阅读辅助检查资料,明确诊断,讨论手术方案。

(3)向患者家属交代病情、手术必要性、危险性及可能发生的情况,以求理解。

(4)剃去全部头发,头皮清洗、消毒后用无菌巾包扎。

(5)备血及术前、麻醉前用药。

4.手术入路与操作

(1)钻孔冲洗引流术:①钻孔冲洗引流法。即在血肿最厚的位置将头皮切一个 3～5 mm 小口,用骨钻经颅骨钻孔,骨缘周围涂抹骨蜡止血,可见硬脑膜发蓝,电凝硬脑膜外小血管,尖刀"十"字形划开硬脑膜,可见暗红色陈旧性血液涌出,待大部血液流出后,放入带侧孔的引流管,用生理盐水反复冲洗,直至流出的液体清亮五色透明为止,保留引流管,将切口缝合,引流管接闭式引流装置,行闭式引流。这种方法简单易行,但遇血肿较大时,冲洗有时不易彻底。②双孔冲洗引流法。于血肿的后上方与前下方各钻一孔。切开硬脑膜后,用 2 支导管分别置于血肿腔中,用生理盐水反复冲洗,直至流出的液体清亮五色透明为止。然后将前方导管拔出缝合切口,保留后方导管,接闭式引流装置,做闭式引流。

(2)骨瓣开颅血肿切除术:根据血肿的部位,沿血肿边缘做一大型骨瓣开颅,皮瓣呈马蹄形。瓣状切开硬脑膜,向中线翻转;如血肿外侧囊壁与硬脑膜粘连致密不易分离时,可将其一同切开和翻转。从血肿上方内侧开始,逐渐将包膜从脑表面分离后切除。如粘连致密不易分离时可留小片包膜,亦可只将外侧包膜切除。严密止血后,按常规缝合关颅。腔内置引流管引流。

5.术中注意事项

(1)采用钻孔冲洗引流术式时,因骨孔较小,插入的导管不宜过硬,而且手法要轻柔,不可强行插入引流管,避免将导管穿过内侧包膜插入脑内造成脑组织损伤。可将骨孔适当扩大以便插入引流管冲洗引流。

(2)冲洗时避免将空气注入血肿腔,应使冲洗与排液均在密闭条件下进行,以防止空气逸入,形成张力性气颅。如用两管开放冲洗时,应用生理盐水填充残腔将空气排出后再行缝合引流。

(3)采用单孔冲洗引流法冲洗较大血肿时,应将引流管更换不同方向冲洗,尽量避免遗留残血。

(4)采用开颅清除血肿术时,提倡在手术显微镜下施行,可以使止血更为彻底,脑组织损伤轻微。

6.术后处理

(1)除一般常规处理外,可将床脚垫高,早期补充大量液体(每天 3500~4000 mL),避免低颅压,利于脑复位。

(2)记录每 24 小时血肿腔的引流量及引流液的颜色,如引流量逐渐减少且颜色变淡,表示脑已膨胀,血肿腔在缩小,3~5 天后即可将引流管拔除。如颜色为鲜红,多示血肿腔内又有出血,应及时处理。

(四)并发症及其防治

1.脑损伤

因放置引流管时操作技术不当而引起,应仔细操作。

2.张力性气颅

发生原因及防止办法已如前述。

3.硬脑膜下血肿

多为血肿包膜止血不彻底所致,或血肿抽吸后颅内压急剧下降引起桥静脉的撕裂,应及时再次手术处理。

4.硬脑膜外血肿

多为钻孔时硬脑膜与颅骨间的血管被剥离撕裂引起出血,出血后又使剥离不断扩大,应及时开颅将血肿清除。

六、脑内血肿

(一)概述

外伤性脑内血肿,系指外伤后发生在脑实质内的血肿。它常与枕部着力的额、颞区对冲性脑挫裂伤并存,也可由着力部位凹陷骨折所致。在闭合性脑损伤中其发生率为 0.5%~1%。外伤性脑内血肿多数属于急性,少数为亚急性。一般分为浅部与深部两型,前者又称复合型脑内血肿,后者又称为单纯型脑内血肿,临床上以浅部血肿较多见。浅部血肿多由于挫裂伤的脑皮质血管破裂出血所引起,因此在血肿表面常可有不同程度的脑挫裂伤,时常与急性硬脑膜下血肿同时存在,一般而言,血肿多位于额叶和颞叶前区靠近脑底的部位;深部血肿多位于脑白质内,系脑深部血管破裂出血所致,可向脑室破溃造成脑室内出血,脑表面无明显损伤或仅有轻度挫伤,触诊可有波动感。

(二)临床表现

1.症状与体征

脑内血肿与伴有脑挫裂伤的复合性硬脑膜下血肿的症状极为相似,常出现以下症状与体征。

(1)颅内压增高和脑膜刺激症状:头痛、恶心、呕吐、生命体征的变化等均比较明显。部分亚急性或慢性脑内血肿,病程较为缓慢,主要表现为颅内压增高,眼底检查可见视盘水肿。

(2)意识改变:伤后意识障碍时间较长,观察中意识障碍程度多逐渐加重,有中间清醒期或中间好转期者较少。因脑内血肿常伴有脑挫裂伤或其他类型血肿,伤情变化多较急剧,可很快出现小脑幕切迹疝。

(3)多数血肿位于额叶、颞叶前区且靠近其底面,常缺乏定位体征,位于运动区附近的深部血肿,可出现偏瘫、失语和局限性癫痫等。

2.影像学检查

(1)头颅CT扫描:90%以上急性期脑内血肿可显示高密度团块,周围有低密度水肿带;2~4周时血肿变为等密度,易于漏诊;至4周以上时则呈低密度。应注意发生迟发性脑内血肿,必要时应复查头颅CT扫描。

(2)紧急情况下可根据致伤机制分析或采用脑超声波定侧,尽早在颞区或可疑的部位钻孔探查,并行额叶及颞叶穿刺,以免遗漏脑内血肿。

(三)手术技术

1.适应证

(1)CT诊断明确,颅内压增高或局灶症状明显者。

(2)伤后持续昏迷,出现一侧瞳孔散大或双侧瞳孔散大,经积极的脱水和降颅压治疗一侧瞳孔回缩者。

(3)硬脑膜下或硬脑膜外血肿清除后颅内压仍高,脑向外膨出或脑皮质有限局性挫伤,触诊有波动者。

(4)血肿位于重要功能区深部,经穿刺吸引后,血肿无减少,颅内压增高不见改善者。

2.禁忌证

(1)单纯型脑内血肿,血肿量较小,且无颅内压增高或仅轻度增高者。

(2)经穿刺吸引后,血肿已缩小不再扩大,颅内压增高已改善者。

(3)意识处于深昏迷,双侧瞳孔散大,去皮质强直,自主呼吸停止,经积极的脱水、降颅压治疗无好转,自主呼吸无恢复,处于濒死状态者。

3.术前准备

(1)多采用气管插管全身麻醉,钻孔引流手术可采用局部麻醉,根据血肿部位不同,采用适当体位。

（2）术前认真采集病史，进行全身体格检查和神经系统检查，阅读辅助检查资料，明确诊断，讨论手术方案。

（3）向患者家属交代病情、手术必要性、危险性及可能发生的情况，以求理解。

（4）剃去全部头发，头皮清洗、消毒后用无菌巾包扎。

（5）备血及术前、麻醉前用药。

4.手术入路与操作

（1）开颅脑内血肿清除术：选择血肿距表面最近且避开重要功能区处骨瓣开颅，翻开骨瓣时，如遇硬脑膜外或硬脑膜下有血肿时应先行清除。剪开硬脑膜后，检查脑表面有无挫伤，在挫伤重的位置常常可发现浅部的脑内血肿。如看不到血肿，可选择挫伤处为穿刺点，先行电凝脑表回小血管，然后用脑室针逐渐向脑内穿刺确定血肿位置。如脑表面无挫伤，则按 CT 确定的血肿方向在非功能区的脑回上选择穿刺点进行穿刺。确定深部脑内血肿的位置后，电凝脑表面小血管，切开 2～3 cm 的脑皮质，然后用脑压板和吸引器按穿刺的方向逐渐向脑深部分离，直达血肿腔内。探及血肿后，直视下用吸引器将血肿吸除，如有活动性出血予以电凝止血。对软化、坏死的脑组织也要一并清除。彻底止血后，血肿腔内置引流管，关闭切口。如脑组织塌陷，脑波动恢复良好，脑压明显降低，可缝合硬脑膜，还纳骨瓣，逐层缝合头皮关颅；如脑组织仍较膨隆，脑张力较高，可不缝合硬脑膜，去骨瓣减压，逐层缝合头皮关颅。

（2）脑内血肿钻孔穿刺术：适用于血肿已液化，不伴有严重脑挫裂伤及脑膜下血肿的患者。对虽未液化或囊性变，但并无颅内高压或脑受压表现的深部血肿，特别是脑基底核或脑干内的血肿，一般不考虑手术，以免增加神经功能损伤。手术方法：根据脑内血肿的定位，选择非功能区又接近血肿的部位切开头皮长 2～3 cm，颅骨钻孔，孔缘涂抹骨蜡止血。电凝硬脑膜仁的血管，硬脑膜"十"字形切开，电凝脑回表面的血管，选择适当的脑针，按确定的部位，缓缓刺入，达到预定深度时，用空针抽吸观察。证实到达血肿后，如果颅内压高，可自任血肿积液流出，然后用空针轻轻抽吸，负压不可过大。排除部分血肿积液后，即可抽出脑穿刺针，按脑穿刺针的深度，改用软导管插入血肿腔，用生理盐水反复冲洗，直至冲洗液变清亮为止。留置导管经穿刺孔引出颅外，接闭式引流装置，术后持续闭式引流，持续引流期间，在严格无菌操作下，可经引流管注入尿激酶溶解固态血块，加强引流效果。

5.术中注意事项

（1）清除脑深部血肿时，脑皮质切口应选择非功能区和距脑表面最近的部位，不宜过大，以免加重脑损伤。

（2）提倡在手术显微镜下进行手术，以期止血彻底，脑损伤轻微。

（3）在处理接近脑组织的血肿时，应减轻吸引力，以防出现新的出血和加重脑的损伤。对与脑组织粘连较紧的血块不必勉强清除，以防引发新的出血。

（4）钻孔穿刺冲洗时，应避免将空气带入血肿腔。

6.术后处理

（1）对原发脑损伤较重，估计意识障碍不能在短时间内恢复者，应早期行气管切开术，保持呼吸道通畅。

（2）对继发严重脑干损伤，术后生命体征不平稳，可采用人工呼吸机辅助呼吸，在密切观察病情的前提下,可行冬眠低温疗法。

（3）对重症患者,如条件许可,应收入重症监护病房,进行生命体征及颅内压动态监护。

(四)并发症及其防治

（1）术后应严密观察病情变化,发现复发性及迟发性血肿,应及时处理。

（2）应妥善控制继发性脑肿胀和脑水肿。

（3）重症患者易并发上消化道出血,术后应早期采取相应措施加以预防。

（4）长期昏迷患者易发生肺部感染、水电解质平衡紊乱、下丘脑功能紊乱、营养不良、褥疮等,在加强护理措施的同时,应及时予以相应的处理。

七、颅后窝血肿

(一)概述

颅后窝血肿包括小脑幕以下的硬脑膜外、硬脑膜下、脑内及多发性 4 种血肿。按其出现症状的时间可分为急性、亚急性和慢性三种。颅后窝血肿较为少见,占颅内血肿的 2.6%～6.3%,易引起小脑扁桃体疝及中枢性呼吸、循环衰竭,病情极为险恶,病死率达 15.6%～24.3%。颅后窝血肿常由枕区着力的损伤所引起。颅后窝血肿中,以硬脑膜外血肿多见,出血多来自横窦,也可来自窦汇、脑膜血管、枕窦或乙状窦等。临床上以亚急性表现者为多见。硬脑膜下血肿较少见,常伴有小脑、脑干损伤,血肿主要来源于小脑表面的血管或注入横窦的静脉破裂,也可来源于横窦和窦汇的损伤。小脑内的血肿罕见,因小脑半球挫裂伤引起。血肿范围以单侧者多见,双侧者较少。颅后窝血肿中约有 1/3 的合并其他部位的颅内血肿,以对冲部位的额叶底区和颞极区硬脑膜下血肿为多见。颅后窝硬脑膜外血肿也可伴发横窦上方的枕区硬脑膜外血肿(即骑跨性血肿)。

(二)临床表现

1.症状与体征

（1）枕部头皮伤:大多数颅后窝血肿在枕区着力部位有头皮损伤,在乳突区或枕下区可见皮下淤血(Battle 征)。

（2）颅内压增高和脑膜刺激症状:可出现剧烈头痛,频繁呕吐,躁动不安,亚急性或慢性血肿者可出现视盘水肿。

（3）意识改变:约半数有明显中间清醒期,继发性昏迷多发生在受伤 24 小时以后,若合并严重脑挫裂伤或脑干损伤时则出现持续性昏迷。

（4）小脑、脑干体征:意识清醒的伤员,半数以上可查出小脑体征,如肌张力低下、腱反射减弱、共济失调和眼球震颤等。部分患者可出现交叉性瘫痪或双侧锥体束征,或出现脑干受压的生命体征改变,如果发生呼吸障碍和去皮质强直,提示血肿对脑干压迫严重,必须迅速治疗,以免脑干发生不可逆的损害。

（5）眼部症状:可出现两侧瞳孔大小不等、眼球分离或同向偏斜。如伴有小脑幕切迹上疝,则产生眼球垂直运动障碍和瞳孔对光反射消失。

（6）其他:有时出现展神经和面神经瘫痪以及吞咽困难等。强迫头位或颈部强直,提示有可能发生了枕骨大孔疝。

2.影像学检查

(1)X线额枕前后位平片:多数可见枕骨骨折。

(2)头颅 CT 扫描:可见颅后窝高密度血肿影像。

(三)手术技术

1.适应证

颅后窝的容积较小,对占位性病变的代偿功能能力很差,加之血肿邻近脑干,故一旦诊断确定,除出血量小于 10 mL,患者状态良好者外,都应尽早进行手术将血肿清除。

2.禁忌证

对于血肿量小于 10 mL,患者意识清醒,无颅内压增高表现者,可在严密观察下行非手术疗法。

3.术前准备

(1)采用气管内插管全身麻醉。患者取侧卧位或侧俯卧位。

(2)术前认真采集病史,进行全身体格检查和神经系统检查,阅读辅助检查资料,明确诊断,讨论手术方案。

(3)向患者家属交代病情、手术必要性、危险性及可能发生的情况,以求理解。

(4)剃去全部头发,头皮清洗、消毒后用无菌巾包扎。

(5)备血及术前、麻醉前用药。

4.手术入路与操作

如为单侧硬脑膜外或脑内血肿,可于同侧枕下中线旁行垂直切口。如血肿位于中线或双侧或为硬脑膜下血肿时,则行正中垂直切口,切口应上超过枕外隆凸,或枕下弧形切口。遇骑跨性血肿时,可用向幕上延伸的中线旁切口,或将正中垂直切口在幕上做向病侧延伸的倒钩形切口。切开皮肤及皮下组织后,将枕下肌肉向两侧剥离,边电凝边剥离,用颅后窝牵开器牵开切口,探查有无骨折线存在。如有骨折线,应先在枕鳞区靠近骨折线处钻孔,并用咬骨钳逐渐扩大使之形成骨窗。也可先在血肿周围做多处钻孔,而后用咬骨钳将各骨孔间咬断,骨瓣大小可按血肿的范围而定。见到硬脑膜外血肿后,清除血肿的方法与幕上硬脑膜外血肿相同。清除血肿后需彻底止血。对硬脑膜上的出血,电凝止血即可。如为横窦损伤,止血方法参照静脉窦损伤的处理。清除硬脑膜外血肿后,如见硬脑膜下呈蓝色且张力仍高时,则应将硬脑膜呈放射状切开进行探查,如发现硬脑膜下血肿或小脑内血肿,则予以清除。硬脑膜是否需要缝合,应根据血肿清除术后小脑的肿胀程度而定。为了防止术后脑肿胀对脑干的压迫,多采用不缝合的枕下减压术。仔细止血后,分层缝合切口。

5.术中注意事项

(1)要注意横窦损伤后形成的硬脑膜外骑跨性血肿,不可仅将幕下血肿清除而将幕上血肿遗漏。

(2)在未准确判断是否为非主侧横窦之前,不可轻易用横窦结扎法止血。

6.术后处理

除一般常规处理外,最好置脑室引流。

(四)并发症及其防治

除一般颅脑损伤与开颅术后常易发生的并发症外,尤应注意对呼吸道的管理。

八、多发性血肿

(一)概述

颅脑损伤后颅内同时形成一个以上不同部位及类型的血肿者称为多发性血肿。该类血肿占颅内血肿总数的 14.4%～21.4%。

多发性颅内血肿一般以减速伤较加速伤为多见,在减速伤中,枕区与侧面着力较额区着力者多见。

根据部位和血肿类型的不同将血肿分为:①同一部位不同类型的多发血肿。其中以硬脑膜外和硬脑膜下血肿、硬脑膜下和脑内血肿较多见;硬脑膜外和脑内血肿较少。②不同部位同一类型的多发血肿,较多见。多数为一侧额底(极)区和颞极(底)区或双侧半球凸面硬脑膜下血肿,多发性硬脑膜外血肿则很少见。③不同部位不同类型的多发性血肿,较少见。以着力部位的硬脑膜外血肿和对冲部位的硬脑膜下血肿及脑内血肿为常见。

(二)临床表现

1.症状与体征

症状比单发性颅内血肿更严重。

(1)伤后持续昏迷或意识障碍进行加重者较多见,很少有中间清醒期。

(2)伤情变化快,脑疝出现早,通常一侧瞳孔散大后不久对侧瞳孔也散大。

(3)颅内压增高、生命体征变化和脑膜刺激症状等都较明显。

2.影像学检查

(1)当疑有多发性血肿可能时,应及早施行辅助检查,如 CT、MRI 或脑血管造影。

(2)颅骨 X 线平片可以提示有无跨越静脉窦或血管压迹的骨折线。

(3)脑超声波探测若发现中线波无移位或稍有偏移而与临床体征不符时,即应考虑存在多发血肿。

(三)手术技术

根据损伤机制,估计多发血肿可能发生的部位和发生机会,合理设计手术入路、方法和先后顺序。酌情做骨窗或骨瓣开颅。依次清除血肿后,脑肿胀仍较重时,应进行一侧或两侧充分减压。

1.适应证

病情危急,头颅 CT 检查,颅内有多发血肿者。

2.禁忌证

双侧瞳孔散大,自主呼吸停止 1 小时以上,经积极的脱水、降颅压治疗无好转,处于濒死状态者。

3.术前准备

(1)采用气管内插管全身麻醉。视不同情况决定体位。

(2)术前认真采集病史,进行全身体格检查和神经系统检查,阅读辅助检查资料,明确诊断,讨论手术方案。

（3）向患者家属交代病情、手术必要性、危险性及可能发生的情况，以求理解。

（4）剃去全部头发,头皮清洗、消毒后用无菌巾包扎。

（5）备血及术前、麻醉前用药。

4.手术入路与操作

根据血肿大小、部位,尤其是对颅内压增高或脑干受压的影响,确定对一个或几个血肿进行手术。

5.术中注意事项

清除一个血肿后,其余血肿可能因为颅内压下降而增大,需提高警惕。术后处理、并发症及其防治与脑内血肿、急性硬脑膜下血肿基本相同。

九、脑室内出血

（一）概述

脑室内出血在重型颅脑损伤患者中,发生率为 $1.5\%\sim5.7\%$,在头颅 CT 检查的颅脑损伤患者中,占 7.1% 。外伤性脑室内出血大多数伴有脑挫裂伤,出血来源多为脑室附近的脑内血肿,穿破脑室壁进入脑室,或室管膜下静脉撕裂出血。

（二）临床表现

1.症状与体征

（1）大多数患者在伤后有意识障碍,昏迷程度重、持续时间长。

（2）瞳孔呈多样变化,如出现两侧缩小,一侧散大或两侧散大,对光反射迟钝或消失。

（3）神经局灶体征比较少见,部分患者可有轻偏瘫,有的患者呈去皮质强直状态。

（4）出现明显脑膜刺激征,呕吐频繁,颈强直和凯尔尼格征阳性比较常见。

（5）常有中枢性高热。

2.影像学检查

头颅 CT 扫描:可见高密度影充填脑室系统,一侧或双侧,有时可见脑室铸形。

（三）手术技术

1.适应证

（1）患者意识障碍进行性加重,脑室内积血较多或脑室铸形者。

（2）伴有严重脑挫裂伤,脑深部血肿破入脑室,或因开放性贯通伤继发脑室内积血者。

2.禁忌证

（1）脑内血肿量较小,患者意识情况较好,无颅内压增高或仅轻度增高者。

（2）合并有严重的脑组织损伤,意识深昏迷,以侧瞳孔散大,自主呼吸停止,濒临死亡者。

3.术前准备

（1）根据术式不同,采用局部麻醉或气管内插管全身麻醉及相应的体位。

（2）术前认真采集病史,进行全身体格检查和神经系统检查,阅读辅助检查资料,明确诊断,讨论手术方案。

（3）向患者家属交代病情、手术必要性、危险性及可能发生的情况。以求理解。

（4）剃去全部头发,头皮清洗、消毒后用无菌巾包扎。

（5）备血及术前、麻醉前用药。

4.手术入路与操作

(1)脑室内血肿引流术:颅骨钻孔脑室引流的方法与传统的脑室穿刺引流相同。首先根据脑室内血肿的部位,按侧脑室穿刺的标准入路,施行穿刺,穿刺成功后,放入脑室引流管,然后再轻转向内送入1~2 cm,并检查确定导管确在脑室内。用生理盐水 3~5 mL 反复冲洗。待冲洗液转清时,留置引流管,经穿刺孔导出颅外,如常缝合钻孔切口。

(2)骨瓣开颅脑室内血肿清除术:骨瓣开颅,切开硬脑膜。于清除脑内血肿之后,可见血肿腔与脑室相通,此时即有血性脑脊液流出。用脑压板深入到脑室破口处,剥开脑室壁,正直视下吸出脑室内血细胞凝集块。可利用吸引器上的侧孔,调节负压强度,将血细胞凝集块吸住,轻轻拖出脑室。然后将引流管插入脑室,反复冲洗并留胃引流管,作为术后持续引流。仔细止血,分层缝合切口。

5.术中注意事项

(1)穿刺脑室置引流管成功后,应注意小心冲洗交换,切不可用力推注和抽吸,以免引起新的出血。

(2)骨瓣开颅进入脑室显露血细胞凝集块后,应仔细操作,如血细胞凝集块与脑室壁粘连紧密,切忌粗暴强行完全剥离,避免损伤脑室壁引发新的出血。

6.术后处理

(1)对原发脑损伤较重,估计意识障碍不能在短时间内恢复者,应早期行气管切开术,保持呼吸道通畅。

(2)对继发严重脑干损伤,术后生命体征不平稳,可采用人工呼吸机辅助呼吸,在密切观察病情的前提下,可行冬眠低温疗法。

(3)对重症患者,如条件许可,应收入重症监护病房,进行生命体征及颅内压动态监护。

(四)并发症及其防治

(1)术后应严密观察病情变化,发现复发性及迟发性血肿,应及时处理并做影像复查(图 4-8)。

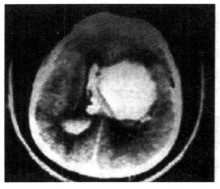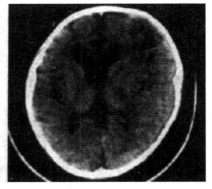

图 4-8　脑内巨大血肿手术前、后 CT 复查影像

(2)应妥善控制继发性脑肿胀和脑水肿。

(3)重症患者易并发上消化道出血,术后应早期采取相应措施加以预防。

(4)长期昏迷患者易发生肺部感染、水电解质平衡紊乱、下丘脑功能紊乱、营养不良、褥疮等,在加强护理措施的同时,应及时予以相应的处理。

第六节　膀胱结石

膀胱结石是较常见的泌尿系结石,好发于男性,男女比例约为 10∶1。膀胱结石的发病率有明显的地区和年龄差异。总的来说,在经济落后地区,膀胱结石以婴幼儿为常见,主要由营养不良所致。随着我国经济的发展,膀胱结石的总发病率已显著下降,多见于 50 岁以上的老年人。

一、病因

膀胱结石分为原发性和继发性两种。原发性膀胱结石多由营养不良所致,现在除了少数发展中国家及我国一些边远地区外,其他地区该病已少见。继发性膀胱结石主要继发于下尿路梗阻、膀胱异物等。

(一)营养不良

婴幼儿原发性膀胱结石主要发生于贫困饥荒年代,营养缺乏,尤其是动物蛋白摄入不足是其主要原因。只要改善婴幼儿的营养,使新生儿有足够的母乳或牛乳喂养,婴幼儿膀胱结石是可以预防的。

(二)下尿路梗阻

一般情况下,膀胱内的小结石以及在过饱和状态下形成的尿盐沉淀常可随尿流排出。但当有下尿路梗阻时,如良性前列腺增生、膀胱颈部梗阻、尿道狭窄、先天畸形、膀胱膨出、憩室、肿瘤等,均可使小结石和尿盐结晶沉积于膀胱而形成结石。

此外,造成尿流不畅的神经性膀胱功能障碍、长期卧床等,都可能诱发膀胱结石的出现。尿液潴留容易并发感染,以细菌团、炎症坏死组织及脓块为核心,可诱发晶体物质在其表面沉积而形成结石。

(三)膀胱异物

医源性的膀胱异物主要有长期留置的导尿管、被遗忘取出的输尿管支架管、不被机体吸收的残留缝线、膀胱悬吊物、由子宫内穿至膀胱的 Lippes 环等,非医源性异物如发夹、蜡块等。膀胱异物可作为结石的核心而使尿盐晶体物质沉积于其周围而形成结石。此外,膀胱异物也容易诱发感染,继而发生结石。

当发生血吸虫病时,其虫卵也可成为结石的核心而诱发膀胱结石。

(四)尿路感染

继发于尿液潴留及膀胱异物的感染,尤其是分泌尿素酶的细菌感染,由于能分解尿素产生氨,使尿 pH 升高,使尿磷酸钙、铵和镁盐的沉淀而形成膀胱结石。这种由产生尿素酶的微生物感染所引起、由磷酸镁铵和碳磷灰石组成的结石,又称为感染性结石。

含尿素酶的细菌大多数属于肠杆菌属,其中最常见的是奇异变形杆菌,其次是克雷白杆菌、假单孢菌属及某些葡萄球菌。少数大肠埃希菌、某些厌氧细菌及支原体也可以产生尿素酶。

(五)代谢性疾病

膀胱结石由人体代谢产物组成,与代谢性疾病有着极其密切的关系,包括胱氨酸尿症、原发性高草酸尿症、特发性高尿钙、原发性甲状旁腺功能亢进症、黄嘌呤尿症、特发性低柠檬酸尿症等。

(六)肠道膀胱扩大术

肠道膀胱扩大术后膀胱结石的发生率高达 36%～50%,主要原因是肠道分泌黏液所致。

(七)膀胱外翻-尿道上裂

膀胱外翻-尿道上裂患者在膀胱尿道重建术前因存在解剖及功能方面的异常,易发生膀胱结石。在重建术后,手术引流管、尿路感染、尿液潴留等又增加了结石形成的危险因素。

二、病理

膀胱结石的继发性病理改变主要表现为局部损害、梗阻和感染。由于结石的机械性刺激,膀胱黏膜往往呈慢性炎症改变。继发感染时,可出现滤泡样炎性病变、出血和溃疡,膀胱底部和结石表面均可见脓苔。偶可发生严重的膀胱溃疡,甚至穿破到阴道、直肠,形成尿瘘。晚期可发生膀胱周围炎,使膀胱和周围组织粘连,甚至发生穿孔。

膀胱结石易堵塞于膀胱出口、膀胱颈及后尿道,导致排尿困难。长期持续的下尿路梗阻可使膀胱逼尿肌出现代偿性肥厚,并逐渐形成小梁、小房和憩室,使膀胱壁增厚和肌层纤维组织增生。长期下尿路梗阻还可损害膀胱输尿管的抗反流机制,导致双侧输尿管扩张和肾积水,使肾功能受损,甚至发展为尿毒症。肾盂输尿管扩张积水可继发感染而发生肾盂肾炎及输尿管炎。

当尿路移行上皮长期受到结石、炎症和尿源性致癌物质刺激时,局部上皮组织可发生增生性改变,甚至出现乳头样增生或者鳞状上皮化生,最后发展为鳞状上皮癌。

三、临床表现

膀胱结石的主要症状是排尿疼痛、排尿困难和血尿。疼痛可为耻骨上或会阴部疼痛,由结石刺激膀胱底部黏膜而引起,常伴有尿频和尿急,排尿终末时疼痛加剧。如并发感染,则尿频、尿急更加明显,并可发生血尿和脓尿。排尿过程中结石常堵塞膀胱出口,使排尿突然中断并突发剧痛,疼痛可向阴茎、阴茎头和会阴部放射。排尿中断后,患者须晃动身体或采取蹲位或卧位,移开堵塞的结石,才能继续排尿,并可缓解疼痛。

小儿发生结石堵塞,往往疼痛难忍,大声哭喊,大汗淋漓,常用手牵扯阴茎或手抓会阴部,并变换各种体位以减轻痛苦。结石嵌顿于膀胱颈口或后尿道,则出现明显排尿困难,尿流呈滴沥状,严重时发生急性尿潴留。

膀胱壁由于结石的机械性刺激,可出现血尿,并往往表现为终末血尿。尿流中断后再继续排尿也常伴有血尿。

老年男性膀胱结石多继发于前列腺增生症,可同时伴有前列腺增生症的症状;神经性膀胱功能障碍、尿道狭窄等引起的膀胱结石也伴有相应的症状。

少数患者,尤其是结石较大,且有下尿路梗阻及残余尿者,可无明显的症状,仅在做 B 超或 X 线检查时发现结石。

四、诊断

根据膀胱结石的典型症状,如排尿终末疼痛、排尿突然中断,或小儿排尿时啼哭牵拉阴茎等,可做出膀胱结石的初步诊断。但这些症状绝非膀胱结石所独有,常需辅以 B 超或 X 线检查才能确诊,必要时做膀胱镜检查。

体检对膀胱结石的诊断帮助不大,多数病例无明显的阳性体征。结石较大者,经双合诊可扪及结石。婴幼儿直肠指检有时也可摸到结石。经尿道将金属探条插入膀胱,可探出金属碰击结石的感觉和声音。目前此法已被 B 超及 X 线检查取代而很少采用。

实验室检查可发现尿中有红细胞或脓细胞,伴有肾功能损害时可见血肌酐、尿素氮升高。

超声检查简单实用,结石呈强光团并有明显的声影。当患者转动身体时,可见到结石在膀胱内移动。膀胱憩室结石则变动不大。

腹部平片也是诊断膀胱结石的重要手段,结合 B 超检查可了解结石大小、位置、形态和数目,还可了解双肾、输尿管有无结石。应注意区分平片上的盆部静脉石、输尿管下段结石、淋巴结钙化影、肿瘤钙化影及粪石。必要时行静脉肾盂造影检查以了解上尿路情况,作膀胱尿道造影以了解膀胱及尿道情况。纯尿酸和胱氨酸结石为透 X 线的阴性结石,用淡的造影剂进行膀胱造影有助于诊断。

尿道膀胱镜检查是诊断膀胱结石最可靠的方法,尤其对于透 X 线的结石。结石在膀胱镜可一目了然,不仅可查清结石的大小、数目及其具体特征,还可明确有无其他病变,如前列腺增生、尿道狭窄、膀胱憩室、炎症改变、异物、癌变、先天性后尿道瓣膜及神经性膀胱功能障碍等。膀胱镜检查后,还可同时进行膀胱结石的碎石治疗。

五、治疗

膀胱结石的治疗应遵循两个原则,一是取出结石,二是去除结石形成的病因。膀胱结石如果来源于肾、输尿管结石,则同时处理;来源于下尿路梗阻或异物等病因时,在清除结石的同时必须去除这些病因。有的病因则需另行处理或取石后继续处理,如感染、代谢紊乱和营养失调等。

一般来说,直径小于 0.6 cm,表面光滑,无下尿路梗阻的膀胱结石可自行排出体外。绝大多数的膀胱结石均需行外科治疗,方法包括体外冲击波碎石术、内腔镜手术和开放性手术。

(一)体外冲击波碎石术

小儿膀胱结石多为原发性结石,可首选体外冲击波碎石术;成人原发性膀胱结石≤3 cm者也可以采用体外冲击波碎石术。膀胱结石进行体外冲击波碎石时多采用俯卧位或蛙式坐位,对阴囊部位应做好防护措施。由于膀胱空间大,结石易移动,碎石时应注意定位。较大的结石碎石前膀胱需放置 Foley 尿管,如需做第二次碎石,两次治疗间断时间应大于 1 周。

(二)腔内治疗

几乎所有类型的膀胱结石都可以采用经尿道手术治疗。在内镜直视下经尿道碎石是目前治疗膀胱结石的主要方法,可以同时处理下尿路梗阻病变,如前列腺增生、尿道狭窄、先天性后尿道瓣膜等,也可以同时取出膀胱异物。

相对禁忌证:①严重尿道狭窄经扩张仍不能置镜者。②合并膀胱挛缩者,容易造成膀胱损伤和破裂。③伴严重出血倾向者。④泌尿系急性感染期。⑤严重全身性感染。⑥全身情况差不能耐受手术者。⑦膀胱结石合并多发性憩室应视为机械碎石的禁忌证。

一般采用蛛网膜下腔麻醉、骶管阻滞麻醉或硬膜外麻醉均可,对于较小、单发的结石也可选择尿道黏膜表面麻醉。小儿患者可采用全身静脉麻醉。手术体位取截石位。

目前常用的经尿道碎石方式包括机械碎石、液电碎石、气压弹道碎石、超声碎石、激光碎石等。

1.经尿道机械碎石术

经尿道机械碎石是用器械经尿道用机械力将结石击碎。常用器械有大力碎石钳(图 4-9)及冲压式碎石钳(图 4-10),适用于 2 cm 左右的膀胱结石。如同时伴有前列腺增生,尤其是中叶增生者,最好先行前列腺切除,再行膀胱碎石,两种手术可同时或分期进行。

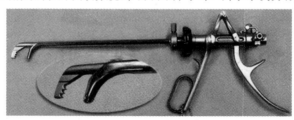

图 4-9　大力碎石钳

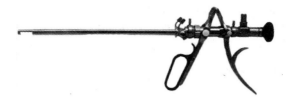

图 4-10　冲压式碎石钳

机械碎石有盲目碎石和直视碎石两种,盲目碎石现已很少使用,基本上被直视碎石所取代。直视碎石是先插入带内镜的碎石钳,充盈膀胱后,在镜下观察结石的情况并在直视下将碎石钳碎。操作简便,效果满意且安全。

由于膀胱结石常伴有膀胱黏膜的充血水肿,若碎石过程中不慎夹伤黏膜或结石刺破黏膜血管,有可能导致膀胱出血。因此,碎石前必须充盈膀胱,使黏膜皱褶消失,尽量避免夹到黏膜;碎石钳夹住结石后,应稍上抬离开膀胱壁,再用力钳碎结石。术后如无出血,一般无须留置导尿管。如伴有出血或同时做经尿道前列腺切除手术,则需留置导尿管引流,必要时冲洗膀胱。

膀胱穿通伤是较严重的并发症,由碎石钳直接戳穿或钳破膀胱壁所致。此时灌注液外渗,患者下腹部出现包块,有压痛,伴有血尿。如穿通至腹膜外,只需停留导尿管引流膀胱进行保守治疗和观察即可;如出现明显腹胀及大量腹水,说明穿通至腹腔内,需行开放手术修补膀胱。

2.经尿道液电碎石术

液电碎石的原理是通过置入水中的电极瞬间放电,产生电火花,生成热能制造出空化气泡,并进一步诱发形成球形的冲击波来碎石。

液电的碎石效果不如激光和气压弹道,而且其热量的非定向传播往往容易导致周围组织损伤,轰击结石时如果探头与膀胱直接接触可造成膀胱的严重损伤甚至穿孔,目前已很少使用。

3.经尿道超声碎石术

超声碎石是利用超声转换器,将电能转变为声波,声波沿着金属探条传至碎石探头,碎石探头产生高频震动使与其接触的结石碎裂。超声碎石常用内含管腔的碎石探头,其末端接负压泵,能反复抽吸进入膀胱的灌注液,一方面吸出碎石,另一方面使视野清晰并可使超声转换器降温,碎石、抽吸和冷却同时进行。

在膀胱镜直视下,将碎石探头紧触结石,并将结石压向膀胱壁而可进行碎石。注意碎石探头与结石间不能有间隙。探头不可直接接触膀胱壁,以减少其淤血和水肿。负压管道进出端不能接错,否则会使膀胱变成正压,导致膀胱破裂。

超声碎石的特点是简单、安全性高,碎石时术者能利用碎石探头将结石稳住,同时可以边碎边吸出碎石块。但由于超声波碎石的能量小,碎石效率低,操作时间较长。

4.经尿道气压弹道碎石术

气压弹道碎石于1990年首先在瑞士研制成功,至今已发展到第三代、同时兼备超声碎石和气压弹道碎石的超声气压弹道碎石清石一体机。

气压弹道碎石的原理是通过压缩的空气驱动金属碎石杆,以一定的频率不断撞击结石而使之破碎。气压弹道能有效击碎各种结石,整个过程不产生热能及有害波,是一种安全、高效的碎石方法。其缺点是碎石杆容易推动结石,结石碎片较大,常需取石钳配合使用。膀胱结石用气压弹道碎石时结石在膀胱内易移动,较大的结石需要时间相对比较长,碎石后需要用冲洗器冲洗或用取石钳将结石碎片取出膀胱。

使用超声气压弹道碎石清石一体机可同时进行超声碎石和气压弹道碎石,大大加快碎石和清石的速度,有效缩短手术时间。

5.经尿道激光碎石术

激光碎石是目前治疗膀胱结石的首选方法,目前常用的激光有钕-钇铝石榴石(Nd:YAG)激光、Nd:YAG 双频激光(FREDDY 波长 532 nm 和 1064 nm)和钬-钇铝石榴石(Ho:YAG)激光,使用最多的是钬激光。

钬激光是一种脉冲式近红外线激光,波长为 2140 nm,组织穿透深度不超过 0.5 mm,对周围组织热损伤极小。有直射及侧射光纤,365 μm 的光纤主要用于半硬式内镜,220 μm 的光纤用于软镜。钬激光能够粉碎各种成分的结石,碎石速度较快,碎石充分,出血极少,其治疗膀胱结石的安全性、有效性和易用性已得到确认,成功率可达 100%。同时,钬激光还能治疗引起结石的其他疾病,如前列腺增生、尿道狭窄等。

膀胱镜下激光碎石术只要视野清晰,常不易伤及膀胱黏膜组织,术后无须做任何特殊治疗,嘱患者多饮水冲洗膀胱即可。

(三)开放手术治疗

耻骨上膀胱切开取石术不需特殊设备,简单易行,安全可靠,但随着腔内技术的发展,目前采用开放手术取石已逐渐减少,开放手术取石不应作为膀胱结石的常规治疗方法,仅适用于需要同时处理膀胱内其他病变时使用。

开放手术治疗的相对适应证:①较复杂的儿童膀胱结石。②大于 4 cm 的大结石。③严重的前列腺增生、尿道狭窄或膀胱颈挛缩者。④膀胱憩室内结石。⑤膀胱内围绕异物形成的大结石。⑥同时合并需开放手术的膀胱肿瘤。⑦经腔内碎石不能击碎的膀胱结石。⑧肾功能严重受损伴输尿管反流者。⑨全身情况差不能耐受长时间手术操作者。

开放手术治疗的相对禁忌证:①合并严重内科疾病者,先行导尿或耻骨上膀胱穿刺造瘘,待内科疾病好转后再行腔内或开放取石手术。②膀胱内感染严重者,先行控制感染,再行手术取石。③全身情况极差,体内重要器官有严重病变,不能耐受手术者。

第七节　输尿管结石

输尿管结石是泌尿系统结石中的常见疾病,发病年龄多为 20～40 岁,男性略高于女性。其发病率约占上尿路结石的 65％。其中 90％以上是继发性结石,即结石在肾内形成后降入输尿管。原发于输尿管的结石较少见,通常合并输尿管梗阻、憩室等其他病变。所以输尿管结石的病因与肾结石基本相同。从形态上看,由于输尿管的塑形作用,结石进入输尿管后常形成圆柱形或枣核形,也可由于较多结石排入,形成结石串俗称"石街"。

解剖学上输尿管的三个狭窄部将其分为上、中、下三段:①肾盂输尿管连接部。②输尿管与髂血管交叉处。③输尿管的膀胱壁内段,此 3 处狭窄部常为结石停留的部位。除此之外,输尿管与男性输精管或女性子宫阔韧带底部交叉处以及输尿管与膀胱外侧缘交界处管径较狭窄,也容易造成结石停留或嵌顿。过去的观点认为,下段输尿管结石的发病率最高,上段次之,中段最少。但最新的临床研究发现,结石最易停留或嵌顿的部位是输尿管的上段,约占全部输尿管结石的 58％,其中又以第 3 腰椎水平最多见;而下段输尿管结石仅占 33％。在肾盂及肾盂输尿管连接部起搏细胞的影响下,输尿管有节奏的蠕动,推动尿流注入膀胱。因此,在结石下端无梗阻的情况下,直径≤0.4 cm 的结石约有 90％可自行降至膀胱随尿流排出,其他情况则多需要进行医疗干预。

一、症状

(一)疼痛

1.中、上段输尿管结石

当结石停留在一个特定区域而无移动时,常引起输尿管完全或不完全性的梗阻,尿液排出延迟引起肾脏积水,可出现腰部胀痛、压痛及叩痛。随着肾脏"安全阀"开放引起尿液静脉、淋巴管或肾周反流,肾内压力降低,疼痛可减轻,甚至完全消失。而当结石随输尿管蠕动和尿流影响,发生移动时,则表现为典型的输尿管绞痛。上段输尿管结石一般表现为腰区或胁腹部突发锐利的疼痛,并可放射到相应的皮肤区及脊神经支配区,如可向同侧下腹部、阴囊或大阴唇放射。值得注意的是,腰背部皮肤的带状疱疹经常以单侧腰胁部的疼痛出现,在疱疹出现前几乎无法确诊,因此常与肾脏或输尿管上段的结石相混淆,需要仔细询问病史以排除可能性。中段的输尿管结石表现为中、下腹部的剧烈疼痛。这种患者常以急腹症就诊,因此常需与腹部其他急症相鉴别。例如右侧需考虑急性阑尾炎、胃、十二指肠溃疡穿孔;左侧需考虑急性肠憩室炎、肠梗阻、肠扭转等疾病。在女性还需要注意排除异位妊娠导致输卵管破裂、卵巢扭转、卵巢破裂等疾病,以免造成误诊。

2.下段输尿管结石

下段输尿管结石引起疼痛位于下腹部,并向同侧腹股沟放射。当结石位于输尿管膀胱连接处时,由于膀胱三角区的部分层次由双侧输尿管融合延续而来,因此可表现为耻骨上区的绞痛,伴有尿频、尿急、尿痛等膀胱刺激征,排尿困难。在男性还可放射至阴茎头。牵涉痛产生于髂腹股沟神经和生殖股神经的生殖支神经。因此在排除泌尿系统感染等疾病后,男性患者需要与睾丸扭转或睾丸炎相鉴别。在女性则需要与卵巢疾病相鉴别。

（二）血尿

约 90％的患者可出现血尿,而其中 10％为肉眼血尿,还有一部分患者由于输尿管完全梗阻而无血尿。输尿管结石产生血尿的原因为:结石进入输尿管引起输尿管黏膜受损出血或引起感染。因此一般认为,先出现输尿管绞痛而后出现血尿的患者应首先考虑输尿管结石;而当先出现大量肉眼血尿,排出条索状或蚯蚓状血块,再表现为输尿管绞痛的患者则可能是由于梗阻上端来源的大量血液排入输尿管后未及时排出,凝固形成血块引起绞痛,因此需要首先排除肾脏出血性疾病,如肾盂恶性肿瘤或者肾小球肾炎等肾脏内科疾病。

（三）感染与发热

输尿管结石可引起梗阻导致继发感染引起发热,其热型以弛张热、间歇热或不规则发热为主。严重时还可引起中毒性休克症状,出现心动过速、低血压、意识障碍等症状。产脲酶的细菌感染(如变形杆菌、铜绿假单胞菌、枯草杆菌、产气肠杆菌等)还可形成感染性结石进一步加重梗阻。尽管抗生素治疗有时可以控制症状,但许多情况下,在解除梗阻以前,患者的发热不能得到有效的改善。

（四）恶心、呕吐

输尿管与胃肠有共同的神经支配,因此输尿管结石引起的绞痛常引起剧烈的胃肠症状,表现出恶心、呕吐等症状。这一方面为其诊断提供了重要的线索,但更多情况下往往易与胃肠或胆囊疾病相混淆,造成误诊。当与血尿等症状同时出现时,有助于鉴别。

（五）排石

部分患者以排尿过程中发现结石为主诉就诊,其中有部分患者已确诊患有结石,行碎石治疗后,结石排出;还有部分患者既往无结石病史。排石的表现不一,从肉眼可见的结石颗粒到浑浊的尿液,常与治疗方式及结石的成分有关。

（六）其他

肾脏移植术后输尿管结石的患者,由于移植物在手术过程中神经、组织受到损伤,发生结石后一般无明显症状,多在移植术后随访过程中通过超声波探查发现。妊娠后子宫增大,压迫输尿管,导致尿液排出受阻可并发结石,其发病率<0.1％,其中又以妊娠中、晚期合并泌尿系结石较多见。临床表现主要有腰腹部疼痛、恶心呕吐、膀胱刺激征、肉眼血尿和发热等,与非妊娠期症状相似,且多以急腹症就诊,但需要与妇产科急症相鉴别。尽管输尿管结石的患者多由于上述主诉而就医,但不可忽视少数患者可无任何临床症状,仅在体检或者治疗结石后随访中发现输尿管结石。

二、体征

输尿管绞痛的患者,表情痛苦,卧位、辗转反复变换体位。输尿管上段结石常可表现为肾区、胁腹部的压痛和叩击痛。输尿管走行区域可有深压痛,但除非伴有尿液外渗,否则无腹膜刺激征,可与腹膜腔内的脏器穿孔、感染相鉴别。有时经直肠指诊可触及输尿管末端的结石,是较方便的鉴别手段。

三、输尿管结石的诊断

与肾结石一样,完整的输尿管结石诊断应包括:①结石自身的诊断,包括结石部位、体积、数目、形状、成分等。②结石并发症的诊断,包括感染、梗阻的程度、肾功能损害等。③结石病因的评价。对通过病史、症状和体检后发现,具有泌尿系统结石或者排石病史,出现肉眼或镜下血尿和(或)运动后输尿管绞痛的患者,应进入下述诊断过程。

(一)实验室检查

1.尿液检查

尿液常规检查可见镜下血尿,运动后血尿加重具有一定意义。伴感染时有脓尿。结晶尿多在肾绞痛时出现。尿 pH 可为分析结石成分提供初步依据。尿液培养可指导尿路感染抗生素的使用。

2.血液常规检查

剧烈的输尿管绞痛可导致交感神经高度兴奋,机体发生应激反应,出现血白细胞升高;当其升到$13×10^9$/L以上则提示存在尿路感染。血电解质、尿素和肌酐水平是评价总肾功能的重要指标,当由于输尿管梗阻导致肾脏积水、肾功能损害时,常需要结合上述指标指导制订诊疗方案。

(二)影像学检查

影像学检查是确诊结石的主要方法。目的在于明确结石的位置、数目、大小、可能的成分、可能的原因、肾功能、是否合并肾积水、是否合并感染、是否合并尿路畸形、既往治疗情况等。所有具有泌尿系结石临床症状的患者都应该行影像学检查,其结果对于结石的进一步检查和治疗具有重要的参考价值。

1.B超

超声波检查是一种简便、无创伤的检查,是使用最广泛的输尿管结石的筛查手段。它可以发现 2 mm 以上非 X 线透光结石即通常所称"阳性"结石及 X 线透光结石即"阴性"结石。超声波检查还可以了解结石以上尿路的扩张程度,间接了解肾皮质、实质厚度和集合系统的情况。超声检查能同时观察膀胱和前列腺,寻找结石形成的诱因和并发症。但输尿管壁薄,缺乏一个良好的"声窗"衬托结石的背景,因此输尿管结石检出率低于肾结石。不过一旦输尿管结石引起上尿路积水,则可沿积水扩张的输尿管下行,扫查到输尿管上段的结石或提示梗阻的部位。由于受肠道及内容物的影响,超声波检查诊断输尿管中段结石较困难。而采用充盈尿液的膀胱作为"声窗",则能发现输尿管末端的结石。此外,经直肠超声波检查(TRUS)也能发现输尿管末端的结石。尽管超声波检查存在一定的缺陷,但其仍是泌尿系结石的常规检查方法,尤其是在肾绞痛时可作为首选方法。

2.尿路平片(KUB 平片)

尿路平片可以发现 90% 左右非 X 线透光结石,能够大致地确定结石的位置、形态、大小和数量,并且通过结石影的明暗初步提示结石的化学性质。因此,可以作为结石检查的常规方法。在尿路平片上,不同成分的结石显影程度依次为:草酸钙、磷酸钙和磷酸铵镁、胱氨酸、含尿酸盐结石。单纯性尿酸结石和黄嘌呤结石能够透过 X 线,胱氨酸结石的密度低,后者在尿路平片上的显影比较淡。最近还有研究者采用双重 X 线吸光度法(dual X-ray absorptiometry)检测结石矿物质含量(stone mineral content,SMC)和密度(stone mineral density,SMD)。并在依据两者数值评估结石脆性的基础上,为碎石方法的选择提供重要依据。他们认为当结石 SMC>1.27 gm 时,应采用 PCNL 或 URSL 等方法,而不宜选择 ESWL。

与肾或膀胱结石相比,输尿管结石一般体积较小,同时输尿管的走形区域有脊椎横突及骨盆组织重叠,因此即使质量优良的 KUB 平片,尽管沿输尿管走行区域仔细寻找可能增加结石检出的概率,但仍有约 50%急诊拍片的结石患者无法明确诊断。腹部侧位片有助于胆囊结石与输尿管结石的鉴别,前者结石影多位于脊柱的前侧;后者多位于脊柱的前缘之后。钙化的淋巴结、静脉石、骨岛等也可能被误认为结石,需仔细鉴别。可插入输尿管导管拍摄双曝光平片,如钙化影移动的距离和导管完全一致,则表明阴影在导管的同一平面。另外,由于输尿管的走行不完全位于一个冠状平面,因此 KUB 片上结石影存在不同的放大倍数,输尿管中段放大率最大,下段最小。因此,中段结石下移,结石影会缩小,此时不应认为结石溶解。

3.静脉尿路造影(IVU)

静脉尿路造影应该在尿路平片的基础上进行,其价值在于了解尿路的解剖,发现有无尿路的发育异常,如输尿管狭窄、输尿管瓣膜、输尿管膨出等。确定结石在尿路的位置,发现尿路平片上不能显示的 X 线透光结石,鉴别 KUB 平片上可疑的钙化灶。此外,还可以初步了解分侧肾脏的功能,确定肾积水程度。在一侧肾脏功能严重受损或者使用普通剂量造影剂而肾脏不显影的情况下,采用加大造影剂剂量或者延迟拍片的方法往往可以达到肾脏显影的目的。在肾绞痛发作时,由于急性尿路梗阻往往会导致肾脏排泄功能减退,尿路不显影或显影不良,进而轻易诊断为无肾功能。因此建议在肾绞痛发生 2 周后,梗阻导致的肾功能减退逐渐恢复时,再行 IVU 检查。

IVU 的禁忌证主要包括:①对碘剂过敏、总肾功能严重受损、妊娠早期(3 个月内)、全身状况衰竭者为 IVU 绝对禁忌证。②肝脏功能不全、心脏功能不全,活动性肺结核、甲状腺功能亢进、有哮喘史及其他药物过敏史者慎用。③总肾功能中度受损者、糖尿病、多发性骨髓瘤的患者肾功能不全时避免使用。如必须使用,应充分水化减少肾脏功能损害。

4.CT 扫描

随着 CT 技术的发展,越来越多复杂的泌尿系统结石需要做 CT 扫描以明确诊断。CT 扫描不受结石成分、肾功能和呼吸运动的影响,而且螺旋 CT 还能够同时对所获取的图像进行二维及三维重建,获得矢状或冠状位成像,因此,能够检出其他常规影像学检查中容易遗漏的微小结石(如 0.5 mm 的微结石)。关于 CT 扫描的厚度,有研究者认为,采用 3 mm 厚度扫描可能更易发现常规 5 mm 扫描容易遗漏的微小的无伴随症状的结石,因而推荐这一标准。而通过 CT 扫描后重建得到的冠状位图像能更好地显示结石的大小,为结石的治疗提供更为充分的依据,但这也将增加患者的额外费用。CT 诊断结石的敏感性比尿路平片及静脉尿路造影高,尤其适用于急性肾绞痛患者的确诊,可以作为 B 超、X 线检查的重要补充。CT 片下,输尿管结石表现为结石高密度影及其周围水肿的输尿管壁形成的"框边"现象。近期研究发现,双侧肾脏 CT 值相差 5.0 Hu 以上,CT 值较低一侧常伴随输尿管结石导致的梗阻。另外,结石的成分及脆性可以通过不同的 CT 值(Hu 单位)改变进行初步的评估,从而对治疗方法的选择提供参考。对于碘过敏或者存在其他 IVU 禁忌证的患者,增强 CT 能够显示肾脏积水的程度和肾实质的厚度,从而反映肾功能的改变情况。有的研究认为,增强 CT 扫描在评价总肾和分肾功能上,甚至可以替代放射性核素肾脏扫描。

5.逆行(RP)或经皮肾穿刺造影

属于有创性的检查方法,不作为常规检查手段,仅在静脉尿路造影不显影或显影不良以及怀疑是 X 线透光结石,需要做进一步的鉴别诊断时应用。逆行性尿路造影的适应证包括:①碘过敏无法施行 IVU。②IVU 检查显影效果不佳,影响结石诊断。③怀疑结石远端梗阻。④需经输尿管导管注入空气作为对比剂,通过提高影像反差显示 X 线透光结石。

6.磁共振水成像(MRU)

磁共振对尿路结石的诊断效果极差,因而一般不用于结石的检查。但是,磁共振水成像(MRU)能够了解上尿路梗阻的情况,而且不需要造影剂即可获得与静脉尿路造影同样的效果,不受肾功能改变的影响。因此,对于不适合做静脉尿路造影的患者(例如碘造影剂过敏、严重肾功能损害、儿童和妊娠妇女等)可考虑采用。

7.放射性核素显像

放射性核素检查不能直接显示泌尿系结石,但是,它可以显示泌尿系统的形态,提供肾脏血流灌注、肾功能及尿路梗阻情况等信息,因此对手术方案的选择以及手术疗效的评价具有一定价值。此外,肾动态显影还可以用于评估体外冲击波碎石对肾功能的影响情况。

8.膀胱镜、输尿管镜检查

输尿管结石一般不需要进行膀胱镜检查,其适应证主要有:①需要行 IVU 或输尿管插管拍双曝光片。②需要了解碎石后结石是否排入膀胱。

四、治疗方法的选择

目前治疗输尿管结石的主要方法有保守治疗(药物治疗和溶石治疗)、体外冲击波碎石(ESWL)、输尿管镜(URSL)、经皮肾镜碎石术(PCNL)、开放及腹腔镜手术。大部分输尿管结石通过微创治疗,如体外冲击波碎石和(或)输尿管镜、经皮肾镜碎石术治疗均可取得满意的疗效。输尿管结石位于输尿管憩室内、狭窄段输尿管近端的结石以及需要同时手术处理先天畸形等结石病因导致微创治疗失败的患者往往需要开放或腹腔镜手术取石。

对于结石体积较小(一般认为直径<0.6 cm)可通过水化疗法,口服药物排石。较大的结石,除纯尿酸结石外,其他成分的结石,包括含尿酸铵或尿酸钠的结石,溶石治疗效果不佳,多不主张通过口服溶石药物溶石。对于 X 线下显示低密度影的结石,可以利用输尿管导管或双 J 管协助定位试行 ESWL。尿酸结石在行逆行输尿管插管进行诊断及引流治疗时,如导管成功到达结石上方,可在严密观察下行碱性药物局部灌注溶石,此方法较口服药物溶石速度更快。

关于 ESWL 和输尿管镜碎石两者在治疗输尿管结石上哪种更优的争论一直存在。相对于输尿管镜碎石术而言,ESWL 再次治疗的可能性较大,但其拥有微创、无须麻醉、不需住院、价格低廉等优点,即使加上各种辅助治疗措施,ESWL 仍然属于微创的治疗方法。另一方面,越来越多的文献认为,输尿管镜是一种在麻醉下进行的能够"一步到位"的治疗方法。有多篇文献报道了输尿管镜和 ESWL 之间的对照研究,对于直径≤1 cm 的上段输尿管结石,意见较一致,推荐 ESWL 作为一线治疗方案;而争论焦点主要集中在中、下段输尿管结石的治疗上。对于泌尿外科医生而言,一位患者具体选择何种诊疗方法最合适,取决于经验及所拥有的设备等。

五、保守治疗

(一)药物治疗

临床上多数尿路结石需要通过微创的治疗方法将结石粉碎并排出体外,少数比较小的尿路结石可以选择药物排石。排石治疗的适应证包括:①结石直径<0.6 cm。②结石表面光滑。③结石以下无尿路梗阻。④结石未引起尿路完全梗阻,局部停留少于 2 周。⑤特殊成分(尿酸

结石和胱氨酸结石)推荐采用排石疗法。⑥经皮肾镜、输尿管镜碎石及 ESWL 术后的辅助治疗。

排石方法:①每天饮水 2000～3000 mL,保持昼夜均匀。②双氯芬酸钠栓剂肛塞:双氯芬酸钠能够减轻输尿管水肿,减少疼痛发作风险,促进结石排出,推荐应用于输尿管结石,但对于有哮喘及肝肾功能严重损害的患者应禁用或慎用。③口服 α-受体阻滞剂(如坦索罗辛)或钙离子通道拮抗剂。坦索罗辛是一种高选择性 α-肾上腺素能受体阻滞剂,使输尿管下段平滑肌松弛,尤其可促进输尿管下段结石的排出。此外,越来越多的研究表明口服 α-受体阻滞剂作为其他碎石术后的辅助治疗,有利于结石碎片,特别是位于输尿管下段的结石排出。④中医中药:治疗以清热利湿,通淋排石为主,佐以理气活血、软坚散结。常用的成药有尿石通等;常用的方剂如八正散、三金排石汤和四逆散等。针灸疗法无循证医学的证据,可以作为辅助疗法。包括体针、电针、穴位注射等。常用穴位有肾俞、中脘、京门、三阴交和足三里等。⑤适度运动:根据结石部位的不同选择体位排石。

(二)溶石治疗

近年来,我国在溶石治疗方面处于领先地位。其主要应用于纯尿酸结石和胱氨酸结石。尿酸结石:口服别嘌醇,根据血、尿的尿酸值调整药量;口服枸橼酸氢钾钠或碳酸氢钠片,以碱化尿液维持尿液 pH 在6.5～6.8。胱氨酸结石:口服枸橼酸氢钾钠或碳酸氢钠片,以碱化尿液,维持尿液 pH 在 7.0 以上。治疗无效者,应用青霉胺,但应注意药物不良反应。

六、体外冲击波碎石术

体外冲击波碎石术(ESWL)可使大多数输尿管结石行原位碎石治疗即可获得满意疗效,并发症发生率较低。但由于输尿管结石在尿路管腔内往往处于相对嵌顿的状态,其周围缺少一个有利于结石粉碎的液体环境,与同等大小的肾结石相比,粉碎的难度较大。因此,许多学者对 ESWL 治疗输尿管结石的冲击波能量和次数等治疗参数进行了有益的研究和探讨。以往的观点认为冲击波能量、次数越高治疗效果越好。但最近,有研究表明,当结石大小处于1～2 cm 时,低频率冲击波(SR 60～80 次/min)较高频率(FR 100～120 次/min)效果更好。这样一来,相同时间下冲击波对输尿管及周围组织的损伤总次数减少,因而出现并发症的概率随之降低。

ESWL 疗效与结石的大小、结石被组织包裹程度及结石成分有关,大而致密的结石再次治疗率比较高。大多数输尿管结石原位碎石治疗即可获得满意的疗效。有些输尿管结石需放置输尿管支架管通过结石或者留置于结石的下方进行原位碎石;也可以将输尿管结石逆行推入肾盂后再行 ESWL 治疗。但 ESWL 的总治疗次数应限制在 3 次以内。对直径≤1 cm 的上段输尿管结石首选 ESWL,>1 cm 的结石可选择 ESWL、输尿管镜(URSL)和经皮肾镜碎石术(PCNL);对中、下段输尿管结石可选用 ESWL 和 URSL。当结石嵌顿后刺激输尿管壁,引起炎症反应,导致纤维组织增生,常可引起结石下端输尿管的梗阻,影响 ESWL 术后结石排出。因此对于结石过大或纤维组织包裹严重,需联合应用 ESWL 和其他微创治疗方式(如输尿管支架或输尿管镜、经皮肾镜碎石术)。

随着计算机技术和医学统计学以及循证医学的发展,研究者在计算机软件对输尿管结石 ESWL 术预后的评估方面进行了有益的探索。Gomha 等人将结石部位、结石长度、宽度、术后是否留置双 J 管等数据纳入了人工神经网络(ANN)和 Logistic 回归模型(LR)系统,对比两者在输尿管结石 ESWL 术后无结石生存情况方面的预测能力。结果显示,两者在 ESWL 有效患者的评估中均具有较高价值,两者无明显差别。但对于 ESWL 碎石失败的输尿管结石患者 ANN 的评估效果更好。

七、输尿管镜

自 20 世纪 80 年代输尿管镜应用于临床以来,输尿管结石的治疗发生了根本性的变化。新型小口径硬性、半硬性和软性输尿管镜的应用,与新型碎石设备如超声碎石、液电碎石、气压弹道碎石和激光碎石的广泛结合,以及输尿管镜直视下套石篮取石等方法的应用,极大地提高了输尿管结石微创治疗的成功率。

(一)适应证及禁忌证

输尿管镜取石术的适应证包括:①输尿管中、下段结石。②ESWL 失败后的输尿管上段结石。③ESWL术后产生的"石街"。④结石并发可疑的尿路上皮肿瘤。⑤X 线透光的输尿管结石。⑥停留时间超过 2 周的嵌顿性结石。

禁忌证:①不能控制的全身出血性疾病。②严重的心肺功能不全,手术耐受差。③未控制的泌尿道感染。④腔内手术后仍无法解决的严重尿道狭窄。⑤严重髋关节畸形,摆放截石位困难。

(二)操作方法

1.输尿管镜的选择

输尿管镜下取石或碎石方法的选择,应根据结石的部位、大小、成分、合并感染情况、可供使用的仪器设备、泌尿外科医生的技术水平和临床经验以及患者本身的情况和意愿等综合考虑。目前使用的输尿管镜有硬性、半硬性和软性三类。硬性和半硬性输尿管镜适用于输尿管中、下段输尿管结石的碎石取石,而软输尿管镜则多适用于肾脏、输尿管中、上段结石特别是上段的碎石及取石。

2.手术步骤

患者取截石位,先用输尿管镜行膀胱检查,然后在安全导丝的引导下,置入输尿管镜。输尿管口是否需要扩张,取决于输尿管镜的粗细和输尿管腔的大小。输尿管硬镜或半硬性输尿管镜均可以在荧光屏监视下逆行插入上尿路。软输尿管镜需要借助一个 10～13F 的输尿管镜镜鞘或通过接头导入一根安全导丝,在其引导下插入输尿管。在入镜过程中,利用注射器或者液体灌注泵调节灌洗液体的压力和流量,保持手术视野清晰。经输尿管镜发现结石后,利用碎石设备(激光、气压弹道、超声、液电等)将结石粉碎成0.3 cm以下的碎片。对于小结石以及直径≤0.5 cm 的碎片也可用套石篮或取石钳取出。目前较常用的设备有激光、气压弹道等,超声、液电碎石的使用已逐渐减少。钬激光为高能脉冲式激光,激光器工作介质是包含在钇铝石榴石(YAG)晶体中的钬,其激光波长 2100 nm,脉冲持续时间为 0.25 ms,瞬间功率可达10 kW,具有以下特点:①功率强大,可粉碎各种成分的结石,包括坚硬的胱氨酸结石。②钬激光的组织穿透深度仅为 0.4 mm,很少发生输尿管穿孔,较其他设备安全。③钬激光经软光纤传输,与输尿管软、硬镜配合可减少输尿管创伤。④具有切割、气化及凝血等功能,对肉芽组织、息肉和输尿管狭窄的处理方便,出血少,笔者推荐使用。但在无该设备的条件下,气压弹道等碎石设备也具有同样的治疗效果。最近还有研究人员在体外低温环境中对移植肾脏进行输尿管镜检及碎石,从很大程度上降低了对移植肾脏的损伤。

3.术后留置双 J 管

输尿管镜下碎石术后是否放置双 J 管,目前尚存在争议。有研究者认为,放置双 J 管会增加术后并发症,而且并不能通过引流而降低泌尿系统感染的发病率。但下列情况下,建议留置双 J 管:①较大的嵌顿性结石(>1 cm)。②输尿管黏膜明显水肿或有出血。③术中发生输尿管损伤或穿孔。④伴有输尿管息肉形成。⑤术前诊断输尿管狭窄,有(无)同时行输尿管狭窄内切开术。⑥较大结石碎石后碎块负荷明显,需待术后排石。⑦碎石不完全或碎石失败,术后需行 ESWL 治疗。⑧伴有明显的上尿路感染,一般放置双 J 管 1~2 周。如同时行输尿管狭窄内切开术,则需放置 4~6 周。如果留置时间少于 1 周,还可放置输尿管导管,一方面降低患者费用,另一方面有利于观察管腔是否通畅。

留置双 J 管常见的并发症及其防治主要有以下几点:①血尿:留置双 J 管可因异物刺激,致输尿管、膀胱黏膜充血、水肿,导致血尿。就诊者多数为肉眼血尿。经卧床、增加饮水量、口服抗生素 2~3 天后,大部分患者血尿可减轻,少数患者可延迟至拔管后,无须特殊处理。②尿道刺激症状:患者常可出现不同程度的尿频、尿急、尿痛等尿路刺激征,还可能同时伴有下尿路感染。这可能与双 J 管膀胱端激惹膀胱三角区或后尿道有关,口服解痉药物后,少部分患者症状能暂时缓解,但大多患者只能在拔管后完全解除症状。③尿路感染:输尿管腔内碎石术可导致输尿管损伤,留置双 J 管后肾盂输尿管蠕动减弱,易引起膀胱尿液输尿管反流,引起逆行性上尿路感染。术后可给予抗感染对症处理。感染严重者在明确为置管导致的前提下可提前拔管。④膀胱输尿管反流:留置双 J 管后,膀胱输尿管抗反流机制消失,膀胱内尿液随着膀胱收缩产生与输尿管的压力差而发生反流,因此,建议置管后应持续导尿约 7 天,使膀胱处于空虚的低压状态,防止术后因反流导致上尿路感染或尿瘘等并发症。⑤双 J 管阻塞引流不畅:如术中出血较多,血凝块易阻塞管腔,导致引流不畅,引起尿路感染。患者常表现为发热、腰痛等症状,一旦怀疑双 J 管阻塞应及时予以更换。⑥双 J 管移位:双 J 管放置正确到位,很少发生移动。双 J 管上移者,多由于管末端圆环未放入膀胱内,可在预定拔管日期经输尿管镜拔管;管下移者,多由于上端圆环未放入肾盂,还可见到由于身材矮小的女性患者双 J 管长度不匹配而脱出尿道的病例,可拔管后重新置管,并酌情留置导尿管。⑦管周及管腔结石生成:由于双 J 管制作工艺差别很大,部分产品的质量欠佳,表面光洁度不够,使尿液中的盐溶质易于沉积。此外,随着置管时间的延长,输尿管蠕动功能受到的影响逐渐增大。因此,医生应于出院前反复、详细告知患者拔管时间,有条件的地区可做好随访工作,置普通双 J 管时间一般不宜超过 6 周,如需长期留置可在内镜下更换或选用质量高的可长期留置型号的双 J 管。术后适当给予抗感染、碱化尿液药物,嘱患者多饮水,预防结石生成。一旦结石产生,较轻者应果断拔管给予抗感染治疗;严重者可出现结石大量附着,双 J 管无法拔除。此时可沿双 J 管两端来回行 ESWL 粉碎附着结石后,膀胱镜下将其拔出。对于形成单发的较大结石可采用输尿管镜碎石术后拔管,还可考虑开放手术取管,但绝不可暴力强行拔管,以免造成输尿管黏膜撕脱等更严重的损伤。

4.输尿管镜碎石术失败的原因及对策

与中、下段结石相比,输尿管镜碎石术治疗输尿管上段结石的清除率最低。手术失败的主要原因如下。

(1)输尿管结石或较大碎石块易随水流返回肾盂,落入肾下盏内,输尿管上段结石返回率可高达16.1％。一般认为直径≥0.5 cm 的结石碎块为碎石不彻底,术后需进一步治疗。对此应注意:①术前、术中预防为主:术前常规 KUB 定位片,确定结石位置。手术开始后头高臀低位,在保持视野清楚的前提下尽量减慢冲水速度及压力。对于中下段较大结石(直径≥1 cm)可以采用较大功率和"钻孔法"碎石以提高效率,即从结石中间钻洞,贯穿洞孔,然后向四周蚕食,分次将结石击碎。然而对于上段结石或体积较小(直径<1 cm)、表面光滑、质地硬、活动度大的结石宜采用小功率(<1.0 J/8～10 Hz,功率过大可能产生较大碎石块,不利于结石的粉碎,而且易于结石移位)、细光纤、"虫噬法"碎石,即用光纤抵住结石的侧面,从边缘开始,先产生一个小腔隙,再逐渐扩大碎石范围,使多数结石碎块<0.1 cm。必要时用"三爪钳"或套石篮将结石固定防止结石移位。结石松动后较大碎块易冲回肾内,此时用光纤压在结石表面,从结石近端向远端逐渐击碎。②如果手术时看不到结石或发现结石已被冲回肾内,这时输尿管硬镜应置入肾盂内或换用软输尿管镜以寻找结石,找到后再采用"虫噬法"碎石,如肾积水严重或结石进入肾盏,可用注射器抽水,抬高肾脏,部分结石可能重新回到视野。

(2)肾脏和上段输尿管具有一定的活动性,受积水肾脏和扩张输尿管的影响,结石上、下段输尿管容易扭曲、成角,肾积水越重,角度越大,输尿管镜进镜受阻。具体情况有:①输尿管开口角度过大,若导管能进入输尿管口,这时导管尖一般顶在壁内段的内侧壁,不要贸然入镜,可借助灌注泵的压力冲开输尿管口,缓慢将镜体转为中立位,常可在视野外侧方找到管腔,将导管后撤重新置入,再沿导管进镜;无法将导管插入输尿管口时,可用电钩切开输尿管口游离缘,再试行入镜。②输尿管开口、壁内段狭窄且导丝能通过的病例,先用镜体扩张,不成功再用金属橄榄头扩张器进行扩张,扩张后入镜若感觉镜体较紧,管壁随用力方向同向运动,不要强行进镜,可在膀胱镜下电切输尿管开口前壁 0.5～1.0 cm 扩大开口,或者先留置输尿管导管 1 周后再行处理。③结石远端输尿管狭窄,在导丝引导下保持视野在输尿管腔内,适当增加注水压力,用输尿管硬镜扩张狭窄处,切忌暴力以防损伤输尿管壁。如狭窄较重,可用钬激光纵向切开输尿管壁至通过输尿管镜。④结石远端息肉或被息肉包裹,导致肾脏积水、肾功能较差,术后结石排净率相对较低。可绕过较小息肉碎石,如息肉阻挡影响碎石,需用钬激光先对息肉进行气化凝固。⑤输尿管扭曲,选用 7F 细输尿管和"泥鳅"导丝,试插导丝通过后扭曲可被纠正;如导丝不能通过,换用软输尿管镜,调整好角度再试插导丝,一旦导丝通过,注意不可轻易拔除导丝,若无法碎石可单纯留置双J管,这样既可改善肾积水,又能扩张狭窄和纠正扭曲,术后带双J管 ESWL 或 1 个月后再行输尿管镜检。中、上段迂曲成角的病例,可等待该处输尿管节段蠕动时或呼气末寻找管腔,并将体位转为头低位,使输尿管拉直便于镜体进入,必要时由助手用手托起肾区;若重度肾积水造成输尿管迂曲角度过大,导管与导丝均不能置入,可行肾穿刺造瘘或转为开放手术。

(三)并发症及其处理

并发症的发生率与所用的设备、术者的技术水平和患者本身的条件等因素有关。目前文献报道并发症的发生率为 5％～9％,较为严重的并发症发生率 0.6％～1％。

1.近期并发症及其处理

(1)血尿:一般不严重,为输尿管黏膜挫伤造成,可自愈。

(2)胁腹疼痛:多由术中灌注压力过高造成,仅需对症处理或不需处理。

(3)发热:术后发热≥38℃者,原因有:①术前尿路感染或脓肾。②结石体积大、结石返回肾盂内等因素增加了手术时间,视野不清加大了冲水压力。体外研究表明压力大于 35 mmHg 会引起持续的肾盂-静脉、淋巴管反流,当存在感染或冲洗温度较高时,更低的压力即可造成反流。

处理方法:①针对术前尿培养、药敏结果应用抗生素,控制尿路感染。如术前怀疑脓肾,可先行肾造瘘术,二期处理输尿管结石以避免发生脓毒症。②术中如发现梗阻近端尿液呈浑浊,应回抽尿液,查看有无脓尿并送细菌培养和抗酸染色检查,呋喃西林或生理盐水冲洗,必要时加用抗生素。尽量缩短手术时间,减小冲水压力。

(4)黏膜下损伤:放置双 J 支架管引流 1～2 周。

(5)假道:放置双 J 支架管引流 4～6 周。

(6)穿孔:为主要的急性并发症之一,小的穿孔可放置双 J 管引流 2～4 周,如穿孔严重,应进行输尿管端端吻合术等进行输尿管修复。

(7)输尿管黏膜撕脱:为最严重的急性并发症之一,应积极手术重建(如自体肾移植、输尿管膀胱吻合术或回肠代输尿管术等)。

2.远期并发症及其处理

输尿管狭窄为主要的远期并发症之一,其发生率为 0.6%～1%,输尿管黏膜损伤、假道形成或者穿孔、输尿管结石嵌顿伴息肉形成、多次 ESWL 致输尿管黏膜破坏等是输尿管狭窄的主要危险因素。远期并发症及其处理如下。

(1)输尿管狭窄:输尿管狭窄内(激光)切开或狭窄段切除端端吻合术。

(2)输尿管闭塞:狭窄段切除端端吻合术,下段闭塞,应行输尿管膀胱再植术。

(3)输尿管反流:轻度者随访每 3～6 个月行 B 超检查,了解是否存在肾脏积水和(或)输尿管扩张;重度者宜行输尿管膀胱再植术。

八、经皮肾镜取石术

经皮肾镜取石术(PCNL)能快速去除结石,但术后康复时间较长以及手术并发症相对较高。其主要适应证有:①上段输尿管体积巨大的结石(第 3 腰椎水平以上)。②远段输尿管狭窄。③行各种尿流改道手术的输尿管上段结石患者。

对于伴有肾积水的嵌顿性输尿管上段结石,PCNL 具有明显的优势,理由如下:①对于伴有肾脏积水的输尿管上段结石,积水的肾脏行穿刺、扩张简单,不容易造成肾脏损伤,只要从肾脏中、上盏进针,即能进入输尿管上段进行碎石,部分肾重度积水患者,无须超声或 X 线引导,盲穿即可进行。术中处理完肾脏结石后将扩张鞘推入输尿管,使其紧靠结石,可避免碎石块随水流冲击返回肾盂,引起结石残留。②结石被息肉包裹的患者,逆行输尿管硬镜碎石须先处理息肉后才能发现结石,可能造成输尿管穿孔,导致碎石不完全或者需转为其他手术方式;PCNL 在内镜进入输尿管后可直接窥见结石,碎石过程直接、安全。③结石取净率高,无须考虑肾功能以及输尿管息肉对术后排石的影响,短期内就可以达到较好的疗效。④对结石体积大的患者,与 URSL 相比 PCNL 手术时间较短。⑤可同时处理同侧肾结石。

九、开放手术、腹腔镜手术

输尿管结石的开放手术仅用在需要同时进行输尿管自身疾病的手术治疗,如输尿管成形术或者 ESWL 和输尿管镜碎石、取石治疗失败的情况下。此外,开放手术还可应用于输尿管镜取石或 ESWL 存在着禁忌证的情况下。后腹腔镜下的输尿管切开取石可以作为开放手术的另一种选择。

十、双侧上尿路结石的处理原则

双侧上尿路同时存在结石约占泌尿系结石患者的 15%，传统的治疗方法一般是对两侧结石进行分期手术治疗，随着体外碎石、腔内碎石设备的更新与泌尿外科微创技术的进步，对于部分一般状况较好、结石清除相对容易的上尿路结石患者，可以同期微创手术治疗双侧上尿路结石。

双侧上尿路结石的治疗原则为：①双侧输尿管结石，如果总肾功能正常或处于肾功能不全代偿期，血肌酐值<178.0 μmol/L，先处理梗阻严重一侧的结石；如果总肾功能较差，处于氮质血症或尿毒症期，先治疗肾功能较好一侧的结石，条件允许，可同时行对侧经皮肾穿刺造瘘，或同时处理双侧结石。②双侧输尿管结石的客观情况相似，先处理主观症状较重或技术上容易处理的一侧结石。③一侧输尿管结石，另一侧肾结石，先处理输尿管结石，处理过程中建议参考总肾功能、分肾功能与患者一般情况。④双侧肾结石，一般先治疗容易处理且安全的一侧，如果肾功能处于氮质血症或尿毒症期，梗阻严重，建议先行经皮肾穿刺造瘘，待肾功能与患者一般情况改善后再处理结石。⑤孤立肾上尿路结石或双侧上尿路结石致急性梗阻性无尿，只要患者情况许可，应及时外科处理，如不能耐受手术，应积极试行输尿管逆行插管或经皮肾穿刺造瘘术，待患者一般情况好转后再选择适当治疗方法。⑥对于肾功能处于尿毒症期，并有水电解质和酸碱平衡紊乱的患者，建议先行血液透析，尽快纠正其内环境的紊乱，并同时行输尿管逆行插管或经皮肾穿刺造瘘术，引流肾脏，待病情稳定后再处理结石。

十一、"石街"的治疗

"石街"为大量碎石在输尿管与男性尿道内堆积没有及时排出，堆积形成"石街"，阻碍尿液排出，以输尿管"石街"为多见。输尿管"石街"形成的原因有：①一次粉碎结石过多。②结石未能粉碎为很小的碎片。③两次碎石间隔时间太短。④输尿管有炎症、息肉、狭窄和结石等梗阻。⑤碎石后患者过早大量活动。⑥ESWL引起肾功能损害，排出碎石块的动力减弱。⑦ESWL 术后综合治疗关注不够。如果"石街"形成 3 周后不及时处理，肾功能恢复将会受到影响；如果"石街"完全堵塞输尿管，6 周后肾功能将会完全丧失。

在对较大的肾结石进行 ESWL 之前常规放置双 J 管，"石街"的发生率明显降低。对于有感染迹象的患者，给予抗生素治疗，并尽早予以充分引流。通过经皮肾穿刺造瘘术放置造瘘管通常能使结石碎片排出。对于输尿管远端的"石街"，可以用输尿管镜碎石以便将其最前端的结石击碎。总之，URSL 治疗为主，联合 ESWL、PCNL 是治疗复杂性输尿管"石街"的好方法。

十二、妊娠合并输尿管结石的治疗

妊娠合并输尿管结石临床发病率不高，但由于妊娠期的病理、生理改变，增加了治疗难度。妊娠期间体内雌、孕激素的分泌大量增加，雌激素使输尿管等肌层肥厚，孕激素则使输尿管扩张及平滑肌张力降低导致蠕动减弱，尿流减慢。孕期膨大的子宫压迫盆腔内输尿管而形成机械性梗阻，影响尿流，并易发生尿路感染。

妊娠合并结石首选保守治疗，应根据结石的大小、梗阻的部位、是否存在着感染、有无肾实质损害以及临床症状来确定治疗方法。原则上对于结石较小、没有引起严重肾功能损害者，采用综合排石治疗，包括多饮水、补液、解痉、止痛和抗感染等措施促进排石。

对于妊娠的结石患者，保持尿流通畅是治疗的主要目的。通过局麻下经皮肾穿刺造瘘术、置入双 J 管或输尿管支架等方法引流尿液,可协助结石排出或为以后治疗结石争取时间。妊娠期间麻醉和手术的危险很难评估,妊娠前 3 个月(早期)全麻会导致畸胎的风险增加。提倡局麻下留置双 J 管,并且建议每 4 周更换 1 次,防止结石形成被覆于双 J 管。肾积水并感染积液者,妊娠 22 周前在局麻及 B 超引导下进行经皮肾造瘘术为最佳选择,引流的同时尚可进行细菌培养以指导治疗。与留置双 J 管一样,经皮肾穿刺造瘘也可避免在妊娠期进行对妊娠影响较大的碎石和取石治疗。还要强调的是,抗生素的使用应谨慎,即使有细菌培养、药敏作为证据,也必须注意各种药物对胎儿的致畸作用。

约 30% 的患者因保守治疗失败或结石梗阻而并发严重感染、急性肾衰竭而最终需要手术治疗。妊娠合并结石不推荐进行 ESWL、PCNL 与 URSL 治疗。但也有报道对妊娠合并结石患者进行手术,包括经皮肾穿刺造瘘术、置入双 J 管或输尿管支架管、脓肾切除术、肾盂输尿管切开取石术、输尿管镜取石或碎石甚至经皮肾镜取石术。但是,如果术中一旦出现并发症则较难处理。

第五章 妇产科疾病诊断与治疗

第一节 盆腔炎性疾病

盆腔炎性疾病(pelvic inflammatory disease,PID)指女性上生殖道的一组感染性疾病,主要包括子宫内膜炎(endometritis)、输卵管炎(salpingitis)、输卵管卵巢脓肿(tubo-ovarian abscess,TOA)、盆腔腹膜炎(peritonitis)。炎症可局限于一个部位,也可同时累及几个部位,以输卵管炎、输卵管卵巢炎最常见。盆腔炎性疾病多发生在性活跃期、有月经的妇女,初潮前、无性生活和绝经后妇女很少发生盆腔炎性疾病,即使发生也常常是邻近器官炎症的扩散。盆腔炎性疾病若未能得到及时、彻底治疗,可导致不孕、输卵管妊娠、慢性盆腔痛,炎症反复发作,从而严重影响妇女的生殖健康,且增加家庭与社会经济负担。

【女性生殖道的自然防御功能】

女性生殖道的解剖、生理、生化及免疫学特点具有比较完善的自然防御功能,以抵御感染的发生;健康妇女阴道内虽有某些微生物存在,但通常保持生态平衡状态,并不引起炎症。

(1)两侧大阴唇自然合拢,遮掩阴道口、尿道口。

(2)由于盆底肌的作用,阴道口闭合,阴道前后壁紧贴,可防止外界污染。阴道正常微生物群尤其是乳杆菌,可抑制其他细菌生长。此外,阴道分泌物可维持巨噬细胞活性,防止细菌侵入阴道黏膜。

(3)宫颈内口紧闭,宫颈管黏膜为分泌黏液的单层高柱状上皮所覆盖,黏膜形成皱褶、嵴突或陷窝,从而增加黏膜表面积;宫颈管分泌大量黏液形成胶冻状黏液栓,成为上生殖道感染的机械屏障;黏液栓内含乳铁蛋白、溶菌酶,可抑制病原体侵入子宫内膜。

(4)育龄妇女子宫内膜周期性剥脱,也是消除宫腔感染的有利条件。此外,子宫内膜分泌液也含有乳铁蛋白、溶菌酶,清除少量进入宫腔的病原体。

(5)输卵管黏膜上皮细胞的纤毛向宫腔方向摆动以及输卵管的蠕动,均有利于阻止病原体侵入。输卵管液与子宫内膜分泌液一样,含有乳铁蛋白、溶菌酶,清除偶尔进入上生殖道的病原体。

(6)生殖道免疫系统:生殖道黏膜如宫颈和子宫聚集有不同数量淋巴组织及散在淋巴细胞,包括 T 细胞、B 细胞。此外,中性粒细胞、巨噬细胞、补体以及一些细胞因子,均在局部有重要的免疫功能,发挥抗感染作用。

当自然防御功能遭到破坏,或机体免疫功能降低、内分泌发生变化或外源性病原体侵入,均可导致炎症发生。

【病原体及其致病特点】

盆腔炎性疾病的病原体有外源性及内源性两种来源,两种病原体可单独存在,但通常为混合感染,可能是外源性的衣原体或淋病奈瑟菌感染造成输卵管损伤后,容易继发内源性的需氧菌及厌氧菌感染。

1.外源性病原体

主要为性传播疾病的病原体,如沙眼衣原体、淋病奈瑟菌。其他有支原体,包括人型支原体、生殖支原体以及解脲支原体。在西方国家盆腔炎性疾病的主要病原体是沙眼衣原体及淋病奈瑟菌。如美国,40%~50%的盆腔炎性疾病由淋病奈瑟菌引起,10%~40%盆腔炎性疾病可分离出沙眼衣原体,对下生殖道淋病奈瑟菌及沙眼衣原体的筛查及治疗,已使盆腔炎性疾病发病率下降。在我国,淋病奈瑟菌、沙眼衣原体引起的盆腔炎性疾病明显增加,已引起人们重视,但目前尚缺乏大宗流行病学资料。

2.内源性病原体

来自原寄居于阴道内的微生物群,包括需氧菌及厌氧菌,可以仅为需氧菌或仅为厌氧菌感染,但以需氧菌及厌氧菌混合感染多见。主要的需氧菌及兼性厌氧菌有金黄色葡萄球菌、溶血性链球菌、大肠埃希菌;厌氧菌有脆弱类杆菌、消化球菌、消化链球菌。厌氧菌感染的特点是容易形成盆腔脓肿、感染性血栓静脉炎,脓液有粪臭并有气泡。70%~80%的盆腔脓肿可培养出厌氧菌。

【感染途径】

1.沿生殖道黏膜上行蔓延

病原体侵入外阴、阴道后,或阴道内的病原体沿宫颈黏膜、子宫内膜、输卵管黏膜,蔓延至卵巢及腹腔,是非妊娠期、非产褥期盆腔炎性疾病的主要感染途径。淋病奈瑟菌、沙眼衣原体及葡萄球菌等,常沿此途径扩散。

2.经淋巴系统蔓延

病原体经外阴、阴道、宫颈及宫体创伤处的淋巴管侵入盆腔结缔组织及内生殖器其他部分,是产褥感染、流产后感染及放置宫内节育器后感染的主要感染途径。链球菌、大肠埃希菌、厌氧菌多沿此途径蔓延。

3.经血循环传播

病原体先侵入人体的其他系统,再经血循环感染生殖器,为结核菌感染的主要途径。

4.直接蔓延

腹腔其他脏器感染后,直接蔓延到内生殖器,如阑尾炎可引起右侧输卵管炎。

【高危因素】

了解高危因素利于盆腔炎性疾病的正确诊断及预防。

1.年龄

据美国资料,盆腔炎性疾病的高发年龄为15~25岁。年轻妇女容易发生盆腔炎性疾病可能与频繁性生活、宫颈柱状上皮异位、宫颈黏液机械防御功能较差有关。

2.性活动

盆腔炎性疾病多发生在性活跃期妇女,尤其是初次性交年龄小、有多个性伴侣、性交过频以及性伴侣有性传播疾病者。

3.下生殖道感染

下生殖道感染如淋病奈瑟菌性子宫颈炎、衣原体性子宫颈炎以及细菌性阴道病与盆腔炎性疾病的发生密切相关。

4.子宫腔内手术操作后感染

如刮宫术、输卵管通液术、子宫输卵管造影术、宫腔镜检查等,由于手术所致生殖道黏膜损伤、出血、坏死,导致下生殖道内源性病原体上行感染。

5.性卫生不良

经期性交、使用不洁月经垫等,均可使病原体侵入而引起炎症。此外,不注意性卫生保健者,阴道冲洗者盆腔炎性疾病的发生率高。

6.邻近器官炎症直接蔓延

如阑尾炎、腹膜炎等蔓延至盆腔,病原体以大肠埃希菌为主。

7.盆腔炎性疾病再次急性发作

盆腔炎性疾病所致的盆腔广泛粘连、输卵管损伤、输卵管防御能力下降,容易造成再次感染,导致急性发作。

【病理及发病机制】

1.急性子宫内膜炎及子宫肌炎

子宫内膜充血、水肿,有炎性渗出物,严重者内膜坏死、脱落形成溃疡。镜下见大量白细胞浸润,炎症向深部侵入形成子宫肌炎。

2.急性输卵管炎、输卵管积脓、输卵管卵巢脓肿

急性输卵管炎症因病原体传播途径不同而有不同的病变特点。

(1)炎症经子宫内膜向上蔓延:首先引起输卵管黏膜炎,输卵管黏膜肿胀、间质水肿及充血、大量中性粒细胞浸润,严重者输卵管上皮发生退行性变或成片脱落,引起输卵管黏膜粘连,导致输卵管管腔及伞端闭锁,若有脓液积聚于管腔内则形成输卵管积脓。淋病奈瑟菌及大肠埃希菌、类杆菌以及普雷沃菌,除直接引起输卵管上皮损伤外,其细胞壁脂多糖等内毒素引起输卵管纤毛大量脱落,导致输卵管运输功能减退、丧失。因衣原体的热休克蛋白与输卵管热休克蛋白有相似性,感染后引起的交叉免疫反应可损伤输卵管,导致严重输卵管黏膜结构及功能破坏,并引起盆腔广泛粘连。

(2)病原菌通过宫颈的淋巴播散:通过宫旁结缔组织,首先侵及浆膜层,发生输卵管周围炎,然后累及肌层,而输卵管黏膜层可不受累或受累极轻。病变以输卵管间质炎为主,其管腔常可因肌壁增厚受压变窄,但仍能保持通畅。轻者输卵管仅有轻度充血、肿胀、略增粗;严重者输卵管明显增粗、弯曲,纤维素性脓性渗出物增多,造成与周围组织粘连。

卵巢很少单独发炎,白膜是良好的防御屏障,卵巢常与发炎的输卵管伞端粘连而发生卵巢周围炎,称为输卵管卵巢炎,习称附件炎。炎症可通过卵巢排卵的破孔侵入卵巢实质形成卵巢脓肿,脓肿壁与输卵管积脓粘连并穿通,形成输卵管卵巢脓肿。输卵管卵巢脓肿可为一侧或两侧,约半数是在可识别的急性盆腔炎性疾病初次发病后形成的,另一部分是屡次急性发作或重复感染而形成的。输卵管卵巢脓肿多位于子宫后方或子宫、阔韧带后叶及肠管间粘连处,可破入直肠或阴道,若破入腹腔则引起弥漫性腹膜炎。

3.急性盆腔腹膜炎

盆腔内器官发生严重感染时,往往蔓延到盆腔腹膜,发炎的腹膜充血、水肿,并有少量含纤维素的渗出液,形成盆腔脏器粘连。当有大量脓性渗出液积聚于粘连的间隙内,可形成散在小

脓肿;积聚于直肠子宫陷凹处形成盆腔脓肿,较多见。脓肿前面为子宫,后方为直肠,顶部为粘连的肠管及大网膜,脓肿可破入直肠而使症状突然减轻,也可破入腹腔引起弥漫性腹膜炎。

4.急性盆腔结缔组织炎

病原体经淋巴管进入盆腔结缔组织而引起结缔组织充血、水肿及中性粒细胞浸润。以宫旁结缔组织炎最常见,开始局部增厚,质地较软,边界不清,以后向两侧盆壁呈扇形浸润,若组织化脓形成盆腔腹膜外脓肿,可自发破入直肠或阴道。

5.败血症及脓毒血症

当病原体毒性强、数量多、患者抵抗力降低时,常发生败血症。发生盆腔炎性疾病后,若身体其他部位发现多处炎症病灶或脓肿者,应考虑有脓毒血症存在,但需经血培养证实。

6.肝周围炎(Fitz-Hugh-Curtis 综合征)

是指肝包膜炎症而无肝实质损害的肝周围炎。淋病奈瑟菌及衣原体感染均可引起。由于肝包膜水肿,吸气时右上腹疼痛。肝包膜上有脓性或纤维渗出物,早期在肝包膜与前腹壁腹膜之间形成松软粘连,晚期形成琴弦样粘连。5%～10%的输卵管炎可出现肝周围炎,临床表现为继下腹痛后出现右上腹痛,或下腹疼痛与右上腹疼痛同时出现。

【临床表现】

可因炎症轻重及范围大小而有不同的临床表现。轻者无症状或症状轻微。常见症状为下腹痛、阴道分泌物增多。腹痛为持续性,活动或性交后加重。若病情严重可出现发热甚至高热、寒战、头痛、食欲缺乏。月经期发病可出现经量增多、经期延长。若有腹膜炎,出现消化系统症状如恶心、呕吐、腹胀、腹泻等。伴有泌尿系统感染可有尿急、尿频、尿痛症状。若有脓肿形成,可有下腹包块及局部压迫刺激症状;包块位于子宫前方可出现膀胱刺激症状,如排尿困难、尿频,若引起膀胱肌炎还可有尿痛等;包块位于子宫后方可有直肠刺激症状;若在腹膜外可致腹泻、里急后重感和排便困难。若有输卵管炎的症状及体征,并同时有右上腹疼痛者,应怀疑有肝周围炎。

患者体征差异较大,轻者无明显异常发现,或妇科检查仅发现宫颈举痛或宫体压痛或附件区压痛。严重病例呈急性病容,体温升高,心率加快,下腹部有压痛、反跳痛及肌紧张,甚至出现腹胀,肠鸣音减弱或消失。盆腔检查:阴道可见脓性臭味分泌物;宫颈充血、水肿,将宫颈表面分泌物拭净,若见脓性分泌物从宫颈口流出,说明宫颈管黏膜或宫腔有急性炎症。穹隆触痛明显,须注意是否饱满;宫颈举痛;宫体稍大,有压痛,活动受限;子宫两侧压痛明显,若为单纯输卵管炎,可触及增粗的输卵管,压痛明显;若为输卵管积脓或输卵管卵巢脓肿,可触及包块且压痛明显,不活动;宫旁结缔组织炎时,可扪及宫旁一侧或两侧片状增厚,或两侧宫骶韧带高度水肿、增粗,压痛明显;若有盆腔脓肿形成且位置较低时,可扪及后穹隆或侧穹隆有肿块且有波动感,三合诊常能协助进一步了解盆腔情况。

【诊断】

根据病史、症状、体征及实验室检查可做出初步诊断。由于盆腔炎性疾病的临床表现差异较大,临床诊断准确性不高(与腹腔镜相比,阳性预测值为65%～90%)。理想的盆腔炎性疾病诊断标准,既要敏感性高,能发现轻微病例,又要特异性强,避免非炎症患者应用抗生素。但目前尚无单一的病史、体征或实验室检查,既敏感又特异。由于临床正确诊断盆腔炎性疾病比较困难,而延误诊断又导致盆腔炎性疾病后遗症的发生。2010 年美国疾病控制中心(CDC)推荐的盆腔炎性疾病的诊断标准(表 5-1),旨在让年轻女性中腹痛或有异常阴道分泌物或不规则阴道流血者,提高对盆腔炎性疾病的认识,对可疑患者做进一步评价,及时治疗,减少后遗症的发生。

最低诊断标准提示在性活跃的年轻女性或者具有性传播疾病的高危人群,若出现下腹痛,并可排除其他引起下腹痛的原因,妇科检查符合最低诊断标准,即可给予经验性抗生素治疗。

附加标准可增加诊断的特异性,多数盆腔炎性疾病患者有宫颈黏液脓性分泌物,或阴道分泌物 0.9%氯化钠溶液湿片中见到大量白细胞,若宫颈分泌物正常并且阴道分泌物镜下见不到白细胞,盆腔炎性疾病的诊断需慎重,应考虑其他引起腹痛的疾病。阴道分泌物检查还可同时发现阴道合并感染,如细菌性阴道病及滴虫阴道炎。

特异标准基本可诊断盆腔炎性疾病,但由于除 B 超检查外,均为有创检查或费用较高,特异标准仅适用于一些有选择的病例。腹腔镜诊断盆腔炎性疾病标准包括:①输卵管表面明显充血;②输卵管壁水肿;③输卵管伞端或浆膜面有脓性渗出物。腹腔镜诊断输卵管炎准确率高,并能直接采取感染部位的分泌物做细菌培养,但临床应用有一定局限性,如对轻度输卵管炎的诊断准确性较低、对单独存在的子宫内膜炎无诊断价值,因此并非所有怀疑盆腔炎性疾病的患者均需腹腔镜检查。

表 5-1　盆腔炎性疾病的诊断标准(美国 CDC 诊断标准,2010)

最低标准(minimum criteria)
宫颈举痛或子宫压痛或附件区压痛
附加标准(additional criteria)
体温超过 38.3℃(口表)
宫颈或阴道异常黏液脓性分泌物
阴道分泌物湿片出现大量白细胞
红细胞沉降率升高
血 C-反应蛋白升高
实验室证实的宫颈淋病奈瑟菌或衣原体阳性
特异标准(specific criteria)
子宫内膜活检组织学证实子宫内膜炎
阴道超声或磁共振检查显示输卵管增粗,输卵管积液,伴或不伴有盆腔积液、输卵管卵巢肿块,或腹腔镜检查发现盆腔炎性疾病征象

在做出盆腔炎性疾病的诊断后,需进一步明确病原体。宫颈管分泌物及后穹隆穿刺液的涂片、培养及核酸扩增检测病原体,虽不如通过剖腹探查或腹腔镜直接采取感染部位的分泌物做培养及药敏准确,但临床较实用,对明确病原体有帮助。涂片可作革兰染色,若找到淋病奈瑟菌可确诊,除查找淋病奈瑟菌外,可以根据细菌形态为选用抗生素及时提供线索;培养阳性率高,并可做药敏试验。除病原体检查外,还可根据病史(如是否为性传播疾病高危人群)、临床症状及体征特点初步判断病原体。

【鉴别诊断】

盆腔炎性疾病应与急性阑尾炎、输卵管妊娠流产或破裂、卵巢囊肿蒂扭转或破裂等急症相鉴别。

【治疗】

主要为抗生素药物治疗,必要时手术治疗。抗生素治疗可清除病原体,改善症状及体征,减少后遗症。经恰当的抗生素积极治疗,绝大多数盆腔炎性疾病能彻底治愈。抗生素的治疗原则:经验性、广谱、及时及个体化。根据药敏试验选用抗生素较合理,但通常需在获得实验室结果前即给予抗生素治疗,因此,初始治疗往往根据经验选择抗生素。由于盆腔炎性疾病的病原体多为淋病奈瑟菌、衣原体以及需氧菌、厌氧菌的混合感染,需氧菌及厌氧菌又有革兰阴性及革兰阳性之分,故抗生素的选择应涵盖以上病原体,选择广谱抗生素以及联合用药。在盆腔炎性疾病诊断48小时内及时用药将明显降低后遗症的发生。具体选用的方案根据医院的条件、病人的接受程度、药物有效性及性价比等综合考虑。

1.门诊治疗

若患者一般状况好,症状轻,能耐受口服抗生素,并有随访条件,可在门诊给予口服或肌内注射抗生素治疗。常用方案如下。①头孢曲松钠250mg,单次肌内注射,或头孢西丁钠2g,单次肌内注射,同时口服丙磺舒1g,然后改为多西环素100mg,每天2次,连用14天,可同时口服甲硝唑400mg,每天2次,连用14天;或选用其他第三代头孢菌素与多西环素、甲硝唑合用。②氧氟沙星400mg口服,每天2次,或左氧氟沙星500mg口服,每天1次,同时加服甲硝唑400mg,每天2～3次,连用14天;或莫西沙星400mg,每天1次,连用14天。

2.住院治疗

若患者一般情况差,病情严重,伴有发热、恶心、呕吐;或有盆腔腹膜炎;或输卵管卵巢脓肿;或门诊治疗无效;或不能耐受口服抗生素;或诊断不清,均应住院给予抗生素药物治疗为主的综合治疗。

(1)支持疗法:卧床休息,半卧位有利于脓液积聚于直肠子宫陷凹而使炎症局限。给予高热量、高蛋白、高维生素流食或半流食,补充液体,注意纠正电解质紊乱及酸碱失衡。高热时采用物理降温。尽量避免不必要的妇科检查以免引起炎症扩散,有腹胀应行胃肠减压。

(2)抗生素治疗:给药途径以静脉滴注收效快,常用的配伍方案如下。

头孢霉素类或头孢菌素类药物:头孢霉素类,如头孢西丁钠2g,静脉滴注,每6小时1次;或头孢替坦二钠2g,静脉滴注,每12小时1次。加多西环素100mg,每12小时1次,静脉或口服。头孢菌素类,如头孢呋辛钠、头孢唑肟钠、头孢曲松钠、头孢噻肟钠也可选用。临床症状改善至少24小时后转为口服药物治疗,多西环素100mg,每12小时1次,连用14天。对不能耐受多西环素者,可用阿奇霉素替代,每次500mg,每天1次,连用3天。对输卵管卵巢脓肿的患者,可加用克林霉素或甲硝唑,从而更有效地对抗厌氧菌。

克林霉素与氨基糖苷类药物联合方案:克林霉素900mg,每8小时1次,静脉滴注;庆大霉素先给予负荷量(2mg/kg),然后给予维持量(1.5mg/kg),每8小时1次,静脉滴注。临床症状、体征改善后继续静脉应用24～48小时,克林霉素改为口服,每次450mg,每天4次,连用14天;或多西环素100mg,口服,每12小时1次,连服14天。

青霉素类与四环素类药物联合方案:氨苄西林/舒巴坦 3g,静脉滴注,每 6 小时 1 次,加多西环素 100mg,每天 2 次,连服 14 天。

喹诺酮类药物与甲硝唑联合方案:氧氟沙星 400mg,静脉滴注,每 12 小时 1 次;或左氧氟沙星 500mg,静脉滴注,每天 1 次加甲硝唑 500mg,静脉滴注,每 8 小时 1 次。可选方案莫西沙星 400mg,静脉滴注,每 24 小时 1 次。

目前由于耐喹诺酮类药物淋病奈瑟菌株的出现,喹诺酮类药物不作为盆腔炎性疾病的首选药物。若存在以下因素:淋病奈瑟菌地区流行和个人危险因素低、头孢菌素不能应用(对头孢菌素类药物过敏)等,可考虑应用喹诺酮类药物,但在开始治疗前,必须进行淋病奈瑟菌的检测。

(3)手术治疗:主要用于治疗抗生素控制不满意的输卵管卵巢脓肿或盆腔脓肿。手术指征如下。

药物治疗无效:输卵管卵巢脓肿或盆腔脓肿经药物治疗 48~72 小时,体温持续不降,患者中毒症状加重或包块增大者,应及时手术,以免发生脓肿破裂。

脓肿持续存在:经药物治疗病情有好转,继续控制炎症数天(2~3 周),包块仍未消失但已局限化,应手术切除,以免日后再次急性发作。

脓肿破裂:突然腹痛加剧、寒战、高热、恶心、呕吐、腹胀,检查腹部拒按或有中毒性休克表现,应怀疑脓肿破裂。若脓肿破裂未及时诊治,死亡率高。因此,一旦怀疑脓肿破裂,需立即在抗生素治疗的同时行剖腹探查。

手术可根据情况选择经腹手术或腹腔镜手术。手术范围应根据病变范围、患者年龄、一般状态等全面考虑。原则以切除病灶为主。年轻妇女应尽量保留卵巢功能,以采用保守性手术为主;年龄大、双侧附件受累或附件脓肿屡次发作者,可行全子宫及双附件切除术;对极度衰弱危重患者的手术范围须按具体情况决定。若盆腔脓肿位置低、突向阴道后穹隆时,可经阴道切开排脓,同时注入抗生素。国外近几年报道对抗生素治疗 72 小时无效的输卵管卵巢脓肿,可在超声引导或 CT 下采用经皮引流技术,获得较好的治疗效果。

3.中药治疗

主要为活血化瘀、清热解毒药物,如:银翘解毒汤、安宫牛黄丸或紫血丹等。

【性伴侣的治疗】

对于盆腔炎性疾病患者出现症状前 60 天内接触过的性伴进行检查和治疗。如果最近一次性交发生在 6 个月前,则应对最后的性伴进行检查、治疗。在女性盆腔炎性疾病患者治疗期间应避免无保护性性交。

【随访】

对于抗生素治疗的患者,应在 72 小时内随诊,明确有无临床情况的改善。患者在治疗后的 72 小时内临床症状应改善,如体温下降,腹部压痛、反跳痛减轻,宫颈举痛、子宫压痛、附件区压痛减轻。若此期间症状无改善,需进一步检查,重新进行评价,必要时腹腔镜或手术探查。对沙眼衣原体以及淋病奈瑟菌感染者,可在治疗后 4~6 周复查病原体。

【盆腔炎性疾病后遗症】

若盆腔炎性疾病未得到及时正确的诊断或治疗,可能会发生盆腔炎性疾病后遗症

(sequelae of PID)，既往称慢性盆腔炎。主要病理改变为组织破坏、广泛粘连、增生及瘢痕形成，导致：①输卵管阻塞、输卵管增粗；②输卵管卵巢粘连形成输卵管卵巢肿块；③若输卵管伞端闭锁、浆液性渗出物聚集形成输卵管积水或输卵管积脓或输卵管卵巢脓肿的脓液吸收，被浆液性渗出物代替形成输卵管积水或输卵管卵巢囊肿；④盆腔结缔组织表现为主、骶韧带增生、变厚，若病变广泛，可使子宫固定。

1.临床表现

（1）不孕：输卵管粘连阻塞可致不孕。盆腔炎性疾病后不孕发生率为20%～30%。

（2）异位妊娠：盆腔炎性疾病后异位妊娠发生率是正常妇女的8～10倍。

（3）慢性盆腔痛：炎症形成的粘连、瘢痕以及盆腔充血，常引起下腹部坠胀、疼痛及腰骶部酸痛，常在劳累、性交后及月经前后加剧。文献报道约20%的急性盆腔炎发作后遗留慢性盆腔痛。慢性盆腔痛常发生在盆腔炎性疾病急性发作后的4～8周。

（4）盆腔炎性疾病反复发作：由于盆腔炎性疾病造成的输卵管组织结构的破坏，局部防御功能减退，若患者仍处于同样的高危因素，可造成再次感染导致盆腔炎性疾病反复发作。有盆腔炎性疾病病史者，约25%的将再次发作。

2.妇科检查

若为输卵管病变，则在子宫一侧或两侧触到呈索条状增粗输卵管，并有轻度压痛；若为输卵管积水或输卵管卵巢囊肿，则在盆腔一侧或两侧触及囊性肿物，活动多受限；若为盆腔结缔组织病变，子宫常呈后倾后屈，活动受限或粘连固定，子宫一侧或两侧有片状增厚、压痛，宫骶韧带常增粗、变硬，有触痛。

3.治疗

盆腔炎性疾病后遗症需根据不同情况选择治疗方案。不孕患者，多需要辅助生育技术协助受孕。对慢性盆腔痛，尚无有效的治疗方法，对症处理或给予中药、理疗等综合治疗，治疗前需排除子宫内膜异位症等其他引起盆腔痛的疾病。盆腔炎性疾病反复发作者，抗生素药物治疗的基础上可根据具体情况，选择手术治疗。输卵管积水者需行手术治疗。

【预防】

①注意性生活卫生，减少性传播疾病。对沙眼衣原体感染高危妇女筛查和治疗可减少盆腔炎性疾病发生率。虽然细菌性阴道病与盆腔炎性疾病相关，但检测和治疗细菌性阴道病能否降低盆腔炎性疾病发生率，至今尚不清楚。②及时治疗下生殖道感染。③公共卫生教育，提高公众对生殖道感染的认识及预防感染的重要性。④严格掌握妇科手术指征，做好术前准备，术时注意无菌操作，预防感染。⑤及时治疗盆腔炎性疾病，防止后遗症发生。

第二节　生殖器结核

由结核分枝杆菌引起的女性生殖器炎症，称为生殖器结核（genital tuberculosis），又称结核性盆腔炎。多见于20～40岁妇女，也可见于绝经后的老年妇女。近年因耐多药结核、艾滋病的增加以及对结核病控制的松懈，生殖器结核发病率有升高趋势。

【传染途径】

生殖器结核是全身结核的表现之一,常继发于身体其他部位结核如肺结核、肠结核、腹膜结核等,约10%肺结核患者伴有生殖器结核。生殖器结核潜伏期很长,可达1~10年,多数患者在日后发现生殖器结核时,其原发病灶多已痊愈。生殖器结核常见的传染途径如下。

1.血行传播

为最主要的传播途径。青春期时正值生殖器发育,血供丰富,结核菌易借血行传播。结核杆菌感染肺部后,大约1年内可感染内生殖器,由于输卵管黏膜有利于结核菌的潜伏感染,结核杆菌首先侵犯输卵管,然后依次扩散到子宫内膜、卵巢,侵犯宫颈、阴道、外阴者较少。

2.直接蔓延

腹膜结核、肠结核可直接蔓延到内生殖器。

3.淋巴传播

较少见。消化道结核可通过淋巴管传播感染内生殖器。

4.性交传播

极罕见。男性患泌尿系结核,通过性交传播,上行感染。

【病理】

1.输卵管结核

占女性生殖器结核的90%~100%,即几乎所有的生殖器结核均累及输卵管,双侧性居多,但双侧的病变程度可能不同。输卵管增粗肥大,其伞端外翻如烟斗嘴状是输卵管结核的特有表现;也可表现为伞端封闭,管腔内充满干酪样物质;有的输卵管增粗,管壁内有结核结节;有的输卵管僵直变粗,峡部有多个结节隆起。输卵管浆膜面可见多个粟粒结节,有时盆腔腹膜、肠管表面及卵巢表面也布满类似结节,或并发腹腔积液型结核性腹膜炎。在输卵管管腔内见到干酪样物质,有助于同非结核性炎症相鉴别。输卵管常与其邻近器官如卵巢、子宫、肠曲广泛粘连。

2.子宫内膜结核

常由输卵管结核蔓延而来,占生殖器结核的50%~80%。输卵管结核患者约半数的同时有子宫内膜结核。早期病变出现在宫腔两侧角,子宫大小、形状无明显变化,随着病情进展,子宫内膜受到不同程度结核病变破坏,最后代以瘢痕组织,可使宫腔粘连变形、缩小。

3.卵巢结核

占生殖器结核的20%~30%,主要由输卵管结核蔓延而来,因有白膜包围,通常仅有卵巢周围炎,侵犯卵巢深层较少。少部分卵巢结核由血循环传播而致,可在卵巢深部形成结节及干酪样坏死性脓肿。

4.宫颈结核

常由子宫内膜结核蔓延而来或经淋巴或血循环传播,较少见,占生殖器结核的10%~20%。病变可表现为乳头状增生或为溃疡,这时外观易与子宫颈癌混淆。

5.盆腔腹膜结核

盆腔腹膜结核多合并输卵管结核。根据病变特征不同分渗出型和粘连型。渗出型以渗出为主,特点为腹膜及盆腔脏器浆膜面布满无数大小不等的散在灰黄色结节,渗出物为浆液性草黄色澄清液体,积聚于盆腔,有时因粘连形成多个包裹性囊肿;粘连型以粘连为主,特点为腹膜增厚,与邻近脏器之间发生紧密粘连,粘连间的组织常发生干酪样坏死,易形成瘘管。

【临床表现】

依病情轻重、病程长短而异。有的患者无任何症状,有的患者则症状较重。

1.不孕

多数生殖器结核因不孕而就诊。在原发性不孕患者中生殖器结核为常见原因之一。由于输卵管黏膜破坏与粘连,常使管腔阻塞;或因输卵管周围粘连,有时管腔尚保持部分通畅,但黏膜纤毛被破坏,输卵管僵硬、蠕动受限,丧失运输功能;子宫内膜结核妨碍受精卵的着床与发育,也可致不孕。

2.月经失调

早期因子宫内膜充血及溃疡,可有经量过多;晚期因子宫内膜遭不同程度破坏而表现为月经稀少或闭经。多数患者就诊时已为晚期。

3.下腹坠痛

由于盆腔炎性疾病症和粘连,可有不同程度的下腹坠痛,经期加重。

4.全身症状

若为活动期,可有结核病的一般症状,如发热、盗汗、乏力、食欲缺乏、体重减轻等。轻者全身症状不明显,有时仅有经期发热,但症状重者可有高热等全身中毒症状。

5.全身及妇科检查

由于病变程度与范围不同而有较大差异,较多患者因不孕行诊断性刮宫、子宫输卵管碘油造影及腹腔镜检查时才发现患有盆腔结核,而无明显体征和其他自觉症状。严重盆腔结核常合并腹膜结核,检查腹部时有柔韧感或腹腔积液征,形成包裹性积液时,可触及囊性肿块,边界不清,不活动,表面因有肠管粘连,叩诊空响。子宫一般发育较差,往往因周围有粘连使活动受限。若附件受累,在子宫两侧可触及条索状的输卵管或输卵管与卵巢等粘连形成的大小不等及形状不规则的肿块,质硬、表面不平,呈结节状突起,或可触及钙化结节。

【诊断】

多数患者缺乏明显症状,阳性体征不多.故诊断时易被忽略。为提高确诊率,应详细询问病史,尤其当患者有原发不孕、月经稀少或闭经时;未婚女青年有低热、盗汗、盆腔炎性疾病或腹腔积液时;既往有结核病接触史或本人曾患肺结核、胸膜炎、肠结核时,均应考虑有生殖器结核的可能。下列辅助检查方法,可协助诊断。若能找到病原学或组织学证据即可确诊。常用的辅助诊断方法如下。

1.子宫内膜病理检查

是诊断子宫内膜结核最可靠的依据。由于经前子宫膜较厚,若有结核菌,此时阳性率高,故应选择在经前1周或月经来潮6小时内行刮宫术。术前3天及术后4天应每天肌内注射链霉素0.75g及口服异烟肼0.3g,以预防刮宫引起结核病灶扩散。由于子宫内膜结核多由输卵管蔓延而来,故刮宫时应注意刮取子宫角部内膜,并将刮出物送病理检查,在病理切片上找到典型结核结节,诊断即可成立,但阴性结果并不能排除结核的可能。若有条件应将部分刮出物或分泌物做结核菌培养。遇有宫腔小而坚硬,无组织物刮出,结合临床病史及症状,也应考虑为子宫内膜结核,并做进一步检查。若宫颈可疑结核,应做活组织检查确诊。

2.X 线检查

(1)胸部 X 线摄片:必要时行消化道或泌尿系统 X 线检查,以便发现原发病灶。

(2)盆腔 X 线摄片:发现孤立钙化点,提示曾有盆腔淋巴结结核病灶。

(3)子宫输卵管碘油造影:可能见到下列征象。①宫腔呈不同形态和不同程度狭窄或变形,边缘呈锯齿状;②输卵管管腔有多个狭窄部分,呈典型串珠状或显示管腔细小而僵直;③在相当于盆腔淋巴结、输卵管、卵巢部位有钙化灶;④若碘油进入子宫一侧或两侧静脉丛,应考虑有子宫内膜结核的可能。子宫输卵管造影对生殖器结核的诊断帮助较大,但也有可能将输卵管管腔中的干酪样物质及结核菌带到腹腔,故造影前后应肌内注射链霉素及口服异烟肼等抗结核药物。

3.腹腔镜检查

能直接观察子宫、输卵管浆膜面有无粟粒结节,并可取腹腔液行结核菌培养,或在病变处做活组织检查。做此项检查时应注意避免肠道损伤。

4.结核菌检查

取月经血或宫腔刮出物或腹腔液作结核菌检查,常用方法:①涂片抗酸染色查找结核菌;②结核菌培养,此法准确,但结核菌生长缓慢,通常 1～2 个月才能得到结果;③分子生物学方法,如 PCR 技术,方法快速、简便,但可能出现假阳性;④动物接种,方法复杂,需时较长,难以推广。

5.结核菌素试验

结核菌素试验阳性说明体内曾有结核分枝杆菌感染,若为强阳性说明目前仍有活动性病灶,但不能说明病灶部位,若为阴性一般情况下表示未有过结核分枝杆菌感染。

6.其他

白细胞计数不高,分类中淋巴细胞增多,不同于化脓性盆腔炎性疾病;活动期红细胞沉降率增快,但正常不能除外结核病变,这些化验检查均为非特异性,只能作为诊断参考。

【鉴别诊断】

结核性盆腔炎性疾病应与盆腔炎性疾病后遗症、子宫内膜异位症、卵巢恶性肿瘤,尤其是卵巢上皮性癌鉴别,诊断困难时,可作腹腔镜检查或剖腹探查确诊。

【治疗】

采用抗结核药物治疗为主,休息营养为辅的治疗原则。

1.抗结核药物治疗

抗结核药物治疗对 90% 的女性生殖器结核有效。药物治疗应遵循早期、联合、规律、适量、全程的原则。采用异烟肼、利福平、乙胺丁醇及吡嗪酰胺等抗结核药物联合治疗 6～9 个月,可取得良好疗效。推荐两阶段短疗程药物治疗方案,前 2～3 个月为强化期,后 4～6 个月为巩固期或继续期。2010 年 WHO 结核病诊疗指南指出生殖器结核的抗结核药物的选择、用法、疗程参考肺结核病。常用的治疗方案:①强化期 2 个月,每天异烟肼、利福平、吡嗪酰胺及乙胺丁醇四种药物联合应用,后 4 个月巩固期每天连续应用异烟肼、利福平;或巩固期每周 3 次间歇应用异烟肼、利福平(2HRZE/4H3R3);②强化期每天异烟肼、利福平、吡嗪酰胺、乙胺丁醇四种药联合应用 2 个月,巩固期每天应用异烟肼、利福平、乙胺丁醇连续 4 个月(2HRZE/4HRE);或巩固期每周 3 次应用异烟肼、利福平、乙胺丁醇连续 4 个月(2HRZE/4H3R3E3)。第一种方案可用于初次治疗的患者,第二种方案多用于治疗失败或复发的患者。

2.支持疗法

急性患者至少应休息 3 个月,慢性患者可以从事部分工作和学习,但要注意劳逸结合,加强营养,适当参加体育锻炼,增强体质。

3.手术治疗

出现以下情况应考虑手术治疗:①盆腔包块经药物治疗后缩小,但不能完全消退;②治疗无效或治疗后又反复发作者,或难以与盆腹腔恶性肿瘤鉴别者;③盆腔结核形成较大的包块或较大的包裹性积液者;④子宫内膜结核严重,内膜破坏广泛,药物治疗无效者。为避免手术时感染扩散,提高手术后治疗效果,手术前后需应用抗结核药物治疗。手术以全子宫及双侧附件切除术为宜。对年轻妇女应尽量保留卵巢功能;对病变局限于输卵管,而又迫切希望生育者,可行双侧输卵管切除术,保留卵巢及子宫。由于生殖器结核所致的粘连常较广泛而紧密,术前应口服肠道消毒药物并作清洁灌肠,术时应注意解剖关系,避免损伤。

虽然生殖器结核经药物治疗取得良好疗效,但治疗后的妊娠成功率极低,对部分希望妊娠者,可行辅助生育技术助孕。

【预防】

增强体质,做好卡介苗接种,积极防治肺结核、淋巴结结核和肠结核等。

第三节　子宫脱垂

子宫从正常位置沿阴道下降,宫颈外口达坐骨棘水平以下,甚至子宫全部脱出阴道口以外,称子宫脱垂(uterine prolapse)。

【病因】

(1)妊娠、分娩,特别是产钳或胎吸困难的阴道分娩,可能会使盆腔筋膜、子宫主、骶韧带和盆底肌肉受到过度牵拉而削弱其支撑力量。若产后过早参加体力劳动,特别是重体力劳动,将影响盆底组织张力的恢复,导致未复旧的子宫有不同程度的下移。

(2)慢性咳嗽、腹腔积液、频繁地举重物或便秘而造成腹腔内压力增加,可导致子宫脱垂。肥胖尤其腹型肥胖,也可因腹压增加导致子宫脱垂。随着年龄的增长,特别是绝经后出现的支持结构的萎缩,在盆底松弛的发生或发展中也具有重要作用。

(3)医源性原因,包括没有充分纠正手术所造成的盆腔支持结构的缺损。

【临床表现】

1.症状

轻症患者一般无不适。重症子宫脱垂对子宫韧带有牵拉,并可导致盆腔充血,使者有不同程度的腰骶部酸痛或下坠感,站立过久或劳累后症状明显,卧床休息则症状减轻。重症子宫脱垂常伴有排便排尿困难、便秘,残余尿增加,部分患者可发生压力性尿失禁,但随着膨出的加重,其压力性尿失禁症状可缓解或消失,取而代之的是排尿困难,甚至需要手助压迫阴道前壁帮助排尿,并易并发尿路感染。外阴肿物脱出后经卧床休息,有的能自行回缩,有的经手也不能还纳。暴露在外的宫颈和阴道黏膜长期与裤子摩擦,可致宫颈和阴道壁发生溃疡而出血,若继发感染则有脓性分泌物。子宫脱垂不管程度多重一般不影响月经,轻症子宫脱垂也不影响受孕、妊娠和分娩。

2.体征

不能回纳的子宫脱垂常伴有阴道前后壁膨出、阴道黏膜增厚角化、宫颈肥大并延长。

【临床分度】

据我国 1981 年"两病"科研协作组的意见,检查时以患者平卧用力向下屏气时子宫下降的程度,将子宫脱垂分为 3 度。

Ⅰ度轻型:宫颈外口距处女膜缘<4cm,未达处女膜缘;重型:宫颈已达处女膜缘,阴道口可见宫颈。

Ⅱ度轻型:宫颈脱出阴道口,宫体仍在阴道内;重型:宫颈及部分宫体脱出阴道口。

Ⅲ度:宫颈与宫体全部脱出阴道口外。

目前国外多采用 Bump 提出的盆腔器官脱垂定量分度法(pelvic organ prolapsequantitation,POP-Q)。此分期系统是分别利用阴道前壁、阴道顶端、阴道后壁上的各 2 个解剖指示点与处女膜的关系来界定盆腔器官的脱垂程度。与处女膜平行以 0 表示,位于处女膜以上用负数表示,处女膜以下则用正数表示。阴道前壁上的 2 个点分别为 Aa 和 Ba 点;阴道顶端的 2 个点分别为 C 和 D 点;阴道后壁的 Ap、Bp 两点与阴道前壁 Aa、Ba 点是对应的。另外还包括阴裂(gh)的长度,会阴体(pb)的长度,以及阴道的总长度(TVL)。测量值均用厘米表示(表 5-2)。

表 5-2　盆腔器官脱垂评估指示点(POP-Q 分度)

指示点	内容描述	范围
Aa	阴道前壁中线距处女膜 3cm 处,相当于尿道膀胱沟处	−3cm～+3cm
Ba	阴道顶端或前穹隆到 Aa 点之间阴道前壁上段中的最远点	在无阴道脱垂时,此点位于−3cm,在子宫切除术后阴道完全外翻时,此点将为+TVL
C	宫颈或子宫切除后阴道顶端所处的最远端	−TVL～+TVL
D	有宫颈时的后穹隆的位置,它提示了子宫骶骨韧带附着到近端宫颈后壁的水平	−TVL +TVL 或空缺(子宫切除后)
Ap	阴道后壁中线距处女膜 3cm 处,Ap 与 Aa 点相对应	−3cm～+3cm
Bp	阴道顶端或后穹隆到 Ap 点之间阴道后壁上段中的最远点,Bp 与 Ap 点相对应	在无阴道脱垂时,此点位于−3cm,在子宫切除术后阴道完全外翻时,此点将为+TVL

注:POP-Q 分度应在向下用力屏气时,以脱垂最大限度出现时的最远端部位距离处女膜的正负值计算

阴裂的长度(gh)为尿道外口中线到处女膜后缘的中线距离。

会阴体的长度(pb)为阴裂的后端边缘到肛门中点距离。

阴道总长度(TVL)为总阴道长度。

POP-Q 通过 3×3 格表记录以上各测量值,客观地反映盆腔器官脱垂变化的各个部位的具体数值。(表 5-3)

表 5-3　盆腔器官脱垂分度(POP-Q 分度法)

分度	内容
0	无脱垂,Aa、Ap、Ba、Bp 均在−3cm 处,C、D 两点在阴道总长度和阴道总长度−2cm 之间,即 C 或 D 点量化值<(TVL-2cm)
Ⅰ	脱垂最远端在处女膜平面上>1cm,即量化值<−1cm
Ⅱ	脱垂最远端在处女膜平面上<1cm,即量化值>−1cm,但<+1cm
Ⅲ	脱垂最远端超过处女膜平面>1cm,但<阴道总长度−2cm,即量化值>+1cm,但<(TVL−2cm)
Ⅳ	下生殖道呈全长外翻,脱垂最远端即宫颈或阴道残端脱垂超过阴道总长度−2cm,即量化值>(TVL−2cm)

注:POP-Q 分度应在向下用力屏气时,以脱垂完全呈现出来时的最远端部位计算。应针对每个个体先用 3×3 表格量化描述,再进行分期。为了补偿阴道的伸展性及内在测量上的误差,在 0 和Ⅳ度中的 TVL 值允许有 2cm 的误差。

除以上解剖学分期,还应建立一套标准有效的描述性盆腔器官脱垂引起功能症状的程度分级,手术前后分别询问病人泌尿系症状、肠道症状、性生活情况等,才能更精确地评价盆腔器官的功能及手术效果。

【诊断】

根据病史及检查所见容易确诊。妇科检查前,应嘱咐患者向下屏气或加腹压(咳嗽),判断子宫脱垂的最重程度,并予以分度。同时注意有无溃疡及其部位、大小、深浅、有无感染等。嘱患者在膀胱充盈时咳嗽,观察有无溢尿,即压力性尿失禁情况。注意宫颈的长短,并做宫颈细胞学检查。如为重度子宫脱垂,可触摸子宫大小,将脱出的子宫还纳,做双合诊检查子宫两侧有无包块。应用单叶窥器进行阴道检查。当压住阴道后壁时,嘱患者向下用力,可显示出阴道前壁膨出的程度,以及伴随的膀胱膨出和尿道走行的改变。同样,压住阴道前壁时嘱患者向下用力,可显示肠疝和直肠膨出。直肠检查是区别直肠膨出和肠疝的有效方法。

【鉴别诊断】

1.阴道壁肿物

阴道壁肿物在阴道壁内,固定、边界清楚。

2.子宫黏膜下肌瘤

患者有月经过多病史,宫颈口见红色、质硬之肿块,表面找不到宫颈口,在其周围可及宫颈。

【治疗】

1.非手术疗法

(1)盆底肌肉锻炼和物理疗法:可增加盆底肌肉群的张力。盆底肌肉(肛提肌)锻炼,也称为 Kegel 锻炼。可用于所有程度子宫脱垂患者,重度手术可辅以盆底肌肉锻炼治疗。单独采用盆底肌肉锻炼治疗适用于 POP-Q 分期Ⅰ度和Ⅱ度的子宫脱垂者。嘱咐患者行收缩肛门运动,用力收缩盆底肌肉 3 秒以上后放松,每次 10~15 分钟,每天 2~3 次。辅助生物反馈治疗效果优于自身锻炼。

(2)放置子宫托:子宫托是一种支持子宫和阴道壁并使其维持在阴道内而不脱出的工具。POP-QⅡ~Ⅳ脱垂患者均可使用。以下情况尤其适用子宫托治疗:患者全身状况不适宜手术;妊娠期和产后;手术前放置可促进膨出面溃疡的愈合。

子宫托分为支撑型和填充型,前者用于程度稍轻患者,后者用于重度患者。如辅助局部应用雌激素更有益于佩戴的成功率。子宫托可能造成阴道刺激和溃疡,所以子宫托应间断性地取出、清洗并重新放置。放置子宫托也应定期复查,否则会出现严重后果,如瘘的形成、嵌顿、出血和感染等。

(3)中药和针灸:补中益气汤(丸)等有促进盆底肌张力恢复、缓解局部症状的作用。

2.手术治疗

对脱垂超出处女膜且有症状者可考虑手术治疗。根据患者年龄、生育要求及全身健康状况,个体化治疗。手术的主要目的是缓解症状、恢复正常的解剖位置和脏器功能,有满意的性功能并能够维持效果。常选择以下手术方法,合并压力性尿失禁者应同时行尿道中段悬带吊术或膀胱颈悬吊手术。

(1)曼氏手术(Manchester 手术):包括阴道前后壁修补、主韧带缩短及宫颈部分切除术。适用于年龄较轻、宫颈延长的子宫脱垂患者。

(2)经阴道子宫全切除及阴道前后壁修补术:适用于年龄较大、无须考虑生育功能的患者,但重度子宫脱垂患者的术后复发概率较高。

(3)阴道封闭术:分阴道半封闭术(又称 LeFort 手术)和阴道全封闭术。该手术将阴道前后壁分别剥离长方形黏膜面,然后将阴道前后壁剥离创面相对缝合以部分或完全封闭阴道。术后失去性交功能,故仅适用于年老体弱不能耐受较大手术者。

(4)盆底重建手术:通过吊带、网片和缝线将阴道穹隆或宫骶韧带悬吊固定于骶骨前或骶棘韧带等可承力的部位,经阴道、经腹腔镜或经腹完成。经腹或腹腔镜下加用补片的骶前固定术、经阴道骶棘韧带固定术和高位骶韧带悬吊术为国际上公认的非宫颈延长的重度子宫脱垂的有效术式。阴道加用合成网片能有效提高解剖治愈率,但并发症高的问题尚有待进一步循证证据,帮助权衡其术式的利弊。

【预防】

同阴道前壁膨出。

第四节　压力性尿失禁

压力性尿失禁(stress urinar incontinence,SUI)指腹压突然增加导致的尿液不自主流出,但不是由逼尿肌收缩压或膀胱壁对尿液的张力压所引起。其特点是正常状态下无遗尿,而腹压突然增高时尿液自动流出。也称真性压力性尿失禁、张力性尿失禁、应力性尿失禁。2006年中国流行病学调查显示,压力性尿失禁在成年女性的发生率为18.9％,是一个重要的卫生和社会问题。

【病因】

压力性尿失禁分为两型。90％以上的为解剖型压力性尿失禁,为盆底组织松弛引起。盆底组织松弛的原因主要有妊娠与阴道分娩损伤、绝经后雌激素水平降低等。最为广泛接受的压力传导理论认为压力性尿失禁的病因在于盆底支持结构缺损而使膀胱颈/近端尿道脱出于盆底外。因此,咳嗽时腹腔内压力不能被平均地传递到膀胱和近端的尿道,导致增加的膀胱内压力大于尿道内压力而出现漏尿。

不足10％的患者为尿道内括约肌障碍型,为先天发育异常所致。

【临床表现】

几乎所有的下尿路症状及许多阴道症状都可见于压力性尿失禁。腹压增加下不自主溢尿是最典型的症状,而尿急、尿频,急迫性尿失禁和排尿后膀胱区胀满感亦是常见的症状。80％的压力性尿失禁患者伴有阴道膨出。

【分度】

有主观分度和客观分度。客观分度主要基于尿垫试验,临床常用简单的主观分度。

Ⅰ级尿失禁:只有发生在剧烈压力下,如咳嗽、打喷嚏或慢跑。

Ⅱ级尿失禁:发生在中度压力下,如快速运动或上下楼梯。

Ⅲ级尿失禁:发生在轻度压力下,如站立时,但患者在仰卧位时可控制尿液。

【诊断】

无单一的压力性尿失禁的诊断性试验。以病人的症状为主要依据,压力性尿失禁除常规体格检查、妇科检查及相关的神经系统检查外,还需相关压力试验、指压试验、棉签试验和尿动力学检查等辅助检查,排除急迫性尿失禁、充盈性尿失禁及感染等情况。

压力试验(stress test):患者膀胱充盈时,取截石位检查。嘱患者咳嗽的同时,医师观察尿道口。如果每次咳嗽时均伴随着尿液的不自主溢出,则可提示SUI。延迟溢尿,或有大量的尿液溢出提示非抑制性的膀胱收缩。如果截石位状态下没有尿液溢出,应让患者站立位时重复压力试验。

指压试验(bonney test):检查者把中食指放入阴道前壁的尿道两侧,指尖位于膀胱与尿道交接处,向前上抬高膀胱颈,再行诱发压力试验,如压力性尿失禁现象消失,则为阳性。

棉签试验(q-tip test):病人仰卧位,将涂有利多卡因凝胶的棉签置入尿道,使棉签头处于尿道膀胱交界处,分别测量病人在静息时及Valsalva动作(紧闭声门的屏气)时棉签棒与地面之间形成的角度。在静息及做Valsalva动作时该角度差小于15°为良好结果,说明有良好的解剖学支持;如角度差大于30°,说明解剖学支持薄弱;15°～30°时,结果不能确定。

尿动力学检查(urodynamics):包括膀胱内压测定和尿流率测定,膀胱内压测定主要观察逼尿肌的反射以及患者控制或抑制这种反射的能力,膀胱内压力的测定可以区别患者是因为非抑制性逼尿肌收缩还是SUI而引起的尿失禁。尿流率测定可以了解膀胱排尿速度和排空能力。

尿道膀胱镜检查(cystoscopy)和超声检查可辅助诊断。

【鉴别诊断】

急迫性尿失禁在症状和体征上最易与压力性尿失禁混淆,可通过尿动力学检查来鉴别明确诊断。

【治疗】

1.非手术治疗

用于轻、中度压力性尿失禁治疗和手术治疗前后的辅助治疗。非手术治疗包括盆底肌肉锻炼、盆底电刺激、膀胱训练、α 肾上腺素能激动剂(alpha-adrenergic agonist)和阴道局部雌激素治疗。30%~60%的患者经非手术治疗能改善症状,并治愈轻度的压力性尿失禁。产后进行 Kegel 锻炼对产后尿失禁的妇女有所帮助。

2.手术治疗

压力性尿失禁的手术方法很多,有 100 余种。目前公认的金标准术式为耻骨后膀胱尿道悬吊术和阴道无张力尿道中段悬吊带术。因阴道无张力尿道中段悬吊带术更为微创,现已成为一线手术治疗方法。压力性尿失禁的手术治疗一般在患者完成生育后进行。

(1)耻骨后膀胱尿道悬吊术:手术操作在腹膜外(Retzius 间隙)进行,缝合膀胱颈和近端尿道两侧的筋膜至耻骨联合(Marshall-Marchetti-Krantz 手术)或 Cooper 韧带(Burch 手术)而提高膀胱尿道连接处的角度。Burch 手术应用稍多,有开腹途径、腹腔镜途径和"缝针法"。手术适用于解剖型压力性尿失禁。手术后 1 年治愈率为 85%~90%,随着时间推移会稍有下降。

(2)阴道无张力尿道中段悬吊带术:除解剖型压力性尿失禁外,尿道内括约肌障碍型压力性尿失禁和合并有急迫性尿失禁的混合性尿失禁也为该手术适应证。悬吊带术可用自身筋膜或合成材料。合成材料的悬吊带术现已成为一线治疗压力性尿失禁的方法,术后 1 年治愈率在 90%左右,最长术后 11 年随诊的治愈率在 70%以上。

以 Kelly 手术为代表的阴道前壁修补术方法简单,通过对尿道近膀胱颈部折叠筋膜缝合达到增加膀胱尿道阻力作用,一直为治疗压力性尿失禁的主要术式。但解剖学和临床效果均较差,术后 1 年治愈率约为 30%,并随时间推移而下降,目前已不再作为治疗压力性尿失禁的有效术式。

【预防】

同阴道前壁膨出。

第五节　前置胎盘

正常妊娠时胎盘附着于子宫体部的前壁、后壁或者侧壁。妊娠 28 周后,若胎盘附着于子宫下段、下缘达到或覆盖宫颈内口,位置低于胎先露部,称为前置胎盘(placenta previa)。前置胎盘是妊娠晚期严重并发症之一,也是妊娠晚期阴道流血最常见的原因。其发病率国外报道 0.5%,国内报道 0.24%~1.57%。

【病因】

尚不清楚。多次流产及刮宫、高龄初产妇(>35 岁)、产褥感染、剖宫产史、多孕产次、孕妇不良生活习惯(吸烟或吸毒妇女)、辅助生殖技术受孕、子宫形态异常、妊娠中期 B 超检查提示胎盘前置状态等为高危人群。

其病因可能与下述因素有关。

1.子宫内膜病变或损伤

多次流产及刮宫、产褥感染、剖宫产、子宫手术史、盆腔炎等为子宫内膜损伤引发前置胎盘的常见因素。上述情况可引起子宫内膜炎或萎缩性病变,再次受孕时子宫蜕膜血管形成不良,胎盘血供不足,为摄取足够营养而增大胎盘面积,延伸到子宫下段。前次剖宫产手术瘢痕可妨碍胎盘在妊娠晚期向上迁移,增加前置胎盘可能性。辅助生殖技术,促排卵药物改变了体内性激素水平,使子宫内膜与胚胎发育不同步等,导致前置胎盘的发生。

2.胎盘异常

胎盘大小和形态异常,均可发生前置胎盘。胎盘面积过大而延伸至子宫下段,前置胎盘发生率双胎较单胎妊娠高 1 倍;胎盘位置正常而副胎盘位于子宫下段接近宫颈内口;膜状胎盘大而薄,扩展到子宫下段。

3.受精卵滋养层发育迟缓

受精卵到达子宫腔后,滋养层尚未发育到可以着床的阶段,继续向下移,着床于子宫下段而发育成前置胎盘。

【分类】

根据胎盘下缘与宫颈内口的关系,将前置胎盘分为 3 类。

1.完全性前置胎盘(complete placenta previa)

或称中央性前置胎盘(central placenta previa),胎盘组织完全覆盖宫颈内口。

2.部分性前置胎盘(partial placenta previa)

胎盘组织部分覆盖宫颈内口。

3.边缘性前置胎盘(marginal placenta previa)

胎盘下缘附着于子宫下段,下缘到达宫颈内口,但未超越宫颈内口。

胎盘位于子宫下段,胎盘边缘极为接近但未达到宫颈内口,称为低置胎盘。胎盘下缘与宫颈内口的关系可因宫颈管消失、宫口扩张而改变。如临产前为完全性前置胎盘,临产后因宫口扩张而成为部分性前置胎盘。前置胎盘类型可因诊断时期不同而各异。通常按处理前最后一次检查结果决定分类。

根据疾病的凶险程度,前置胎盘又可分为凶险性和非凶险性。凶险性前置胎盘(perniciousplacenta previa)指前次有剖宫产史,此次妊娠为前置胎盘,胎盘覆盖原剖宫产切口,发生胎盘植入的危险约为 50%。

【临床表现】

1.症状

典型症状为妊娠晚期或临产时,发生无诱因、无痛性反复阴道流血。妊娠晚期子宫下段逐渐伸展,牵拉宫颈内口,宫颈管缩短;临产后规律宫缩使宫颈管消失成为软产道一部分。宫颈口扩张,附着于子宫下段及宫颈内口的胎盘前置部分不能相应伸展而与其附着处分离,血窦破裂出血。前置胎盘出血前无明显诱因,初次出血量一般不多,剥离处血液凝固后,出血停止;也有初次即发生致命性大出血而导致休克。由于子宫下段不断伸展,前置胎盘出血常反复发生,出血量也越来越多。阴道流血发生孕周迟早、反复发生次数、出血量多少与前置胎盘类型有关。完全性前置胎盘初次出血时间多在妊娠 28 周左右,称为"警戒性出血";边缘性前置胎盘出血多发生在妊娠晚期或临产后,出血量较少;部分性前置胎盘的初次出血时间、出血量及反复出血次数,介于两者之间。

2.体征

患者一般情况与出血量有关,大量出血呈现面色苍白、脉搏增快微弱、血压下降等休克表现。腹部检查:子宫软,无压痛,大小与妊娠周数相符。由于子宫下段有胎盘占据,影响胎先露部入盆,故胎先露高浮,常并发胎位异常。反复出血或一次出血量过多可使胎儿宫内缺氧,严重者胎死宫内。当前置胎盘附着于子宫前壁时,可在耻骨联合上方闻及胎盘杂音。临产时检查见宫缩为阵发性,间歇期子宫完全松弛。

【诊断】

1.病史

妊娠晚期无痛性阴道流血,且既往有多次刮宫、分娩史,子宫手术史,孕妇不良生活习惯,辅助生殖技术或高龄孕妇、双胎等病史,有上述症状及体征,对前置胎盘的类型可做出初步判断。

2.辅助检查

B 超检查可清楚显示子宫壁、胎盘、胎先露部及宫颈的位置,并根据胎盘下缘与宫颈内口的关系,确定前置胎盘类型。前壁胎盘、膀胱充盈有助诊断。阴道 B 超能更准确地确定胎盘边缘和宫颈内口的关系,但在已有阴道流血时应谨慎使用。B 超诊断前置胎盘时,必须注意妊娠周数。妊娠中期胎盘占据子宫壁一半面积,因此胎盘贴近或覆盖宫颈内口机会较多;妊娠晚期胎盘占据宫壁面积减少到 1/3 或 1/4,子宫下段形成及伸展增加宫颈内口与胎盘边缘间的距离,大部分胎盘可随宫体上移而成为正常位置胎盘。妊娠中期 B 超检查发现胎盘前置者.不宜诊断为前置胎盘,而应称为胎盘前置状态。

在胎盘疾病诊断中,磁共振(MRI)因对软组织分辨率高有优越性,可全面、立体观察,全方位显示解剖结构,而且不依赖操作者的技巧,也不需要充盈膀胱,综合评价有利于对病变定性,尤其是对于胎盘位于子宫后壁及羊水较少的产妇。

3.产后检查胎盘和胎膜

对产前出血患者;产后应仔细检查胎盘边缘有无血管断裂,可提示有无副胎盘。若前置部位的胎盘母体面有陈旧性黑紫色血块附着,或胎膜破口距胎盘边缘距离<7cm,则为低置胎盘。

【鉴别诊断】

前置胎盘应与Ⅰ型胎盘早剥、脐带帆状附着、前置血管破裂、胎盘边缘血窦破裂、宫颈病变等产前出血相鉴别。结合病史,通过辅助检查及分娩后检查胎盘,一般不难鉴别。

【对母儿影响】

1. *产时、产后出血*

附着于前壁的胎盘行剖宫产时,当子宫切口无法避开胎盘,则出血明显增多。胎儿娩出后,子宫下段肌组织菲薄,收缩力较差,附着于此处的胎盘不易完全剥离,且开放的血窦不易关闭,故常发生产后出血,量多且难于控制。

2. *植入性胎盘*

子宫下段蜕膜发育不良,胎盘绒毛穿透底蜕膜,侵入子宫肌层,形成植入性胎盘,使胎盘剥离不全而发生产后出血。

3. *产褥感染*

前置胎盘剥离面接近宫颈外口,细菌易经阴道上行侵入胎盘剥离面,加之多数产妇因反复失血而致贫血、体质虚弱,容易发生产褥期感染。

4. *围产儿预后不良*

出血量多可致胎儿窘迫,甚至缺氧死亡。为挽救孕妇或胎儿生命而提前终止妊娠,早产率增加,新生儿死亡率高。

【处理】

原则是抑制宫缩、止血、纠正贫血和预防感染。根据阴道流血量、有无休克、妊娠周数、产次、胎位、胎儿是否存活、是否临产及前置胎盘类型等综合做出决定。凶险性前置胎盘处理,应当在有条件的医院。

1. *期待疗法*

适用于妊娠<34周、胎儿体重<2000g、胎儿存活、阴道流血量不多、一般情况良好的孕妇。尽管国外有资料证明,前置胎盘孕妇的妊娠结局住院与门诊治疗并无明显差异,根据我国国情,结合患者依从性,可门诊或住院治疗。

2. *一般处理*

取侧卧位,绝对卧床休息,血止后方可轻微活动;禁止性生活、阴道检查及肛查;密切观察阴道流血量;一般不采用阴道B超检查。胎儿电子监护仪监护胎儿宫内情况,包括胎心率、胎动计数等;为提高胎儿血氧供应,每天间断吸氧,每次20分钟;纠正孕妇贫血,补充铁剂,维持正常血容量,血红蛋白低于70g/L时,应输血,使血红蛋白≥100g/L,血细胞比容>0.30。

3. *药物治疗*

必要时给予地西泮等镇静剂。在保证孕妇安全的前提下尽可能延长孕周,抑制宫缩,以提高围产儿存活率,出血时间久,应用广谱抗生素预防感染,估计孕妇近日需终止妊娠,若胎龄<34周,促胎肺成熟。

妊娠35周以后,子宫生理性收缩频率增加,前置胎盘出血率随之上升,可适时终止妊娠。资料表明,妊娠36周以后择期终止妊娠时,围产儿结局明显好于等待至36周以上自然临产者。

4. *紧急转运*

如患者阴道流血多,怀疑凶险性前置胎盘,当地无医疗条件处理,应建立静脉通道,输血输液,止血,抑制宫缩,由有经验的医师护送,迅速转诊到上级医疗机构。

5.终止妊娠

(1)终止妊娠指征:孕妇反复发生多量出血甚至休克者,无论胎儿成熟与否,为了孕妇安全应终止妊娠;胎龄达妊娠 36 周以上;胎儿成熟度检查提示胎儿肺成熟者;胎龄在妊娠 34～36 周,出现胎儿窘迫征象,或胎儿电子监护发现胎心异常、监测胎肺未成熟者,经促胎肺成熟处理后;胎儿已死亡或出现难以存活的畸形,如无脑儿。

(2)剖宫产指征:完全性前置胎盘,持续大量阴道流血;部分性和边缘性前置胎盘出血量较多,先露高浮,胎龄达妊娠 36 周以上,短时间内不能结束分娩,有胎心、胎位异常。

手术应当由技术熟练的医生实施。术前积极纠正贫血、预防感染等,备血,做好处理产后出血和抢救新生儿的准备。

子宫切口的选择原则上应避开胎盘,可参考产前 B 超胎盘定位。胎盘附着于子宫后壁,选择子宫下段横切口;附着于侧壁,选择偏向对侧的子宫下段横切口;附着于前壁,根据胎盘边缘所在,选择子宫体部纵切口、子宫下段纵切口娩出胎儿,也可在子宫下段安放止血带。

胎儿娩出后,立即子宫肌壁注射缩宫素,等待胎盘剥离,必要时徒手剥离胎盘,并徒手按摩子宫,以减少子宫出血。缩宫素不能奏效时,可选用前列腺素类药物。亦可采用以下方法:在吸收性明胶海绵上放凝血酶压迫出血处,用可吸收线局部"8"字缝合开放血窦;B-Lynch 缝合子宫;宫腔及子宫下段填纱条压迫,24～48 小时后经阴道取出。上述方法无效时,可结扎双侧子宫动脉、髂内动脉或行子宫动脉栓塞术。经上述处理仍出血不止,应考虑子宫切除术。

在剖宫产切开宫壁前,应注意检查子宫下段处,若有局限性怒张血管,前置胎盘着床在前次剖宫产切口处,则应高度怀疑胎盘植入。此时应不急于切开宫壁,应备充足的血液,做好一切抢救产妇和新生儿的准备。选择子宫体部切口取出胎儿,仔细检查胎盘是否植入。若为部分性植入可行梭形切口切除部分子宫肌组织,用可吸收线缝合止血;若为大部分植入、活动性出血无法纠正时,应行子宫次全或全切术。同时应积极抢救出血与休克,并以中心静脉压监测血容量,注意纠正心力衰竭、肾衰竭、多器官功能衰竭、酸中毒等,并给予抗生素预防感染。

(3)阴道分娩:适用于边缘性前置胎盘、枕先露、阴道流血不多、无头盆不称和胎位异常,估计在短时间内能结束分娩者。可在备血、输液条件下人工破膜,破膜后,胎头下降压迫胎盘前置部位而止血,并可促进子宫收缩加快产程。若破膜后胎先露部下降不理想,仍有出血或分娩进展不顺利,应立即改行剖宫产术。

【预防】

采取积极有效的避孕措施,减少子宫内膜损伤和子宫内膜炎的发生;避免多产、多次刮宫或引产,降低剖宫产率,预防感染,计划妊娠妇女应戒烟、戒毒,避免被动吸烟;加强孕期管理,按时接受产前检查及正确的孕期指导,早期诊断前置胎盘,及时正确处理。

第六节　胎盘早剥

妊娠 20 周后或分娩期,正常位置的胎盘在胎儿娩出前,部分或全部从子宫壁剥离,称为胎盘早剥(placental abruption)。发病率在国外为 1%～2%,国内为 0.46%～2.1%。属于妊娠晚期严重并发症,起病急、发展快,若处理不及时可危及母儿生命。

【病因】

胎盘早剥确切的原因及发病机制尚不清楚,可能与下述因素有关。

1.孕妇血管病变

妊娠期高血压疾病,尤其是重度子痫前期、慢性高血压、慢性肾脏疾病或全身血管病变的孕妇,主要由于底蜕膜螺旋小动脉痉挛或硬化,引起远端毛细血管变性坏死甚至破裂出血,血液在底蜕膜层与胎盘之间形成胎盘后血肿,致使胎盘与子宫壁分离。妊娠晚期或临产后,孕妇长时间仰卧位,妊娠子宫压迫下腔静脉,回心血量减少,血压下降,子宫静脉瘀血,静脉压突然升高,蜕膜静脉床瘀血或破裂,形成胎盘后血肿,导致部分或全部胎盘剥离。

2.宫腔内压力骤减

胎膜早破(妊娠足月前);双胎妊娠分娩时,第一胎儿娩出过快;羊水过多时,人工破膜后羊水流出过快,宫腔内压力骤减,子宫骤然收缩,胎盘与子宫壁发生错位而剥离。

3.机械性因素

外伤尤其是腹部直接受到撞击或挤压;脐带过短(<30cm)或因脐带绕颈、绕体相对过短时,分娩过程中胎儿下降牵拉脐带;羊膜腔穿刺时,刺破前壁胎盘附着处血管,胎盘后血肿形成引起胎盘剥离。

4.其他高危因素

如高龄孕妇、经产妇、吸烟、可卡因滥用、孕妇代谢异常、孕妇有血栓形成倾向、子宫肌瘤(尤其是胎盘附着部位肌瘤)等。有胎盘早剥史的孕妇再次发生胎盘早剥的风险比无胎盘早剥史者高 10 倍。

【病理及病理生理改变】

主要病理改变是底蜕膜出血并形成血肿,使胎盘从附着处分离。按病理分为 3 种类型。①显性剥离(revealed abruption)或外出血,为底蜕膜出血,量少,出血很快停止,多无明显的临床表现,仅在产后检查胎盘时发现胎盘母体面有凝血块及压迹。若底蜕膜继续出血,形成胎盘后血肿,胎盘剥离面随之扩大,血液经胎盘边缘沿胎膜与子宫壁之间自宫颈管向外流出,有阴道流血。②隐性剥离(concealed abruption)或内出血,若胎盘边缘仍附着于子宫壁或由于胎先露部固定于骨盆入口,使血液存聚于胎盘与子宫壁之间,无阴道流血。③混合型出血(mixed bleeding),由于子宫内有妊娠产物存在,子宫肌不能有效收缩以压迫破裂的血窦而止血,血液不能外流,胎盘后血肿越积越大,子宫底随之升高。当出血达到一定程度时,仍然会由胎盘边缘及胎膜向外流,此型对母儿威胁大。偶有出血穿破胎膜溢入羊水中成为血性羊水。

胎盘早剥内出血急剧增多,可发生子宫胎盘卒中(uteroplacental apoplexy),又称为库弗莱尔子宫(Couvelaire uterus)。此时血液积聚于胎盘与子宫壁之间,胎盘后血肿压力增加,血液浸入子宫肌层,引起肌纤维分离、断裂甚至变性,当血液渗透至子宫浆膜层时,子宫表面呈现紫蓝色瘀斑。子宫肌层由于血液浸润,收缩力减弱,造成产后出血。血液甚至还可渗入输卵管系膜、卵巢生发上皮下、阔韧带内。

严重的胎盘早剥可以引发弥散性血管内凝血(DIC)等一系列病理生理改变。从剥离处的胎盘绒毛和蜕膜中释放大量组织凝血活酶,进入母体血循环,激活凝血系统,肺、肾等脏器的毛细血管内微血栓形成,造成脏器缺血和功能障碍。胎盘早剥持续时间越长,促凝物质不断进入母血,激活纤维蛋白溶解系统,产生大量的纤维蛋白原降解产物(FDP),引起继发性纤溶亢进。大量凝血因子消耗,最终导致凝血功能障碍。

【临床表现及分类】

根据病情严重程度将胎盘早剥分为3度。

Ⅰ度:以外出血为主,多见于分娩期,胎盘剥离面积小,常无腹痛或腹痛轻微,贫血体征不明显。腹部检查见子宫软,大小与妊娠周数相符,胎位清楚,胎心率正常,产后检查见胎盘母体面有凝血块及压迹即可诊断。

Ⅱ度:胎盘剥离面1/3左右,常有突然发生的持续性腹痛、腰酸或腰背痛,疼痛的程度与胎盘后积血多少成正比。无阴道流血或流血量不多,贫血程度与阴道流血量不相符。腹部检查见子宫大于妊娠周数,宫底随胎盘后血肿增大而升高。胎盘附着处压痛明显(胎盘位于后壁则不明显),宫缩有间歇,胎位可扪及,胎儿存活。

Ⅲ度:胎盘剥离面超过胎盘面积1/2,临床表现较Ⅱ度加重。可出现恶心、呕吐、面色苍白、四肢湿冷、脉搏细数、血压下降等休克症状,且休克程度大多与母血丢失成比例。腹部检查见子宫硬如板状,宫缩间歇时不能松弛,胎位扪不清,胎心消失。如无凝血功能障碍属Ⅲa,有凝血功能障碍者属Ⅲb。

【辅助检查】

1.B超检查

可协助了解胎盘的部位及胎盘早剥的类型,并可明确胎儿大小及存活情况。典型声像图显示胎盘与子宫壁之间出现边缘不清楚的液性低回声区即为胎盘后血肿,胎盘异常增厚或胎盘边缘"圆形"裂开。同时可排除前置胎盘。需要注意的是,B超检查阴性结果不能完全排除胎盘早剥,尤其是子宫后壁的胎盘。

2.实验室检查

包括全血细胞计数及凝血功能检查。Ⅱ度及Ⅲ度患者应检测肾功能及二氧化碳结合力,有条件时应做血气分析,并做DIC筛选试验(包括血小板计数、凝血酶原时间、血纤维蛋白原测定),结果可疑者,进一步做纤溶确诊试验(包括凝血酶时间、优球蛋白溶解时间和血浆鱼精蛋白副凝试验)。血纤维蛋白原<2.5g/L为异常,如果<1.5g/L对凝血功能障碍有诊断意义。情况紧急时,可抽取肘静脉血2mL放入干燥试管中,7分钟后若无血块形成或形成易碎的软凝血块,说明凝血功能障碍。

【诊断与鉴别诊断】

依据病史、症状、体征,结合实验室检查结果做出临床诊断并不困难。怀疑有胎盘早剥时,应当在腹部体表画出子宫底高度,以便观察。Ⅰ度临床表现不典型,依据B超检查确诊,并与前置胎盘相鉴别。Ⅱ度及Ⅲ度胎盘早剥症状与体征比较典型,诊断多无困难,主要与先兆子宫破裂相鉴别。

【并发症】

1.胎儿宫内死亡

如胎盘早剥面积大,出血多,胎儿可因缺血缺氧而死亡。

2.弥散性血管内凝血(DIC)

胎盘早剥是妊娠期发生凝血功能障碍最常见的原因,约 1/3 伴有死胎患者可发生。临床表现为皮肤、黏膜及注射部位出血,阴道出血不凝或凝血块较软,甚至发生血尿、咯血和呕血。一旦发生 DIC,病死率较高,应积极预防。

3.产后出血

发生子宫胎盘卒中时,子宫肌层收缩受影响致产后出血,经治疗多可好转。若并发 DIC,产后出血难以纠正,引起休克,多脏器功能衰竭,脑垂体及肾上腺皮质坏死,导致希恩综合征发生。

4.急性肾衰竭

大量出血使肾脏灌注严重受损,导致肾皮质或肾小管缺血坏死,出现急性肾衰竭。胎盘早剥多伴发妊娠期高血压疾病、慢性高血压、慢性肾脏疾病等,肾血管痉挛也影响肾血流量。

5.羊水栓塞

胎盘早剥时羊水可经剥离面开放的子宫血管,进入母血循环,羊水中的有形成分栓塞肺血管,引起肺动脉高压。

【对母儿的影响】

胎盘早剥对母胎影响极大。剖宫产率、贫血、产后出血率、DIC 发生率均升高。由于胎盘早剥出血引起胎儿急性缺氧,新生儿窒息率、早产率、胎儿宫内死亡率明显升高,围产儿死亡率约为 11.9%,是无胎盘早剥者 25 倍。尤其重要的是,胎盘早剥新生儿还可遗留显著神经系统发育缺陷、脑性麻痹等严重后遗症。

【治疗】

胎盘早剥严重危及母儿生命,母儿的预后取决于处理是否及时与恰当。子宫底高度短时间内升高时,应当重视。治疗原则为早期识别、积极处理休克、及时终止妊娠、控制 DIC、减少并发症。

1.纠正休克

建立静脉通道,迅速补充血容量,改善血液循环。根据血红蛋白的多少,输注红细胞、血浆、血小板、冷沉淀等,最好输新鲜血,既可补充血容量又能补充凝血因子,应使血细胞比容提高到 0.30 以上,尿量>30 mL/h。

2.及时终止妊娠

胎儿娩出前胎盘剥离有可能继续加重,一旦确诊Ⅱ、Ⅲ度胎盘早剥应及时终止妊娠。根据孕妇病情轻重、胎儿宫内状况、产程进展、胎产式等,决定终止妊娠的方式。

(1)阴道分娩:Ⅰ度患者,一般情况良好,病情较轻,以外出血为主,宫口已扩张,估计短时间内可结束分娩,应经阴道分娩。人工破膜使羊水缓慢流出,缩小子宫容积,腹部包裹腹带压迫胎盘使其不再继续剥离,必要时滴注缩宫素缩短第二产程。产程中应密切观察心率、血压、宫底高度、阴道流血量以及胎儿宫内状况,发现异常征象,应行剖宫产术。

(2)剖宫产。适用于:①Ⅱ度胎盘早剥,不能在短时间内结束分娩者;②Ⅰ度胎盘早剥,出现胎儿窘迫征象者;③Ⅲ度胎盘早剥,产妇病情恶化,胎儿已死,不能立即分娩者;④破膜后产程无进展者。剖宫产取出胎儿与胎盘后,立即注射宫缩剂,并按摩子宫促进子宫收缩。发现有子宫胎盘卒中时,在按摩子宫同时,可以用热盐水纱垫湿热敷子宫,多数子宫收缩转佳。若发生难以控制的大量出血,应快速输入新鲜血、凝血因子,并行子宫切除术。

3.并发症的处理

(1)产后出血:胎儿娩出后立即给予子宫收缩药物,如缩宫素、前列腺素制剂等;胎儿娩出后人工剥离胎盘,持续子宫按摩等。若仍有不能控制的子宫出血,或血不凝、凝血块较软,应按凝血功能障碍处理。

(2)凝血功能障碍:迅速终止妊娠、阻断促凝物质继续进入母血循环,纠正凝血机制障碍。①补充血容量和凝血因子:及时、足量输入红细胞悬液,同等比例的血浆、血小板是补充血容量和凝血因子的有效措施。也可输入冷沉淀,补充纤维蛋白原。②肝素的应用:DIC高凝阶段主张及早应用肝素,可阻断DIC的发展。但禁止在有显著出血倾向或纤溶亢进阶段应用。③抗纤溶治疗:当DIC处于血液不凝固而出血不止的纤溶阶段时,可在肝素化和补充凝血因子的基础上应用抗纤溶药物。常用的药物有氨基己酸、氨甲环酸、氨甲苯酸、抑肽酶等。

(3)肾衰竭:若患者尿量<30mL/h,提示血容量不足,应及时补充血容量;若血容量已补足而尿量<17mL/h,可给予呋塞米20~40mg静脉推注,必要时可重复用药。若短期内尿量不增且血清尿素氮、肌酐、血钾进行性升高,并且二氧化碳结合力下降,提示肾衰竭。出现尿毒症时,应及时行血液透析治疗。

【预防】

健全孕产妇三级保健制度,对妊娠期高血压疾病、慢性高血压、肾脏疾病孕妇,应加强妊娠期管理;行外转胎位术纠正胎位时,动作应轻柔;对高危患者不主张行倒转术;应在宫缩间歇期进行人工破膜;妊娠晚期或分娩期,应鼓励孕妇作适量的活动,避免长时间仰卧;避免腹部外伤;羊膜腔穿刺应在B超引导下进行,以免误穿胎盘等。

第七节 产道异常

产道异常包括骨产道异常及软产道异常,临床上以骨产道异常多见,产道异常可使胎儿娩出受阻。

一、骨产道异常

骨盆径线过短或形态异常,致使骨盆腔小于胎先露部可通过的限度,阻碍胎先露部下降,影响产程顺利进展,称为狭窄骨盆(contracted pelvis)。狭窄骨盆可以为一个径线过短或多个径线同时过短,也可以为一个平面狭窄或多个平面同时狭窄。当一个径线狭窄时,要观察同一个平面其他径线的大小,再结合整个骨盆腔大小与形态进行综合分析,做出正确判断。

【狭窄骨盆的分类】

1.骨盆入口平面狭窄(contracted pelvic inlet)

常见于扁平形骨盆,以骨盆入口平面前后径狭窄为主。骨盆入口平面狭窄的程度可分为3级:Ⅰ级为临界性狭窄,对角径11.5cm(入口前后径10cm),多数可以经阴道分娩;Ⅱ级为相对性狭窄,对角径10.0~11.0cm(入口前后径8.5~9.5cm),阴道分娩的难度明显增加;Ⅲ级为绝对性狭窄,对角径≤9.5cm(入口前后径≤8.0cm),必须以剖宫产结束分娩。扁平形骨盆常见以下两种类型。

(1)单纯扁平骨盆(simple flat pelvis):骨盆入口呈横扁圆形,骶岬向前下突出,使骨盆入口前后径缩短而横径正常(图5-1)。

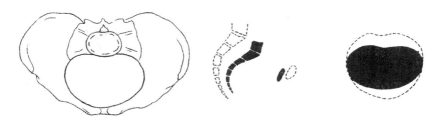

图5-1　单纯扁平骨盆

(2)佝偻病性扁平骨盆(rachitic flat pelvis):骨盆入口呈横的肾形,骶岬向前突,骨盆入口前后径短。骶骨变直向后翘。尾骨呈钩状突向骨盆出口平面。由于坐骨结节外翻,耻骨弓角度增大,骨盆出口横径变宽(图5-2)。

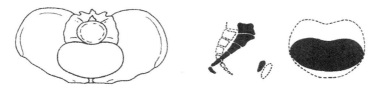

图5-2　佝偻病性扁平骨盆

2.中骨盆平面狭窄(contracted midpelvis)

中骨盆平面狭窄较入口平面狭窄更常见,主要见于男型骨盆及类人猿型骨盆,以坐骨棘间径及中骨盆后矢状径狭窄为主。中骨盆平面狭窄的程度可分为3级:Ⅰ级为临界性狭窄,坐骨棘间径10cm,坐骨棘间径加中骨盆后矢状径13.5cm;Ⅱ级为相对性狭窄,坐骨棘间径8.5~9.5cm,坐骨棘间径加中骨盆后矢状径12.0~13.0cm;Ⅲ级为绝对性狭窄,坐骨棘间径≤8.0cm,坐骨棘间径加中骨盆后矢状径≤11.5cm。

3.骨盆出口平面狭窄(contracted pelvic outlet)

常与中骨盆平面狭窄相伴行,主要见于男型骨盆,以坐骨结节间径及骨盆出口后矢状径狭窄为主。骨盆出口狭窄的程度可分为3级:Ⅰ级为临界性狭窄,坐骨结节间径7.5cm,坐骨结节间径加出口后矢状径15.0cm;Ⅱ级为相对性狭窄,坐骨结节间径6.0~7.0cm,坐骨结节间径加出口后矢状径12.0~14.0cm;Ⅲ级为绝对性狭窄,坐骨结节间径≤5.5cm,坐骨结节间径加出口后矢状径≤11.0cm。中骨盆平面和出口平面的狭窄常见以下两种类型。

(1)漏斗形骨盆(funnel shaped pelvis):骨盆入口各径线值正常,两侧骨盆壁内收,以状似漏斗得名。其特点是中骨盆及骨盆出口平面均明显狭窄,使坐骨棘间径和坐骨结节间径缩短,坐骨切迹宽度(骶棘韧带宽度)<2横指,耻骨弓角度<90°,坐骨结节间径加出口后矢状径<15cm,常见于男性骨盆(图5-3)。

(2)横径狭窄骨盆(transversely contracted pelvis):与类人猿型骨盆类似。骨盆各平面横径均缩短,入口平面呈纵椭圆形(图5-4)。常因中骨盆及骨盆出口平面横径狭窄导致难产。

4.骨盆三个平面狭窄

骨盆外形属正常女型骨盆,但骨盆三个平面各径线均比正常值小 2cm 或更多,称为均小骨盆(generally contracted pelvis)(图 5-5),多见于身材矮小、体形匀称的妇女。

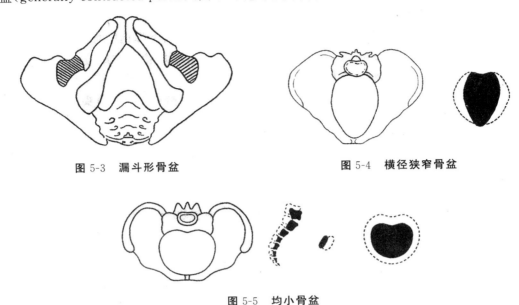

图 5-3　漏斗形骨盆　　　　　图 5-4　横径狭窄骨盆

图 5-5　均小骨盆

5.畸形骨盆

指骨盆失去正常形态及对称性,包括跛行及脊柱侧突所致的偏斜骨盆和骨盆骨折所致的畸形骨盆。偏斜骨盆的特征是骨盆两侧的侧斜径(一侧髂后上棘与对侧髂前上棘间径)或侧直径(同侧髂后上棘与髂前上棘间径)之差>1cm(图 5-6)。骨盆骨折常见于尾骨骨折使尾骨尖前翘或骶尾关节融合使骨盆出口前后径缩短,导致骨盆出口狭窄而影响分娩。

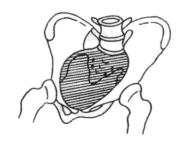

图 5-6　偏斜骨盆

【狭窄骨盆的临床表现】

1.骨盆入口平面狭窄的临床表现

(1)胎头衔接受阻:一般情况下初产妇在预产期前 1～2 周胎头已衔接,若骨盆入口狭窄时,即使已经临产胎头仍未入盆,初产妇腹部多呈尖腹,经产妇呈悬垂腹,经检查胎头跨耻征阳性。胎位异常如臀先露、面先露或肩先露的发生率是正常骨盆的 3 倍。偶有胎头尚未衔接,阴道口见到胎头产瘤的假象,误认为胎头位置较低,此时在耻骨联合上方仍可触及胎头双顶径,多见于扁平骨盆且盆腔较浅时。

（2）若已临产，根据骨盆狭窄程度、产力强弱、胎儿大小及胎位情况不同，临床表现也不尽相同。①骨盆临界性狭窄：若胎位、胎儿大小及产力正常，胎头常以矢状缝在骨盆入口横径衔接，多取后不均倾势，即后顶骨先入盆，后顶骨逐渐进入骶凹处，再使前顶骨入盆，则矢状缝位于骨盆入口横径上，可经阴道分娩。临床表现为潜伏期及活跃期早期延长，活跃期晚期产程进展顺利。若胎头迟迟不入盆，此时常出现胎膜早破及脐带脱垂，其发生率为正常骨盆的4～6倍。胎头又不能紧贴宫颈内口诱发反射性宫缩，常出现继发性宫缩乏力。潜伏期延长，宫颈扩张缓慢。②骨盆绝对性狭窄：即使产力、胎儿大小及胎位均正常，胎头仍不能入盆，常发生梗阻性难产。产妇出现腹痛拒按、排尿困难，甚至尿潴留等症状。检查可见产妇下腹压痛、耻骨联合分离、宫颈水肿，甚至出现病理缩复环、肉眼血尿等先兆子宫破裂征象，若未及时处理则可发生子宫破裂。如胎先露部嵌入骨盆入口时间较长，血液循环障碍，组织坏死，可形成泌尿生殖道瘘。在强大的宫缩压力下，胎头颅骨重叠，严重时可出现颅骨骨折及颅内出血。2.中骨盆平面狭窄的临床表现

（1）胎头能正常衔接：潜伏期及活跃期早期进展顺利。当胎头下降达中骨盆时，由于内旋转受阻，胎头双顶径被阻于中骨盆狭窄部位之上，常出现持续性枕横位或枕后位。同时出现继发性宫缩乏力，活跃期晚期及第二产程延长甚至第二产程停滞。

（2）胎头受阻于中骨盆：有一定可塑性的胎头开始变形，颅骨重叠，胎头受压，使软组织水肿，产瘤较大，严重时可发生颅内出血及胎儿宫内窘迫。若中骨盆狭窄程度严重，宫缩又较强，可发生先兆子宫破裂及子宫破裂。强行阴道助产，可导致严重软产道裂伤及新生儿产伤。

3.骨盆出口平面狭窄的临床表现

骨盆出口平面狭窄与中骨盆平面狭窄常同时存在。若单纯骨盆出口平面狭窄者，第一产程进展顺利，胎头达盆底受阻，第二产程停滞，继发性宫缩乏力，胎头双顶径不能通过出口横径。强行阴道助产，可导致严重软产道裂伤及新生儿产伤。

【狭窄骨盆的诊断】

在分娩过程中，骨盆是个不变因素。在估计分娩难易时，骨盆是首先考虑的一个重要因素。在妊娠期间应评估骨盆有无异常，有无头盆不称，及早做出诊断，以决定适当的分娩方式。

1.病史

询问产妇有无佝偻病、脊髓灰质炎、脊柱和髋关节结核以及外伤史。若为经产妇，应了解既往有无难产史及新生儿有无产伤等。

2.全身检查

测量身高，孕妇身高＜145cm时应警惕均小骨盆。观察孕妇体形，步态有无跛足，有无脊柱及髋关节畸形，米氏菱形窝是否对称等。

3.腹部检查

（1）一般检查：观察腹部形态，尖腹及悬垂腹者提示可能有骨盆入口平面狭窄。腹尺测量子宫底高度及腹围，四步触诊法了解胎先露、胎方位及先露是否衔接。B超检查胎先露部与骨盆关系，测量胎儿双顶径、腹径及股骨长，预测胎儿体重，判断能否通过骨产道。

（2）评估头盆关系：正常情况下，部分初孕妇在预产期前1～2周，经产妇于临产后，胎头应入盆。若已临产，胎头仍未入盆，则应充分估计头盆关系。检查头盆是否相称的具体方法：孕

妇排空膀胱后仰卧,两腿伸直,检查者一手放在耻骨联合上方,另一手将胎头向骨盆腔方向推压。若胎头低于耻骨联合平面,称胎头跨耻征阴性,提示头盆相称;若胎头与耻骨联合在同一平面,称胎头跨耻征可疑阳性,提示可疑头盆不称;若胎头高于耻骨联合平面,称胎头跨耻征阳性,提示头盆不称(cephalopelvic disproportion,CPD)(图 5-7)。对出现跨耻征阳性的孕妇,应让其取两腿屈曲半卧位,再次检查胎头跨耻征,若转为阴性,提示为骨盆倾斜度异常,而不是头盆不称。头盆不称提示可能有骨盆相对性或绝对性狭窄,但是不能单凭胎头跨耻征阳性轻易做出临床诊断,需要观察产程进展或试产后方可做出最终诊断。

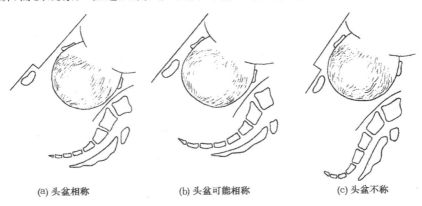

(a) 头盆相称　　　　　　　(b) 头盆可能相称　　　　　　　(c) 头盆不称

图 5-7　检查头盆相称程度

4.评估骨盆大小

利用影像学技术如 X 线、CT 和 MRI 检查可精确测量骨盆腔的大小,但临床未广泛应用。现主要通过产科检查评估骨盆大小。检查内容包括:测量对角径、中骨盆前后径、出口前后径、出口后矢状径、坐骨结节间径及耻骨弓角度等;检查骶岬是否突出、坐骨切迹宽度、坐骨棘内突程度、骶凹弧度及骶尾关节活动度等。骨盆各平面径线<正常值 2cm 或以上为均小骨盆。对角径<11.5cm,骶岬突出为骨盆入口平面狭窄,属扁平骨盆。坐骨切迹宽度间接反映中骨盆后矢状径大小,中骨盆平面狭窄及骨盆出口平面狭窄往往同时存在,因此通过测定坐骨结节间径、出口后矢状径、耻骨弓角度、坐骨棘内突程度及坐骨切迹宽度,间接判断中骨盆狭窄程度;坐骨结节间径<8cm,坐骨结节间径与出口后矢状径之和<15cm,耻骨弓角度<90°,坐骨切迹宽度<两横指时,为中骨盆平面和出口平面狭窄,属漏斗形骨盆。

5.胎位及产程监测

初产妇临产后胎头仍未衔接或呈臀先露、肩先露等异常胎先露;胎头内旋转受阻,呈持续性枕横位、枕后位等;产力和胎位正常而产程进展缓慢时,均提示狭窄骨盆的可能,应及时进行产科检查,明确狭窄骨盆的诊断。

【狭窄骨盆对母儿的影响】

1.对产妇的影响

若为骨盆入口平面狭窄,影响胎先露部衔接,容易发生胎位异常,若为中骨盆平面狭窄,影响胎头内旋转,容易发生持续性枕横位或枕后位。由于胎头下降受阻,常引起继发性宫缩乏力,导致产程延长或停滞,使手术助产、产后出血以及软产道裂伤增多。产道受压过久,可形成生殖道瘘;严重梗阻性难产若不及时处理,可导致先兆子宫破裂,甚至子宫破裂。因胎膜早破、手术助产增加以及产程异常行阴道检查次数过多,产褥感染机会亦增加。

2.对胎儿及新生儿的影响

骨盆入口狭窄使胎头高浮,容易发生胎膜早破及脐带脱垂,导致胎儿窘迫,甚至胎儿死亡;产程延长,胎头受压,缺氧缺血容易发生颅内出血;产道狭窄,手术助产机会增多,易发生新生儿产伤及感染。

【狭窄骨盆分娩时处理】

骨盆绝对性狭窄已很少见,临床多见的是骨盆相对性狭窄。分娩时应明确狭窄骨盆的类型和程度,了解产力、胎方位、胎儿大小、胎心率、宫口扩张程度、胎先露下降程度、破膜与否,同时结合年龄、产次、既往分娩史进行综合分析、判断,决定分娩方式。

1.骨盆入口平面狭窄的处理

(1)绝对性骨盆入口狭窄:骨盆入口前后径≤8.0cm,对角径≤9.5cm,胎头跨耻征阳性者,足月活胎不能入盆,不能经阴道分娩,应行剖宫产术结束分娩。

(2)相对性骨盆入口狭窄:骨盆入口前后径8.5～9.5cm,对角径10.0～11.0cm,胎头跨耻征可疑阳性。足月胎儿体重<3000g,产力、胎位及胎心均正常时,应在严密监护下进行阴道试产,试产时间以2～4小时为宜。试产充分与否的判断,除参考宫缩强度外,应以宫口扩张程度为衡量标准。骨盆入口狭窄的试产应使宫口扩张至3cm以上。胎膜未破者可在宫口扩张≥3cm时行人工破膜。若破膜后宫缩较强,产程进展顺利,多数能经阴道分娩。试产过程中若出现宫缩乏力,可用缩宫素静脉滴注加强宫缩。试产2～4小时,胎头仍迟迟不能入盆,宫口扩张缓慢,或出现胎儿窘迫征象,应及时行剖宫产术结束分娩。

2.中骨盆平面狭窄的处理

中骨盆平面狭窄主要导致胎头俯屈及内旋转受阻,易发生持续性枕横位或枕后位。产妇多表现活跃期或第二产程延长及停滞、继发性宫缩乏力等。若宫口开全,胎头双顶径达坐骨棘水平或更低,可经阴道徒手旋转胎头为枕前位,待其自然分娩,或行产钳或胎头吸引术助产。若胎头双顶径未达坐骨棘水平,或出现胎儿窘迫征象,应行剖宫产术结束分娩。

3.骨盆出口平面狭窄的处理

骨盆出口平面狭窄不应进行阴道试产。临床上常用坐骨结节间径与出口后矢状径之和估计出口大小。若两者之和>15cm时,多数可经阴道分娩,有时需行产钳或胎头吸引术助产,应做较大的会阴后-侧切开,以免会阴严重撕裂。若两者之和≤15cm,足月胎儿不易经阴道分娩,应行剖宫产术结束分娩。

4.骨盆三个平面狭窄的处理

若估计胎儿不大,产力、胎位及胎心均正常,头盆相称,可以阴道试产,通常可通过胎头变形和极度俯屈,以胎头最小径线通过骨盆腔,可能经阴道分娩。若胎儿较大,头盆不称,胎儿不能通过产道,应及时行剖宫产术。

5.畸形骨盆的处理

根据畸形骨盆种类、狭窄程度、胎儿大小、产力等情况具体分析。若畸形严重,明显头盆不称者,应及时行剖宫产术。

二、软产道异常

软产道包括阴道、宫颈、子宫及盆底软组织。软产道异常也可导致异常分娩,但相对少见。软产道异常可由先天发育异常及后天疾病引起。

【阴道异常】

1.阴道横隔

多位于阴道上、中段,在横隔中央或稍偏一侧常有一小孔,易被误认为宫颈外口。若仔细检查,在小孔上方可触及逐渐开大的宫口边缘,而该小孔的直径并不变大。阴道横隔影响胎先露部下降,当横隔被撑薄,此时可在直视下自小孔处将横隔作 X 形切开。待分娩结束再切除剩余的隔,用可吸收线间断或连续锁边缝合残端。若横隔高且坚厚,阻碍胎先露部下降,则需行剖宫产术结束分娩。

2.阴道纵隔

阴道纵隔若伴有双子宫、双宫颈,位于一侧子宫内的胎儿下降,通过该侧阴道分娩时,纵隔被推向对侧,分娩多无阻碍。当阴道纵隔发生于单宫颈时,有时纵隔位于胎先露部的前方,胎先露部继续下降,若纵隔薄可自行断裂,分娩无阻碍。若纵隔厚阻碍胎先露部下降时,须在纵隔中间剪断,待分娩结束后,再剪除剩余的隔,用可吸收线间断或连续锁边缝合残端。

3.阴道包块

包括阴道囊肿、阴道肿瘤和阴道尖锐湿疣。阴道壁囊肿较大时,阻碍胎先露部下降,此时可行囊肿穿刺抽出其内容物,待产后再选择时机进行处理。阴道内肿瘤阻碍胎先露部下降而又不能经阴道切除者,应行剖宫产术,原有病变待产后再行处理。阴道尖锐湿疣并不少见,较大或范围广的尖锐湿疣可阻塞产道,阴道分娩可能造成严重的阴道裂伤,以行剖宫产术为宜。

【宫颈异常】

1.宫颈粘连和瘢痕

宫颈粘连和瘢痕可为损伤性刮宫、感染、手术和物理治疗所致。宫颈粘连和瘢痕易致宫颈性难产。轻度的宫颈膜状粘连可试行粘连分离、机械性扩展或宫颈放射状切开,严重的宫颈粘连和瘢痕应行剖宫产术。

2.宫颈坚韧

常见于高龄初产妇,宫颈发育不良、缺乏弹性或精神过度紧张使宫颈挛缩,宫颈不易扩张。此时可静脉推注地西泮 10mg。也可子宫颈两侧各注入 0.5％利多卡因 5～10mL,若不见缓解,应行剖宫产术。

3.宫颈水肿

多见于扁平骨盆、持续性枕后位或滞产,宫口未开全时过早使用腹压,致使宫颈前唇长时间被压于胎头与耻骨联合之间,血液回流受阻引起水肿,影响宫颈扩张。轻者可抬高产妇臀部,减轻胎头对宫颈压力,也可子宫颈两侧各注入 0.5％利多卡因 5～10mL 或地西泮 10mg 静脉推注,待宫口近开全,用手将水肿的宫颈前唇上推,使其逐渐越过胎头,即可经阴道分娩。若经上述处理无明显效果,可行剖宫产术。

4.子宫颈癌

癌肿质硬而脆,经阴道分娩易致宫颈裂伤、出血及癌肿扩散,应行剖宫产术。若为早期浸润癌,可先行剖宫产术,随即行子宫颈癌根治术。

【子宫异常】

1.子宫畸形

包括中隔子宫、双子宫、双角子宫等,子宫畸形时难产发生概率明显增加;胎位和胎盘位置异常的发生率增加;易出现子宫收缩乏力、产程异常、宫颈扩张慢和子宫破裂。子宫畸形合并妊娠者,临产后应严密观察,适当放宽剖宫产手术指征。

2.瘢痕子宫

包括曾经行剖宫产术、穿过子宫内膜的肌瘤挖除术、输卵管间质部及宫角切除术、子宫成形术的孕妇,瘢痕子宫再孕分娩时子宫破裂的风险增加。近年来由于初产妇剖宫产率升高,剖宫产后再孕分娩者增加,但并非所有曾行剖宫产的妇女再孕后均须剖宫产。剖宫产后阴道分娩(vaginal birth after caesarean,VBAC)应根据前次剖宫产术式、指征、术后有无感染、术后再孕间隔时间、既往剖宫产次数、有无紧急剖宫产的条件以及本次妊娠胎儿大小、胎位、产力及产道情况等综合分析决定。若只有1次剖宫产史、切口为子宫下段横切口、术后再孕间隔时间超过两年且胎儿体重适中时,阴道试产成功率较高。若前次剖宫产为子宫体部纵切口或"T"形切口、术后有感染、剖宫产指征为骨盆狭窄、剖宫产次数≥2次、巨大儿、本次妊娠有剖宫产指征如胎位异常、前置胎盘等,则不宜阴道分娩。阴道试产过程中发现子宫破裂征象,应紧急剖宫产同时修补子宫破口,必要时需切除子宫。

【盆腔肿瘤】

1.子宫肌瘤

子宫肌瘤对分娩的影响主要取决于肌瘤大小、数量和生长部位。黏膜下肌瘤合并妊娠,容易发生流产及早产;肌壁间肌瘤可引起子宫收缩乏力,产程延长;宫颈肌瘤或子宫下段肌瘤或嵌顿于盆腔内的浆膜下肌瘤,均可阻碍胎先露衔接及下降,应行剖宫产术,并可同时行肌瘤切除术。若肌瘤在骨盆入口以上而胎头已入盆,肌瘤未阻塞产道则可经阴道分娩,待产后再行处理。

2.卵巢肿瘤

妊娠合并卵巢肿瘤时,由于卵巢随子宫提升,子宫收缩的激惹和胎儿先露部下降的挤压,卵巢肿瘤容易发生蒂扭转、破裂和感染。卵巢肿瘤位于骨盆入口,阻碍胎先露衔接者,应行剖宫产术,并同时切除卵巢肿瘤。

第八节　胎位异常

胎位异常(abnormal fetal position)包括胎头位置异常、臀先露及肩先露,是造成难产常见的因素。以头为先露的难产,又称头位难产。

一、持续性枕后位、枕横位

在分娩过程中,胎头多为枕后位或枕横位衔接,枕部在下降过程中,向前旋转成枕前位,以最小径线通过产道自然分娩,若胎头枕骨持续不能转向前方,直至临产后仍位于母体骨盆后方或侧方,致使分娩发生困难者,称为持续性枕后位(persistent occiput posterior position)(图5-

8)或持续性枕横位(persistent occiput transverse position)。发病率5%左右。

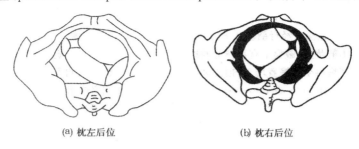

(a) 枕左后位　　　　　　　　　　　(b) 枕右后位

图 5-8　持续性枕后位

【原因】

1.骨盆异常

常发生在男型骨盆或类人猿型骨盆。这两类骨盆入口平面前半部较狭窄,后半部较宽,胎头容易以枕后位或枕横位衔接。同时常伴有中骨盆狭窄,影响胎头在中骨盆平面向前旋转,为适应骨盆形态,而成为持续性枕后位或持续性枕横位。此外,扁平骨盆前后径短小,均小骨盆各径线均小,容易使胎头以枕横位衔接,胎头俯屈不良,旋转困难,使胎头枕横位嵌顿在中骨盆形成持续性枕横位。

2.胎头俯屈不良

持续性枕后(横)位胎头俯屈不良,以较枕下前囟径(9.5cm)增加1.8cm的枕额径(11.3cm)通过产道,影响胎头在骨盆腔内旋转。若以枕后位衔接,胎儿脊柱与母体脊柱接近,不利于胎头俯屈,前囟成为胎头下降的最低部位,而最低点又常转向骨盆前方,当前囟转至前(侧)方,胎头枕部转至后(侧)方,形成持续性枕后(横)位。

3.子宫收缩乏力

影响胎头下降、俯屈及内旋转,容易造成持续性枕后(横)位。反过来,持续性枕后(横)位使胎头下降受阻,也容易导致宫缩乏力,两者互为因果关系。

4.其他

前壁胎盘、膀胱充盈、宫颈肌瘤、头盆不称、胎儿发育异常等均可影响胎头内旋转,形成持续性枕后(横)位。

【诊断】

1.临床表现

临产后胎头衔接较晚及俯屈不良,胎先露部不易紧贴子宫下段及宫颈内口,常导致协调性宫缩乏力及宫口扩张缓慢。枕骨持续性位于骨盆后方压迫直肠,枕后位的产妇自觉肛门坠胀及排便感,致使宫口尚未开全时过早使用腹压,发生宫颈前唇水肿和产妇疲劳,影响产程进展。持续性枕后(横)位常致活跃晚期及第二产程延长。若在阴道口已见到胎发,多次宫缩时屏气却不见胎头继续下降,应考虑持续性枕后位。

2.腹部检查

胎背偏向母体后方或侧方,前腹壁容易触及胎儿肢体,且在胎儿肢体侧容易听及胎心。

3.肛门或阴道检查

枕后位时盆腔后部空虚。若胎头矢状缝位于骨盆左斜径上,前囟在骨盆右前方,后囟(枕部)在骨盆左后方则为枕左后位,反之为枕右后位。查明胎头矢状缝位于骨盆横径上,后囟在骨盆左侧方,则为枕左横位,反之为枕右横位。当出现胎头水肿、颅骨重叠、囟门触不清时,需行阴道检查,借助胎儿耳郭及耳屏位置及方向判定胎位,若耳郭朝向骨盆后方,诊断为枕后位;若耳郭朝向骨盆侧方,诊断为枕横位。

4.B超检查

根据胎头眼眶及枕部位置,能准确探清胎头位置。

【分娩机制】

在无头盆不称的情况下,多数枕后位及枕横位在强有力宫缩作用下,可使胎头枕部向前旋转 90°~135°成为枕前位。在分娩过程中,若不能转成枕前位时,其分娩机制如下。

1.枕后位

枕后位内旋转时向后旋转 45°,使矢状缝与骨盆前后径一致。胎儿枕部朝向骶骨呈正枕后位,其分娩方式如下。

(1)胎头俯屈较好:胎头继续下降至前囟先露抵达耻骨联合下时,以前囟为支点,胎头继续俯屈使顶部及枕部自会阴前缘娩出。继之胎头仰伸,相继由耻骨联合下娩出额、鼻、口、颏[图5-9(a)]。此为枕后位经阴道分娩最常见的方式。

(2)胎头俯屈不良:当鼻根出现在耻骨联合下时,以鼻根为支点,胎头先俯屈,从会阴前缘娩出前囟、顶部及枕部,然后胎头仰伸,使鼻、口、颏部相继由耻骨联合下娩出[图5-9(b)]。

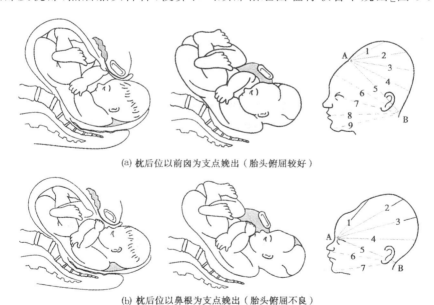

(a) 枕后位以前囟为支点娩出(胎头俯屈较好)

(b) 枕后位以鼻根为支点娩出(胎头俯屈不良)

图 5-9　枕后位分娩机制

因胎头以较大的枕额周径旋转,胎儿娩出更加困难,多需手术助产。

2.枕横位

部分枕横位于下降过程中内旋转受阻,或枕后位的胎头枕部仅向前旋转 45°成为持续性枕横位时,虽能经阴道分娩,多数需用手或胎头吸引术将胎头转成枕前位娩出。

【对母儿影响】

1.对产程的影响

持续性枕后(横)位容易导致第二产程延缓及胎头下降停滞,若未及时处理常导致第二产程延长,甚至滞产。

2.对产妇的影响

胎头长时间压迫软产道,可发生缺血坏死脱落,形成生殖道瘘。胎位异常导致继发性宫缩乏力,使产程延长,常需手术助产,容易发生软产道损伤,增加产后出血及感染机会。

3.对胎儿的影响

第二产程延长和手术助产机会增多,常出现胎儿窘迫和新生儿窒息,围产儿死亡率增高。

【处理】

若骨盆无异常、胎儿不大时,可以试产。试产时应严密观察产程,注意胎头下降、宫口扩张程度、宫缩强弱及胎心有无改变。

1.第一产程

(1)潜伏期:应保证产妇充分营养与休息。若情绪紧张、睡眠不好可给予哌替啶或地西泮。让产妇向胎肢体方向侧卧,以利胎头枕部转向前方。若宫缩欠佳,应尽早使用缩宫素。

(2)活跃期:宫口开大3～4cm产程停滞,除外头盆不称可行人工破膜,使胎头下降,压迫宫颈,增强宫缩,推动胎头内旋转。若产力欠佳,静脉滴注缩宫素。若宫口开大>1cm/h,伴胎先露部下降,多能经阴道分娩。在试产过程中,出现胎儿窘迫征象,应行剖宫产术。若经过上述处理效果不佳,宫口开大<1cm/h或无进展时,也应行剖宫产术。宫口开全之前,嘱产妇勿过早屏气用力,以免引起宫颈前唇水肿,影响产程进展。

2.第二产程

进展缓慢,初产妇已近2小时,经产妇已近1小时,应行阴道检查。当胎头双顶径已达坐骨棘平面或更低时,可先行徒手将胎头枕部转向前方,使矢状缝与骨盆出口前后径一致,或自然分娩,或阴道助产(低位产钳术或胎头吸引术)。若转为枕前位有困难时,也可向后转为正枕后位,再以产钳助产。若以枕后位娩出时,需作较大的会阴后-侧切开,以免造成会阴裂伤。若胎头位置较高,疑有头盆不称,应行剖宫产术。

3.第三产程

因产程延长,容易发生产后宫缩乏力,胎盘娩出后应立即静脉注射或肌内注射子宫收缩剂,以防发生产后出血。应做好新生儿复苏抢救准备。有软产道裂伤者,应及时修补,并给予抗生素预防感染。

二、胎头高直位

胎头呈不屈不仰姿势衔接于骨盆入口,其矢状缝与骨盆入口前后径相一致,称为高直位(sincipital presentation)。包括:①高直前位,胎头枕骨向前靠近耻骨联合者,又称枕耻位(图5-10);②高直后位,胎头枕骨向后靠近骶岬者,又称枕骶位(图5-11)。约占分娩总数的1.08%,报道为0.06%～1.6%。

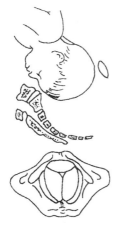

图 5-10　胎头高直前位(枕耻位)

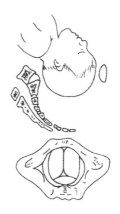

图 5-11　胎头高直后位(枕骶位)

【病因】

胎头高直位的病因尚不清楚,可能与下列因素有关。

1.头盆不称

是胎头高直位发生最常见的原因。常见于骨盆入口平面狭窄、扁平骨盆、均小骨盆及横径狭小骨盆,特别是当胎头过大、过小及长圆形胎头时易发生胎头高直位。

2.腹壁松弛及腹直肌分离

胎背易朝向母体前方,胎头高浮,当宫缩时易形成胎头高直位。

3.胎膜早破

胎膜突然破裂,羊水迅速流出,宫缩时胎头矢状缝易固定于骨盆入口前后径上,形成胎头高直位。

【诊断】

1.临床表现

由于临产后胎头未俯屈,入盆困难,活跃期早期宫口扩张延缓或停滞;一旦胎头入盆后,产程进展顺利;若胎头不能衔接,表现活跃期停滞。高直后位时,胎头不能进入骨盆入口,胎头不下降,先露部高浮,活跃期早期延缓和停滞,即使宫口开全,由于胎头高浮也易发生滞产、先兆子宫破裂或子宫破裂。

2.腹部检查

胎头高直前位时,胎背靠近腹前壁,不易触及胎儿肢体,胎心位置稍高在近腹中线。胎头高直后位时,胎儿肢体靠近腹前壁,有时可在耻骨联合上方触及胎儿下颏。

3.阴道检查

胎头矢状缝在骨盆入口的前后径上,高直前位时,后囟在耻骨联合后,前囟在骶骨前,反之为胎头高直后位。

4.B 超检查

高直前位时可在母体腹壁正中探及胎儿脊柱;高直后位时在耻骨联合上方探及眼眶反射。高直前(后)位时胎头双顶径与骨盆入口横径一致。

【分娩机制】

胎头高直前位临产后,胎儿脊柱朝向母体腹壁,有屈曲的余地,宫缩时,由于杠杆的作用,使胎头极度俯屈,以胎头枕骨在耻骨联合后方为支点,使前囟和额部先后沿骶岬下滑入盆衔接、下降,双顶径达坐骨棘平面以下时,待胎头极度俯屈的姿势纠正后,胎头不需内旋转或仅转45°,以正枕前位或枕前位经阴道分娩。高直后位临产后,胎头枕部及胎背与母体腰骶部贴近,较长的胎头矢状缝,置于较短的骨盆入口前口径上,妨碍胎头俯屈及下降,使胎头处于高浮状态迟迟不能入盆,即使入盆下降至盆底也难以向前旋转180°,故以枕前位娩出的可能性极小。

【处理】

高直前位时,若骨盆正常、胎儿不大、产力强,应给予阴道试产机会。加强宫缩促使胎头俯屈,胎头转为枕前位可经阴道分娩或阴道助产。若试产失败再行剖宫产术结束分娩。高直后位一经确诊,应行剖宫产术。

三、前不均倾位

枕横位入盆的胎头前顶骨先入盆,称为前不均倾位(anterior asynelitism)。发生率为0.50%~0.81%。

【诊断】

1.临床表现

胎头后顶骨不能入盆,使胎头下降停滞,产程延长。前顶骨与耻骨联合之间的膀胱颈受压,产妇过早出现尿潴留。

2.腹部检查

临产早期,耻骨联合上方可扪及胎头顶部。随前顶骨入盆胎头折叠于胎肩之后,使在耻骨联合上方不易触及胎头,形成胎头衔接入盆的假象。

3.阴道检查

胎头矢状缝在骨盆入口横径上,矢状缝向后移靠近骶岬侧,后顶骨的大部分尚在骶岬之上,盆腔后半部空虚;同时,前顶骨紧嵌于耻骨联合后方,宫颈前唇因受压常出现水肿,尿道亦因受压而不易插入导尿管。

【分娩机制】

前不均倾位时,因耻骨联合后面直而无凹陷,前顶骨紧紧嵌顿于耻骨联合后,使后顶骨无法越过骶岬而入盆,需行剖宫产术(图5-12)。

【处理】

临产后在产程早期,产妇应取坐位或半卧位,以减小骨盆倾斜度,尽量避免胎头以前不均倾位衔接。一旦确诊为前不均倾位,除个别胎儿小、宫缩强、骨盆宽大给予短时间试产外,均应尽快行剖宫产术。

四、面先露

胎头以颜面为先露称为面先露(face presentation),多于临产后发现。常由额先露继续仰伸形成,以颏骨为指示点,有6种胎位,颏左(右)前、颏左(右)横、颏左(右)后,以颏左前及颏右后位较多见。发病率国内报道为0.8‰~2.7‰,国外报道1.7‰~2.0‰。

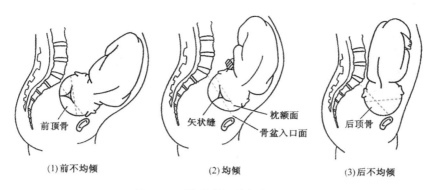

图 5-12 胎头前不均倾位入盆

【病因】

1.骨盆狭窄

骨盆入口狭窄时,胎头衔接受阻,阻碍胎头俯屈,导致胎头极度仰伸。

2.头盆不称

临产后胎头衔接受阻,造成胎头极度仰伸。

3.腹壁松弛

经产妇悬垂腹时胎背向前反屈,颈椎及胸椎仰伸形成面先露。

4.脐带过短或脐带绕颈

使胎头俯屈困难。

5.畸形

无脑儿因无顶骨,可自然形成面先露。先天性甲状腺肿,胎头俯屈困难,也可导致面先露。

【诊断】

1.临床表现

潜伏期延长、活跃期延长或停滞,胎头迟迟不能入盆。

2.腹部检查

因胎头极度仰伸入盆受阻,胎体伸直,宫底位置较高。颏后位时,在胎背侧触及极度仰伸的枕骨隆突是面先露的特征,于耻骨联合上方可触及胎儿枕骨隆突与胎背之间有明显凹沟,胎心较遥远而弱。颏前位时,胎体伸直使胎儿胸部更贴近孕妇腹前壁,使胎儿肢体侧的下腹部胎心听诊更清晰。

3.肛门及阴道检查

触不到圆而硬的颅骨,可触到高低不平、软硬不均的颜面部,若宫口开大时可触及胎儿口、鼻、颧骨及眼眶,并依据颏部所在位置确定其胎位。

4.B超检查

根据胎头枕部及眼眶位置,可以明确面先露并确定胎位。

【分娩机制】

很少发生在骨盆入口上方,通常是额先露在胎头下降过程中胎头进一步仰伸而形成面先露。分娩机制包括:仰伸、下降、内旋转及外旋转。

颏右前位时,胎头以前囟颏径,衔接于骨盆入口左斜径上,下降至中骨盆平面。胎头极度仰伸,颏部为最低点,向左前方转45°,使颏部达耻骨弓下,形成颏前位。当先露部达盆底,颏部抵住耻骨弓,胎头逐渐俯屈,使口、鼻、眼、额、顶、枕相继自会阴前缘娩出,经复位及外旋转,使胎肩及胎体相继娩出(图5-13)。

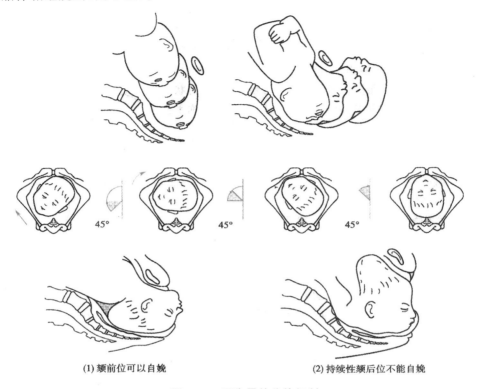

(1)颏前位可以自娩　　　　　　　　(2)持续性颏后位不能自娩

图5-13　面先露的分娩机制

颏后位时,若能向前内旋转135°,可以颏前位娩出;若内旋转受阻,成为持续性颏后位,足月活胎不能经阴道自然娩出。

颏横位时,多数可向前转90°为颏前位娩出,而持续性颏横位不能自然娩出。

【对母儿影响】

1.对产妇的影响

颏前位时,因胎儿颜面部不能紧贴子宫下段及宫颈内口,常引起宫缩乏力,致使产程延长;颜面部骨质不能变形,容易发生会阴裂伤。颏后位时,导致梗阻性难产,若不及时处理,造成子宫破裂,危及产妇生命。

2.对胎儿及新生儿的影响

由于胎头受压过久,可引起颅内出血、胎儿窘迫、新生儿窒息。胎儿面部受压变形,颜面皮肤青紫、肿胀,尤以口唇为著,影响吸吮,严重时可发生会厌水肿,影响吞咽及呼吸。新生儿于生后保持仰伸姿势达数日之久,产后需加强护理。

【处理】

面先露均在临产后发生。如出现产程延长及停滞时,应及时行阴道检查。颏前位时,若无头盆不称,产力良好,有可能经阴道自然分娩。若出现继发性宫缩乏力,第二产程延长,可用产钳助娩,但会阴后-侧切开要足够大。若有头盆不称或出现胎儿窘迫征象,应行剖宫产术。持续性颏后位时,难以经阴道分娩,应行剖宫产术结束分娩。颏横位若能转成颏前位,可以经阴道分娩,持续性颏横位常出现产程延长和停滞,应行剖宫产术。

五、臀先露

臀先露(breech presentation)是最常见的异常胎位,占妊娠足月分娩总数的 $3\%\sim4\%$。臀先露以骶骨为指示点,有骶左(右)前、骶左(右)横、骶左(右)后六种胎位。

【病因】

1.胎儿在宫腔内活动范围过大

羊水过多、经产妇腹壁松弛及早产儿羊水相对偏多,胎儿易在宫腔内自由活动形成臀先露。

2.胎儿在宫腔内活动范围受限

子宫畸形(如单角子宫、双角子宫等)、胎儿畸形(如无脑儿、脑积水等)、双胎妊娠及羊水过少等,容易发生臀先露。胎盘附着在宫底及宫角,臀先露的发生率为 73%,而头先露为 5%。

3.胎头衔接受阻

狭窄骨盆、前置胎盘、肿瘤阻塞骨盆腔及巨大胎儿等,也易发生臀先露。

【分类】

根据胎儿双下肢所取的姿势分为 3 类。

1.单臀先露(frank breech presentation)

胎儿双髋关节屈曲,双膝关节直伸,以臀部为先露,称单臀先露,又称腿直臀先露。此类最多见。

2.完全臀先露(complete breech presentation)

胎儿双髋关节及双膝关节均屈曲,犹如盘膝坐,以臀部和双足为先露,称为完全臀先露,又称混合臀先露。此类较多见。

3.不完全臀先露(incomplete breech presentation)

以一足或双足、一膝或双膝、一足一膝为先露。膝先露是暂时的,产程开始后常转为足先露。此类较少见。

【诊断】

1.临床表现

妊娠晚期胎动时,孕妇常有季肋部胀痛感。临产后因胎臀不能紧贴子宫下段及宫颈内口,常导致宫缩乏力,宫口扩张缓慢,致使产程延长。

2.腹部检查

四步触诊在宫底部触到圆而硬、按压时有浮球感的胎头;若未衔接,在耻骨联合上方触到不规则、软而宽的胎臀,胎心在脐左(或右)上方听得最清楚。衔接后,胎臀位于耻骨联合之下,胎心听诊以脐下最明显。

3.阴道检查

宫口扩张 2cm 以上且胎膜已破时,可直接触到胎臀、外生殖器及肛门,此时应注意与颜面相鉴别。若为胎臀,可触及肛门与两坐骨结节连在一条直线上,手指放入肛门内有环状括约肌收缩感,取出手指可见有胎粪。若为颜面,口与两颧骨突出点呈三角形,手指放入口内可触及齿龈和弓状的下颌骨。若触及胎足时,应与胎手相鉴别,胎足趾短而平齐,且有足跟,胎手指长,指端不平齐(图 5-14)。

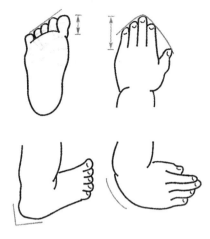

图 5-14　胎手与胎足的区别

4.B 超检查

可判断臀先露类型以及胎儿大小、胎头姿势、胎儿畸形等。

【分娩机制】

以骶右前位为例加以阐述。

1.胎臀娩出

临产后,胎臀以粗隆间径衔接于骨盆入口右斜径,并不断下降,前髋下降稍快,先抵骨盆,在遇盆底阻力后,臀部向母体右前方作45°内旋转,使前髋位于耻骨联合后方,而粗隆间径与母体骨盆出口前后径一致。胎体为适应产道弯曲度而侧屈,后臀先从会阴前缘娩出,胎体稍伸直,使前臀从耻骨弓下娩出。继之双腿双足娩出。当胎臀及两下肢娩出后,胎体行外旋转,使胎背转向前方或右前方。

2.胎肩娩出

当胎体行外旋转的同时,胎儿双肩径于骨盆入口右斜径或横径入盆,并沿此径线逐渐下降,当双肩达骨盆底时,前肩向右旋转45°转至耻骨弓下,使双肩径与骨盆出口前后径一致,同时胎体侧屈使后肩及后上肢从会阴前缘娩出,继之前肩及前上肢从耻骨弓下娩出。

3.胎头娩出

当胎肩通过会阴时,胎头矢状缝衔接于骨盆入口左斜径或横径,并沿此径线逐渐下降,同时胎头俯屈。当枕骨达骨盆底时,胎头向母体左前方旋转45°,使枕骨朝向耻骨联合。胎头继续下降,当枕骨下凹到达耻骨弓下时,以此处为支点,胎头继续俯屈,使颏、面及额部相继自会阴前缘娩出,随后枕部自耻骨弓下娩出。

【对母儿影响】

1.对产妇的影响

胎臀形状不规则,对前羊膜囊压力不均匀,易致胎膜早破;胎臀不能紧贴子宫下段及宫颈内口,容易发生产程延长;臀先露扩张宫颈及刺激官旁神经丛的张力不如头先露,易导致继发性宫缩乏力和产后出血。若宫口未开全强行牵拉,容易造成宫颈撕裂甚至延及子宫下段。

2.对胎儿及新生儿的影响

容易发生胎膜早破,发生脐带脱垂是头先露的 10 倍,脐带受压可致胎儿窘迫甚至死亡;胎膜早破,使早产儿及低体重儿增多。后出胎头牵出困难,常发生脊柱损伤、脑幕撕裂、新生儿窒息、臂丛神经损伤、胸锁乳突肌损伤导致的斜颈及颅内出血,颅内出血的发病率是头先露的 10 倍,臀先露导致围产儿的发病率与死亡率均增高。

【处理】

1.妊娠期

于妊娠 30 周前,臀先露多能自行转为头先露。若妊娠 30 周后仍为臀先露应予矫正。常用的矫正方法如下。

(1)胸膝卧位:让孕妇排空膀胱,松解裤带,胸膝卧位的姿势如图 5-15 所示,每天 2～3 次,每次 15 分钟,连做 1 周后复查。这种姿势可使胎臀退出盆腔,借助胎儿重心改变自然完成头先露的转位。成功率 70% 以上。

(2)激光照射或艾灸至阴穴:近年多用激光照射两侧至阴穴(足小趾外侧,距趾甲角 0.1寸),也可用艾灸条,每天 1 次,每次 15～20 分钟,5 次为 1 个疗程。

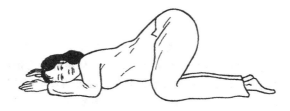

图 5-15　胸膝卧位

(3)外转胎位术(external version):应用上述矫正方法无效者,于妊娠 32～34 周时,可行外转胎位术,因有发生胎盘早剥、脐带缠绕等严重并发症的可能,应用时要慎重,术前半小时口服利托君 10mg。行外转胎位术时,最好在 B 超及胎儿电子监测下进行。孕妇平卧,两下肢屈曲稍外展,露出腹壁。查清胎位,听胎心率。操作步骤包括松动胎先露部(两手插入胎先露部下方向上提拉,使之松动)、转胎(两手把握胎儿两端,一手将胎头沿胎儿腹侧,保持胎头俯屈,轻轻向骨盆入口推移,另手将胎臀上推,与推胎头动作配合,直至转为头先露)。动作应轻柔,间断进行。若术中或术后发现胎动频繁而剧烈或胎心率异常,应停止转动并退回原胎位观察半小时。

2.分娩期

应根据产妇年龄、胎产次、骨盆类型、胎儿大小、胎儿是否存活、臀先露类型以及有无合并症,于临产初期做出正确判断,决定分娩方式。

(1)剖宫产。足月臀先露选择性剖宫产的指征如下:狭窄骨盆、软产道异常、胎儿体重大于 3500g、胎儿窘迫、妊娠合并症、高龄初产、B 超见胎头过度仰伸、有脐带先露或膝先露、有难产史、不完全臀先露、瘢痕子宫等,均应行剖宫产术。

（2）阴道分娩。

阴道分娩的条件：①孕龄≥36周；②单臀先露；③胎儿体重为2500～3500g；④无胎头仰伸；⑤骨盆大小正常；⑥无其他剖宫产指征。

阴道分娩的处理。

第一产程：产妇应侧卧休息，不宜站立走动，给予足够的水分和营养以保持较好的体力。少做肛查及阴道检查，不灌肠，尽量避免胎膜破裂。一旦破膜，应立即听胎心。若有胎心异常，应行阴道检查，了解有无脐带脱垂。若有脐带脱垂，胎心尚好，宫口未开全，为抢救胎儿，需立即行剖宫产术。若无脐带脱垂，可严密观察胎心及产程进展。当宫口开大4～5cm时，胎足即可经宫口脱出至阴道。为了使宫颈和阴道充分扩张，消毒外阴之后，使用"堵"外阴方法。当宫缩时用无菌巾以手掌堵住阴道口，让胎臀下降，避免胎足先下降，待宫口及阴道充分扩张后才让胎臀娩出。此法有利于后出胎头的顺利娩出（图5-16）。在"堵"的过程中，应每隔10～15分钟听胎心1次，并注意宫口是否开全。宫口已开全再堵易引起胎儿窘迫或子宫破裂。宫口近开全时，要做好接产和抢救新生儿窒息的准备。

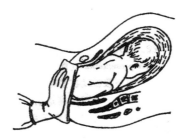

图5-16　堵臀助宫颈扩张

第二产程：接产前，应导尿。初产妇应做会阴后-侧切开术。有3种分娩方式。①自然分娩：胎儿自然娩出，不做任何牵拉。极少见，仅见于经产妇、胎儿小、宫缩强、骨盆宽大者。②臀位助产：当胎臀自然娩出至脐部后，胎肩及后出胎头由接产者协助娩出。脐部娩出后，一般应在2～3分钟娩出胎头，最长不能超过8分钟。后娩出胎头，有主张用单叶产钳，效果佳。③臀牵引术：胎儿全部由接产者牵拉娩出，此种手术对胎儿损伤大，一般情况下应禁止使用。

第三产程：产程延长易并发子宫收缩乏力性出血。胎盘娩出后，应肌内注射缩宫素或前列腺素制剂，防止产后出血。行手术操作及有软产道损伤者，应及时检查并缝合，给予抗生素预防感染。

六、肩先露

当胎体横卧于骨盆入口以上，其纵轴与母体纵轴相垂直，先露部为肩时称为肩先露（shoulder presentation）。占妊娠足月分娩总数的0.25%。以肩胛骨为指示点，有肩左前、肩左后，肩右前，肩右后四种胎位。是最不利于分娩的胎位。除死胎及早产儿胎体可折叠而自然娩出外，足月活胎不可能经阴道自然娩出。若不及时处理，容易造成子宫破裂，威胁母儿生命。

【病因】

肩先露的常见原因：①经产妇所致腹壁松弛，如悬垂腹时子宫前倾使胎体纵轴偏离骨产道，斜向一侧或呈横产式；②早产儿，尚未转至头先露时；③前置胎盘；④骨盆狭窄；⑤子宫异常或肿瘤,影响胎头入盆;⑥羊水过多。

【诊断】

1.腹部检查

子宫呈横椭圆形,子宫横径较正常妊娠宽,子宫底高度低于孕周,宫底部及耻骨联合上方空虚;母体腹部一侧触及胎头,另侧触及胎臀。肩前位时,胎背朝向母体腹壁,触之宽大平坦;肩后位时,母体腹壁触及不规则的胎儿小肢体。胎心在脐周两侧最清楚。根据腹部检查多能确定胎位。

2.肛门检查或阴道检查

胎膜未破者不易查清胎位,但横位临产后胎膜多已破裂,若宫口已扩张,阴道检查可触到肩胛骨或肩峰、锁骨、肋骨及腋窝。腋窝尖端指向胎儿肩部及头端位置,据此可决定胎头在母体左或右侧。肩胛骨朝向母体前或后方,可决定肩前位或肩后位。例如胎头在母体右侧,肩胛骨朝向后方,则为肩右后位(图 5-17)。胎手若已脱出于阴道口外,可用握手法鉴别是胎儿左手或右手,因检查者只能与胎儿同侧的手相握。例如肩右前位时左手脱出,检查者用左手与胎儿左手相握,余类推。

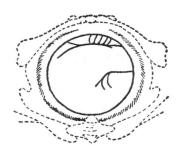

图 5-17　根据腋窝方向及肩胛骨位置确定胎位

3.B 超检查

通过胎头、脊柱、胎心等检测,能准确诊断肩先露,并能确定胎位。

【对分娩的影响】

(1)横位的先露部为肩,对宫颈口及子宫下段贴合不均匀,常发生胎膜早破及宫颈乏力。

(2)胎膜破裂羊水外流,胎儿上肢或脐带容易脱垂,导致胎儿窘迫,以致死亡。

(3)临产后,宫缩不断加强,胎肩及胸廓一部分被挤入盆腔内,胎体折叠弯曲,胎颈被拉长,上肢脱出于阴道口外,胎头和胎臀被阻于骨盆入口上方,形成忽略性(嵌顿性)肩先露(neglect-edshoulder presentation)(图 5-18),为对母体最不利的胎位。随子宫收缩继续增强,子宫上段越来越厚,子宫下段被动扩张越来越薄,由于子宫上下段肌壁厚薄相差悬殊,形成环状凹陷,并随宫缩逐渐升高,甚至可以高达脐上,形成病理缩复环(pathologic retraction ring),为子宫破裂的先兆,若不及时处理,将发生子宫破裂。忽略性肩先露时,妊娠足月无论活胎或死胎均无法经阴道娩出,增加产妇手术产及术中术后出血、感染等概率。

【临床表现】

肩先露不能紧贴子宫下段及宫颈内口,缺乏直接刺激,容易发生宫缩乏力;胎肩对宫颈压力不均,容易发生胎膜早破。破膜后羊水迅速外流,胎儿上肢或脐带容易脱出,导致胎儿窘迫甚至死亡。

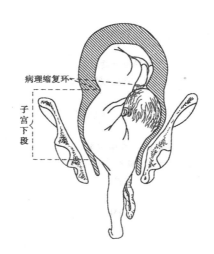

图 5-18　忽略性肩先露

【处理】

1.妊娠期

定期产前检查,妊娠后期发现肩先露,及时采用胸膝卧位、激光照射(或艾灸)至阴穴矫正。上述矫正方法无效,应试行外转胎位术转成头先露,并包扎腹部以固定胎头。若行外转胎位术失败,应提前住院决定分娩方式。

2.分娩期

应根据胎产次、胎儿大小、胎儿是否存活、宫口扩张程度、胎膜是否破裂、有无并发症等,综合判断决定分娩方式。

(1)足月活胎,伴有产科指征(如狭窄骨盆、前置胎盘、有难产史等),应于临产前行择期剖宫产术。

(2)初产妇、足月活胎,临产后应行剖宫产术。

(3)经产妇、足月活胎,首选剖宫产术。若宫口开大 5cm 以上,破膜不久,羊水未流尽,可在硬膜外麻醉或全麻下行内转胎位术,转成臀先露,待宫口开全助产娩出。

(4)双胎妊娠足月活胎,第二胎儿为肩先露,可行内转胎位术。

(5)出现先兆子宫破裂或子宫破裂征象,无论胎儿死活,均应立即行剖宫产术。术中若发现宫腔感染严重,应将子宫一并切除。

(6)胎儿已死,无先兆子宫破裂征象,若宫口近开全,在全麻下行断头术或碎胎术。术后应常规检查子宫下段、宫颈及阴道有无裂伤。若有裂伤应及时缝合。注意防止产后出血,给予抗生素预防感染。

七、复合先露

胎头或胎臀伴有肢体(上肢或下肢)作为先露部同时进入骨盆入口,称为复合先露(compound presentation)。临床以一手或一前臂沿胎头脱出最常见,多发生于早产者,发病率为0.8‰~1.66‰。

【病因】

胎先露部与骨盆入口未能完全嵌合,或在胎先露部周围有空隙均可发生。以经产妇腹壁松弛者、临产后胎头高浮、骨盆狭窄、胎膜早破、早产、双胎妊娠及羊水过多等为常见。

【临床经过及对母儿影响】

仅胎手露于胎头旁,或胎足露于胎臀旁者,多能顺利经阴道分娩。只有在破膜后,上臂完全脱出则能阻碍分娩。下肢和胎头同时入盆,直伸的下肢也能阻碍胎头下降,若不及时处理可致梗阻性难产,威胁母儿生命。胎儿可因脐带脱垂死亡,也可因产程延长、缺氧造成胎儿窘迫,甚至死亡等。

【诊断】

常因产程进展缓慢行阴道检查时发现。以胎头与手复合先露最为常见,应注意与臀先露及肩先露相鉴别。

【处理】

发现复合先露,首先应排除头盆不称。确认无头盆不称,让产妇向脱出肢体的对侧侧卧,肢体常可自然缩回。脱出肢体与胎头已入盆,待宫口近开全或开全后上推肢体,将其回纳,然后经腹部下压胎头,使胎头下降,以产钳助娩。若有明显头盆不称或伴有胎儿窘迫征象,应尽早行剖宫产术。

第六章 儿科疾病诊断与治疗

第一节 急性上呼吸道梗阻

呼吸道梗阻包括发生于呼吸道任何部位的正常气流被阻断。阻断的部位如果位于呼吸道隆突以上,往往会迅速引起窒息,危及生命。阻断的部位如果位于呼吸道隆突以下,影响支气管或小气道的气流,但不致立刻危及生命。急性上呼吸道梗阻不仅包括上呼吸道,也包括隆突以上所有气道的梗阻。上呼吸道梗阻危及患儿的情况取决于多方面的因素,包括梗阻的部位、梗阻的程度、梗阻发展的速度以及患儿心脏和肺的功能状态。

一、病因
(一)引起急性上呼吸道梗阻病因的解剖分布
1.鼻咽和口咽

其包括:①严重的面部创伤、骨折;②咽部异物;③扁桃体周围脓肿;④咽旁脓肿;⑤腭垂肿胀伴血管神经性水肿;⑥黏膜天疱疮。

2.咽后壁软组织

其包括:①咽后壁脓肿;②咽后壁出血;③颈椎损伤后水肿;④烫伤和化学性损伤。

3.颈部软组织

其包括:①创伤及医源性血肿;②颌下蜂窝组织炎。

4.会厌

其包括:①急性会厌炎;②外伤性会厌肿胀;③过敏性会厌肿胀。

5.声门

其包括:①创伤性声门损伤(常为医源性);②手术引起的声带麻痹。

6.喉

其包括:①急性喉炎;②血管神经性水肿,喉痉挛;③异物;④手足抽搐伴发的喉痉挛、喉软化症;⑤外伤、骨折、水肿、局部血肿;⑥白喉的膜性渗出;⑦传染性单核细胞增多症的膜性渗出;⑧喉脓肿;⑨软骨炎。

7.声门下区和气管

其包括:①喉气管炎;②喉气管软化;③异物;④插管、器械、手术引起的医源性水肿;⑤膜性喉气管炎。

8.食管

其包括:①食管异物;②呕吐物急性吸入。

(二)引起急性上呼吸道梗阻病因的年龄分布

1.新生儿及小婴儿

其包括喉软化、声门下狭窄、声带麻痹、气管软化、血管畸形、血管瘤等。

2.新生儿~1岁

其包括先天性畸形(同上)、喉气管炎、咽后壁脓肿、异物等。

3.1~2岁

其包括如喉气管炎、异物、会厌炎等。

4.3~6岁

有肿大的扁桃体及腺样体、鼻充血、会厌炎和异物等。

二、临床表现

气道部分梗阻时可听到喘鸣音,可见到呼吸困难,呼吸费力,辅助呼吸肌参加呼吸活动。肋间隙、锁骨上窝、胸骨上窝凹陷。严重病例呼吸极度困难,头向后仰、发绀并窒息,如瞪眼、口唇凸出和流涎。患儿欲咳嗽,但咳不出。辅助呼吸肌剧烈运动,呈矛盾呼吸运动,吸气时胸壁下陷,而腹部却隆起,呼气时则相反。虽然拼命用力呼吸,但仍无气流,旋即呼吸停止,继而出现心律失常,最终发生致命的室性心律失常,可因低氧和迷走神经反射引起心跳停止而迅速死亡。

三、鉴别诊断

临床上常以喘鸣音作为鉴别诊断的依据。喘鸣是由鼻和气管之间的上呼吸道因部分梗阻而部分中断了气体的通道,由一股或多股湍流的气体所产生。喘鸣的重要意义在于反映部分性的气道梗阻。儿童患者的气道并非一固定的管道,而为一相当软的管道,其管腔的横断面积随压力的不同而发生变化。在正常呼吸时其变化较小,当有阻塞性病变时则表现得相当重要。正常呼吸时,作用于气道的压力变化在胸腔内外是完全相反的。吸气时,在胸腔内,作用于气道壁的外周压力降低,因此,胸内气道趋于增宽;呼气时,外周压力升高使胸内气道变窄。胸外气道在吸气时,其周围软组织的压力保持近于不变,而胸腔内压力降低,使气道变窄;呼气时,胸腔内压力升高使胸外气道变宽。部分梗阻如果发生在气道内径能发生变化的部位,当气道变为最小时,梗阻将是最严重的。气道内径变小会使气流变慢并分裂,从而产生喘鸣。因此,胸外气道梗阻会产生吸气性喘鸣,胸内气道梗阻会产生呼气性喘鸣。较大的病变会产生吸气性和呼气性双相气流梗阻,从而引起双相(往返)喘鸣,双相喘鸣比单相喘鸣有更紧急的临床严重性。

喉是一固定性结构,其内径不随呼吸发生明显变化,婴儿喉腔最窄部位在声带处,横断面积为14~15 mm²。该部黏膜水肿仅1 mm时,即可使气道面积减少65%。喉部病变多产生双相喘鸣。

不同病变引起的喘鸣的呼吸时相见下。

(一)倾向于产生吸气性喘鸣的病变

其包括:①先天性声带麻痹;②喉软化;③插管后喘鸣;④急性喉炎;⑤小颌、巨舌;⑥甲状舌骨囊肿;⑦声门上及声门蹼;⑧声门下血管瘤;⑨喉气管炎;⑩会厌炎;⑪咽后壁脓肿;⑫白喉。

(二)常产生双期喘鸣的病变

其包括:①先天性声门下狭窄;②气管狭窄;③血管环、血管悬带;④声门下血管瘤;⑤声门下蹼。

(三)倾向产生呼气性喘鸣的病变

其包括:①气管软化;②气管异物;③纵隔肿瘤。

喘鸣的听觉特征可能对诊断有帮助,如喉软化症的喘鸣为高调、鸡鸣样、吸气性。声门梗阻亦产生高调喘鸣;而声门上病变通常产生低调、浑厚的喘鸣。粗糙的鼾声是咽部梗阻的表现。

发音的特征对上呼吸道梗阻的病因也可能提供诊断线索。如声音嘶哑,常见于急性喉炎、喉气管炎、白喉和喉乳头状瘤病;声音低沉或无声,常见于喉蹼、会厌炎和喉部异物。

咳嗽的声音也有一定诊断意义。犬吠样咳嗽高度提示声门下腔病变;"钢管乐样"咳嗽常提示气管内异物。

由于上呼吸道与食管相毗邻,因此,上呼吸道梗阻也可引起进食困难。在婴儿,鼻咽梗阻时,由于鼻呼吸障碍,其所引起的进食困难常伴有窒息和吸入性呼吸困难;口咽梗阻,特别是舌根部病变以及声门上喉部病变,均影响吞咽;咽后壁脓肿及声门上腔炎症,如会厌炎,不仅极不愿吞咽而且引起流涎。

X 线诊断:上呼吸道的梗阻在 X 线下有些疾患有特异性改变,有些则不具有特异性改变。在胸片上,上呼吸道梗阻的其他表现包括:①肺充气量趋于正常或减少,这与其他原因引起的呼吸困难所见的肺过度膨胀相反;②气道可见狭窄的部分;③若下咽腔包括在 X 线片内,则可见扩张。

四、治疗

(一)恢复气道通畅

急性上呼吸道梗阻患儿应立即设法使其气道通畅,尽量使患儿头向后仰。让患儿仰卧,抢救人员将一手置于患儿颈部,将颈部抬高,另一手置于额部,并向下压,使头和颈部呈过度伸展状态,此时舌可自咽后部推向前,使气道梗阻缓解。若气道仍未能恢复通畅,抢救者可改变手法,将一手指置于患儿下颌之后,然后尽力把下颌骨推向前;同时使头向后仰,用拇指使患儿下唇回缩,以便恢复通过口、鼻呼吸。如气道恢复通畅后,患儿仍无呼吸,应即刻进行人工机械通气。

(二)迅速寻找并取出异物

如果气道已经通畅,患儿仍无自主呼吸,通过人工机械通气肺仍不能扩张,应立即用手指清除咽喉部的分泌物或异物。患儿宜侧卧,医师用拇指和示指使患儿张口,用另一只手清除患儿口、咽部的分泌物或异物,以排出堵塞物。亦可用一长塑料钳,自口腔置入,深入患儿咽后部,探取异物,切勿使软组织损伤。亦可通过突然增加胸膜腔内压的方法,以形成足够的呼出气压力和流量,使气管内异物排出。具体做法是用力拍其肩胛间区或自患儿后方将手置于患儿的腹部,两手交叉,向上腹部施加压力。较安全的方法是手臂围绕于胸廓中部,婴儿围绕于下胸廓,用力向内挤压或用力拍击中背部,亦可得到类似结果。因为大部分吸入异物位于咽部稍下方的狭窄处,不易进一步深入,患儿因无足够的潮气量而无法将阻塞的异物排出。但此时患儿肺内尚有足够的残气量,故对胸或腹部迅速加压,排出的气量足以将异物排出。如有条件可在气管镜下取异物。

(三)气管插管、气管切开或环甲膜穿刺通气

来不及用上述方法或用上述方法失败的病例,以及其他情况紧急窒息时,如手足搐搦症喉痉挛、咽后壁脓肿、甲状舌骨囊肿等,可先作气管插管,必要时可作气管切开。来不及作气管切开时,可先用血浆针头作环甲膜穿刺,或连接高频通气,以缓解患儿缺氧。然后再作气管插管或作气管切开,并置入套管。

(四)病因治疗

引起上呼吸道梗阻的病因除了异物按上述方法抢救外,由其他病因所引起者,应分别按照病因进行处理。

第二节　急性感染性喉炎

急性感染性喉炎是喉黏膜急性弥漫性炎症。临床上以犬吠样咳嗽、声嘶、喉鸣、吸气性呼吸困难为特征。可发生于任何季节,以冬春季为多。多见于 5 岁以下,尤其是婴幼儿,新生儿罕见。

一、病因

引起上感的病毒、细菌均可引起急性喉炎。常见的病毒为副流感病毒、流感病毒和腺病毒,常见的细菌为金黄色葡萄球菌、链球菌和肺炎链球菌。患麻疹、百日咳、猩红热、流感、白喉等急性传染病时,也容易并发急性喉炎。由于小儿喉腔狭窄,喉软骨柔软,黏膜下淋巴组织丰富,组织疏松,炎症时易水肿、充血,发生喉梗阻。所以,小儿急性喉炎的病情比成人严重。

二、临床表现

起病急、症状重。患儿可有发热、头痛等上感的全身症状,但多不突出。主要表现有声嘶、咳嗽、喉鸣、吸气性呼吸困难,其特征是犬吠样咳嗽,呈"空、空"的咳声。喉镜检查可见喉黏膜充血、肿胀,尤以声门下区红肿明显,喉腔狭窄,喉黏膜表面可有脓性或黏液性分泌物附着。一般白天症状较轻,夜间入睡后由于喉部肌肉松弛,分泌物阻塞,症状加重,可出现吸气性喉鸣和吸气性呼吸困难、发憋,甚至出现喉梗阻,严重者可窒息死亡。

喉梗阻按吸气性呼吸困难的轻重,临床上分为 4 度。①Ⅰ度:安静时无症状,仅活动后吸气性喉鸣、呼吸困难,肺呼吸音清晰,心率无改变。②Ⅱ度:安静时也有吸气性喉鸣和呼吸困难,轻度三凹征。不影响睡眠和进食,肺部听诊可闻及喉传导音或病理性呼吸音,心率增快。无明显缺氧的表现。③Ⅲ度:除上述呼吸梗阻症状进一步加重外,患儿因缺氧而出现烦躁不安,口唇、指趾发绀,头面出汗、惊恐面容。听诊呼吸音明显减低,心音低钝,心率快。④Ⅳ度:患儿渐显衰竭、昏睡状态,由于呼吸无力,三凹征可不明显,面色苍白或发灰,肺部听诊呼吸音几乎消失,仅有气管传导音,心音低钝,心律不齐,如不及时抢救可因严重缺氧和心力衰竭而死亡。

三、诊断和鉴别诊断

根据急起的犬吠样咳嗽、声嘶、吸气性喉鸣和吸气性呼吸困难、昼轻夜重等可做出诊断。但需和急性喉痉挛、白喉、呼吸道异物等其他原因引起的喉梗阻鉴别。

四、治疗

(一)保持呼吸道通畅

清除口咽部分泌物,防止缺氧,必要时,可用 1‰麻黄素以及肾上腺皮质激素超声雾化吸入,有利于黏膜水肿消退。

(二)积极控制感染

由于病情进展快,难以判断感染系病毒或细菌引起,因此,宜选用足量抗生素治疗。常用者为青霉素类、头孢菌素类以及大环内酯类。

(三)肾上腺皮质激素

因其非特异性的抗炎、抗过敏作用,能较快减轻喉头水肿,缓解喉梗阻。应与抗生素同时应用。常用泼尼松每天 $1\sim2$ mg/kg,分次口服。严重者可用地塞米松或氢化可的松注射。激素应用时间不宜过长,一般 $2\sim3$ 天即可。

(四)对症治疗

缺氧者给予氧气吸入;烦躁不安者可应用镇静剂,异丙嗪有镇静和减轻喉头水肿的作用,而氯丙嗪可使喉头肌肉松弛,加重呼吸困难不宜使用;痰多者可止咳祛痰,严重时直接喉镜吸痰。

(五)气管切开

经上述处理,病情不见缓解,缺氧进一步加重,或Ⅲ度以上的喉梗阻,应及时气管切开,以挽救生命。

第三节　消化性溃疡

消化性溃疡是指胃和十二指肠的慢性溃疡。各年龄均可发病,学龄儿童多见,婴幼儿多为继发性溃疡,胃溃疡和十二指肠溃疡发病率相近;年长儿多为原发性十二指肠溃疡,男孩多于女孩。

一、病因和发病机制

原发性消化性溃疡的病因复杂,与诸多因素有关,确切发病机制至今尚未完全阐明,目前认为溃疡的形成是由于对胃和十二指肠黏膜有损害作用的侵袭因子(酸、胃蛋白酶、胆盐、药物、微生物及其他有害物质)与黏膜自身的防御因素(黏膜屏障、黏液重碳酸盐屏障、黏膜血流量、细胞更新、前列腺素、表皮生长因子等)之间失去平衡的结果。

(一)胃酸和胃蛋白酶

胃酸和胃蛋白酶是胃液的主要成分,也是对胃和十二指肠黏膜有侵袭作用的主要因素。十二指肠溃疡患者基础胃酸、壁细胞数量及壁细胞对刺激物质的敏感性均高于正常人,且胃酸分泌的正常反馈抑制亦发生缺陷,故酸度增高是形成溃疡的重要原因。因胃酸分泌随年龄而增加,因此年长儿消化性溃疡发病率较婴幼儿为高。胃蛋白酶不仅能水解食物蛋白质的肽链,也能裂解胃液中的糖蛋白、脂蛋白及结缔组织、破坏黏膜屏障。消化性溃疡患者胃液中蛋白酶及血清胃蛋白酶原水平均高于正常人。

(二)胃和十二指肠黏膜屏障

胃和十二指肠黏膜在正常情况下,被其上皮所分泌的黏液覆盖,黏液与完整的上皮细胞膜及细胞间连接形成一道防线,称黏液-黏膜屏障,能防止食物的机械摩擦,阻抑和中和腔内 H^+ 反渗至黏膜,上皮细胞分泌黏液和 HCO_3^-,可中和弥散来的 H^+。在各种攻击因子的作用下,这一屏障功能受损,即可影响黏膜血循环及上皮细胞的更新,使黏膜缺血、坏死而形成溃疡。

(三)幽门螺杆菌感染

小儿十二指肠溃疡幽门螺杆菌检出率为 $52.6\%\sim62.9\%$,被根除后复发率即下降,说明幽门螺杆菌在溃疡病发病机制中起重要作用。

(四)遗传因素

消化性溃疡属常染色体显性遗传病,$20\%\sim60\%$ 的患儿有家族史,O 型血的人十二指肠溃疡或胃溃疡发病率较其他型的人高,2/3 的十二指肠溃疡患者家族血清胃蛋白酶原升高。

(五)其他

外伤、手术后、精神刺激或创伤;暴饮暴食,过冷、油炸食品;对胃黏膜有刺激性的药物如阿司匹林、非甾体抗炎药、肾上腺皮质激素等。继发性溃疡是由于全身疾病引起的胃、十二指肠黏膜局部损害,见于各种危重疾病所致的应激反应。

二、病理

新生儿和婴儿多为急性溃疡,溃疡为多发性,易穿孔,亦易愈合。年长儿多为慢性,单发。十二指肠溃疡好发于球部,胃溃疡多发生在胃窦、胃体交界的弯侧。溃疡大小不等,胃镜下观察呈圆形或不规则圆形,也有呈椭圆形或线形,底部有灰白苔,周围黏膜充血、水肿。球部因黏膜充血、水肿,或因多次复发后,纤维组织增生和收缩而导致球部变形,有时出现假憩室。胃和十二指肠同时有溃疡存在时称复合溃疡。

三、临床表现

年龄不同,临床表现多样,年龄越小,越不典型。

(一)年长儿

以原发性十二指肠溃疡多见,主要表现为反复发作脐周及上腹部胀痛、烧灼感,饥饿时或夜间多发;严重者可出现呕血、便血、贫血;部分病例可有穿孔,穿孔时疼痛剧烈并放射至背部。也有的仅表现为贫血、粪便潜血试验阳性者。

(二)学龄前期

多数为十二指肠溃疡。上腹部疼痛不如年长儿典型,常为不典型的脐周围疼痛,多为间歇性。进食后疼痛加重,呕吐后减轻。消化道出血亦常见。

(三)婴幼儿期

十二指肠溃疡略多于胃溃疡。发病急,首发症状可为消化道出血或穿孔。主要表现为食欲差,进食后呕吐。腹痛较为明显,不很剧烈。多在夜间发作,吐后减轻,腹痛与进食关系不密切。可发生呕血、便血。

(四)新生儿期

应激性溃疡多见,常见原发病有:早产儿窒息缺氧、败血症、低血糖、呼吸窘迫综合征和中枢神经系统疾病等。多数为急性起病,呕血、黑便。生后 24～48 小时亦可发生原发性溃疡,突然出现消化道出血、穿孔或两者兼有。

四、并发症

主要为出血、穿孔和幽门梗阻。常可伴发缺铁性贫血。重症可出现失血性休克。如溃疡穿孔至腹腔或邻近器官,可出现腹膜炎、胰腺炎等。

五、实验室及辅助检查

(一)粪便隐血试验

素食 3 天后检查,阳性者提示溃疡有活动性。

(二)胃液分析

用五肽胃泌素法观察基础酸排量和酸的最大分泌量,十二指肠溃疡患儿明显增高。但有的胃溃疡患者胃酸正常或偏低。

(三)幽门螺杆菌检测方法

可通过胃黏膜组织切片染色与培养,尿素酶试验,核素标记尿素呼吸试验检测 Hp。或通过血清学检测抗 Hp 的 IgG～IgA 抗体,PCR 法检测 Hp 的 DNA。

(四)胃肠 X 线钡餐造影

发现胃和十二指肠壁龛影可确诊;溃疡对侧切迹,十二指肠球部痉挛、畸形对本病有诊断参考价值。

(五)纤维胃镜检查

纤维胃镜检查是当前公认诊断溃疡病准确率最高的方法。内窥镜观察可估计溃疡灶大小、溃疡周围炎症的轻重、溃疡表面有无血管暴露和评估药物治疗的效果,同时又可采取黏膜活检做病理组织学和细菌学检查。

六、诊断和鉴别诊断

诊断主要依靠症状、体征、X 线检查及纤维胃镜检查。由于小儿消化性溃疡的症状和体征不如成人典型,常易误诊和漏诊,对有临床症状的患儿应及时进行胃镜检查,尽早明确诊断。有腹痛者应与肠痉挛、蛔虫症、结石等鉴别;有呕血者在新生儿和小婴儿与新生儿出血症、食管裂孔疝、败血症鉴别;年长儿与食管静脉曲张破裂及全身出血性疾病鉴别。便血者与肠套叠、憩室、息肉、过敏性紫癜鉴别。

七、治疗

原则是消除症状,促进溃疡愈合,防止并发症的发生。

(一)一般治疗

饮食定时定量,避免过饥、过饱、过冷,避免过度疲劳及精神紧张。注意饮食,禁忌吃刺激性强的食物。

(二)药物治疗

1.抗酸和抑酸剂

目的是降低胃、十二指肠液的酸度,缓解疼痛,促进溃疡愈合。

(1)H$_2$受体拮抗剂:可直接抑制组织胺、阻滞乙酰胆碱和胃泌素分泌,达到抑酸和加速溃疡愈合的目的。常用西咪替丁,10~15 mg/(kg·d),分4次于饭前10分钟至30分钟口服;雷尼替丁,3~5 mg/(kg·d),每12小时1次,或每晚口服1次;或将上述剂量分2~3次,用5%~10%葡萄糖液稀释后静脉滴注,肾功能不全者剂量减半。疗程均为4~8周。

(2)质子泵抑制剂:作用于胃黏膜壁细胞,降低壁细胞中的H$^+$、K$^+$-ATP酶活性,阻抑H$^+$从细胞质内转移到胃腔而抑制胃酸分泌。常用奥美拉唑,剂量为0.7 mg/(kg·d),清晨顿服,疗程2~4周。

2.胃黏膜保护剂

(1)硫糖铝:常用剂量为10~25 mg/(kg·d),分4次口服,疗程4~8周。肾功能不全者禁用。

(2)枸橼酸铋钾:剂量6~8 mg/(kg·d),分3次口服,疗程4~6周。本药有导致神经系统不可逆损害和急性肾衰竭等不良反应,长期大剂量应用时应谨慎,最好有血铋监测。

(3)呋喃唑酮:剂量5~10 mg/(kg·d),分3次口服,连用2周。

(4)蒙脱石粉:麦滋林-S颗粒剂亦具有保护胃黏膜、促进溃疡愈合的作用。

3.抗幽门螺杆菌治疗

幽门螺杆菌与小儿消化性溃疡的发病密切相关,根除幽门螺杆菌可显著地降低消化性溃疡的复发率和并发症的发生率。临床上常用的药物有:枸橼酸铋钾6~8 mg/(kg·d);阿莫西林50 mg/(kg·d);克拉霉素15~30 mg/(kg·d);甲硝唑25~30 mg/(kg·d)。

由于幽门螺杆菌栖居部位环境的特殊性,不易被根除,目前多主张联合用药(二联或三联)。以铋剂为中心药物的治疗方案为:枸橼酸铋钾6周+阿莫西林4周,或+甲硝唑2~4周,或+呋喃唑酮2周。亦有主张使用短程低剂量二联或三联疗法者,即奥美拉唑+阿莫西林或克拉霉素2周,或奥美拉唑+克拉霉素+甲硝唑2周,根除率可达95%以上。

(三)外科治疗

外科治疗的指征为:①急性大出血。②急性穿孔。③器质性幽门梗阻。

第四节　上消化道出血

上消化道出血指屈氏韧带以上的消化道,包括食管、胃、十二指肠、上段空肠及肝、胆、胰腺等病变引起的出血,包括胃空肠吻合术后的空肠病变出血,排除口腔、鼻咽、喉部出血和咯血。上消化道出血是儿科临床常见的急症。其常见原因为消化性溃疡、急慢性胃炎、肝硬化合并食管或胃底静脉曲张破裂、胃痛、应激性溃疡等。消化道出血可发生在任何年龄。临床表现为呕血、便血,大量的消化道出血可导致急性贫血及出血性休克。

一、诊断步骤

(一)病史采集要点

上消化道出血可以是显性出血,也可以是隐性出血。其主要症状是呕血。呕血是指上消化道疾病(屈氏韧带以上的消化器官,包括食管、胃、十二指肠、肝、胆、胰疾病)或全身性疾病所致的急性上消化道出血,血液经口腔呕出。呕血或呕红色血液提示上消化道出血常为急性出血,通常来源于动脉血管或曲张静脉。呕咖啡样血系因出血缓慢或停止,红色的血红蛋白受胃酸作用变成褐色的正铁血红素所致。便血常提示下消化道出血,也可因活动性上消化道出血迅速经肠道排出所致。黑便通常提示上消化道出血,但小肠或右半结肠的出血也可有黑便。通常上消化道出血量达 $100 \sim 200$ mL 时才会出现黑便,在一次严重的出血后黑便可持续数日之久,不一定表示持续性出血。隐血试验阴性的黑色粪便可能因摄入铁剂、铋剂或各种食物所致,不应误认为出血所致的黑便。长期隐性出血可发生于消化道的任何部位。

小儿各年龄组消化道出血的常见病因有所不同。新生儿期出血多为出生时咽下母血或新生儿出血症、新生儿败血症、新生儿坏死性小肠结肠炎、新生儿血小板减少性紫癜、胃坏死出血以及严重的酸中毒等。1 个月至 2 岁多为消化性溃疡、反流性食管炎等。2 岁以上多为消化道溃疡、胆管出血。此外,还见于血小板减少性紫癜、过敏性紫癜、血友病以及白血病、胃肠道畸形等,可发生于任何年龄。

有进食或服用制酸剂可缓解的上腹部疼痛史的患者,提示消化性溃疡病。然而许多溃疡病出血的患者并无疼痛史。出血前有呕吐或干呕提示食管的 Mallory-Weiss 撕裂(胃贲门黏膜撕裂综合征),然而有 50% 的撕裂症患者并无这种病史。出血史(如紫癜、瘀斑、血尿)可能表明是一种出血素质(如血友病)。服药史可揭示曾使用过破坏胃屏障和损害胃黏膜的药物(如阿司匹林,非甾体消炎药),服用这些药物的数量和持续时间是重要的。

(二)体格检查

在对患者的生命体征做出评估后,体格检查应包括检查鼻咽部以排除来自鼻和咽部的出血。应寻找外伤的证据,特别是头、胸及腹部。蜘蛛痣、肝脾肿大和腹水是慢性肝病的表现。动静脉畸形尤其是胃肠黏膜的动静脉畸形可能与遗传性出血性毛细血管扩张症有关,其中消化道多发性血管瘤是反复发作性血管瘤的原因。皮肤指甲床和消化道的毛细血管扩张可能与硬皮病或混合性结缔组织病有关。

(三)门诊资料分析

急性消化道出血时,门诊化验应包括血常规、血型、出凝血时间、大便或呕吐物的隐血试验,肝功能及血肌酐、尿素氮等。

对疑有上消化道出血的患者应做鼻胃吸引和灌洗,血性鼻胃吸引物提示上消化道出血,但约 10% 的患者鼻胃吸引物阴性;咖啡样吸引物表明出血缓慢或停止;持续的鲜红色吸引物提示活动性大量出血。鼻胃吸引还有助于监测出血状况。

(四)进一步检查项目

1.内镜检查

在急性上消化道出血时,胃镜检查安全可靠,是当前首选的诊断方法,其诊断价值比 X 线钡剂检查为高,阳性率一般达 80%~90%。对一些 X 线钡剂检查不易发现的贲门黏膜撕裂症、糜烂性胃炎、浅溃疡,内镜可迅速做出诊断。X 线检查所发现的病灶(尤其存在两个病灶时),难以辨别该病灶是否为出血原因。而胃镜直接观察,即能确定,并可根据病灶情况作相应的止血治疗。

做纤维胃镜检查时应注意:

（1）胃镜检查的最好时机是在出血后 24～48 小时内进行。如若延误时间，一些浅表性黏膜损害部分或全部修复，从而使诊断的阳性率大大下降。

（2）处于失血性休克的患者，应首先补充血容量，待血压有所平稳后做胃镜较为安全。

（3）事先一般不必洗胃准备，但若出血过多，估计血块会影响观察时，可用冰水洗胃后进行检查。

2.X 线钡剂造影

尽管内镜检查的诊断价值比 X 线钡剂造影优越，但并不能取而代之。对已确定有上消化道出血而全视式内镜检查阴性或不明确的患者，也可考虑进行上消化道钡餐检查，因为一些肠道的解剖部位不能被一般的内镜窥见，而且由于某些内镜医师经验不足，有时会遗漏病变，这些都可通过 X 线钡剂检查得以补救。但在活动性出血后不宜过早进行钡剂造影，否则会引起再出血或加重出血。一般主张在出血停止、病情稳定 3 天后谨慎操作。注意残留钡剂可干扰选择性动脉造影及内镜的检查。

3.放射性核素扫描

经内镜及 X 线检查阴性的病例，可做放射性核素扫描。其方法是采用核素（如 ^{99m}Tc）标记患者的红细胞后，再从静脉注入患者体内。当有活动性出血，而出血速度能达到 0.1 mL/min，核素便可以显示出血部位。注射 1 次 ^{99m}Tc 标记的红细胞，可以监视患者消化道出血达 24 小时。经验证明，若该项检查阴性，则选择性动脉造影检查亦往往阴性。

4.选择性动脉造影

当消化道出血经内镜和 X 线检查未能发现病变时，应做选择性动脉造影。若造影剂外渗，能显示出血部位，则出血速度至少在 0.5～1.0 mL/min（750～1500 mL/d）。故最适宜于活动性出血时做检查，阳性率可达 50％～77％。而且，尚可通过导管滴注血管收缩剂或注入人工栓子止血。禁忌证是碘过敏或肾衰竭等。

二、诊断对策

(一)诊断要点

1.首先鉴别是否消化道出血

临床上常需鉴别呕血与咯血（详见表 6-1）。

表 6-1　呕血与咯血的鉴别

	咯血	呕血
病因	TB、支扩、肺炎、肺脓肿、肺癌、心脏病	消化性溃疡、肝硬化、胃癌
出血前症状	喉部痒感、胸闷、咳嗽	上腹不适、恶心、呕吐等
颜色	鲜红	棕黑、暗红、有时鲜红
出血方式	咯出	呕出
血中混合物	痰，泡沫	食物残渣、胃液
反应	碱性	酸性
黑便	除非咽下，否则没有	有，可为柏油便、呕血停止后仍持续数日
出血后痰性状	常有血痰数日	无痰

2.失血量的估计

对进一步处理极为重要。一般每天出血量在 5 mL 以上,大便色不变,但隐血试验就可以为阳性,50～100 mL 以上出现黑便。以呕血、便血的数量作为估计失血量的资料,往往不太精确。因为呕血与便血常分别混有胃内容与粪便,另一方面部分血液尚贮留在胃肠道内,仍未排出体外。因此可以根据血容量减少导致周围循环的改变,做出判断。

(1)一般状况:失血量少,血容量轻度减少,可由组织液及脾贮血所补偿,循环血量在 1 小时内即得改善,故可无自觉症状。当出现头晕、心慌、冷汗、乏力、口干等症状时,表示急性失血量较大;如果有晕厥、四肢冰凉、尿少、烦躁不安时,表示出血量大,若出血仍然继续,除晕厥外,尚有气短、无尿。

(2)脉搏:脉搏的改变是失血程度的重要指标。急性消化道出血时血容量锐减、最初的机体代偿功能是心率加快。小血管反射性痉挛,使肝、脾、皮肤血窦内的储血进入循环,增加回心血量,调整体内有效循环量,以保证心、肾、脑等重要器官的供血。一旦由于失血量过大,机体代偿功能不足以维持有效血容量时,就可能进入休克状态。所以,当大量出血时,脉搏快而弱(或脉细弱),脉搏每分钟增至 100～120 次以上,再继续失血则脉搏细微,甚至扪不清。有些患者出血后,在平卧时脉搏、血压都可接近正常,但让患者坐或半卧位时,脉搏会马上增快,出现头晕、冷汗,表示失血量大。如果经改变体位无上述变化,测中心静脉压又正常,则可以排除有过大出血。

(3)血压:血压的变化同脉搏一样,是估计失血量的可靠指标。当急性失血占总血量的 20% 以上时,收缩压可正常或稍升高,脉压缩小。尽管此时血压尚正常,但已进入休克早期,应密切观察血压的动态改变。急性失血占总血量的 20%～40% 时,收缩压可降至 9.33～10.67 kPa(70～80 mmHg),脉压小。急性失血占总血量的 40% 时,收缩压可降至 6.67～9.33 kPa(50～70 mmHg),更严重的出血,血压可降至零。

(4)血象:血红蛋白测定、红细胞计数、血细胞压积可以帮助估计失血的程度。但在急性失血的初期,由于血浓缩及血液重新分布等代偿机制,上述数值可以暂时无变化。一般需组织液渗入血管内补充血容量,即 3～4 小时后才会出现血红蛋白下降,平均在出血后 32 小时,血红蛋白可被稀释到最大限度。如果患者出血前无贫血,血红蛋白在短时间内下降至 7 g 以下,表示出血量大。大出血后 2～5 小时,白细胞计数可增高,但通常不超过 $15 \times 10^9/L$。然而在肝硬化、脾功能亢进时,白细胞计数可以不增加。

(5)尿素氮:上消化道大出血后数小时,血尿素氮增高,1～2 天达高峰,3～4 天内降至正常。如再次出血,尿素氮可再次增高。尿素氮增高是由于大量血液进入小肠,含氮产物被吸收。而血容量减少导致肾血流量及肾小球滤过率下降,则不仅尿素氮增高,肌酐亦可同时增高。如果肌酐在 133 μmol/L(1.5 mg%)以下,而尿素氮>14.28 mmol/L(40 mg%),则提示上消化道出血量大。

3.失血恢复的评价

绝大多数消化道出血患者可自动停止(如约 80% 无门脉高压的上消化道出血患者可自行停止)。大量出血常表现为脉率>110 次/分,收缩压<100 mmHg(13.3 kPa),直立位血压下降≥16 mmHg(2.1 kPa),少尿、四肢湿冷和由于脑血流灌注减少所致的精神状态的改变(精

神错乱、定向力障碍、嗜睡、意识丧失、昏迷)。血细胞比塞是失血的有价值指标,但若出血在几小时前发生,则不一定准确,因为通过血液稀释完全恢复血容量需要数小时。若有进一步出血的危险、血管并发症、合并其他病态或严重疾病者,通常需要输血使血细胞比塞维持在 30 左右。在血容量适量恢复后,还需严密观察继续出血的征象(如脉搏加快、血压下降、呕新鲜血液、再次出现稀便或柏油样便等)。

(二)临床类型

消化道出血病因大致可归纳为 4 类。

1.出血性疾病

新生儿自然出血、过敏性出血(特别是过敏性紫癜)、血友病、白血病等。

2.感染性疾病

新生儿败血症、出血性肠炎、肠伤寒出血、胆管感染出血等。

3.胃肠道局部病变出血

常见病因有食管静脉曲张(门静脉压增高症)、婴幼儿溃疡病出血、异位或迷生胰、胃肠道血管瘤等。

(三)鉴别诊断要点

1.有严重消化道出血的患者

胃肠道内的血液尚未排出体外,仅表现为休克,此时应注意排除心源性休克(急性心肌梗死)、感染性或过敏性休克,以及非消化道的内出血(宫外孕或主动脉瘤破裂)。若发现肠鸣音活跃,肛检有血便,则提示为消化道出血。

2.出血的病因诊断

对消化道大出血的患者,应首先治疗休克,然后努力查找出血的部位和病因,以决定进一步的治疗方针和判断预后。上消化道出血的原因很多,大多数是上消化道本身病变所致,少数是全身疾病的局部表现。常见的病因包括溃疡病、肝硬化所致的食管、胃底静脉曲张破裂和急性胃黏膜损害。其他少见的病因有食管裂孔疝、食管炎、贲门黏膜撕裂症、十二指肠球炎、胃平滑肌瘤、胃黏膜脱垂、胆管出血等。

(1)消化性溃疡病:出血是溃疡病的常见并发症。溃疡病出血约占上消化道出血病例的 50%,其中尤以十二指肠球部溃疡居多。致命性出血多属十二指肠球部后壁或胃小弯穿透溃疡腐蚀黏膜下小动脉或静脉所致。部分病例可有典型的周期性、节律性上腹疼痛,出血前数日疼痛加剧,出血后疼痛减轻或缓解。这些症状,对溃疡病的诊断很有帮助。但有 30% 的溃疡病合并出血的病例并无上述临床症状。溃疡病除上腹压痛外,无其他特异体征,尽管如此,该体征仍有助于鉴别诊断。

(2)食管、胃底静脉曲张破裂:绝大部分病例是由于肝硬化、门脉高压所致。临床上往往出血量大,呕出鲜血伴血块,病情凶险,病死率高。如若体检发现有黄疸、肝掌、蜘蛛痣、脾大、腹壁静脉怒张、腹水等体征,诊断肝硬化不难。但确定出血原因并非容易。一方面大出血后,原先肿大的脾脏可以缩小,甚至扪不到,造成诊断困难;另一方面肝硬化并发出血并不完全是由于食管、胃底静脉曲张破裂,有 1/3 的病例合并溃疡病或糜烂性胃炎出血。肝硬化合并溃疡病的发生率颇高。肝硬化合并急性糜烂性胃炎,可能与慢性门静脉淤血造成缺氧有关。因此,当临床不能肯定出血病因时,应尽快作胃镜检查,以便及时做出判断。

(3)急性胃黏膜损害:急性胃黏膜损害包括急性应激性溃疡病和急性糜烂性胃炎两种疾病。而两者主要区别在于病理学,前者病变可穿透黏膜层,以致胃壁穿孔;后者病变表浅,不穿透黏膜肌层。以前的上消化道出血病例中,诊断急性胃黏膜损害仅有 5%。自从开展纤维胃镜检查,使急性胃黏膜损害的发现占上消化道出血病例的 15%~30%。①急性糜烂性胃炎:应激反应、酗酒或服用某些药物(如阿司匹林、吲哚美辛、利血平、肾上腺皮质激素等)可引起糜烂性胃炎。病灶表浅,呈多发点、片状糜烂和渗血。②急性应激性溃疡:这是指在应激状态下,胃和十二指肠以及偶尔在食管下端发生的急性溃疡。应激因素常见有烧伤、外伤或大手术、休克、败血症、中枢神经系统疾病以及心、肺、肝、肾衰竭等严重疾患。

严重烧伤所致的应激性溃疡称柯林(Curling)溃疡,颅脑外伤、脑肿瘤及颅内神经外科手术所引起的溃疡称库欣(Cushing)溃疡,应激性溃疡的发生机制是复杂的。严重而持久的应激会引起交感神经强烈兴奋,血中儿茶酚胺水平增高,导致胃、十二指肠黏膜缺血。在许多严重应激反应的疾病中,尤其是中枢神经系统损伤时,可观察到胃酸和胃蛋白酶分泌增高(可能是通过丘脑下部-垂体-肾上腺皮质系统兴奋或因颅内压增高直接刺激迷走神经核所致)从而使胃黏膜自身消化。至于应激反应时出现的胃黏膜屏障受损和胃酸的 H^+ 回渗,亦在应激性溃疡的发病中起一定作用。归结起来是由于应激反应造成神经-内分泌失调,造成胃、十二指肠黏膜局部微循环障碍,胃酸、胃蛋白酶、黏液分泌紊乱,结果形成黏膜糜烂和溃疡。溃疡面常较浅,多发,边缘不规则,基底干净。临床主要表现是难以控制的出血,多数发生在疾病的第 2~15 天。因患者已有严重的原发疾病,故预后多不良。

(4)食管-贲门黏膜撕裂症:本症是引起上消化道出血的重要病因,约占 8%。有食管裂孔疝的患者更易并发本症。多数发生在剧烈干呕或呕吐后,造成贲门或食管下端黏膜下层的纵行性裂伤,有时可深达肌层。常为单发,亦可多发,裂伤长度一般 0.3~2 cm。出血量有时较大甚至发生休克。

(5)食管裂孔疝:多属食管裂孔滑动疝,食管胃连接处经横膈上的食管裂孔进入胸腔。由于食管下段、贲门部抗反流的保护机制丧失,易并发食管黏膜水肿、充血、糜烂甚至形成溃疡。食管炎以及疝囊的胃出现炎症可出血。以慢性渗血多见,有时大量出血。

(6)胆管出血:肝化脓性感染、肝外伤、胆管结石及出血性胆囊炎等可引起胆管出血。临床表现特点是出血前有右上腹绞痛,若同时出现发热、黄疸,则常可明确为胆管出血。出血后血凝块可阻塞胆管,使出血暂停。待胆汁自溶作用,逐渐增加胆管内压,遂把血凝块排出胆管,结果再度出血。因此,胆管出血有间歇发作倾向。此时有可能触及因积血而肿大的胆囊,积血排出后,疼痛缓解,肿大的胆囊包块亦随之消失。

三、治疗对策

(一)治疗原则

呕血、黑便或便血在被否定前应被视为急症。在进行诊断性检查之前或同时,应采用输血和其他治疗方法以稳定病情。所有患者需要有完整的病史和体格检查、血液学检查包括凝血功能检查(血小板计数、凝血酶原时间及部分凝血酶原时间),肝功能试验(胆红素、碱性磷酸酶、白蛋白、谷丙转氨酶、谷草转氨酶)以及血红蛋白和血细胞比塞的反复监测。

1.一般治疗

加强护理,密切观察,安静休息,大出血者禁食。

2.补充有效循环血量

(1)补充晶体液及胶体液。

(2)中度以上出血,根据病情需要适量输血。

3.根据出血原因和性质选用止血药物

(1)炎症性疾患引起的出血:可用 H_2 受体拮抗剂,质子泵抑制剂。

(2)亦可用冰水加去甲肾上腺素洗胃。

(3)食管静脉曲张破裂出血:用三腔管压迫止血;同时以垂体后叶素静脉注射,再静脉滴注维持直至止血。

(4)凝血酶原时间延长者:可以静脉注射维生素 K_1,每天 1 次,连续使用 3～6 天;卡巴克洛,肌内注射或经胃管注入胃腔内,每 2～4 小时用 1 次。以适量的生理盐水溶解凝血酶,使成每毫升含50～500单位的溶液,口服或经胃镜局部喷洒,每 1～6 小时用 1 次。

4.内镜下止血

(1)食管静脉曲张硬化剂注射。

(2)喷洒止血剂。

(3)高频电凝止血。

(4)激光止血。

(5)微波组织凝固止血。

(6)热凝止血。

5.外科治疗

经保守治疗,活动性出血未能控制,宜及早考虑手术治疗。

6.中医药治疗

(二)治疗计划

上消化道大出血的治疗原则是在积极抢救休克的同时进一步查明出血原因,随时按可能存在的病因做必要的检查和化验。一般是尽可能以非手术方法控制出血,纠正休克,争取条件确定病因诊断及出血部位,为必要的手术做好准备。在活动性消化道出血,特别是有咽反射功能不全和反应迟钝或意识丧失的患者中,由吸入血液所致的呼吸道并发症常可成为该病发病率和病死率的主要原因。为了防止意识改变患者的这种并发症,应考虑作气管内插管以保证呼吸道畅通。

除按照一般原则抢救休克外,大出血的抢救需从下列 4 个方面考虑。

1.镇静疗法

巴比妥类为最常用的镇静剂。吗啡类药物对出血效果较好,但须注意对小儿抑制呼吸中枢的危险性。应用冬眠合剂(降温或不降温方法),对严重出血患儿有保护性作用。但应特别注意对休克或休克前期患儿的特殊抑制作用,一般镇静剂均可使休克患儿中枢衰竭而致死亡,因此应先输液、输血、纠正血容量后,再给镇静剂。使用冬眠快速降温常可停止出血,延长生命,有利于抢救。

2.输液、输血疗法

等量快速输液、输血为抢救大出血的根本措施。一般靠估计失血量，以半小时内30～50 mL/kg速度加压输入。输完第一步血后测量血压如不升，可再重复半量为第二步，以后可再重复半量（20～30 mL/kg），直至血压稳定为止。一般早期无休克之出血，可以输浓缩红细胞，有利于预防继续出血；晚期有休克时，应先输碱性等渗液及低分子右旋糖酐后再输浓缩红细胞，以免增加血管内凝血的机会。血红蛋白低于60 g/L则需输浓缩红细胞。一般输血输液后即可纠正休克，稳定血压；如仍不能升压，则应考虑出血不止而进行必要的止血手术。大量出血有时较难衡量继续出血的速度、肠腔内存血情况及休克引起心脏变化等。血容量是否已恢复，是否仍需输血输液，可借助于中心静脉压的测定。静脉压低，就可大量快速加压输血（液）每次20～30 mL/kg，以后再测静脉压，如仍低则再输血或输液，直至动脉压上升，中心静脉压正常为止。如果动脉压上升而中心静脉压仍低，则需再输一份，以防血压再降，休克复发。如静脉压过高，则立刻停止静脉输血，此时如估计血容量仍未补足，动脉压不升，则应改行动脉输血或输液，一份血（液）量仍为20～30 mL/kg。同时根据周围循环情况使用多巴胺、654-2，山莨菪碱等血管舒张药，根据心脏功能迅速使用速效强心剂，如毛花苷C或毒毛旋花子苷等，使心脏迅速洋地黄化。这样可以比较合理地控制输血量、心脏与动静脉活动情况。

3.止血药的应用

一般是从促进凝血方面用药。大出血，特别是曾使用大量羧甲淀粉或枸橼酸血者，同时给予6-氨基己酸为宜（小儿一次剂量为1～2 g，静脉滴注时浓度为6-氨基己酸2 g溶于50 mL葡萄糖或生理盐水中）；也可用对羧基苄胺，其止血作用与前药相同，但作用较强，每次100 mg可与生理盐水或葡萄糖液混合滴入。新生儿出血宜使用维生素K₁肌内注射。出血患儿准备进行可能导致一些损伤的检查或手术以前，注射酚磺乙胺可减少出血。疑有其他凝血病或出血病者，按情况使用相应药物如凝血酶原。疑为门脉压高而出血者，可注射垂体后叶素，以葡萄糖水稀释滴入。疑为幽门溃疡出血者，可静脉注射阿托品0.05 mg/kg，或山莨菪碱等类似药物。局部用药如凝血酶及凝血质，中药云南白药等均可口服或随洗胃注入胃内；引起呕吐者，则应避免口服。

4.止血术

对有局限出血病灶者，首先考虑内镜检查同时止血，一般食管、胃、十二指肠及胆管出血均可鉴别，并能进行必要的处理。如无内镜条件，或患儿不能耐受内镜，最可靠的止血术是外科手术止血。但外科手术需要一定的条件，最起码的条件是出血部位的大致确定，从而决定手术途径及切口的选择。至少要区别食管出血或胃肠出血，以决定进行开胸或开腹探查。使用气囊导尿管或三腔气囊管，成人用管也可用于小儿，但需根据食管的长度，适当减短食管气囊上方的长度，以防压迫气管。在止血的同时还可对出血部位进行鉴别。经鼻（婴儿可经口）插入胃中，吹起气囊，拉紧后将管粘在鼻翼上或加牵引，使压住贲门，而把胃与食管分隔成两室。然后以另一鼻孔将另一导尿管插入食管，用盐水冲洗（注意小量冲洗，以免水呛入气管）。如果食管内无出血，则可很快洗清。如果冲洗时仍有不同程度的出血，则可判断为食管（静脉曲张）出血。查完食管后，还可再经过该管的胃管冲洗，如能很快冲洗成清水，则可说明胃内无出血。如始终有鲜血洗出，则不能排除胃、十二指肠段出血，则需开腹探查胃、十二指肠（切开探查）、胆管、胰腺。屈氏韧带下用肠钳闭合空肠后冲洗。如果洗胃证明出血不在胃、十二指肠，则可直接探查小肠。小肠出血一般透过肠壁可以看到，但大量出血时，常不易看出原出血灶，则需采取分段夹住肠管后穿刺冲洗肠腔的办法。

一般消化道大出血，绝大多数可经非手术治疗而止血，当呕血、便血停止，排出正常黄色大便，或留置胃管的吸出物已无血时，应立即检查大便及胃液有无潜血。出血停止后，一般情况恢复，条件许可时，应再做如下检查：①钡餐 X 线检查若怀疑为上消化道出血，如食管静脉曲张、胃及十二指肠溃疡，可行上消化道钡餐 X 线检查。②纤维内镜检查胃、十二指肠镜可诊断与治疗胃、十二指肠病变及逆行胆管造影诊断肝胆病变。不少大出血患儿一次出血后，查不出任何原因，并且也不再发生出血。即使有过一两次大出血发作，而无明确的局部出血灶病变者，均不宜采取手术探查。但宜努力检查，争取明确诊断。只有出血不止，威胁生命，或屡次出血，严重影响健康（贫血不能控制）时，才考虑诊断性探查手术。

（三）治疗方案的选择

1.迅速补充血容量

大出血后，患者血容量不足，可处于休克状态，此时应首先补充血容量。在着手准备输血时，立即静脉输液。强调不要一开始单独输血而不输液，因为患者急性失血后血液浓缩，血较黏稠，此时输血并不能更有效地改善微循环的缺血、缺氧状态。因此主张先输液，或者紧急时输液、输血同时进行。当收缩压在6.67 kPa（50 mmHg）以下时，输液、输血速度要适当加快，甚至需加压输血，以尽快把收缩压升高至10.67~12 kPa（80~90 mmHg）水平，血压能稳住则减慢输液速度。输入库存血较多时，每 600 mL 血应静脉补充葡萄糖酸钙 10 mL。对肝硬化或急性胃黏膜损害的患者，尽可能采用新鲜血。对于有心、肺、肾疾患者，要防止因输液、输血量过多、过快引起的急性肺水肿。因此，必须密切观察患者的一般状况及生命体征变化，尤其要注意颈静脉的充盈情况，最好通过测定中心静脉压来监测输入量。血容量已补足的指征有下列几点：四肢末端由湿冷、青紫转为温暖、红润；脉搏由快、弱转为正常、有力；收缩压接近正常，脉压>4 kPa（30 mmHg）；肛温与皮温差从>3 ℃转为< 1℃；尿量>30 mL/h；中心静脉压恢复正常（5~13 cmH$_2$O）。

2.止血

应针对不同的病因，采取相应的止血措施。

（1）非食管静脉曲张出血的治疗：①组胺 H$_2$ 受体拮抗剂和抗酸剂：胃酸在上消化道出血发病中起重要作用，因此抑制胃酸分泌及中和胃酸可达到止血的效果。消化性溃疡、急性胃黏膜损害、食管裂孔疝、食管炎等引起的出血，用该法止血效果较好。组胺 H$_2$ 受体拮抗剂有西咪替丁及雷尼替丁等，已在临床广泛应用。西咪替丁口服后小肠吸收快，1~2 小时血浓度达高峰，抑酸分泌6 小时。一般用口服，禁食者用静脉制剂。雷尼替丁抑酸作用比西咪替丁强 6 倍。抑酸作用最强的药是质子泵阻滞剂奥美拉唑。②灌注去甲肾上腺素：去甲肾上腺素可以刺激 α-肾上腺素能受体，使血管收缩而止血。胃出血时可用去甲肾上腺素 8 mg，加入冷生理盐水 100~200 mL，经胃管灌注或口服，每 0.5~1 小时灌注1 次，必要时可重复 3~4 次。应激性溃疡或出血性胃炎避免使用。③内镜下止血法：内镜下直接对出血灶喷洒止血药物；高频电凝止血：电凝止血必须确定出血的血管方能进行，决不能盲目操作。因此，要求病灶周围干净。

如若胃出血,电凝止血前先用冰水洗胃。对出血凶猛的食管静脉曲张出血,电凝并不适宜。操作方法是用凝固电流在出血灶周围电凝,使黏膜下层或肌层的血管凝缩,最后电凝出血血管。单极电凝比双极电凝效果好,首次止血率为88%,第二次应用止血率为94%。激光止血:近年可供作止血的激光有氩激光及石榴石激光(Nd:YAG)两种。止血原理是由于光凝作用,使照射局部组织蛋白质凝固,小血管内血栓形成。止血成功率为$80\%\sim90\%$,对治疗食管静脉曲张出血的疗效意见尚有争议。激光治疗出血的并发症不多,有报道个别发生穿孔、气腹以及照射后形成溃疡,导致迟发性大出血等。局部注射血管收缩药或硬化剂经内镜用稀浓度即1/10 000肾上腺素做出血灶周围黏膜下注射,使局部血管收缩,周围组织肿胀压迫血管,起暂时止血作用。继之局部注射硬化剂,如1%十四烃基硫酸钠,使血管闭塞。有人用纯酒精做局部注射止血。该法可用于不能耐受手术的患者。放置缝合夹子内镜直视下放置缝合夹子,把出血的血管缝夹止血,伤口愈合后金属夹子会自行脱落,随粪便排出体外。该法安全、简便、有效,可用于消化性溃疡或应激性溃疡出血,特别对小动脉出血效果更满意。动脉内灌注血管收缩药或人工栓子经选择性血管造影导管,向动脉内灌注垂体加压素,$0.1\sim0.2$ U/min连续20分钟,仍出血不止时,浓度加大至0.4 U/min。止血后$8\sim24$小时减量。注入人工栓子一般用吸收性明胶海绵,使出血的血管被堵塞而止血。

(2)食管静脉曲张出血的治疗:①气囊填塞:一般用三腔二囊管或四腔二囊管填塞胃底及食管中、下段止血。其中四腔二囊管专有一管腔用于吸取食管囊以上的分泌物,以减少吸入性肺炎的发生。食管囊和胃囊注气后的压力要求在$4.67\sim5.33$ kPa(35~40 mmHg),使之足以克服门脉压。初压可维持12~24小时,以后每4~6小时放气1次,视出血活动程度,每次放气5~30分钟,然后再注气,以防止黏膜受压过久发生缺血性坏死。另外要注意每1~2小时用水冲洗胃腔管,以免血凝块堵塞孔洞,影响胃腔管的使用。止血24小时后,放气观察1~2天才拔管。拔管前先喝些花生油,以便减少气囊与食管壁的摩擦。气囊填塞对中、小量食管静脉曲张出血效果较佳,对大出血可作为临时应急措施。止血有效率为$40\%\sim90\%$。②垂体加压素:该药使内脏小血管收缩,从而降低门静脉压力以达到止血的目的。对中、小量出血有效,大出血时需配合气囊填塞。近年采用周围静脉持续性低流量滴注法,剂量0.2~0.3 U/min,止血后减为0.1~0.2 U/min维持8~12小时后停药,当有腹痛出现时可减慢速度。③内镜硬化治疗:近年不少报道用硬化治疗食管静脉曲张出血,止血率为$86\%\sim95\%$。有主张在急性出血时做,但多数意见主张先用其他止血措施,待止血12小时或1~5天后进行。硬化剂有1%十四烃基硫酸钠、5%鱼肝油酸钠及5%油酸乙醇胺等多种。每周注射1次,4~6周为1个疗程。并发症主要有食管穿孔、狭窄、出血、发热、胸骨后疼痛等。一般适于对手术不能耐受的患者。胃底静脉曲张出血治疗较难,有使用血管黏合剂止血成功。④抑制胃酸及其他止血药虽然控制胃酸不能直接对食管静脉曲张出血起止血作用,但严重肝病时常合并应激性溃疡或糜烂性胃炎,故肝硬化发生上消化道出血时可给予控制胃酸的药物。雷尼替丁对肝功能无明显影响,较西咪替丁为好。

3.手术治疗

在消化道大出血时做急症手术往往并发症及病死率比择期手术高,所以尽可能先采取内科止血治疗。只有当内科止血治疗无效,而出血部位明确时,才考虑手术治疗止血。手术疗法在上消化道出血的治疗中仍占重要的地位，尤其是胃十二指肠溃疡引起的出血，如经上述非手术疗法不能控制止血，患者的病情稳定，手术治疗的效果是令人满意的。凡对出血部位及其病因已基本弄清的上消化道出血病例，经非手术治疗未能奏效者，可改用手术治疗。手术的目的是首先控制出血，然后根据病情许可对病变部位做彻底的手术治疗。如经各种检查仍未能明确诊断而出血仍不停止者，可考虑剖腹探查，找出病因，针对处理。

第五节　小儿胃炎

胃炎是指由各种物理性、化学性或生物性有害因子引起的胃黏膜或胃壁炎症性改变的一种疾病。在我国小儿人群中胃炎的确切患病率不清。根据病程分为急性和慢性两种，后者发病率高。

一、诊断依据

（一）病史

1.发病诱因

对于急性胃炎应首先了解患儿近期有无急性严重感染、中毒、创伤及精神过度紧张等，有无误服强酸、强碱及其他腐蚀剂或毒性物质等。对于慢性胃炎而言不良的饮食习惯是主要原因，应了解患儿饮食有无规律、有无偏食、挑食；了解患儿有无过冷、过热饮食，有无食用辣椒、咖啡、浓茶等刺激性调味品，有无食用粗糙的、难以消化的食物；了解患儿有无服用非甾体消炎药或肾上腺皮质激素类药物等；还要了解患儿有无对牛奶或其他奶制品过敏等。

2.既往史

有无慢性疾病史，如慢性肾炎、尿毒症、重症糖尿病、肝胆系统疾病、儿童结缔组织疾病等；有无家族性消化系统疾病史；有无十二指肠-胃反流病史等。

（二）临床表现

1.急性胃炎

多急性起病，表现为上腹饱胀、疼痛、嗳气、恶心及呕吐，呕吐物可带血呈咖啡色，也可发生较多出血，表现为呕血及黑便。呕吐严重者可引起脱水、电解质及酸碱平衡紊乱。失血量多者可出现休克表现。有细菌感染者常伴有发热等全身中毒症状。

2.慢性胃炎

常见症状有腹痛、腹胀、呃逆、反酸、恶心、呕吐、食欲缺乏、腹泻、无力、消瘦等。反复腹痛是小儿就诊的常见原因，年长儿多可指出上腹痛，幼儿及学龄前儿童多指脐周不适。

（三）体格检查

1.急性胃炎

可表现为上腹部或脐周压痛。呕吐严重者可出现脱水、酸中毒体征，如呼吸深快、口渴、口唇黏膜干燥且呈樱红色、皮肤弹性差、尿少等。并发较大量消化道出血时可有贫血或休克表现。

2.慢性胃炎

一般无明显特殊体征,部分患儿可表现为消瘦、面色苍黄、舌苔厚腻、腹胀、上腹部或脐周轻度压痛等。

(四)并发症

长期慢性呕吐、食欲缺乏可引起消瘦或营养不良,严重呕吐可引起脱水、酸中毒和电解质紊乱,长期慢性小量失血可引起贫血,大量失血可引起休克。

(五)辅助检查

1.胃镜检查

可见黏膜广泛充血、水肿、糜烂、出血,有时可见黏膜表面的黏液斑或反流的胆汁。幽门螺杆菌(Hp)感染性胃炎时,可见到胃黏膜微小结节形成(又称胃窦小结节或淋巴细胞样小结节增生)。同时可取病变部位组织进行 Hp 或病理学检查。

2.X 线上消化道钡餐造影

胃窦部有浅表炎症者有时可呈胃窦部激惹征,黏膜纹理增粗、迂曲、锯齿状,幽门前区呈半收缩状态,可见不规则痉挛收缩。气、钡双重造影效果较好。

3.实验室检查

(1)幽门螺杆菌检测方法有胃黏膜组织切片染色与培养、尿素酶试验、血清学检测、核素标记尿素呼吸试验。

(2)胃酸测定:多数浅表性胃炎患儿胃酸水平与胃黏膜正常小儿相近,少数慢性浅表性胃炎患儿胃酸降低。

(3)胃蛋白酶原测定:一般萎缩性胃炎中影响其分泌的程度不如盐酸明显。

(4)内因子测定:检测内因子水平有助于萎缩性胃炎和恶性贫血的诊断。

二、诊断中的临床思维

典型的胃炎根据病史、临床表现、体检、X 线钡餐造影、纤维胃镜及病理学检查基本可确诊。但由于引起小儿腹痛的病因很多,急性发作的腹痛必须与外科急腹症、肝、胆、胰、肠等腹内脏器的器质性疾病以及腹型过敏性紫癜等鉴别。慢性反复发作的腹痛应与肠道寄生虫、肠痉挛等鉴别。

(一)急性阑尾炎

该病疼痛开始可在上腹部,常伴有发热,部分患儿呕吐,典型疼痛部位以右下腹为主,呈持续性,有固定压痛点、反跳痛及腹肌紧张、腰大肌试验阳性等体征,白细胞总数及中性粒细胞增高。

(二)过敏性紫癜

腹型过敏性紫癜由于肠壁水肿、出血、坏死等可引起阵发性剧烈腹痛,常位于脐周或下腹部,可伴有呕吐或吐咖啡色物,部分患儿可有黑便或血便。但该病患儿可出现典型的皮肤紫癜、关节肿痛、血尿及蛋白尿等。

(三)肠蛔虫病

常有不固定腹痛、偏食、异食癖、恶心、呕吐等消化道功能紊乱症状,有时出现全身过敏症状。往往有吐、排虫史,粪便查找虫卵,驱虫治疗有效等可协助诊断。

(四)肠痉挛

婴儿多见,可出现反复发作的阵发性腹痛,腹部无特异性体征,排气、排便后可缓解。

(五)心理因素所致非特异性腹痛

心理因素所致非特异性腹痛是一种常见的儿童期身心疾病。病因不明,与情绪改变、生活事件、精神紧张、过度焦虑等有关。表现为弥漫性、发作性腹痛,持续数十分钟或数小时而自行缓解,可伴有恶心、呕吐等症状。临床及辅助检查往往无阳性发现。

三、治疗

(一)急性胃炎

1.一般治疗

病儿应注意休息,进食清淡流质或半流质饮食,必要时停食 1～2 餐。药物所致急性胃炎首先停用相关药物,避免服用一切刺激性食物。及时纠正水、电解质紊乱。有上消化道出血者应卧床休息,保持安静,检测生命体征及呕吐与黑便情况。

2.药物治疗

分 4 类。

(1)H$_2$ 受体拮抗药:常用西咪替丁,每天 10～15 mg/kg,分 1～2 次静脉滴注或分 3～4 次每餐前或睡前口服;雷尼替丁,每天 3～5 mg/kg,分 2 次或睡前 1 次口服。

(2)质子泵抑制剂:常用奥美拉唑(洛赛克),每天 0.6～0.8 mg/kg,清晨顿服。

(3)胃黏膜保护药:可选用硫糖铝、十六角蒙脱石粉、麦滋林-S 颗粒剂等。

(4)抗生素:合并细菌感染者应用有效抗生素。

3.对症治疗

主要针对腹痛、呕吐和消化道出血的情况。

(1)腹痛:腹痛严重且除外外科急腹症者可酌情给予抗胆碱能药,如 10％颠茄合剂、甘颠散、溴丙胺太林、山莨菪碱、阿托品等。

(2)呕吐:呕吐严重者可给予爱茂尔、甲氧氯普胺、多潘立酮等药物止吐。注意纠正脱水、酸中毒和电解质紊乱。

(3)消化道出血:可给予卡巴克洛或凝血酶等口服或灌胃局部止血,必要时内镜止血。注意补充血容量,纠正电解质紊乱等。有休克表现者,按失血性休克处理。

(二)慢性胃炎

1.一般治疗

慢性胃炎又称特发性胃炎,缺乏特殊治疗方法,以对症治疗为主。养成良好的饮食习惯及生活规律,少吃生冷及刺激性食物。停用能损伤胃黏膜的药物。

2.病因治疗

对感染性胃炎应使用敏感的抗生素。确诊为 Hp 感染者可给予阿莫西林、庆大霉素等口服治疗。

3.药物治疗

分 4 类。

(1)对症治疗:有餐后腹痛、腹胀、恶心、呕吐者,用胃肠动力药。如多潘立酮(吗丁啉),每次 0.1 mg/kg,3～4 次/d,餐前 15～30 分钟服用。腹痛明显者给予抗胆碱能药,以缓解胃肠平滑肌痉挛。可用硫酸阿托品,每次 0.01 mg/kg,皮下注射。或溴丙胺太林,每次 0.5 mg/kg,口服。

(2)黏膜保护药:构橼酸铋钾,6～8 mg/(kg·d),分 2 次服用。大剂量铋剂对肝、肾和中枢神经系统有损伤,故连续使用本剂一般限制在 4～6 周内为妥。硫糖铝(胃溃宁),10～25 mg/(kg·d),分3次餐前2小时服用,疗程4～8周,肾功能不全者慎用。麦滋林-S,每次 30～40 mg/kg,口服 3 次/d,餐前服用。

(3)抗酸药:一般慢性胃炎伴有反酸者可给予中和胃酸药,如氢氧化铝凝胶、复方氢氧化铝片(胃舒平),于餐后 1 小时服用。

(4)抑酸药:仅用于慢性胃炎伴有溃疡病、严重反酸或出血时,疗程不超过 2 周。H_2 受体拮抗药,西咪替丁 10～15 mg/(kg·d),分 2 次口服,或睡前 1 次服用。雷尼替丁 4～6 mg/(kg·d),分 2 次服或睡前 1 次服用。质子泵抑制药,如奥美拉唑(洛赛克)0.6～0.8 mg/kg,清晨顿服。

四、治疗中的临床思维

(1)绝大多数急性胃炎患儿经治疗在 1 周左右症状消失。

(2)急性胃炎治愈后若不注意规律饮食和卫生习惯,或在服用能损伤胃黏膜的药物时仍可急性发作。在有严重感染等应急状态下更易复发,此时可短期给予 H_2 受体拮抗剂预防应急性胃炎的发生。

(3)慢性胃炎患儿因缺乏特异性治疗,消化系统症状可反复出现,造成患儿贫血、消瘦、营养不良、免疫力低下等。可酌情给予免疫调节药治疗。

(4)小儿慢性胃炎胃酸分泌过多者不多见,因此要慎用抗酸药。主要选用饮食治疗。避免医源性因素,如频繁使用糖皮质激素或非甾体消炎药等。

第六节　感染性心内膜炎

一、病因及发病机制

(一)病因

1.心脏的原发病变

感染性心内膜炎患儿中绝大多数均有原发性心脏病,其中以先天性心脏病最为多见。室间隔缺损最易罹患心内膜炎,其他依次为法洛四联症、主动脉瓣狭窄、主动脉瓣二叶畸形,动脉导管未闭、肺动脉瓣狭窄等。后天性心脏病中,风湿性瓣膜病占 14%,通常为主动脉瓣及二尖瓣关闭不全。二尖瓣脱垂综合征也可并发感染性心内膜炎。发生心内膜炎的心脏病变常因心室或血管内有较大的压力阶差,产生高速的血液激流,而经常冲击心膜面使之遭受损伤所致。心内膜下胶原组织暴露,血小板及纤维蛋白在此凝聚、沉积,形成无菌性赘生物。当菌血症时,细菌在上述部位黏附、定居并繁殖,形成有菌赘物,受累部位多在压力低的一例,如室间隔缺损感染性赘生物在缺损的右缘,三尖瓣的隔叶与肺动脉瓣、动脉导管未闭在肺动脉侧,主动脉关闭不全在左室等。约8%的患儿无原发性心脏病变，通常由于毒力较强的细菌或真菌感染引起，如金黄色葡萄状球菌、念珠菌等，见于2岁以下婴儿及长期应用免疫抑制剂者。

2.病原体

过去以草绿色（即溶血性）链球菌最多见，约占半数以上。近年来，葡萄球菌有增多趋势；其次为肠球菌、肺炎双球菌、β溶血性链球菌，还有大肠杆菌、绿脓杆菌及嗜血杆菌。真菌性心内膜炎的病原体以念珠菌属、曲霉菌属及组织胞浆菌属较多见。人工瓣膜及静脉注射麻醉剂的药瘾者，以金黄色葡萄球菌、绿脓杆菌及念珠菌属感染多见。

3.致病因素

在约1/3的患儿病史中可追查到致病因素，主要为纠治牙病及扁桃体摘除术。口腔及上呼吸道手术后发生的心内膜炎多为草绿色链球菌感染；脓皮病、甲沟炎、导管检查及心脏手术之后的心内膜炎，常为金黄色或白色葡萄球菌感染；而肠道手术后的心内膜炎，则多为肠球菌或大肠杆菌感染。

（二）发病机制

1.喷射和文丘里效应

机械和流体力学原理在发病机制中似乎很重要。实验证明，将细菌气溶胶通地文丘里管喷至气流中，可见高压源将感染性液体推向低压槽中，形成具有特征性的菌落分布。在喷出高压源小孔后的低压槽中总是出现最大的沉淀环。这一模型有助于解释发生在不同心瓣膜和室间隔病损分布，亦可解释二尖瓣关闭不全发生感染性心内膜炎时瓣膜心房面邻近部位的特征性改变。当血流从左心室通过关闭不全的二尖瓣膜时，可发生文丘里效应，即血流通过狭窄的瓣膜孔后，压强降低，射流两侧产生涡流，悬浮物沉积两侧，使心房壁受到损害。主动脉瓣关闭不全时赘生物易发生在主动脉小叶心室面或腱索处。小型室内隔缺损，损害常发生右室面缺损处周围或与缺损相对的心室壁，后者为高速血流喷射冲击引起的损伤。其他如三尖瓣关闭不全、动静脉瘘、动脉导管未闭亦可根据文丘里效应预测其心内膜受损的部位。心脏先天性缺损血液分流量小或充血性心衰时，因缺损两侧压力阶差不大，故不易发生心内膜炎，这可能就是为什么单纯性房间隔缺损罕见心内膜炎，而小型室间隔缺损较易发生的原因。

2.血小板-纤维素栓

喷射文丘里效应损伤心脏心内膜面。在此基础上发生血小板-纤维素栓，而形成无菌性赘生物。

3.菌血症和凝集抗体

正常人可发生一过性菌血症，多无临床意义。但当侵入细菌的侵袭力强，如有循环抗体凝集素可有大量细菌黏附于已有的血小板-纤维素血栓上定居、繁殖，即可发病。

4.免疫学因素

感染性心内膜炎的发病与免疫学因素有关。许多感染性心内膜患者血液中IgG、IgM、巨球蛋白、冷球蛋白升高，类风湿因子阳性。肾脏损害，动脉内膜炎均支持免疫发病机制。有人对该症的淤血、条纹状出血、皮下小结作镜检，发现血管周围有细胞浸润及其他血管炎的表现，认为可能为过敏性血管炎。

二、临床表现及辅助检查

(一)临床表现

1.病史

大多数患者有器质性心脏病,部分患者发病前有龋齿、扁桃体炎、静脉插管或心内手术史。

2.临床症状

可归纳为3个方面:①全身感染症状。②心脏症状。③栓塞及血管症状。

(1)一般起病缓慢,开始时仅有不规则发热,患者逐渐感觉疲乏、食欲减退,体重减轻,关节痛及肤色苍白。病情进展较慢,数日或数周后出现栓塞征象,瘀点见于皮肤与黏膜,指甲下偶尔见线状出血,或偶尔在指、趾的腹面皮下组织发生小动脉血栓,可摸到隆起的紫红色小结节,略有触痛,称欧氏小结。病程较长者则见杆状指、趾,故非青紫型先天性心脏病患儿出现杆状指、趾时,应考虑本病。

(2)心脏方面若原有杂音的,其性质可因心瓣膜的赘生物而有所改变,变为较响较粗;原无杂音者此时可出现杂音,杂音特征为乐音性且易多变。约一半的病儿由于心瓣膜病变、中毒性心肌炎、心肌脓肿等而导致充血性心力衰竭。

(3)其他症状:视栓塞累及的器官而异,一般为脾脏增大、腹痛、便血、血尿等,脾增大有时很显著,但肝的增大则不明显。并发于先天性心脏病时,容易发生肺栓塞,则有胸部剧痛、频咳与咯血,叩诊有实音或浊音,听诊时呼吸音减弱,须与肺炎鉴别。往往出现胸腔积液,可呈血色,并在短期内屡次发作上述肺部症状,约30%的患者发生脑动脉栓塞,出现头痛、呕吐,甚至偏瘫、失语、抽搐及昏迷等。由脑栓塞引起的脑膜炎,脑脊液细曲培养往往阴性,糖及氯化物也可正常,与结核性或病毒性脑膜炎要仔细鉴别。神经症状的出现一般表示患者垂危。

(4)毒力较强的病原体如金黄色葡萄球菌感染,起病多急骤,有寒战、高热、盗汗及虚弱等全身症状,以脓毒败血症为主:肝、肾、脾、脑及深部组织可发生脓疡,或并发肺炎、心包炎、脑膜炎、腹膜炎及骨髓炎等,累及心瓣膜时可出现新杂音、心脏扩大及充血性心力衰竭,栓塞现象较多见。病情进展急剧时,可在数天或数周危及生命。如早期抢救,可在数周内恢复健康。心瓣膜损伤严重者,恢复后可遗留慢性心脏瓣膜病。

(二)辅助检查

1.一般血液检查

常见的血象为进行性贫血与白细胞增多,中性粒细胞升高。血沉增快,C-反应蛋白阳性。血清球蛋白常常增多,甚至清蛋白、球蛋白比例倒置,免疫球蛋白升高,循环免疫复合物及类风湿因子阳性。

2.血培养

血液培养是确诊的关键,对疑诊者不应急于用药,宜于早期重复地做血培养,并保留标本至2周,从而提高培养的阳性率,并做药敏试验。有人认为,在体温上升前1～2小时,10～15分钟采血1次,连续6次,1～2天内多次血培养的阳性率较分散于数日做血培养为高。血培养阳性率可达90%,如已用抗生素治疗,宜停用抗生素3天后采取血标本做培养。

3.超声心动图

能检出赘生物的额外回波,大于2 mm的赘生物可被检出。应用M型超声心动图仪或心脏超声切面实时显像可探查赘生物的大小及有关瓣膜的功能状态,后者显示更佳。超声检查为无害性方法,可重复检查,观察赘生物大小及瓣膜功能的动态变化,了解瓣膜损害程度,对决定是否做换瓣手术有参考价值。诊断依据以上临床表现,实验室检查栓塞现象和血培养阳性者即可确诊。

三、治疗

(一)抗生素

应争取及早应用大剂量抗生素治疗,不可因等待血培养结果而延期治疗,但在治疗之前必先做几次血培养,因培养出的病原菌及其药物敏感试验的结果,对选用抗生素及剂量有指导意义;抗生素选用杀菌力强,应两种抗生素联合使用,一般疗程为 4～6 周。对不同的病原菌感染应选用不同的抗生素,参考如下。

1.草绿色链球菌

首选青霉素 G 20 万～30 万 U/(kg·d),最大量 2000 万 U/d,分 4 次静脉滴注,1 次/6 小时,疗程 4～6 周。并加用庆大霉素 4～6 mg/(kg·d),静脉滴注,1 次/8 小时,疗程 2 周。疗效不佳,可于 5～7 天后加大青霉素用量。对青霉素过敏者,可换用头孢菌素类或万古霉素。

2.金黄色葡萄球菌

对青霉素敏感者选用青霉素 2000 万 U/d,加庆大霉素,用法同草绿色链球菌治疗,青霉素疗程 6～8 周。耐药者用青霉素 B 或新青霉素Ⅲ 200～300 mg/(kg·d),分 4 次静脉滴注,1 次/6 小时,疗程 6～8 周,加用庆大霉素静脉滴注 2 周。或再加利福平口服 15～30 mg/(kg·d),分 2 次,疗程 6 周。治疗不满意或对青霉素过敏者可用头孢菌素类,选用头孢菌素Ⅰ(头孢噻吩)、头孢菌素Ⅴ(头孢唑啉)或头孢拉定(头孢雷定)200 mg/(kg·d),分 4 次,每 6 小时静脉滴注,疗程 6～9 周,或用万古霉素 40～60 mg/(kg·d),每天总量不超过 2 g,1 次/(8～12 小时),分 2,3 次静脉滴注,疗程 6～8 周。表皮葡萄球菌感染治疗同金黄色葡萄球菌。

3.革兰氏阴性杆菌或大肠杆菌

用氨苄西林 300 mg/(kg·d)。分 4 次静脉滴注,每次/6 小时,疗程 4～6 周;或用第 2 代头孢菌素类,选用头孢哌啶(先锋必)或头孢曲松(菌必治)200 mg/(kg·d),分 4 次静脉滴注,每次/6 小时;菌必治可分 2 次注射,疗程 4～6 周;并加用庆大霉素 2 周,绿脓杆菌感染也可加用羟苄西林 200～400 mg/(kg·d),分 4 次静脉滴注。

4.肠球菌

用青霉素 2000 万 U/d,或氨苄西林 300 mg/(kg·d),分 4 次,每次/6 小时静脉滴注,疗程 6～8 周,并加用庆大霉素。对青霉素过敏者,可换用万古霉素或头孢菌素类。

5.真菌

用两性霉素 B,开始用量 0.1～0.25 mg/(kg·d),以后每天逐渐增加 1 mg/(kg·d),静脉滴注 1 次。可合用 5-氟胞嘧啶 50～150 mg/(kg·d),分 3～4 次服用。

6.病菌不明或术后者

用新青霉素Ⅲ加氨苄西林及庆大霉素;或用万古霉素。

(二)其他治疗

其他治疗包括休息、营养丰富的饮食、铁剂等,必要时可输血。并发心力衰竭时,应用洋地黄、利尿剂等。并发于动脉导管未闭的感染性动脉内膜炎病例,经抗生素治疗仍难以控制者,手术矫正畸形后,继续抗生素治疗常可迅速控制并发动脉内膜炎。

在治疗过程中,发热先退,自觉症状好转,瘀斑消退,尿中红细胞消失较慢,约需 1 个月或更久;白细胞恢复也较慢,血沉恢复需 1.5 个月左右,终止治疗的依据为:体温、脉搏正常,自觉情况良好,体重增加,栓塞现象消失,血象及血沉恢复正常等,如血培养屡得阴性,则更可靠。停止治疗后,应随访 2 年。以便对复发者及时治疗。

第七节　原发性心肌病

原发性心肌病分为扩张(充血)型心肌病、肥厚型心肌病和限制型心肌病。扩张型以心肌细胞肥大、纤维化为主,心脏和心腔扩大,心肌收缩无力。肥厚型以心肌肥厚为主,心室腔变小,舒张期容量减少。若以心室壁肥厚为主,为非梗阻性肥厚型心肌病;以室间隔肥厚为主,左室流出道梗阻,为梗阻性肥厚型心肌病。限制型以心内膜及心内膜下心肌增厚、纤维化,心室以舒张障碍为主,此型小儿少见。

一、诊断要点

(一)扩张(充血)型心肌病

1.临床表现

多见于学龄前及学龄儿童,部分病例可能是病毒性心肌炎发展而来。缓慢起病,早期活动时感乏力,头晕,进而出现呼吸困难、咳嗽、心慌、胸闷、浮肿、肝大等心力衰竭症状。心动过速,心律失常,心尖部第一心音减弱,有奔马律,脉压低。易出现脑、肺及肾栓塞。

2.X 线

心影增大如球形,心搏减弱,肺淤血。

3.心电图

左室肥大最多,ST 段、T 波改变,可有室性期前收缩、房室传导阻滞等。

4.超声心动图

心腔普遍扩大,左室为著。左室壁运动幅度减低。

(二)肥厚型心肌病

1.临床表现

可有家族史,缓慢起病,非梗阻型症状较少,以活动后气喘为主。梗阻型则有气促、乏力、头晕、心绞痛或昏厥,可致猝死。心脏向左扩大,胸骨左缘 2~4 肋间有收缩期杂音。

2.X 线

心影稍大,以左室增大为主。

3.心电图

左室肥厚及 ST 段、T 波改变,Ⅰ、aVL 及 V_5、V_6 导联可出现 Q 波(室间隔肥厚所致),室性期前收缩等心律失常。

4.超声心动图

心肌非对称性肥厚,向心腔突出;室间隔厚度与左室后壁厚度的比值大于 1.3∶1;左室流出道狭窄,左室内径变小;收缩期二尖瓣前叶贴近增厚的室间隔。

(三)限制型心肌病

1.临床表现

缓慢起病,活动后气促。以右室病变为主者,出现类似缩窄性心包炎表现,如肝大、腹水、颈静脉怒张及浮肿;以左室病变为主者,有咳嗽、咳血、端坐呼吸等。

2.X 线

心影扩大,肺淤血。

3.心电图

P 波高尖,心房肥大,房性期前收缩,心房纤颤,ST-T 改变,P-R 间期延长及低电压。

4.超声心动图

示左右心房扩大;心室腔正常或略变小;室间隔与左室后壁有向心性增厚;心内膜回声增粗;左室舒张功能异常。

二、鉴别诊断

(1)扩张(充血)型心肌病应与风湿性心脏病、先天性心脏病、心包积液相鉴别。风心病有风湿热及瓣膜性杂音;先心病常较早出现症状,心脏杂音大多较响;心包积液在超声心动图检查时可见积液。

(2)肥厚型心肌病应与主动脉瓣狭窄相鉴别。主动脉瓣狭窄有主动脉瓣区收缩期喷射性杂音,第二心音减弱,X 线升主动脉可见主动脉瓣狭窄后扩张,超声心动图检查示主动脉瓣开口小。

(3)限制型心肌病应与缩窄性心包炎相鉴别。缩窄性心包炎有急性心包炎病史,X 线心包膜钙化,超声心动图示心包膜增厚。

三、治疗

(1)有感染时应积极控制感染。

(2)心律失常治疗参见"心律失常"相关内容。

(3)促进心肌能量代谢药如三磷酸腺苷、辅酶 A、细胞色素 C、辅酶 Q_{10}、维生素 C、极化液(10%葡萄糖注射液 250 mL、胰岛素 6 U、10%氯化钾 5 mL),有辅助治疗作用。

(4)心力衰竭时按心力衰竭处理,但洋地黄类药剂量宜偏小(用一般量的 1/2～2/3),并宜长期服用维持量。

(5)对发病时间较短的早期患儿,或并发心源性休克、严重心律失常或严重心力衰竭者,可用泼尼松开始量 2 mg/(kg·d),分 3 次口服,维持 1～2 周逐渐减量,至 8 周左右减量至 0.3 mg/(kg·d),并维持此量至 16～20 周,然后逐渐减量至停药,疗程半年以上。

(6)梗阻性肥厚型心肌病,可用 β 受体阻滞药降低心肌收缩力,以减轻流出道梗阻,并有抗心律失常作用,可选用普萘洛尔 3～4 mg/(kg·d),分 3 次口服,根据症状及心律调节剂量,可增加到每天 120 mg,分 3 次服。一旦确诊,调节适当剂量后,应长期服用。因洋地黄类药及异丙肾上腺素等可加重流出道梗阻,应避免使用,利尿药和血管扩张药物均不宜用。流出道梗阻严重的可行手术治疗或心脏移植。

第八节　病毒性心肌炎

病毒性心肌炎是病毒侵犯心脏所致的以心肌炎性病变为主要表现的疾病,可伴有心包或心内膜炎症改变。近年来国内发病有增多趋势,是小儿常见的心脏疾患。本病临床表现轻重不一,预后大多良好,少数可发生心力衰竭、心源性休克,甚至猝死。

一、病因

近年来动物实验及临床观察表明,可引起心肌炎的病毒有 20 余种,其中以柯萨奇 B 组病毒(1~6 型)最常见。另外,柯萨奇 A 组病毒、埃可病毒、脊髓灰质炎病毒、腺病毒、传染性肝炎病毒、流感和副流感病毒、麻疹病毒、单纯疱疹病毒及流行性腮腺炎病毒等也可引起本病。

二、发病机制

本病的发病机制尚不完全清楚。一般认为与病毒直接侵犯心脏和免疫反应有关。①疾病早期,病毒及其毒素可经血液循环直接侵犯心肌细胞,产生变性、坏死。临床上可从心肌炎患者的鼻咽分泌物或粪便中分离出病毒,并在恢复期血清中检出相应的病毒中和抗体有 4 倍以上升高;从心肌炎死亡病例的心肌组织中可直接分离出病毒,用荧光抗体染色技术可在心肌组织中找到特异性病毒抗原,电镜检查可发现心肌细胞有病毒颗粒。这些均强有力地支持病毒直接侵犯心脏的学说。②病毒感染后可通过免疫反应造成心肌损伤。临床观察,往往在病毒感染后经过一定潜伏期才出现心脏受累征象,符合变态反应规律;患者血清中可测到抗心肌抗体增加;部分患者表现为慢性心肌炎,部分可转成扩张性心肌病,符合自身免疫反应;尸体解剖病例免疫荧光检查在心肌组织中有免疫球蛋白(IgG)及补体沉积。以上现象说明本病的发病机制中还有变态反应或自身免疫参与。

三、临床表现

发病前 1~3 周常有呼吸道或消化道病毒感染史,患者多有轻重不等的前驱症状,如发热、咽痛、肌痛等。

临床表现轻重不一,轻型患儿一般无明显自觉症状,仅表现心电图异常,可见期前收缩或 ST-T 改变。心肌受累明显时,可有心前区不适、胸闷、气短、心悸、头晕及乏力等症状,心脏有轻度扩大,伴心动过速、心音低钝或奔马律,心电图可出现频发期间收缩、阵发性心动过速或Ⅱ度以上房室传导阻滞,可导致心力衰竭及昏厥等。反复心衰者,心脏明显扩大,可并发严重心律失常。重症患儿可突然发生心源性休克,表现为烦躁不安、面色苍白、皮肤发花、四肢湿冷、末梢发绀、脉搏细弱、血压下降、闻及奔马律等,可在数小时或数天内死亡。

体征主要为心尖区第一音低钝,心动过速,部分有奔马律,一般无明显器质性杂音,伴心包炎者可听到心包摩擦音,心界扩大。危重病例可有脉搏微弱、血压下降、两肺出现啰音及肝脏肿大,提示循环衰竭。

四、辅助检查

(一)心电图检查

常有以下几种改变:①ST 段偏移,T 波低平、双向或倒置。②QRS 低电压。③房室传导阻滞或窦房传导阻滞、束支传导阻滞。④各种期间收缩,以室性期间收缩最常见,也可见阵发性心动过速、房性扑动等。

(二)X 线检查

轻者心脏大小正常,重者心脏向两侧扩大,以左侧为主,搏动减弱,可有肺淤血或肺水肿。

(三)心肌酶测定

血清肌酸磷酸激酶(CK)早期多有增高,其中以来自心肌的同工酶(CK-MB)特异性强,且较敏感。血清谷草转氨酶(AST)、d-羟丁酸脱氢酶(d-HBDH)、乳酸脱氢酶(LDH)在急性期也可升高,但恢复较快,其中乳酸脱氢酶特异性较差。

(四)病原学诊断

疾病早期可从咽拭子、咽冲洗液、粪便、血液、心包液中分离出病毒,但需结合血清抗体测定才有意义。恢复期血清抗体滴度比急性期增高 4 倍以上或病程早期血中特异性 IgM 抗体滴度在 1:128 以上均有诊断意义。应用聚合酶链反应(PCR)或病毒核酸探针原位杂交法自血液中查到病毒核酸可作为某一型病毒存在的依据。

五、诊断

1999 年 9 月,在昆明召开的全国小儿心肌炎心肌病学术会议对病毒性心肌炎诊断标准进行了重新修订。

(一)临床诊断依据

(1)心功能不全、心源性休克或心脑综合征。

(2)心脏扩大(X 线、超声心动图检查具有表现之一)。

(3)心电图改变:以 R 波为主的 2 个或 2 个以上主要导联(Ⅰ、Ⅱ、aVF,V$_5$)ST-T 改变持续 4 周以上伴动态变化,出现窦房、房室传导阻滞,完全性右束支或左束支传导阻滞,成联律、多形、多源、成对或并行期前收缩,非房室结及房室折返引起的异位心动过速,低电压(新生儿除外)及异常 Q 波。

(4)血清 CK-MB 升高或心肌肌钙蛋白(cTnI 或 cTnT)阳性。

(二)病原学诊断依据

1.确诊指标

自患儿心内膜、心肌、心包(活检、病理)或心包穿刺液中发现以下之一者可确诊为病毒性心肌炎:①分离到病毒。②用病毒核酸探针查到病毒核酸。③特异性病毒抗体阳性。

2.参考指标

有以下之一者结合临床可考虑心肌炎系病毒引起。①自患儿粪便、咽拭子或血液中分离到病毒,且恢复期血清同型抗体滴度较第一份血清升高或降低 4 倍以上。②病程早期患儿血清型特异性 IgM 抗体阳性。③用病毒核酸探针自患儿血中查到病毒核酸。

如具备临床诊断依据 2 项,可临床诊断。发病同时或发病前 2~3 周有病毒感染的证据支持诊断。①同时具备病原学确诊依据之一者,可确诊为病毒性心肌炎。②具备病原学参考依据之一者,可临床诊断为病毒性心肌炎。③凡不具备确诊依据,应给予必要的治疗或随诊,根据病情变化,确诊或除外心肌炎;④应除外风湿性心肌炎、中毒性心肌炎、先天性心脏病、结缔组织病以及代谢性疾病的心肌损害、甲状腺功能亢进症、原发性心肌病、原发性心内膜弹力纤维增生症、先天性房室传导阻滞、心脏自主神经功能异常、β受体功能亢进及药物引起的心电图改变。

六、治疗

本病目前尚无特效疗法,可结合病情选择下列处理措施。

(一)休息

急性期至少应休息到热退后3～4周,有心功能不全及心脏扩大者应绝对卧床休息,以减轻心脏负担。

(二)营养心肌及改善心肌代谢药物

1.大剂量维生素C和能量合剂

维生素C能清除氧自由基,增加冠状动脉血流量,增加心肌对葡萄糖的利用及糖原合成,改善心肌代谢,有利于心肌炎恢复,一般每次100～150 mg/kg加入10%葡萄糖液静脉滴注,1次/d,连用15天。能量合剂有加强心肌营养、改善心肌功能的作用,常用三磷酸腺苷(ATP)、辅酶A、维生素B_6与维生素C加入10%葡萄糖液中一同静脉滴注。因ATP能抑制窦房结的自律性,抑制房室传导,故心动过缓、房室传导阻滞时禁用。

2.泛癸利酮(辅酶Q_{10})

有保护心肌作用,每次10 mg,3岁以下1次/天,3岁以上2次/d,肥胖年长儿3次/d,疗程3个月。部分患者长期服用可致皮疹,停药后可消失。

3.1,6-二磷酸果糖(FDP)

FDP是一种有效的心肌代谢酶活性剂,有明显保护心肌代谢作用。150～250 mg/(kg·d)静脉滴注,1次/d,10～15d为1个疗程。

(三)维生素E

维生素E为抗氧化剂,小剂量短疗程应用,每次5 mg,3岁以下1次/d,3岁以上2次/d,疗程1个月。

(四)抗生素

急性期应用青霉素清除体内潜在细菌传染病灶,20万U/(kg·d)静脉滴注,疗程7～10天。

(五)肾上腺皮质激素

在病程早期(2周内),一般病例及轻型病例不主张应用,因其可抑制体内干扰素的合成,促进病毒增殖及病变加剧。对合并心源性休克、心功能不全、心脏明显扩大、严重心律失常(高度房室传导阻滞、室性心动过速)等重症病例仍需应用,有抗炎、抗休克作用,可用地塞米松0.2～1 mg/kg或氢化可的松15～20 mg/kg静脉滴注,症状减轻后改用泼尼松口服,1～1.5 mg/(kg·d),逐渐减量停药,疗程3～4周。对常规治疗后心肌酶持续不降的病例可试用小剂量泼尼松治疗,0.5～1 mg/(kg·d),每2周减量1次,共6周。

(六)积极控制心力衰竭

由于心肌炎患者对洋地黄制剂极为敏感,易出现中毒现象,故多选用快速或中速制剂,如毛花苷 C(西地兰)或地高辛等,剂量应偏小,饱和量一般用常规量的 1/2～2/3,洋地黄化量时间不能短于 24 小时,并需注意补充氯化钾,因低钾时易发生洋地黄中毒和心律失常。

(七)抢救心源性休克

静脉推注大剂量地塞米松 0.5～1 mg/kg 或大剂量维生素 C 200～300 mg/kg 常可获得较好效果。及时应用血管活性药物,如多巴胺[(1 mg/kg 加入葡萄糖液中用微泵 3～4 小时内输完,相当于5～8 mg/(kg·min)]、间羟胺(阿拉明)等可加强心肌收缩力、维持血压及改善微循环。持续氧气吸入,烦躁者给予苯巴比妥、地西泮(安定)或水合氯醛等镇静剂。适当输液,维持血液循环。

(八)纠正心律失常

对严重心律失常除上述治疗外,应针对不同情况及时处理。①房性或室性期间收缩:可口服普罗帕酮(心律平)每次 5～7 mg/kg,每隔 6～8 小时服用 1 次,足量用 2～4 周。无效者可选用胺碘酮(可达龙),5～10 mg/(kg·d),分 3 次口服。②室上性心动过速:普罗帕酮每次 1～1.5 mg/kg加入葡萄糖液中缓慢静脉推注,无效者 10～15 分钟后可重复应用,总量不超过 5 mg/kg。③室性心动过速:多采用利多卡因静脉滴注或推注,每次 0.5～1.0 mg/kg,10～30 分钟后可重复使用,总量不超过5 mg/kg。对病情危重,药物治疗无效者,可采用同步直流电击复律。④房室传导阻滞:可应用肾上腺皮质激素消除局部水肿,改善传导功能,地塞米松 0.2～0.5 mg/kg,静脉注射或静脉滴注。心率慢者口服山莨菪碱(654-2)、阿托品或静脉注射异丙肾上腺素。

第九节　小儿惊厥

惊厥(convulsion)是小儿时期常见的症状,小儿惊厥的发生率是成人的 10～15 倍,是儿科重要的急症。其发生是由于大脑神经元的异常放电引起。临床上多表现为突然意识丧失,全身骨骼肌群阵挛性或强直性或局限性抽搐,一般经数秒至数分钟后缓解,若惊厥时间超过 30 分钟或频繁惊厥中间无清醒者,称之为惊厥持续状态。50%惊厥持续状态发生于 3 岁以内,特别在第一年内最常见。惊厥性癫痫持续所致的惊厥性脑损伤与癫痫发生为 4%～40%。

一、病因

(一)有热惊厥(感染性惊厥)

感染性惊厥多数伴有发热,但严重感染以及某些寄生虫脑病可以不伴发热。感染性病因又分为颅内感染与颅外感染。

1.颅内感染

各种病原如细菌、病毒、隐球菌、原虫和寄生虫等所致的脑膜炎、脑炎。惊厥反复发作,年龄越小,越易发生惊厥。常有发热与感染伴随症状、颅内压增高或脑实质受损症状。细菌性脑膜炎、病毒性脑膜炎及病毒性脑炎常急性起病;结核性脑膜炎多亚急性起病,但婴幼儿时期可急性起病,进展迅速,颅神经常常受累;隐球菌脑膜炎慢性起病,头痛明显并逐渐加重;脑寄生虫病特别是脑囊虫病往往以反复惊厥为主要表现。体格检查可发现脑膜刺激征及锥体束征阳性。脑脊液及脑电图等检查异常帮助诊断,特别是脑脊液检查、病原学检测、免疫学及分子生物学检查帮助明确可能的病原。

2.颅外感染

(1)热性惊厥:为小儿惊厥最常见的原因,其发生率为 4%～8%。热性惊厥是指婴幼儿时期发热38 ℃以上的惊厥,而无中枢神经系统感染、水及电解质紊乱等异常病因所致者。目前仍使用 1983 年全国小儿神经病学专题讨论会诊断标准(自贡会议):好发年龄为 4 个月～3 岁,复发年龄不超过 5～6 岁;惊厥发作在体温骤升 24 小时内,发作次数为 1 次;表现为全身性抽搐,持续时间在 10～15 分钟内;可伴有呼吸道或消化道等急性感染,热性惊厥也可发生在预防接种后。神经系统无异常体征,脑脊液检查无异常,脑电图 2 周内恢复正常,精神运动发育史正常,多有家族病史。以上典型发作又称之为单纯性热性惊厥。部分高热惊厥临床呈不典型发作表现,称之为复杂性高热惊厥:24 小时内反复多次发作;发作惊厥持续时间超过 15 分钟;发作呈局限性,或左右明显不对称。清醒后可能有神经系统异常体征。惊厥停止7～10 天后脑电图明显异常。某一患儿具有复杂性高热惊厥发作的次数越多,今后转为无热惊厥及癫痫的危险性愈大。

自贡会议明确指出凡发生以下疾病中的发热惊厥均不要诊断为高热惊厥:①中枢神经系统感染;②中枢神经系统疾病(颅脑外伤、出血、占位性病变、脑水肿和癫痫发作);③严重的全身性代谢紊乱,如缺氧、水和电解质紊乱、内分泌紊乱、低血糖、低血钙、低血镁、维生素缺乏及中毒等;④明显的遗传性疾病、出生缺陷、神经皮肤综合征(如结节性硬化)、先天性代谢异常(如苯丙酮尿症)及神经结节苷脂病;⑤新生儿期惊厥。

(2)中毒性脑病:颅外感染所致中毒性脑病常见于重症肺炎、中毒性菌痢以及败血症等急性感染过程中出现类似脑炎的表现,但并非病原体直接侵入脑组织。惊厥的发生为脑缺氧、缺血、水肿或细菌毒素直接作用等多因素所致。这种惊厥的特点是能找到原发病症,且发生在原发病的极期,惊厥发生次数多,持续时间长,常有意识障碍,脑脊液检查基本正常。

(二)无热惊厥(非感染性惊厥)

1.颅内疾病

小儿时期原发性癫痫最为多见。其他还有颅内出血(产伤、窒息、外伤或维生素缺乏史)、颅脑损伤(外伤史),脑血管畸形,颅内肿瘤,脑发育异常(脑积水、颅脑畸形),神经皮肤综合征,脑炎后遗症及脑水肿等。

2.颅外疾病

(1)代谢异常:如低血钙、低血糖、低血镁、低血钠、高血钠、维生素 B_1 和维生素 B_6 缺乏症,均是引起代谢紊乱的病因并有原发疾病表现。

(2)遗传代谢疾病:如苯丙酮尿症、半乳糖血症、肝豆状核变性以及黏多糖病等,较为少见。多有不同疾病的临床特征。

(3)中毒性因素:如药物中毒(中枢兴奋药、氨茶碱、抗组胺类药物、山道年、异烟肼、阿司匹林、安乃近及氯丙嗪)、植物中毒(发芽马铃薯、白果、核仁、蓖麻子及地瓜子等)、农药中毒(有机磷农药如 1605、1509、敌敌畏、敌百虫、乐果、666 及 DDT 等)、杀鼠药及有害气体中毒等。接触毒物史及血液毒物鉴定可明确诊断。

(4)其他:全身性疾病如高血压脑病、阿-斯综合征和尿毒症等,抗癫痫药物撤退,预防接种如百白破三联疫苗等均可发生惊厥。

二、临床表现

小儿惊厥多表现为全身性发作,患儿意识丧失,全身骨骼肌不自主、持续地强直收缩,或有节律的阵挛性收缩;也可表现为部分性发作,神志清楚或意识丧失,局限于单个肢体、单侧肢体半身性惊厥,有时半身性惊厥后产生暂时性肢体瘫痪,称为 Todd 麻痹。小婴儿,特别是新生儿惊厥表现不典型,可表现为阵发性眨眼、眼球转动、斜视、凝视或上翻,面肌抽动似咀嚼、吸吮动作,口角抽动,也可以表现为阵发性面部发红、发绀或呼吸暂停而无明显的抽搐。

三、诊断

惊厥是一个症状,通过仔细的病史资料、全面的体格检查以及必要的实验室检查,以尽快明确惊厥的病因是感染性或非感染性,原发病在颅内还是在颅外。

(一)病史

有无发热及感染伴随症状,了解惊厥的特点,惊厥发作是全身性还是局限性、惊厥持续时间、有否意识障碍以及大小便失禁,有否误服毒物或药物史。出生时有否窒息抢救史或新生儿期疾病史。既往有否类似发作史。家族中有否惊厥患者。联系发病年龄及发病季节综合考虑。①新生儿时期惊厥发作常见于缺血缺氧性脑病、颅内出血、颅脑畸形、低血糖、低血钙、低血镁、低血钠、高血钠、化脓性脑膜炎、破伤风以及高胆红素血症等;②婴儿时期惊厥常见于低血钙、化脓性脑膜炎、热性惊厥(4 个月后)、中毒性脑病、低血糖及头部跌伤等;③幼儿及年长儿惊厥常见于癫痫、颅内感染、中毒性脑病及头部外伤等。

(二)体格检查

惊厥发生时注意生命体征 T、R、HR、BP、意识状态以及神经系统异常体征、头围测量。检查有否颅内压增高征(前囟是否紧张与饱满,颅缝是否增宽)、脑膜刺激征和阳性神经征,以及全身详细的体格检查,如皮肤有无瘀点、瘀斑,肝、脾是否肿大。有否牛奶咖啡斑、皮肤脱失斑或面部血管瘤;有否毛发或头部畸形;并观察患儿发育进程是否迟缓以帮助明确病因。

(三)实验室检查

(1)血、尿、粪三大常规,有助于中毒性菌痢及尿路感染等感染性疾病诊断。

(2)血生化检查,如钙、磷、钠、钾、肝、肾功能帮助了解有否代谢异常,所有惊厥病例均检查血糖,了解有否低血糖。

(3)选择血、尿、粪及脑脊液等标本培养明确传染病原。

(4)毒物及抗癫痫药物浓度测定。

(5)疑颅内病变,选择腰椎穿刺、眼底检查、头颅 B 超及脑电图等检查。神经影像学检查的指征为局灶性发作、异常神经系统体征以及怀疑颅内病变时;疑外伤颅内出血时,首选头颅CT;疑颅内肿瘤、颞叶病变、脑干及小脑病变和陈旧性出血时,首选 MRI。

四、治疗

(一)一般治疗

保持气道通畅,及时清除咽喉部分泌物;头部侧向一侧,避免呕吐物及分泌物吸入呼吸道;吸氧以减少缺氧性脑损伤发生;退热,应用物理降温或药物降温;保持安静,避免过多的刺激。要注意安全,以免外伤。

(二)止痉药物

首选静脉或肌注途径。

1.地西泮(安定,diazepam)

为惊厥首选用药,1~3分钟起效,每次 0.2~0.5 mg/kg(最大剂量 10 mg),静脉推注,注入速度为1~1.5 mg/min,作用时间 5~15 分钟,必要时每 15~30 分钟可重复使用 2~3 次。过量可致呼吸抑制及低血压;勿肌注,因吸收慢,难以迅速止惊。

2.氯羟安定(劳拉西泮,lorazepam)

与蛋白结合含量仅为安定的 1/6,入脑量随之增大,止惊作用显著加强。因外周组织摄取少,2~3 分钟起效,止惊作用可维持 12~24 小时。首量 0.05~0.1 mg/kg,静脉注射,注速 1 mg/min(每次极量4 mg),必要时可 15 分钟后重复 1 次。降低血压及抑制呼吸的不良反应比地西泮小而轻,为惊厥持续状态首选药。国内尚未广泛临床应用。

3.氯硝西泮(clonazepam)

亦为惊厥持续状态首选用药,起效快,作用比安定强 5~10 倍,维持时间长达 24~48 小时。剂量为每次 0.03~0.1 mg/kg,每次极量 10 mg,用原液或生理盐水稀释静脉推注,也可肌注。12~24 小时可重复。呼吸抑制发生较少,但有支气管分泌物增多和血压下降等不良反应。

4.苯巴比妥(鲁米那,phenobarbital)

脂溶性低,半衰期长,起效慢,静注 15~20 分钟开始见效,作用时间 24~72 小时。多在地西泮用药后,首次剂量 10 mg/kg,若首选止惊用药时,应尽快饱和用药,即首次剂量 15~20 mg/kg,在 12 小时后给维持量每天 4~5 mg/kg,静脉(注速为每分钟 0.5~1 mg/kg)或肌肉注射。较易出现呼吸抑制和心血管系统异常,尤其是在合用安定时。新生儿惊厥常常首选苯巴比妥,起效较快,疗效可靠,不良反应也较少。

5.苯妥英钠(phenytoin)

为惊厥持续状态的常见药,可单用,或一开始就与安定合用,或作为安定奏效后的维持用药,或继用于安定无效后,效果均好。宜用于部分性发作惊厥持续状态或脑外伤惊厥持续状态。对婴儿安全性也较大。负荷量 15~20 mg/kg(注速每分钟 0.5~1.0 mg/kg),10~30 分钟起效,2~3 小时后方能止惊,必要时,2~3 小时后可重复一次,作用维持 12~24 小时,12 小时后给维持量每天 5 mg/kg,静脉注射,应密切注意心率、心律及血压,最好用药同时进行心电监护。Fosphenytoin 为新的水溶性苯妥英钠药物,在体内转化成苯妥英钠,两药剂量可换算(1.5 mg Fosphe-nytoin=1 mg phenytoin),血压及心血管不良反应相近,但局部注射的反应如静脉炎和软组织损伤在应用 Fosphenytoin 时较少见。

6.丙戊酸(valproic acid)

目前常用为丙戊酸钠。对各种惊厥发作均有效,脂溶性高,迅速入脑,首剂 10～15 mg/kg,静脉推注,以后每小时 0.6～1 mg/kg 滴注,可维持 24 小时,注意肝功能随访。

7.灌肠药物

当静脉用药及肌注无效或无条件注射时选用直肠保留灌肠:5%副醛每次 0.3～0.4 mL/kg;10%水合氯醛每次 0.3～0.6 mL/kg;其他脂溶性药物如地西泮和氯硝西泮、丙戊酸钠糖均可使用。

8.严重惊厥不止者考虑其他药物或全身麻醉药物

(1)咪唑唑仑静注每次 0.05～0.2 mg/kg,1.5～5.0 分钟起效,作用持续 2～6 小时,不良反应同安定。

(2)硫喷妥钠每次 10～20 mg/kg,配制成 1.25%～2.5%溶液,先按 5 mg/kg 静脉缓注、余者静脉滴速为 2 mg/min,惊厥控制后递减滴速,应用时需严密监制呼吸、脉搏、瞳孔、意识水平及血压等生命体征。

(3)异丙酚负荷量为 3 mg/kg,维持量为每分钟 100 μg/kg,近年来治疗难治性惊厥获得成功。

(4)对难治性惊厥持续状态,还可持续静脉滴注苯巴比妥 0.5～3 mg/(kg·h),或地西泮 2 mg/(kg·h),或咪达唑仑,开始 0.15 mg/kg,然后 0.5～1 μg/(kg·min)。

(三)惊厥持续状态的处理

惊厥持续状态的预后不仅取决于不同的病因、年龄及惊厥状态本身的过程,还取决于可能出现的危及生命的病理生理改变,故治疗除有效选择抗惊厥药物治疗外,还强调综合性治疗措施:①20%甘露醇每次 0.5～1 g/kg 静脉推注,每 4～6 小时 1 次;或复方甘油 10～15 mL/kg 静滴,每天 2 次,纠正脑水肿。②25%葡萄糖 1～2 g/kg,静脉推注或 10%葡萄糖静注,纠正低血糖,保证氧和葡萄糖的充分供应,是治疗惊厥持续状态成功的基础。③5% NaHCO₃ 5 mL/kg,纠正酸中毒。④防止多系统损害:如心肌损害、肾衰竭、急性肺水肿及肺部感染。⑤常规给予抗癫痫药物治疗 2 年以上。

(四)病因治疗

尽快找出病因,采取相应的治疗,参考相应章节。积极治疗颅内感染;纠正代谢失常;对复杂性热性惊厥可预防性用药,每天口服苯巴比妥 3 mg/kg,或口服丙戊酸钠每天 20～40 mg/kg,疗程数月至 1～2 年,以免复发;对于癫痫患者强调规范用药。

第十节 小儿癫痫

一、定义

癫痫是由多种病因引起的脑功能障碍综合征,是脑细胞群异常的超同步化放电而引起的发作性的、突然的、暂时的脑功能紊乱。为小儿神经系统常见的疾病,发病率为 0.2%～0.3%。根据过度放电的神经元群的部位和传导范围的不同,其临床表现也不同。

二、病因

(一)特发性/原发性

根据目前的知识和技术找不到脑结构异常、代谢异常等任何获得性致病因素,病因与遗传因素有关。

(二)症状性/继发性

有明确的致病因素,如中枢神经系统畸形、外伤、感染、肿瘤、缺氧、中毒和代谢异常等。

(三)隐源性

高度怀疑为症状性,但根据目前的知识水平和诊断技术,尚未找到确切病因。

三、诊断

(一)临床表现

癫痫的临床表现可呈各种形式,最常见的是意识丧失或改变、全身性或局限性肌肉抽搐,也可有感觉异常、精神行为异常或自主神经功能紊乱等。癫痫的发作均有突然性、暂时性、反复性三个特点,至少发作 2 次。根据癫痫发作的临床特点,特别是有无意识丧失和同期脑电图的改变,将癫痫发作分为以下几类(参考国际抗癫痫联盟 1981 年及 2001 年分类)。

(1)部分性(局限性、局灶性)发作:神经元过度放电起源于脑的某一部位,可分为以下几种。①简单部分性发作:发作时不伴有意识丧失,包括运动性发作、感觉性发作、自主神经性发作等。②复杂部分性发作:发作时有意识障碍,可包含两种或两种以上简单部分性发作的内容,且常有自动症。③部分性发作继发全身性发作:简单或复杂部分性发作均可演变为全身强直-阵挛性发作或强直性、阵挛性发作。

(2)全身性(广泛性、弥漫性)发作:发作起始即是两侧大脑半球同时放电,发作时伴有意识丧失,具体发作类型包括:强直-阵挛性发作(即通常所说的大发作)、强直性发作、阵挛性发作、肌阵挛性发作、失神发作、失张力性发作、痉挛发作等。

(3)分类不明的各种发作。

(4)癫痫持续状态:一次惊厥持续 30 分钟以上,或连续多次发作、发作间期意识不恢复。

(二)辅助检查

1.常规检查

(1)脑电图:普通(清醒/睡眠)脑电图。

(2)影像学:头颅 CT、MRI。

(3)脑脊液:常规、生化、病原学检查。

2.进一步检查

(1)脑电图:剥夺睡眠脑电图、24 小时脑电图、视频脑电图、脑电图结合同步肌电图、颅内皮层电极脑电图等。

(2)影像学:头颅 MRS、SPECT、PET、DSA。

(3)其他检查:可以依据病情选择性进行以下检查寻找病因,包括血电解质、血糖、肝肾功能、血氨、血乳酸、血及尿代谢筛查、酶学检查、基因检测等。

（三）癫痫诊断条件

首先要确定是否为癫痫，判断发作属于哪一类型，是否符合某个癫痫综合征，然后查找原因。

四、鉴别诊断

癫痫需要与其他发作性事件相鉴别，主要包括以下几种。

（一）晕厥

晕厥是由于一过性脑供血不足所导致的短暂的意识丧失，发作时患儿由于肌张力丧失不能维持正常姿势而倒地，其病因包括心源性，如心律失常、心功能不全，代谢性如低血糖、电解质紊乱，自主神经介导性如血管迷走性晕厥等。晕厥与癫痫的鉴别要点是：晕厥发生前常有久站、体位改变、环境拥挤闷热等诱因，在意识丧失前常有头晕、恶心、多汗等先兆，在晕厥发生数分钟后方可因脑供血不足而引起惊厥。可行心电图、直立倾斜试验等检查协诊。

（二）多发性抽动症

抽动指身体任何部位肌肉或肌群出现不自主、无目的的突发性重复收缩，多发性抽动主要表现为多种抽动动作和（或）不自主发声，部位与症状轻重有波动性，能受意志控制。行视频监测脑电图可以鉴别。

（三）屏气发作

主要发生在婴幼儿，通常由愤怒、恐惧诱发，表现为剧烈哭闹后突然呼吸暂停、发绀、意识丧失，可有相应家族史。与癫痫鉴别点在于本病患儿先出现屏气发作，青紫后出现肢体抽搐；而癫痫患儿先出现肢体抽搐，再出现青紫，在询问病史时应特别注意。屏气发作的患儿智力体力发育均正常，围生期无脑损伤史。

（四）代谢紊乱

如低血糖、低血钙等电解质紊乱可引起抽搐发作，尤其是婴儿，可通过血生化检查以除外。

（五）癔症性抽搐

多发生于青春期、女性，发作前多有情绪波动诱因。发作形式可多变，时间可较长，突然发生的用生理解剖知识无法解释的现象。一般多在有人时发生，发作时一般不会摔伤或出现尿便失禁，常常是症状重，而体格检查无阳性发现，暗示及心理治疗有效。脑电图及各种检查均正常。

五、治疗

（一）常规治疗

（1）指导家长和患儿正确认识癫痫，合理安排生活，坚持长期规律治疗，定期随访。

（2）抗癫痫药物的使用原则。有过2次或2次以上无其他原因的惊厥或首次发作即为癫痫持续状态者，应开始抗癫痫治疗；按发作类型、癫痫综合征类型选药，见（表6-2）；初治患者由单药开始，从小剂量逐渐增加至有效范围，需长期规律用药；除药物中毒及药物过敏时，更换药物需逐渐过渡，避免自行减药、加药、突然停药；要注意个体差异，了解药物的药代动力学特点、剂量范围和毒副作用，有条件时应监测药物血浓度；多药合用时要观察药物相互作用及不良反应；停药过程要缓慢，一般于发作完全控制3～4年且复查脑电图正常后开始减药，1年左右停完。

表 6-2　根据癫痫发作类型选择的抗癫痫药物

癫痫发作类型	抗癫痫药物
全身强直-阵挛发作	丙戊酸,卡马西平,左乙拉西坦
失神发作	丙戊酸,拉莫三嗪,乙琥胺
肌阵挛发作	丙戊酸
痉挛发作	托吡酯
部分性发作	卡马西平,奥卡西平
继发全面性发作	丙戊酸
癫痫持续状态	地西泮 $0.3\sim0.5$ mg/kg 静推,氯硝西泮 $0.02\sim0.06$ mg/kg 静推

(二)治疗进展

(1)生酮饮食:是将身体的主要代谢能源从利用葡萄糖转化为利用脂肪的一种饮食疗法,可用于各种类型的癫痫,尤其是难治性癫痫可尝试使用。其治疗癫痫的机制尚不完全清楚,可能是其改变脑部能量代谢从而改变了脑的兴奋性。具体实施时,需在营养师的指导下,计算热量及脂肪、糖类、蛋白质的比例,并需监测血糖、尿酮体等指标。

(2)癫痫外科:手术治疗的主要适应证包括致痫区局限于一定部位、皮层发育不良、Rasmussen 脑炎、偏侧抽搐-偏瘫综合征等,术前需详细评估病灶/致痫区。主要手术类型有切除性手术、功能性手术(阻断癫痫传播通路)、特殊核团损毁和点刺激术等。

第七章　五官科疾病诊断与治疗

第一节　听神经瘤

听神经瘤起源于听神经(耳蜗前庭神经)的鞘膜,不是真正的神经瘤。而且绝大多数起源于前庭神经的鞘膜,起于耳蜗神经者极少,所以更准确地应称为前庭神经鞘瘤。该肿瘤为良性,尚无恶变报道。大多发生于一侧。少数双侧发病,多为神经纤维瘤病的一个局部表现。听神经瘤是颅内常见的肿瘤之一,占 8%～10%。通常在 30 岁以后出现症状。

一、诊断

(一)病理学特点

(1)肿瘤常生长于前庭神经上支的中枢与周围部分的移行处的髓鞘(Ober steiner-Redlich 区,离脑干 8～12 mm,靠近内听道口),是神经鞘瘤,而不是神经瘤。

(2)由 Antoni A(狭长双极细胞)和 B 纤维(松散网状)组成的良性肿瘤。

(3)分子生物学证实该肿瘤的发生是由于 22 号染色体长臂上一个肿瘤抑制基因的丢失所致。

(二)临床表现

1)病史听神经瘤的病程较长,自发病到住院治疗时间平均为数月至十余年不等。

2)颅高压症状和体征非早期症状,主要见于大型肿瘤,尤其是伴有脑积水的患者。表现为视神经盘水肿、头痛加剧、呕吐等。

3)局部神经功能障碍多数表现为耳鸣、耳聋和平衡障碍"三联征"。

(1)耳蜗及前庭神经症状。①早期可因肿瘤刺激出现耳鸣,通常为高音频耳鸣。②进行性听力丧失但多不易为患者察觉,多数出现在高音频区,伴有语言分辨能力下降。③感觉性听力丧失,Weber 试验偏向健侧,Rene 试验阳性(气导＞骨导)。④前庭神经受累可致眼球震颤(可为中央或周围性)。

(2)三叉神经功能障碍肿瘤较大时出现。表现为耳、面部麻木(麻痹症状),也有早期出现面部疼痛(刺激症状),之后出现麻木。

(3)面神经功能障碍肿瘤较大时出现,表现为患侧周围性面瘫和味觉改变。

(4)展神经功能障碍少见,表现为复视,患侧眼球内收位,外展受限。

(5)后组脑神经(第Ⅸ、Ⅹ、Ⅺ对脑神经)功能障碍肿瘤较大时出现,表现为声音嘶哑、饮水呛咳和吞咽困难等。

(6)小脑体征步态不稳,患侧肢体共济失调。

(7)脑干症状肿瘤较大时出现。表现为共济失调、复视、对侧肢体运动和感觉障碍,严重可出现意识和呼吸障碍。

（三）辅助检查

1.耳蜗前庭神经功能检测

修订的 Gardener-Robertson 听力分类法见表。如果纯音测听和语言分辨率测定分属不同的级别，采用低级别。"50/50"（Ⅱ级）是有用听力的标准（纯音听力测定域≤50 dB，语言分辨率≥50%）。Ⅰ级能正常使用电话，Ⅱ级可对声音定位。

常用的检查包括以下几点。

(1)电测听比较准确的听力检查方法。蓝色为气导曲线，红色为骨导曲线。正常值为20 dB。听神经鞘瘤为高频听力丧失。

(2)脑干听觉诱发电位（BAEP）目前最客观的检查方法。听神经鞘瘤通常为Ⅰ～Ⅲ或Ⅰ～Ⅴ波潜伏期延长，或除Ⅰ波外余波消失。

(3)听觉反射域及听觉反射消减实验听觉反射异常提示耳蜗后病变。

(4)眼震电图（ENG）正常情况下每侧反应产生率为50%，如果一侧≤总数的35%，视为异常。肿瘤起源于前庭神经下支的患者可有正常反应（水平半规管是优势支，为上支分布区）。另外，前庭神经可保留正常功能直到该神经所有纤维都受累。

(5)温度实验（向外耳道）注入冰水测定眼震持续时间，降低程度≥1分钟为异常。

2.神经影像学检查

(1)头部 X 线平片可拍摄侧位片、汤氏位片或司氏位片。以了解内听道口及岩骨破坏情况，特别是前者。内听道口扩大（喇叭形）最具诊断意义，但这是听神经瘤的间接征象，诊断的敏感性不如 CT 及 MRI。

(2)头部 CT 扫描要求有 CT 增强像，以避免遗漏小的肿瘤。岩骨的骨窗像有助于了解内听道口及岩骨的破坏情况。少数患者内听道无扩大。与 MRI 相比优越之处在于能显示骨性解剖（包括乳突气房），对于经迷路入路的手术计划很有帮助。

(3)头部 MRI 扫描薄层轴位增强 MRI 是首选的诊断方法，特征性表现：内听道中央圆或卵圆形强化肿瘤。MRI 可以清楚地显示肿瘤的性状（大小、边界、血运、侵及的范围、瘤周水肿）、与周围组织的关系（特别与脑干和血管的关系），有无继发幕上脑积水等。大型听神经瘤（直径＞3 cm）在 CT 或 MRI 片上可见囊变。

二、鉴别诊断

本病应与表皮样囊肿、脑膜瘤、三叉神经鞘瘤或其他脑神经鞘瘤相鉴别。

三、治疗

（一）治疗方法和选择原则

1.常用的治疗方法

(1)临床观察：密切观察症状、听力（听力测定），定期影像学检查了解肿瘤生长情况（每6个月1次 CT 或 MRI，持续2年，如果稳定改为每年1次）。如症状加重或肿瘤生长＞2 mm/年，在一般情况良好时建议采取手术治疗，如患者一般情况差可行立体定向放射治疗（如伽马刀）。

(2)放射治疗（单独或作为外科手术的辅助性治疗）包括外放射治疗和立体定向放射治疗（如伽马刀，X-刀）。

(3)外科手术。

2.选择原则

(1)选择不同的治疗方法应考虑以下因素。

患者的一般情况,如年龄、主要器官功能状态,以及是否合并其他系统疾病等。

肿瘤大小和部位。

肿瘤发展的速度。

是否存在有用听力,是否能保留有用听力。

第Ⅶ和Ⅴ对脑神经功能的保留。

是否为神经纤维瘤病。

各种干预性治疗方法的效果(包括远期不良反应)。

患者的要求和意见。

(2)一般选择原则。

建议随访观察仅限于无占位效应症状的老年患者。

小型肿瘤(直径≤3 cm)建议手术治疗。不能耐受手术者可观察或做伽马刀治疗。

大型肿瘤(直径＞3 cm)建议手术治疗。如果患者不能耐受手术或术后复发建议放射治疗。

选择放射治疗方式时,如果肿瘤直径≤3 cm适合立体定向放射治疗。

(二)外科手术治疗

听神经瘤显微外科手术治疗的目标应该是肿瘤的全切除,同时达到面神经解剖甚至功能的保留。对于小型听神经瘤,还应争取耳蜗神经的解剖和功能保留。

1.常用的手术入路及适应证

(1)枕下乙状窦后入路:神经外科医师最为常用和熟悉的入路。常用切口包括:倒钩形切口(显露较充分,适于Ⅰ～Ⅳ型听神经瘤切除),乳突后直切口或S形切口(适于Ⅱ型及部分Ⅲ型听神经瘤的切除),旁正中切口,马蹄形切口等。

优点:①脑桥小脑角显露充分。②面神经及听力保留的机会最大。

缺点:①并发症相对较多。②对于位于内听道内的小型肿瘤切除较为困难,易导致内耳功能障碍。③面神经通常位于肿瘤的前方(盲区),最后才能看见。

(2)经迷路入路:适用于主要位于内耳道内、几乎无脑桥小脑角扩展的小型听神经瘤。神经耳科学者常选择此入路。

优点:①可早期确认面神经,提高其保留率。②小脑及后组脑神经损伤机会小。③患者不会有蛛网膜下腔出血的症状(硬脑膜外入路尤其如此)。

缺点:①听力丧失。②暴露受限(限制了大肿瘤的切除)。③手术时间较枕下乙状窦后入路长。④术后脑脊液漏发生率高。

(3)经颞底硬脑膜外入路(颅中窝入路):仅适用于位于内听道内的小型肿瘤。

优点:有机会保留听力。

缺点:①颅后窝暴露差。②面神经麻痹发生率高(膝状神经节受损)。

(4)联合入路:如经迷路-小脑幕联合入路;经迷路-枕下乙状窦后入路等。

2.手术入路的选择

(1)如果手术以保留听力为目的,就不能选择经迷路入路。应注意以下几点。有用听力要求域值<50 dB,或语言分辨率>50％。以下情况手术有效听力保留较为困难:①术前语言分辨率<75％。②术前域值>25 dB。③术前 BASER 异常波形。④肿瘤直径>2 cm。

(2)大型听神经瘤(直径>4 cm)。①建议枕下乙状窦后入路或联合入路。②可采用分期(二步法)手术(间隔1～2周),对于改善巨大肿瘤的治疗效果有一定帮助。

(3)中型听神经瘤(直径 2～4 cm)。①如果需要保留有效听力,建议枕下乙状窦后入路。②如果听力差或丧失,或估计很难保留有效听力,除枕下乙状窦后入路外,还可选择经迷路入路。

(4)小型听神经瘤(直径<2 cm,内听道内)。①如果术前听力差或丧失,建议经迷路入路。②如果术前听力良好且肿瘤位于内听道外侧,建议经颅中窝入路。③如果术前听力良好且肿瘤位于内听道内侧,建议经枕下乙状窦后入路。

3.手术操作(以枕下乙状窦后入路为例)

(1)建议术前腰椎穿刺,以便术中引流脑脊液,尤其是大型听神经瘤。

(2)患侧腹部下 1/4 处备皮,以便必要时切取脂肪。

(3)暴露枕骨范围:外侧到乳突(乳突切迹内侧常有一导静脉,可电凝后离断,颅骨上的开口用骨蜡封闭),上至上项线。根据肿瘤大小决定中线侧和下方的显露范围。一般,不必暴露中线部位颅骨、枕骨大孔和寰椎后弓。小至中型肿瘤可采用"锁孔"开颅,上方达横窦,侧方达乙状窦。如侧方暴露需要,可以磨开乳突气房。骨窗边缘用骨蜡封闭以预防脑脊液漏。如乳突气房开放较大,可填入腹部脂肪组织。

(4)通过腰椎穿刺置管或将小脑半球抬起开放枕大池放出脑脊液(20～40 mL),可以帮助降低脑组织的张力,增加暴露。

(5)电生理监测有助于定位三叉神经、面神经和耳蜗神经,是听神经瘤手术中重要的辅助手段。

(6)对于大型听神经瘤一般先行肿瘤囊内减压(用显微剪刀或超声吸引),切开肿瘤壁的位置多选择在瘤壁的后方,此处面神经通过的概率最小。切开肿瘤壁前,可使用电生理监测的刺激器确认预切开的部位是否有神经反应。

(7)肿瘤周边的分离应严格在蛛网膜界面内,最大限度地保护小脑、脑干、脑神经和血管。岩静脉一般位于肿瘤的上极,尽可能保留;如果需要,也可电烧切断,但少数患者术后可能出现小脑肿胀等相关并发症。

(8)位于内听道内的肿瘤可通过磨开部分甚至全部内听道后壁予以显露和切除。磨除的范围应根据肿瘤显露和切除的需要,同时结合术前岩骨和内听道的影像学资料确定。磨除时应不断冲水降温,防止神经的热传导损伤。另外应避免迷路的损伤。

(9)脑神经周围一般建议使用钝性分离。但在肿瘤壁与神经粘连紧密的部位建议使用锐性分离,以最大限度地减小对神经的牵拉。肿瘤与面神经最难分离之处多为内听道口附近。

4.手术后并发症

(1)脑神经功能障碍。

面神经:表现为患侧周围性面瘫。

前庭神经:术后前庭功能障碍可导致恶心和呕吐,平衡障碍消失较快,但因脑干功能障碍导致的共济失调可持续存在。

后组脑神经(Ⅸ、Ⅹ、Ⅻ神经):可表现为声音嘶哑、饮水呛咳、吞咽困难等,严重者甚至出现呼吸困难。

耳蜗神经:术中对神经的过度牵拉、直接机械性或供血血管(内听动脉)的损伤,可导致神经挫伤、水肿,功能障碍,术后出现术前的(有效)听力丧失、耳鸣、恶性噪声等。

(2)脑干功能障碍:将肿瘤与脑干分离时可致脑干功能障碍,产生共济失调、对侧肢体偏瘫和感觉障碍、锥体束征等。尽管可能会改善,但部分症状将长期存在。

(3)小脑功能障碍:表现为步态不稳、患侧肢体共济障碍等。小脑半球牵拉严重或与肿瘤分离时损伤,或岩静脉损伤等,可导致小脑挫伤,出血(血肿)和肿胀。严重者可导致呼吸骤停。

(4)血管损伤常见为小脑前下、后下动脉及其分支的损伤,可导致小脑和脑干的梗死和功能障碍。严重者可出现呼吸障碍等。

(5)脑脊液漏:大多发生于术后1周内(也可发生于术后1年,甚至数年以后)。向外磨开内听道越多,出现术后脑脊液漏的概率就越高。可继发脑膜炎。脑积水可增加脑脊液漏的发生。

脑脊液漏可通过皮肤切口、鼓膜裂口(脑脊液耳漏)、咽鼓管经鼻(鼻漏)或咽后壁发生。其中,脑脊液鼻漏可通过以下任一途径发生。①经鼓室气房或咽鼓管(最常见的途径)。②通过前庭迷路(后半规管是最常被磨开的地方)经前庭窗(可因向迷路内填入过多的骨蜡所致)。③沿迷路周围小房进入乳突气房。④经骨窗部位乳突气房。

(6)脑膜炎:表现为术后发热伴颈强,脑脊液细胞总数和白细胞计数均增高。细菌培养对判定炎症性质有意义,但要注意使用抗生素可造成培养的假阴性。无菌性脑膜炎激素治疗有效。细菌性脑膜炎给予抗感染治疗。持续腰椎穿刺脑脊液引流有一定帮助。

5.术后处理

(1)给予脱水、激素治疗,注意防止消化道出血。

(2)患者术后苏醒延迟,或出现预料之外的神经功能障碍,应及时行头部 CT 检查。

(3)术后因面神经损伤致眼睑不能完全闭合者应给予患眼人工泪液滴眼(2 滴/2 小时)和眼膏。患眼用胶带将眼睑闭合。如果面神经完全瘫痪、早期恢复的可能性很小,术后早期可行眼睑缝合术。如果面神经离断,可在术后一年内(一般建议术后 1~2 个月)行面神经修复术(如舌下神经-面神经吻合)。解剖保留完好的面神经如果术后 1 年功能仍未恢复,也应行面神经修复术,但面神经功能一般最好只能达到Ⅲ级(House&Brackmann 分级)。

(4)建议术后 3 天内禁食,3 天后可试进流食。患者术后的第一次进食,应该由医师实施,从健侧口角试喂水,严密观察有无后组脑神经损伤的表现。因吞咽呛咳不能进食,术后 3 天给予鼻饲,加强营养。

(5)脑脊液漏的治疗:部分患者脑脊液漏可自行停止。治疗方法包括以下几点。

非手术治疗:①抬高头位。②如持续漏,腰椎穿刺蛛网膜下腔置管引流,同时给予预防性抗感染治疗。

持续漏的外科治疗:①如果伴有明显脑积水,应行 CSF 分流术。②二次手术探查和封堵漏口。

（6）对未能全切除的肿瘤,术后可行辅助性立体定向放射治疗（如伽马刀或 X-刀治疗）。

6.随诊与复查

听神经鞘瘤术后主要是观察面听神经的功能,特别是对于术前有残存听力的患者,术后听力情况更为重要。了解有无纯音听力,或语言听力等。所有患者均应行影像学（CT,MRI）随访。

7.听神经瘤术后复发和处置

复发在很大程度上与肿瘤切除程度相关。但是,复发既可发生于肿瘤次全切除和部分切除的患者,也可发生于肿瘤全切除的患者;既可发生于术后早期,也可发生于手术多年以后。次全切除术后肿瘤复发率约为 20%。

对于复发的听神经瘤,可根据患者和肿瘤的实际情况,选择立体定向放射外科治疗（如伽马刀或 X 刀治疗）,或再次外科手术治疗。

第二节　过敏性鼻炎

变应性鼻炎是发生在鼻黏膜的变态反应性疾病,以鼻痒、喷嚏、鼻分泌亢进、鼻黏膜肿胀等为其主要特点。分为常年性和季节性,后者又称"花粉症"。变应性鼻炎的发病与遗传、环境密切相关。

一、病因

常年性变应性鼻炎的变应原和季节性变应性鼻炎的变应原不同,引起常年性变应性鼻炎的变应原主要为吸入物,临床上常见的主要的变应原有屋尘、螨、昆虫、羽毛、上皮、花粉、真菌等,其次是食物和药物。临床上引起花粉症者大多属于风媒花粉（靠风力传播的花粉）。

二、发病机制

本病发病机制属 IgE 介导的 I 型变态反应。

当特应性个体吸入变应原后,变应原刺激机体产生特异性 IgE 抗体结合在鼻黏膜浅层和表面的肥大细胞、嗜碱性粒细胞的细胞膜上,此时鼻黏膜便处于致敏状态。当相同变应原再次吸入鼻腔时,即与介质细胞表面的 IgE"桥连",导致以组胺为主的多种介质释放,这些介质引起毛细血管扩张,血管通透性增加,平滑肌收缩和腺体分泌增多等病理变化,机体处于发敏状态,临床上则表现为喷嚏、清涕、鼻塞、鼻痒等症状。上述病理改变在缓解期可恢复正常,如多次反复发作,导致黏膜肥厚及息肉样变。

三、临床表现

(一)喷嚏

每天数次阵发性发作,每次多于 3 个,甚至连续十几个或数十个。多在晨起或夜晚或接触过敏原后立即发作。

(二)鼻涕

大量清水样鼻涕,有时可不自觉地从鼻孔滴下。

(三)鼻塞

轻重程度不一,季节性变应性鼻炎由于鼻黏膜水肿明显,鼻塞常很重。

(四)鼻痒

季节性鼻炎尚有眼痒和结膜充血。

(五)嗅觉减退

由于鼻黏膜水肿引起,但多为暂时性。

四、检查

鼻镜所见:常年性者,鼻黏膜可为苍白、充血或浅蓝色。季节性者,鼻黏膜常呈明显水肿。如合并感染,则黏膜暗红,分泌物呈黏脓性或脓性。

五、诊断

(一)常年性变应性鼻炎

根据其常年发病的特点以及临床检查所见。但需与其他类型的非变应原性的常年性鼻炎相鉴别。

(二)季节性变应性鼻炎

发病具有典型的地区性和季节性,就某一地区的某一患者而言,其每年发病的时间相对固定。

六、鉴别诊断

常年性变应性鼻炎需与其他类型的非变应原性的常年性鼻炎相鉴别,见表 7-1。

表 7-1　不同类型常年性鼻炎的鉴别要点

鉴别要点	常年性变应性鼻炎	嗜酸性粒细胞增多性非变应性鼻炎	血管运动性鼻炎
病因	Ⅰ型变态反应	不清楚血	管反应性增多
鼻痒和喷嚏	+++	++++	+
鼻分泌物量	+++	++++	+
鼻涕倒流	+-	+-	++
鼻黏膜充血	—	—	++
鼻黏膜苍白	++	++	—
鼻黏膜水肿	+++	+++	+-
鼻分泌物嗜酸性粒细胞	+	+	
特异性皮肤试验	阳性	阴性	阴性
特异性 IgE	升高	正常	正常
个人及家庭病史	+	—	—
治疗	糖皮质激素、抗组胺药、免疫疗法,等	糖皮质激素	减充血剂

七、并发症

主要有变应性鼻窦炎、支气管哮喘和分泌性中耳炎。

八、治疗

(一)非特异性治疗

1.糖皮质激素

糖皮质激素具有抗炎抗过敏作用。临床上分全身和局部用药两种,局部为鼻喷雾剂,是糖皮质激素的主要投药途径。局部不良反应主要是鼻出血和鼻黏膜萎缩。因此,不论全身或局部用药都要掌握好剂量和适应证。

2.抗组胺药

抗组胺药实为 H_1 受体拮抗剂,可以迅速缓解鼻痒、喷嚏和鼻分泌亢进。传统的抗组胺药如氯苯那敏(扑尔敏)等,其中不良反应主要是嗜睡与困倦。新型的抗组胺药如阿司咪唑(息斯敏)、氯雷他定(开瑞坦)等,抗 H_1 受体的作用明显增强,但临床使用要掌握适应证,权衡利弊,防止心脏并发症的发生。

(二)特异性治疗

(1)避免与变应原接触。

(2)免疫疗法:主要用于治疗吸入变应原所致的 I 型变态反应。

(三)手术治疗

(1)合并鼻中隔偏曲,变应性鼻窦炎鼻息肉者可考虑手术治疗。

(2)选择性神经切断术包括翼管神经切断、筛前神经切断等,适用于部分患者,不应作为首选治疗。

(3)可行下鼻甲冷冻、激光、射频、微波等可降低鼻黏膜敏感性。

(四)急性过敏反应的诊断和治疗

急性严重过敏反应的定义是与细胞结合的 IgE 和抗原发生桥联后所介导的一种速发型的全身性反应。桥联后随之出现的介质释放可引起一系列的全身性表现,包括皮肤、呼吸道、心血管系统以及消化道的症状和体征,系一种临床综合征。其发病机制可能:IgE 介导的过程需有免疫学的致敏过程,过敏性鼻炎特异性免疫治疗的急性过敏反应即属于此型;非 IgE 介导的过程包括补体系统的活化、花生四烯酸的代谢等等。引起急性过敏反应的生物介质:组胺源于肥大细胞,它可增加血管通透性、引起支气管平滑肌收缩、腺体分泌及血管平滑肌舒张;其他介质包括能引起支气管收缩和腺体分泌的含硫多肽类白三烯,能有效引起血管舒张的降钙素基因相关肽,能增加血小板释放组胺和 5-羟色胺的血小板活化因子等。

1.临床表现

急性过敏反应几乎多在暴露于可疑诱发因素的 3 小时内发病,一般认为,发生得越快,反应也越严重。临床症状可体现在以下几个方面。①皮肤:皮肤麻木、发热是严重过敏反应最早出现的症状,并逐渐发展成颜面潮红、瘙痒性的荨麻疹和(或)血管性水肿。出现全身性反应的患者约有 70% 的具有皮肤症状。②上呼吸道:可出现流体、喷嚏及鼻痒、眼痒等急性症状,有时累及悬雍垂、舌、后或咽部发生血管性水肿,重者可出现声音嘶哑、胸闷、呼吸困难甚至呼吸停止。③消化道:由肠黏膜水肿和平滑肌痉挛引起,可表现为急性腹痛、恶心、呕吐或腹泻等。④心血管系统:出现心律失常,包括房性或室性期前收缩、心律失常或者心肌缺血及心悸,头晕、胸痛等,随之可能出现较为少见的急性心梗。低血压是严重急性过敏反应中最危险的一种并发症。

哮喘是致死性严重过敏反应的一个明显的危险因素,通常在接触可疑物质后 20 分钟内发病。致死性严重过敏反应患者尸检的病理结果显示,约有 1/3 的患者存在肺部异常[90% 是肺充血;肺水肿和(或)肺出血占 50%]和喉头水肿。

对急性过敏反应主要是通过其临床表现和对治疗的反应来进行诊断,常规的实验室检查如血生化、全细胞计数和分类、血沉和尿液分析等通常没有什么意义,血清类胰蛋白酶(肥大细胞活化标志,＞10 mg/mL有意义)、血浆组胺、尿液组胺和组胺代谢物检测具有辅助意义;血糖、肌酸激酶和动脉血气分析检测可能对鉴别诊断具有一定帮助。

2.鉴别诊断

(1)血管迷走反应:常在静脉采血、注射后出现,通常表现突发颜面苍白、出汗、恶心及低血压。缺乏典型的皮肤和呼吸道症状。

(2)心肌梗死:以呼吸困难和低血压为主的心肌梗死须与急性过敏反应相鉴别,此时心电图和肌酸激酶浓度检测至关重要。

(3)胰岛素反应:低血糖引起的胰岛素反应,主要是虚弱、面色苍白、出汗及意识丧失等,血压维持不变,无呼吸道和消化道反应。

(4)肺栓塞:可以表现为急性的呼吸困难,常能通过下肢深静脉做出准确诊断,血气分析提示显著的低氧血症,影像学检查亦可确诊。

(5)Munchausen综合征:常表现为复发性的严重过敏反应的发作,这些患者的严重过敏反应既可以是偶然诱发,也可能是有意识的故意为之,意在引起医疗关注。若条件允许,应对其进行适当的精神心理评估。

(6)肥大细胞增生病:罕见,最常见表现是累及皮肤的肥大细胞聚积(色素型荨麻疹),有时也表现为不明原因的急性过敏反应。依据骨髓活检可确诊该病。

3.治疗

急性过敏反应的治疗必须及时、恰当,起始治疗的首要目的就是维持有效的呼吸道通气和循环系统。

(1)肾上腺素:立即肌内注射肾上腺素(1∶1000)是治疗严重过敏反应的首要药物,成人剂量为 0.2 mL(mg)～0.5 mL(mg),儿童为 0.01 mL(mg)/kg,无效可在 5～10 分钟后重复注射。股外侧肌注射肾上腺素所得的药物血浆峰值明显高于且快于上臂皮下注射或三角肌注射,表明可取代以往的常规皮下注射。临床医师应牢记,严重的急性过敏性休克及时使用肾上腺素治疗。

(2)H1 和 H2 抗组胺药:对于中重度的患者,常用肠道外的抗组胺药包括苯海拉明(1 mg/kg)和西咪替啶(4 mg/kg)。

(3)糖皮质激素:可使用皮质类固醇(如甲强龙,124 mg),每 4～6 小时重复 1 次。

(4)吸入型β受体激动剂:定量吸入β受体激动剂可缓解急性支气管痉挛的辅助治疗。

(5)补液:对于明显低血压的患者应进行静脉补液,难治性低血压可输入多巴胺(400 mg入 5％的葡萄糖 250 mL)指收缩压达到 90 mmHg。

(6)吸氧:有呼吸困难、喘息或喘鸣音时使用鼻导管或面罩吸氧。

(7)吸入型沙丁胺醇:治疗肾上腺素难以控制的支气管痉挛,可以用吸入沙丁胺醇(雾化吸入2.5 mg)。

(8)气管插管或气管切开:如果上呼吸道梗阻不缓解,可予气管插管;若喉部水肿阻碍气管插管,需及时行气管切开术。

4.特异性免疫治疗局部和全身反应诊断及治疗

特异性变应原免疫治疗(SIT)主要用于治疗过敏性鼻炎、哮喘和昆虫蜂毒过敏症,通过应用逐渐增加剂量的过敏原产物,减轻或消除过敏原引发的临床症状,实现临床和免疫耐受。

常用的治疗途径是皮下免疫治疗(SCIT)和舌下免疫治疗,评价 SCIT 安全性的主要指标是治疗副作用在患者群体和注射针数中的发生率。可分为局部反应和全身反应(SR),前者反应指注射部位出现发红、瘙痒和肿胀;后者指发生在非注射部位其他特定器官的副作用,分为速发型(注射后 30 分钟内发生)和迟发型(注射后 30 分钟后发生),速发型 SR 常见。

世界过敏反应科学组织于 2010 年发布了新的 SR 分级标准,依据 SR 累及的器官(皮肤、结膜、上呼吸道、下呼吸道、胃肠道、心血管等)和症状严重程度进行分级。总的原则是:症状或体征累及 1 个器官(皮肤、结膜、上呼吸道),未出现哮喘、胃肠道或心血管系统症状诊断为 1 级;症状或体征累及 1 个以上器官,或出现哮喘、胃肠道或心血管系统症状诊断为 2 级或 3 级;呼吸衰竭或低血压(可伴意识丧失)诊断为 4 级;死亡为 5 级。严重 SR 一般指出现 4 级或 5 级反应。SR 中必须高度重视的是严重过敏反应,即发作迅速的全身性过敏反应,甚至可导致死亡。

对于不同级别的 SR,药物治疗首选仍是肾上腺素的早期应用,死亡病例常与延迟应用肾上腺素、合并严重呼吸和心血管系统并发症有关,当临床怀疑出现严重过敏反应时即应果断应用,如仅有皮肤 1 个器官受累时,尚不足以确诊严重过敏反应,也应迅速应用。当患者对肌肉或皮下注射反应不佳,出现疗效不佳的心衰或呼衰,且具备动态血液监测条件但不具备急诊转运条件时,应酌情静脉应用肾上腺素,目前尚无统一的剂量,可用 1∶100000 肾上腺素[0.1 mg(1 mL 1∶1000 肾上腺素)溶入 100 mL 盐水],静滴速度为 30~100 mL/h(5~15 μg/min),快慢取决于患者的反应和药物的毒性作用。

抗组胺药、皮质类固醇的使用和吸氧、注射部分近端扎止血带等措施亦是治疗严重过敏反应的必要治疗,常在应用肾上腺素后使用,可肌注或静脉应用苯海拉明 50 mg 和西咪替啶 300 mg 缓慢输入,儿童剂量为 1 mg/kg(不超过 50 mg)。皮质类固醇多用甲强龙 125 mg 静脉输入。

对于局部反应的治疗。注射部位可出现红晕、肿胀、硬结或坏死等,硬结常见,特别是使用铝缓释剂的产品。面积较大的为大局部反应(LLR),目前对 LLR 的定义不同,如面积超过患者手掌大小或直径超过 25 mm、10 cm、12 cm 等。一般而言,对局部反应应酌情局部冷敷和口服抗组胺药物,当速发型局部反应超过 12 cm,应给予口服抗组胺药物并留诊观察至少 1 小时。

2 级以上 SR 出现哮喘的主要治疗措施还包括:①吸入 β_2 受体激动剂;②静脉注射或应用 β_2 受体激动剂;③皮质类固醇(静脉注射泼尼松龙 50 mg 或甲泼尼龙 40 mg);④吸氧;⑤留院治疗等。出现广泛荨麻疹和血管神经性水肿等 SR 时给予:①肾上腺素(1 mg/mL)0.3~0.5 mg 深部肌内注射;②建立静脉通道(盐水);③监测血压脉搏④肌注抗组胺药物;⑤静脉注射皮质类固醇;⑥住院治疗。

再次强调,严重过敏性反应和过敏性休克救治中的关键因素是早期及时应用肾上腺素和保证氧气供应。依临床重要性从高到低对相关因素进行排序如下:肾上腺素的应用、患者体位、供氧、静脉补液、雾化治疗、血管升压药物、抗组胺药物、皮质类固醇和其他药物。

第三节 萎缩性鼻炎

萎缩性鼻炎是一种发展缓慢的鼻腔慢性炎性疾病,又称臭鼻症、慢性臭性鼻炎、硬化性鼻炎。其主要表现是鼻腔黏膜、骨膜、鼻甲骨(以下鼻甲骨为主)萎缩。鼻腔异常宽大,鼻腔内有大量的黄绿色脓性分泌物积存,形成脓性痂皮,常有臭味,发生恶臭者,称为臭鼻症,患者有明显的嗅觉障碍。鼻腔的萎缩性病变可以发展到鼻咽、口咽、喉腔等处。提示本病可能是全身性疾病的局部表现。

一、病因

萎缩性鼻炎分为原发性萎缩性鼻炎和继发性萎缩性鼻炎两大类。

(一)原发性萎缩性鼻炎

可以发生于幼年,多因全身因素如营养不良、维生素缺乏、内分泌功能紊乱、遗传因素、免疫功能紊乱、细菌感染、神经功能障碍等因素所致。

(二)继发性萎缩性鼻炎

多由于外界高浓度工业粉尘、有害气体的长期刺激,鼻腔鼻窦慢性脓性分泌物的刺激,或慢性过度增生性炎症的继发病变,鼻部特殊性的感染,鼻中隔的过度偏曲,鼻腔手术时过多损坏鼻腔组织等所致。

本病最早由 Frankel 于 1876 年所描述,是一种常见的耳鼻咽喉科疾病,占专科门诊的 $0.7\% \sim 3.99\%$。我国贵州、云南地区多见,其原因不详,有报道可能与一氧化硫的刺激有关,还有报道可能与从事某些工种的职业有关。杨树芬曾报道灰尘较多的机械厂的调查发现,鼻炎 118 人中萎缩性鼻炎 35 人,占患者数的 30%。国外报道本病女性多于男性,多发病于青年期,健康状况和生活条件差者易患此病。据报道我国两性的发病率无明显差别,以 20~30 岁为多。在西方,本病发病率已明显降低,但是在许多经济不够发达的国家和地区,发病率仍较高。

二、病理

疾病发生的早期,鼻腔黏膜仅呈慢性炎症改变,逐渐发展为萎缩性改变,假复层柱状纤毛上皮转化为无纤毛的复层鳞状上皮,腺体萎缩,分泌减少。由于上皮细胞的纤毛丧失。分泌物停滞于鼻腔,结成脓痂。病变继续发展,黏膜以及骨部的血管因为发生闭塞性动脉内膜炎与海绵状静脉丛炎,血管的平滑肌萎缩,血管壁纤维组织增生肥厚,管腔缩窄或闭塞。血液循环不良,导致腺体和神经发生纤维性改变,黏膜下组织变为结缔组织,最后发生萎缩以及退化现象。骨和骨膜也发生纤维组织增生和骨质吸收,鼻甲缩小,鼻腔极度扩大,但是鼻窦常常因为骨壁增殖硬化性改变,反而使窦腔缩小。

三、临床表现

(一)鼻及鼻咽干燥感

鼻及鼻咽干燥感在吸入冷空气时,症状更加明显,而且还有寒冷感。

(二)鼻塞

鼻塞与鼻内脓痂堆滞堵塞有关;没有脓痂,则与神经感觉迟钝有关,有空气通过而不能感觉到。

(三)头痛

头痛部位常常在前额、颞侧或枕部,或头昏,多因为大量冷空气的刺激反射造成,或者伴发鼻窦炎之故。

(四)鼻内痛或鼻出血

鼻内痛或鼻出血多因鼻黏膜干燥破裂所致。

(五)嗅觉减退或者丧失

嗅觉减退或者丧失因为含气味的气味分子不能到达嗅区或者嗅区黏膜萎缩所致。

(六)呼气恶臭

呼气恶臭因为臭鼻杆菌在鼻腔脓痂下繁殖生长,脓痂内的蛋白质腐败分解,而产生恶臭气味。也有人认为是因为炎性细胞以及腺细胞脂肪发生变性,脂肪转变为脂酸,易于干燥,乃产生臭味。妇女月经期臭味加重,绝经期则开始好转,但鼻腔黏膜没有好转。

(七)其他

鼻腔黏膜萎缩涉及鼻咽部,可能影响咽鼓管咽口,发生耳鸣和耳聋。涉及咽喉部则发生咽喉部干燥、刺激性咳嗽、声音嘶哑等症状。

四、诊断与鉴别诊断

根据患者的症状、体征,结合临床检查所见。主要根据鼻黏膜萎缩、脓痂形成情况以及可能具有的特殊气味等特点,诊断不难。但是应该与鼻部特殊的传染病,例如结核、狼疮、硬结病,或者鼻石、晚期梅毒、麻风等病症相鉴别。

一小部分萎缩性鼻炎患者具有特殊的鼻部外形,如鼻梁宽而平,鼻尖上方轻度凹陷,鼻前孔扁圆,鼻翼掀起,如果儿童时期发病,可以影响鼻部的发育而成鞍鼻畸形。鼻腔内的检查,可以见到鼻腔宽敞,从鼻前孔可以直接看到鼻咽部。鼻甲缩小,有时下鼻甲几乎看不到或者不能辨认,如果因为慢性化脓性鼻窦炎而引起,则虽然下鼻甲看不到或不能辨认,但是中鼻甲却常常肿胀或肥大,甚至息肉样变。鼻腔黏膜常常覆盖一层灰绿色脓痂,可以闻及特殊恶臭。除去脓痂后下边常常有少许脓液,黏膜色红或苍白,干燥,或者糜烂,可有渗血。鼻咽部、咽部黏膜或有以上黏膜的改变,或有脓痂附着,严重者喉部也可以有此改变。轻症的萎缩性鼻炎,多只是在下鼻甲和中鼻甲的前端或嗅裂处可以见到少许痂皮,黏膜少许萎缩。

鼻腔的分泌物或者脓痂取出做细菌培养,可以检测到臭鼻杆菌、臭鼻球杆菌、类白喉杆菌或者白喉杆菌,但是后两者均无内毒素。

五、治疗

(一)药物治疗

药物治疗萎缩性鼻炎至今仍无明显进展,有学者对微量元素代谢紊乱是否为萎缩性鼻炎的病因进行了研究。文献报道测定 83 例上颌窦炎的血清铁含量,其中 47 例有萎缩性鼻炎,通过对照治疗,证实缺铁程度与鼻黏膜的萎缩程度成正比,故提出治疗时宜加用含铁制剂。但测定患者发样中的铜、锰含量明显低于对照组,而锌、铁含量正常。因此,微量元素是否与萎缩性鼻炎的发病有关尚待探讨。有报道应用羧甲基纤维钠盐软膏治疗萎缩性鼻炎 17 例,获得了一定的效果。因羧甲基纤维钠盐具有生理惰性,对组织无刺激性,亲水,可与多种药物结合并能溶于鼻分泌物中或炎症渗液中,易为鼻黏膜吸收而迅速产生药效。黄维国等报道应用滋鼻丸每次 15 g,每天 2 次口服,同时加用鼻部蒸汽熏蒸,治疗数十例,效果满意。纪宏开等应用鱼腥草制剂滴鼻取得了一定的效果。肖涤余等用活血化瘀片(丹参、川芎、赤芍、红花、鸡血藤、郁金、山楂、黄芪、党参)治疗萎缩性鼻炎也取得了一定的效果。

Sinha 采用胎盘组织液行中、下鼻甲注射 60 例,经 2 年的观察,临床治愈 76.6%,改善 11.6%,无效 11.4%;经组织病理学证实,萎缩的黏膜上皮恢复正常,黏液腺及血管增加,细胞浸润及纤维化减少 43.3%,形态改善 45%,无变化 11.7%。郝雨等报道采用复方丹参注射液 4 mL 行下鼻甲注射,隔天 1 次,10 次为 1 疗程,或用复方丹参注射液迎香穴封闭,疗法同上,同时合并应用小檗碱软膏涂鼻腔,73 例中治愈 40 例,好转 17 倒,无效 6 倒,总有效率 97%。钟衍深等报道,应用 ATP 下鼻甲封闭治疗萎缩性鼻炎 122 例,常用量 10～20 mg,3 天 1 次,10～20 次为 1 疗个程,88.5% 的患者症状改善,经 6～18 个月随访无复发。

(二)氦-氖激光照射治疗

有学者在给予维持量甲状腺素的同时,采用氦-氖激光鼻腔内照射治疗 87 例萎缩性鼻炎,激光照度 10 mW/cm^2,每次照射 3 分钟,8～10 次为 1 个疗程,7～8 次后,60% 的患者嗅觉改善,5～6 次后鼻血流图波幅增大,波峰陡峭,流变指数增大,脑血流图检查血流量也明显改善。经治疗后全身情况改善,痂皮消失,鼻黏膜变湿润,59 例嗅觉恢复。其作用机制是小剂量、低能量激光照射具有刺激整个机体及组织再生、抗炎和扩张血管的作用,改善了组织代谢的过程。

(三)手术治疗

1.鼻腔黏软骨膜下填塞术

Fanous 和 Shehata 应用硅橡胶行鼻腔黏骨膜下填塞术,在上唇龈沟做切口,分别分离鼻底和鼻中隔的黏软骨膜,然后填入硅橡胶模条至鼻底或鼻中隔隆起,使鼻腔缩小,分别治疗 10 例和 30 例萎缩性鼻炎患者,前者 70% 的症状明显改善,后者 90% 的有效。硅橡胶作为缩窄鼻腔的植入物,优点是性能稳定,具有排水性,光滑软硬适度,容易造型,耐高压无抗原性,不被组织吸收,不致癌,手术操作简单,疗效较好,根据病情可分别植入鼻中隔、鼻底、下鼻甲等处。部分病例有排斥现象,与填塞太多、张力过大、黏膜破裂有关。

Sinha 应用丙烯酸酯在鼻中隔和鼻底黏骨膜下植入 60 例,切口同 Fanous 和 Shehata 的操作,36 例近期愈合,14 例好转,经 2 年的观察,由于植入物的脱出和鼻中隔穿孔,约 80% 的患者症状复原,20% 的脱出者症状长期缓解,可能与植入物的稳定性有关,经临床比较效果逊于硅橡胶。

徐鹤荣、韩乃刚、虞竞等分别报道应用同种异体骨或同种异体鼻中隔软骨行鼻腔黏骨膜下填塞治疗萎缩性鼻炎,效果良好,未发现有软骨或骨组织吸收、术腔重新扩大的情况,认为同种异体骨或软骨是比较好的植入材料,但术后必须防止感染。

Sinha 报道应用自体股前皮下脂肪植入鼻腔黏骨膜下 4 例,2 例有效,2 例无效,可能与脂肪较易吸收有关。还有报道应用自体髂骨、自体肋软骨、自体鼻中隔软骨等行鼻腔黏骨膜下填塞,效果优于自体脂肪组织填塞,但均需另做切口,增加了损伤及患者的痛苦。

刘永义等采用碳纤维行下鼻甲、鼻中隔面黏骨膜下充填成形术,部分病例同时补以鼻旁软组织瓣或鼻中隔含血管的黏软骨膜瓣,总有效率达90%,鼻黏膜由灰白色变为暗红色,干痂减少或消失,黏膜由干燥变为湿润。此手术方案可使下鼻甲、鼻中隔隆起,缩小鼻腔,并能改善局部血液循环,增加组织营养,促进腺体分泌,可从根本上达到治疗目的。

喻继康报道应用羟基磷灰石微粒人工骨种植治疗萎缩性鼻炎10例,效果满意。羟基磷灰石是骨组织的重要成分,为致密不吸收的圆柱形微粒,其生物相容性良好,无排斥反应,可诱导新骨生成,与骨组织直接形成骨性结合,细胞毒性为0级,溶血指数为1.38%,是一种发展前景较好的填充物。

2.鼻腔外侧壁内移术

亦称 Lautenslager 手术,早在1917年即已应用。这种手术有一定的疗效,能起到缩窄鼻腔的作用,但组织损伤多,患者反应大,有时内移之外侧壁又有复位。黄选兆为了解决这个问题,采用白合金有机玻璃片为固定物,克服了固定上的缺点,治疗32例患者,疗效满意,术后经5～15年随访,有效率达88.24%。此手术可使鼻腔外侧壁内移5～8 mm,严重者虽可在鼻腔黏膜下加填塞物,但术前鼻腔宽度大于9 mm者,效果较差。上颌窦窦腔小、内壁面积小或缺损者不宜行此手术。术前的上颌窦影像学检查可预知手术效果,而且十分必要。

3.前鼻孔封闭术(Young 手术)

Young(1967)采用整形手术封闭一侧或两侧鼻孔,获得了优于鼻腔缩窄术的效果。手术方法为在鼻内孔处做环行切口,在鼻前庭做成皮瓣,然后缝合皮瓣封闭鼻孔,阻断鼻腔的气流。封闭1年以上再打开前鼻孔,可发现鼻腔干净,黏膜正常。封闭两侧前鼻孔时,患者需经口呼吸,有些患者不愿接受。林尚泽、罗耀俊等经过临床手术观察,少于3 mm的鼻前孔部分封闭,不仅可以保留患者经鼻呼吸的功能,而且长期效果不亚于全部封闭者,但如前鼻孔保留缝隙大于3 mm,则成功率下降。

4.鼻前庭手术

Ghosh(1987)采用鼻前庭手术,系将呼吸气流导向鼻中隔,减少气流对鼻甲的直接冲击,有效率达到92%。这种手术一期完成,不需再次手术,患者容易接受。

5.腮腺导管移植手术

腮腺导管移植手术系将腮腺导管移植于鼻腔或上颌窦内,唾液可使窦腔、鼻腔的萎缩黏膜上皮得以湿润,经过一段时间的随访观察,效果良好。手术方法几经改进,最后将腮腺导管开口处做成方形黏膜瓣,以延长导管长度,在上颌窦的前外壁造口后引入上颌窦腔。此手术方法的缺点是进食时鼻腔流液。且易发生腮腺炎。

6.中鼻甲游离移植手术

聂瑞增报道治疗鼻炎、鼻窦炎、继发萎缩性鼻炎的病例,对有中鼻甲肥大而下鼻甲萎缩者,将中鼻甲予以切除,将切除的中鼻甲游离移植于纵向切开的下鼻甲内,使下鼻甲体积增大重新隆起,治疗10例患者,经0.5～4年的随访观察,患者症状消失或明显减轻,效果满意。

7.上颌窦黏膜游离移植术

日本学者石井英男报道对萎缩性鼻炎患者先行唇龈沟切口,将上颌窦前壁凿开,剥离上颌窦黏膜并形成游离块,然后将下鼻甲黏膜上皮刮除。将上颌窦游离黏膜块移植于下鼻甲表面。经过对患者的随访观察,大部分患者症状改善。

8.带蒂上颌窦骨膜-骨瓣移植术

Rasmy介绍应用上唇龈沟切口,在上颌窦前壁凿开一适宜的上颌窦前壁骨膜-骨瓣,将带骨膜蒂移植于预制好的鼻腔外侧壁黏膜下术腔。使鼻腔外侧壁隆起,以缩小鼻腔,但在分离鼻腔外侧壁黏膜时,应注意防止黏膜破裂。15例手术后随访,13例鼻腔外侧壁隆起无缩小,2例缩小1/4,干燥黏膜也趋于湿润,并渐恢复为假复层柱状纤毛上皮。

9.带蒂唇龈沟黏膜瓣下鼻甲成形术

张庆泉报道应用上唇龈沟黏膜瓣下鼻甲成形术治疗萎缩性鼻炎。先在上唇龈沟做带眶下动脉血管蒂的唇龈沟黏膜及黏膜下组织瓣,长2～5 cm,宽1 cm,黏膜瓣的大小要根据鼻腔萎缩的程度来定。因为蒂在上方,所以黏膜瓣为两个断端,内侧端稍短,外侧端稍长,蒂长约2 cm,宽约1 cm,蒂的内侧要紧靠梨状孔,在鼻阈处做成隧道,隧道内侧端在下鼻甲前端,然后在下鼻甲表面做约2 cm的纵形切口,稍做分离,使之成V形,将预制好的带蒂黏膜瓣穿经鼻阈处隧道,移植于做好的下鼻甲的V形创面上,使下鼻甲前端隆起,鼻腔缩小。这种手术方法,不仅缩小了鼻腔,还增加了鼻腔的血液循环,使鼻腔血流明显增加,萎缩黏膜营养增加,明显改善了临床症状,报道20例,经过4年的随访观察,痊愈18例,好转2例。从症状消失的时间来看,鼻干、头昏和头痛、咽干等症状术后最先减轻或消失。术后鼻塞暂时加重,约15天后渐有缓解。术后鼻臭即有减轻,但完全消失需1～3个月痂皮消失时。黏膜渐变红润,潮湿,分泌物渐有增多。咽喉部萎缩情况恢复早于鼻腔。嗅觉减退者多数恢复较好,嗅觉丧失者多不能恢复。术前术后鼻血流图显示在术后短期无变化,6～12个月复查鼻血流好转。术前术后鼻腔黏膜上皮变化显示,术后1～2年鼻腔黏膜均不同程度恢复为假复层柱状纤毛上皮。

10.交感神经切断术

切断交感神经纤维或切除神经节以改善鼻腔黏膜血液循环。有人主张切断颈动脉外膜之交感神经纤维、切除蝶腭神经节,亦有提倡切除星状交感神经节者。这些手术操作复杂,效果亦不满意,故临床很少采用。

第四节　闭合性喉外伤

闭合性喉外伤是指颈部皮肤无伤口与喉腔贯通的外伤。

一、喉黏膜挫伤、撕裂伤

(一)临床表现

1.症状

喉部疼痛,以吞咽时更明显,可放射到耳部。由于喉黏膜水肿、黏膜下出血、黏膜撕裂、常有声嘶及咯血现象。如并有环杓关节脱位,声嘶更明显及持续。一般说来,此种类型损伤较少立刻发生呼吸困难,但要注意的是受伤后数小时,才是喉内组织肿胀的明显期。临床医生有此预见性,会减少患者过早脱离医疗监护、突发呼吸困难的危险。

2.检查

(1)颈部检查:颈部软组织肿胀、淤血。如喉黏膜撕裂伤严重者可发生局限性皮下气肿,严重者气肿可波及颜面、颏下、胸部等部位。

(2)间接喉镜或光纤喉镜检查:喉黏膜水肿、黏膜下水肿或黏膜撕裂;杓会厌襞移位,声门狭窄或变形等;声带活动受限或固定,喉腔变形或结构欠清等。

(3)喉部 X 照片、CT 检查:对排除喉支架骨折、环杓关节脱位、手术方案的制定等有较大的价值。

(二)治疗

1.一般处理

一般处理适用于无呼吸困难的喉外伤。

(1)严密观察病情,做好气管切开准备,一旦出现呼吸困难成立即行气管切开。

(2)令患者安静,少言,进食流质,禁食或鼻饲流质。

(3)早期应用抗生素和皮质激素可减轻黏膜水肿。

2.外科处理

外科处理包括气管切开及手术探查。

(1)气管切开:对有以下情况者应行气管切开,以策安全。①伤后即出现呼吸困难或呼吸困难呈进行性加重;②喉黏膜较大范围撕裂伤、持续性咯血者;③就诊时虽无呼吸困难,但有咯血、皮下气肿者,可以做预防性的气管切开。

(2)手术探查:喉裂开后,将撕裂的黏膜缝合(图 7-1)或将黏膜下血肿刮除,尽量保留黏膜完整,内置喉横 2 周,以防止喉狭窄。

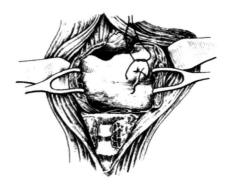

图 7-1　喉内黏膜缝合

二、喉软骨支架骨折

喉软骨支架骨折所受的外来暴力较喉黏膜挫伤及裂伤要大得多,是严重的喉外伤。闭合性喉外伤以甲状软骨、环状软骨骨折多见,而顿挫挤压伤引起喉气管断裂分离常见于多发性的损伤中。这些损伤难免地伴有喉黏膜撕裂伤。

(一)临床表现

1.皮下气肿

喉内黏膜撕裂,气体进入颈部皮下,可扩展到全颈、颏下、面颌或纵隔等。

2.咯血

轻者可痰中带血,重者出现较大量的咯血,频频咳嗽使皮下气肿加重。

3.呼吸困难

喉软骨骨折,特别是环状软骨骨折,使喉腔失去正常的支撑而变形,加上喉黏膜水肿、血肿及出血等因素,而出现喉阻塞。

4.声嘶

喉软骨骨折或关节脱位使声带位置发生改变;喉黏膜水肿或血肿、黏膜撕裂致声带形态改变;喉返神经麻痹或环杓关节脱位使声带活动受限或固定,而出现声音质量改变。

5.疼痛

说话或吞咽时疼痛明显,疼痛有的向耳部放射。

6.吞咽困难

患者可因疼痛而产生吞咽困难,但应注意并发食管损伤。

(二)检查

(1)颈部肿痛、皮下淤血及皮下气肿。皮下气肿的始发位置可为损伤的部位提供参考依据;闭合性喉气管损伤时,皮下气肿进展很快。

(2)喉体正常轮廓不清,甲状软骨扁平,环状软骨弓消失,可扪及错位的软骨。在气管离断时。由于舌骨上肌群的牵拉,可使喉体上移。

(3)喉腔形态的观察:对检查合作的患者,间接喉镜观察下咽、喉部常是确诊的一项重要手段。纤维喉镜有视野清楚、光线明亮,对损伤范围和程度判断较准确及对病者损伤小等优点,特别对检查不合作、张口受限或特殊体位者更为适合。直接喉镜检查有加重损伤的可能,不宜作为首选,但对已建立有效气道,又无颈椎及颈部并发症者,应不属禁忌。随着纤维镜的普及应用,它的损伤小、观察全面等优点已被广泛接受。为此,传统的直接喉镜检查临床逐渐少用。外伤时喉腔形态有黏膜暗红、水肿、黏膜下血肿、黏膜裂伤。声门变形、声带活动受限或固定,喉软骨暴露等征象。

(4)喉部 CT 是一种非损伤性检查,其结果是选择治疗方法的重要依据。它有助于查明喉软骨的破坏程度、环杓关节运动情况以及内镜难以发现的喉内软组织改变。尽管如此,传统的喉部 X 线正侧位片、体层照片等临床仍有采用价值。但必须指出,喉部的影像学检查应在呼吸道通畅及病情许可时进行。

(5)注意并发颈部钝挫伤或颌面部骨折、颈椎骨折及胸部损伤等。

(三)治疗

(1)迅速建立有效呼吸通道,防止窒息。

(2)软骨骨折复位及修复喉软骨骨折的整复应尽早进行,在致伤后 2 小时内采取妥善的治疗措施,对预防并发症,保存喉功能甚为重要。

扩张法软骨复位:指单纯骨折,喉腔声门轻度变形,但无呼吸困难,但当喉内血肿及黏膜水肿消退后,发现骨折移位对发声和呼吸有一定影响。对此型病例主张早用扩张法复位治疗,可取得了很好治疗效果。复位可在直接喉镜下、气管镜下进行。方法:气管切开后,全麻下在直接喉镜或气管镜下进行手法复位。复位后可经喉放入喉模,1 周后取出。亦可不放喉模,3 天后再复位 1 次。

喉裂开软骨复位:Cherian 总结了 30 例喉外伤病例,提出喉外伤患者在 7 天内行外科手术治疗者 94% 预后良好,而 7 天以后者治疗效果差,预后不良。适应证:①喉黏膜撕裂、软骨暴露、明显移位的骨折;声带固定。②伤后不久即出现呼吸困难。③伤后持续咯血,颈部广泛皮下气肿呈进行性。④直接喉镜或气管镜下复位不成功者。方法:喉裂开后,将折断的软骨片整复,软骨膜完整者,对位缝合软骨膜(图 7-2);软骨膜缺损者,可直接缝合软骨断缘固定。喉内软组织复位,将黏膜缝合。如黏膜缺损大,不能缝合,可用会厌黏膜、鼻腔游离黏膜修复,或将杓会厌皱襞黏膜向内拉拢修复,具体应根据损伤范围及部位而定。然后放置喉模 3～6 个月。如喉支架破坏或缺失严重,实在难以完整修复,在手术时亦应围绕恢复、发音和防止误咽等功能设计手术方案,以期保持患者的生活质量。

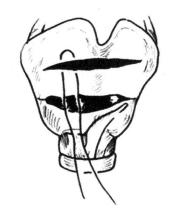

图 7-2　甲状软骨缝合

喉气管断裂者,其皮肤可有或无伤口,远端可缩回至胸腔,患者立即有咯血、呼吸困难、皮下气肿。此时应立即颈部切开,将远端牵拉向上与近端吻合固定,并放置支撑喉模。因此类损伤常累及双侧喉返神经,出现声带麻痹。术中应做低位气管切开,有条件可同时行神经吻合。如效果不佳或术时因特殊情况不能行神经吻合时,术后观察声带运动半年内未恢复,再按声带麻痹处理,如抢救现场无条件进行喉、气管吻合时,应将远端固定于颈部,非放置气管套管或气管插管。

第五节　气管内插管喉损伤

气管内插管麻醉术是各类外科手术常用的,其对气道管理方便、安全性高等优点,使得它成为临床应用最广的麻醉方法。为此,气管内插管时的喉损伤的发生率也随之增加。损伤表现有:喉气管黏膜擦伤、裂伤;环杓关节损伤脱位及造成喉内溃疡、肉芽形成及日后形成瘢痕狭窄等。其中喉气管黏膜擦伤、裂伤较为常见,喉溃疡、肉芽及瘢痕较为少见,而环杓关节脱位是较罕见的并发症。

一、发生原因

（1）选择导管过粗，声门裂被导管撑大。咽后壁、喉腔后部及气管前壁内表面三处受压点，易受伤处首先是声带突部位，其次是气管前壁，因此，临床上发现较常见该两处有溃疡或肉芽。

（2）患者体胖，颈粗短，喉腔暴露不良，插管时麻醉喉镜深入过深，上提者用力不当。损伤环后区及强力推动环杓关节。

（3）患者清醒状态或喉痉挛时强行插管。

（4）插管停留时间过长。

（5）术中频繁改变患者头位或患者常有吞咽、呕吐、咳嗽，增加导管与黏膜的摩擦，引起喉黏膜损伤。

二、常见的损伤及治疗

（一）环杓关节脱位

1.病因

全身麻醉或急救的气管插管较易造成环杓关节脱位，原因有以下几点。

（1）操作者插管动作不熟练、带盲目性，或在患者清醒、尚未用肌松剂时就进行插管，患者剧烈咳嗽或声门痉挛，操作者在半盲目状态下插入麻醉导管，易造成环杓关节脱位。插管时将患者颈部过度后仰，也可能是造成环杓关节脱位的原因之一。据报道，插管过程中所造成的环杓关节脱位多见于左侧，这是因为插管者习惯用左手持喉镜挑起舌根及会厌以暴露喉部，杓会厌襞被拉紧，并将杓状软骨向上、外牵引，此时用右手插入麻醉导管，如果在声门闭合时强行用力插入，则易推压左侧声带，可将该侧杓状软骨向前牵引导致脱位，或直接推压左侧杓状软骨而致其脱位。此外，麻醉导管下 1/3 的凸面主力作用于左杓状软骨上，使其向后推移。

（2）麻醉时间过长，使环杓关节长时间受麻醉导管压迫。特别是在麻醉导管留置过程中，如果患者头部偏向一侧，则导管的重力集中压在该侧环杓关节上，易致其脱位。有个别报道环杓关节因长期受压而发生坏死。

（3）麻醉清醒前由于患者出现刺激性剧烈咳嗽及吞咽动作易致环杓关节脱位。

2.治疗

（1）环杓关节复位术：环杓关节脱位的治疗原则是尽早恢复杓状软骨的正常位置，若杓状软骨区及杓会厌襞充血、肿胀较严重，可待肿胀基本消退后再行复位。复位需早期进行，超过 2 周则可因关节纤维化而效果不佳，如果迟于 1～2 个月，则无法复位。复位的方法有以下几点。

间接喉镜下杓状软骨拨动法复位术：此方法简单易行，最多被采用。①术前准备：术前 2～3 小时禁食，术前半小时皮下注射阿托品，向患者说明手术的目的及注意事项，取得患者的合作；有活动义齿者应取下。②麻醉：用 0.5％～2％丁卡因咽部、喉部喷雾 3～4 次，必要时声门及梨状窝滴入 1～2 次，丁卡因总量不超过 60 mg。③复位拨动方法：受试者取坐位，头位应摆正，颈部放松，嘱患者自己将舌头拉出口外，术者左手持大号间接喉镜，右手持裹以棉片的弯头喉钳，置入间接喉镜后，将喉钳徐徐放入患侧梨状窝，并移至杓状软骨处做与其脱位反方向的拨动。即：如为前脱位，则将喉钳置于杓状软骨前内方，在患者发"依"音时，向后向外轻轻拨动杓状软骨；如为后脱位者，则喉钳置于杓状软骨后外方，在患者吸气时，向前向内拨动。拨动时注意,如系左侧杓状软骨前脱位,要使杓状软骨从前、下、内向后、外、上复位时,必须同时作顺时针方向旋转,否则,其尖端顶着喉腔外侧壁,不利于复位;如系右侧杓状软骨前脱位,则相反。拨动4~5下后进行观察,如复位成功,则杓状软骨及声带的活动度明显增加,发声好转。如未成功,隔日可重复拨动1次。

纤维喉镜下杓状软骨拨动法复位术:适用于间接喉镜下喉部暴露不理想,或咽反射较敏感,间接喉镜下拨动不成功者。有人主张试用此法。但纤维喉镜及纤细组织钳的活动力度不大,要避免用力过度,而损坏高值纤维喉镜。患者取平卧位,置入纤维喉镜,如果患者咽反射敏感,可通过喉镜的负压孔再滴入少许1‰~2‰丁卡因,将纤维喉镜缓缓推至声门区,并紧贴环杓关节,根据杓状软骨脱位方向(前脱位或后脱位),转动喉镜手柄使镜头向后向外或向前向内撬动,直视下观察杓状软骨复位成功与否。

直达喉镜下杓状软骨拨动法复位术:术前准备及麻醉方法同上,个别咽反射特别敏感或精神特别紧张者需行全身麻醉。患者取仰卧垂头位或头后仰抬高位,全身放松,平静呼吸,术者左手持喉镜,将喉镜导入咽腔,挑起会厌,暴露喉部,右手持裹以棉片的直接喉钳拨动杓状软骨,拨动方法同间接喉镜下操作。

喉外推拿复位法:朱利相(1998)报道一种环杓关节脱位喉外推拿复位方法:患者取坐位、平视,头略转向健侧,术者站在患者患侧,用同侧手中、示指将患者喉头轻推向患侧,此时拇指指尖及侧缘慢慢滑入该侧甲状软骨板后缘及深处,即喉咽腔。自上而下移动拇指,当触及硬物感(为杓状软骨)时即嘱患者发"依"音,同时用拇指将硬物向前、内推数次。一般连续治疗2~3次即愈。

(2)急性期黏膜充血、肿胀、损伤者,可口服或静脉使用抗生素及雾化吸入治疗。

(3)病程较长而出现关节纤维化的患者,经尝试拨动杓状软骨不成功,如果声带固定于旁中位,且对侧声带运动无法代偿者,可行患侧声带注射、填充或杓状软骨内收术以改善发音。

(4)双侧杓状软骨发生前脱位,双声带外展受限,出现喉阻塞,则需气管切开术。

(二)喉接触性溃疡

喉溃疡是喉科少见疾病,病因非单一。常与炎症和声带过度活动或局部损伤有关。气管插管损伤是本病的原因之一,此外,野外或噪声环境下作业、感冒时烟酒或用声过度也容易产生喉内黏膜受损,继而形成与插管后发生病变一样的喉溃疡或肉芽肿。病变常位于一侧或双侧声带中后1/3交界处,即声带突处。声带黏膜损伤后,形成浅表溃疡,再继发感染而引起软骨膜炎并形成肉芽肿,习称为接触性溃疡。患者在术后出现喉痛不适和声嘶,逐渐出现持续性发声易疲劳、声嘶、刺激性咳嗽等。偶有咳嗽致肉芽肿表面血管破裂而少量痰中带血,双侧大块肉芽可引起呼吸不畅。

间接喉镜或纤维喉镜下可见声带及杓状软骨黏膜、声带中后1/3杓状软骨声带突上可见白色、淡红、大小不定的小溃疡或肉芽肿,直径大小不定,直径可达5~9 mm。其外观具有炎性病变的特征。但有时确难与乳头状瘤或恶性肿瘤鉴别。喉接触性溃疡的治疗方法有一般治疗和手术治疗。①一般治疗:去除损伤因素,适当声休、止咳,并辅以含抗生素和肾上腺皮质激素的蒸气或超声雾化吸入治疗。浅层损伤较易治愈,但如肉芽生长应手术治疗配合。②手术治疗:除去肉芽组织,减少声带的重量,促进逐步伤口愈合是手术的目的。

第六节　喉烫伤及烧灼伤

　　喉、气管、支气管黏膜受到强的物理因素刺激或接触化学物质后,引起局部组织充血、水肿,以至坏死等病变,称为喉部与呼吸道烧伤。它包括物理因素所致的喉烧灼伤、喉烫伤、放射损伤及化学物质腐蚀伤。呼吸道烧伤占全身烧伤的 $2\%\sim3\%$。由于声门在热气、有毒烟雾或化学物质刺激下反射性关闭因而上呼吸道烧灼伤较下呼吸道者多见且伤情较重。

一、病因

　　(1)咽、喉与气管直接吸入或喷入高温液体、蒸汽或化学气体。

　　(2)火灾时吸入火焰、烟尘及氧化不全的刺激物等。

　　(3)误吞或误吸化学腐蚀剂,如强酸、强碱、酚类等。

　　(4)遭受战用毒剂如芥子气、氯气等侵袭。

　　(5)放射线损伤,包括深度 X 线、^{60}Co、直线加速器等放射治疗时损伤及战时核武器辐射损伤。

二、发病机制

　　上呼吸道黏膜具有自然冷却能力,可吸收热气中的热能。当上呼吸道受热力损害时,声门可反射性关闭,保护支气管和肺。蒸气在声门反射未出现前即进入下呼吸道,故下呼吸道受损害较重。烧伤后表现为鼻、口、咽、喉及下呼吸道黏膜充血、水肿及坏死,可累及黏膜下层、软骨,引起窒息、肺不张、肺感染。放射性损伤早期有炎症反应,数月后可发生纤维化、放射性软骨炎、软骨坏死。

三、临床表现

(一)轻度

　　损伤在声门及声门以上。有声音嘶哑、喉痛、唾液增多、咽干、咳嗽多痰、吞咽困难等。检查可见头面部皮肤烧伤,鼻、口、咽、喉黏膜充血、肿胀、水泡、溃疡、出血及假膜形成等。吞食腐蚀剂及热液者可见口周皮肤烫伤,食管、胃黏膜烧灼伤及全身中毒症状。

(二)中度

　　损伤在隆突以上。除上述症状外,有吸气性呼吸困难或窒息,检查除轻度烧灼伤所见外,还可有喉黏膜水肿和糜烂,听诊肺呼吸音粗糙,闻及干啰音及哮鸣音。常伴有下呼吸道黏膜烧伤,易遗留喉瘢痕狭窄。

(三)重度

　　损伤至支气管,甚至达肺泡。除有上述喉烧伤的表现外,有下呼吸道黏膜水肿、糜烂及溃疡,甚至坏死。患者呼吸急促、咳嗽剧烈,可并发肺炎或膜性喉气管炎,可咳出脓血痰和坏死脱落的气管黏膜。误吞腐蚀剂者可致喉、气管、食管瘘。若烧伤范围广泛,可导致严重而广泛的阻塞性肺不张、支气管肺炎、肺水肿,进而出现呼吸功能衰竭。

四、治疗

(一)急救措施

　　(1)早期处理:热液烫伤可口含冰块或冷开水漱口、颈部冷敷。强酸、强碱烧伤者应立即用清水冲洗口腔、咽部并采用中和疗法。强酸烧伤者可给予牛奶、蛋清或 2％～5％碳酸氢钠溶液；强碱烧伤者可给予食醋、1％稀盐酸或 5％氯化氨等涂布伤处或吞服、用中和药物雾化吸入。

（2）全身治疗：充分补液，维持水、电解质平衡，吸氧。重度者需行紧急气管插管，也可给予高压氧治疗。纠正休克、保护心肺功能。全身应用抗生素预防感染，糖皮质激素防止呼吸道黏膜水肿。

（二）保持呼吸道通畅

（1）上呼吸道阻塞、分泌物多而咳出困难者，为防止窒息，可行气管内插管或气管切开。Ⅲ度以上呼吸困难必须行气管切开，因为这种病例多有会厌或喉入口处高度水肿，可形成急性喉梗阻或有喉梗阻的趋势。

（2）会厌高度水肿者切开排液减压，杓间区水肿行点状穿刺或点状切开黏膜为宜，因为杓间区过长的切口可能影响术后功能。

（3）应用解痉药物，以解除支气管痉挛。

（4）每天雾化吸入，气管内滴入抗生素生理盐水，以防气道被干痂阻塞。

（三）营养支持

早期以静脉营养为主。能否放置胃管及放置时间取决于并存的下咽、食管烧伤情况。严重烧伤时，早期放置胃管有引起穿孔、感染之危险，故不建议使用，但 2～4 周后又可因为下咽、食管的粘连、闭锁而不能实施，而被迫行胃造瘘术。

参考文献

［1］虎元俊,杨于蓉,管军,等.外科常见病诊断与治疗［M］.长春:吉林科学技术出版社.2018.

［2］邴俊林.实用外科诊疗常规［M］.天津:天津科学技术出版社.2017.

［3］杨维萍.实用临床外科常见病理论与实践［M］.北京:科学技术文献出版社.2018.

［4］朱冰.新编临床外科诊疗学［M］.长春:吉林科学技术出版社.2017.

［5］杨涛.精编神经外科诊疗基础与技巧［M］.长春:吉林科学技术出版社.2019.

［6］杨文辰.实用临床神经外科常见病诊疗［M］.北京:科学技术文献出版社.2018.

［7］肖树榜.临床外科常见病诊断与治疗［M］.北京:中国纺织出版社.2019.

［8］王伯龙.临床外科学基础［M］.天津:天津科学技术出版社.2019.

［9］刘东水.普通外科疾病诊疗实践［M］.长春:吉林科学技术出版社.2017.

［10］杨建永.现代外科常见病临床诊疗关键［M］.北京:科学技术文献出版社.2019.

［11］荣忠厚.普通外科疾病诊疗精要［M］.长春:吉林科学技术出版社.2017.

［12］孙秀娟.实用临床外科诊疗技术［M］.昆明:云南科技出版社.2019.

［13］梁峰.最新外科临床诊疗技术［M］.长春:吉林科学技术出版社.2017.

［14］张伟.临床外科诊疗学［M］.长春:吉林科学技术出版社.2019.

［15］王帅.新编临床普通外科疾病诊疗学［M］.长春:吉林科学技术出版社.2017.

［16］奚小祥.现代胸心外科诊疗技术［M］.天津:天津科学技术出版社.2019.

［17］李志杰.心胸外科诊疗学［M］.北京/西安:世界图书出版公司.2017.

［18］邓昌武.现代神经外科诊疗学［M］.长春:吉林科学技术出版社.2019.

［19］刘玉东.肝胆外科诊疗技术［M］.北京/西安:世界图书出版公司.2017.

［20］张世兴.胸外科诊疗技术［M］.长春:吉林科学技术出版社.2017.

［21］冯秀利,李国诚,张科.临床外科诊疗技术［M］.北京:华龄出版社.2017.

［22］徐绍敏.肝胆外科诊疗学［M］.北京/西安:世界图书出版公司.2017.

［23］高世平,王春雷,刘涛.实用外科诊疗学［M］.长春:吉林科学技术出版社.2017.

［24］李伟,郭均聪,丁明强.临床外科诊疗技术［M］.长春:吉林科学技术出版社.2017.

［25］王文耀.普通外科诊疗常规［M］.北京:科学技术文献出版社.2017.

［26］崔为国,李伟,张德军.实用泌尿外科诊疗学［M］.北京:科学技术文献出版社.2017.

［27］樊政炎.临床外科与骨科诊疗［M］.长春:吉林科学技术出版社.2019.

［28］舒波.神经外科常见病诊治基础与进展［M］.哈尔滨:黑龙江科学技术出版社.2019.

［29］郭满.乳腺甲状腺外科诊疗进展［M］.长春:吉林科学技术出版社.2019.

［30］高志波.现代神经外科诊疗与重症救护［M］.长春:吉林科学技术出版社.2017.

［31］祝庆亮,俞俊杰,汪中朗.泌尿外科常见病诊断与治疗［M］.北京:科学技术文献出版社.2019.

［32］李晓.现代外科常见病诊断与特色治疗［M］.北京:科学技术文献出版社.2019.